主 编

Andrew N. Kingsnorth
Karl A. LeBlanc

Management of Abdominal Hernias

4th Edition

腹壁疝外科治疗学

主译 唐健雄 | 副主译 黄 磊

上海科学技术出版社

图书在版编目(CIP)数据

腹壁疝外科治疗学（4th Edition）/（英）金斯诺斯
（Kingsnorth, A. N.），（美）勒布朗（LeBlanc, K. A.）著；
唐健雄译.—上海：上海科学技术出版社,2014.6
ISBN 978-7-5478-2202-9

Ⅰ.①腹…　Ⅱ.①金…　②勒…　③唐…　Ⅲ.①腹壁—
疝—外科手术　Ⅳ.①R656.3

中国版本图书馆CIP数据核字 (2014) 第075870号

Translation from English language edition：
Management of Abdominal Hernias
by Andrew N. Kingsnorth and Karl A. LeBlanc
Copyright © 2013 Springer London
Springer London is a part of Springer Science+Business Media
All Rights Reserved

腹壁疝外科治疗学

主　编　Andrew N. Kingsnorth　　Karl A. LeBlanc
主　译　唐健雄

上海世纪出版股份有限公司
上 海 科 学 技 术 出 版 社　出版
（上海钦州南路71号　邮政编码200235）
上海世纪出版股份有限公司发行中心发行
200001　上海福建中路193号　www.ewen.cc
上海中华商务联合有限公司印刷
开本 889×1194 1/16 印张 25.75
字数 580 000　插页 4
2014年6月第1版　2014年6月第1次印刷
ISBN 978-7-5478-2202-9/R・725
定价：248.00元

本书如有缺页、错装或坏损等严重质量问题，请向工厂联系调换

内容提要

疝外科是一门当今新兴的发展很快的学科,到2010年底全国开展腹股沟疝无张力修补手术超过了30万例。伴随着新材料的不断涌现,手术方式及技术也发生了巨大的改变。

本书由欧美疝外科巨匠编写,综合最新文献资料对疝外科常见疾病的诊治进行了细致、完全、权威的诠释。本书在2003年首次出版后深受临床医师欢迎,此后经过多次修订,第4版于2013年面世。此书全面介绍了各种腹壁疝(腹股沟疝、脐疝、切口疝、腰疝、造口疝、半月线疝、股疝、盆壁疝、运动疝)的诊治原则和可用的假体材料,以及先进的各种疝修补术的手术技术、规范性的操作原则以及相关术后并发症的预防和处理,包括开放式和腹腔镜手术方法。

本书主要针对普外科及疝和腹壁外科医师,以及实习普外科医师。本书的引进出版将对他们的临床手术实践给予指导和帮助。

译者名单

主译 唐健雄

副主译 黄 磊

参译人员 （以姓氏笔画为序）

于 愿　复旦大学附属上海市第五人民医院

王 坚　上海交通大学医学院附属仁济医院

邓先兆　上海交通大学附属第六人民医院

卢爱国　同济大学附属东方医院

冯寿全　上海中医药大学附属岳阳中西医结合医院

毕建威　第二军医大学附属长海医院

朱光辉　上海交通大学附属第六人民医院南院、上海市奉贤区中心医院

伍 波　上海交通大学附属第六人民医院

华 蕾　上海中医药大学附属普陀医院、上海市普陀区中心医院

刘 晟　第二军医大学附属长征医院

刘文方　上海市同济医院、同济大学附属同济医院

刘正尼　上海交通大学医学院附属第九人民医院

江道振　第二军医大学附属长征医院

孙荣勋　复旦大学附属金山医院

李 炜　上海中医药大学附属普陀医院、上海市普陀区中心医院

李 琪　复旦大学附属华山医院宝山分院（上海宝山区仁和医院）

李绍杰　复旦大学附属华东医院

李健文　上海交通大学医学院附属瑞金医院、上海市微创外科临床医学中心

李新平　上海市同济医院、同济大学附属同济医院

杨林华　上海交通大学医学院附属仁济医院

吴卫东	上海交通大学附属第一人民医院
何 凯	复旦大学附属华山医院
张吉发	上海交通大学附属第六人民医院南院、上海市奉贤区中心医院
陈 革	复旦大学附属华东医院
罗天航	第二军医大学附属长海医院
胡星辰	复旦大学附属华东医院
钟明安	同济大学附属东方医院
俞建平	复旦大学附属金山医院
姚国相	上海交通大学附属第六人民医院南院、上海市奉贤区中心医院
姚琪远	复旦大学附属华山医院
校宏兵	同济大学附属第十人民医院
顾 岩	上海交通大学医学院附属第九人民医院
唐健雄	复旦大学附属华东医院
黄 磊	复旦大学附属华东医院
龚航军	上海中医药大学附属曙光医院
康 杰	上海交通大学附属第六人民医院
董 建	复旦大学附属华山医院宝山分院（上海宝山区仁和医院）
董 谦	上海交通大学医学院附属新华医院
程志俭	复旦大学附属上海市第五人民医院
谢 婧	上海交通大学附属第六人民医院
蔡 昭	复旦大学附属华东医院
蔡祖金	上海市杨浦区市东医院
廖芝伟	复旦大学附属华山医院宝山分院（上海宝山区仁和医院）
樊友本	上海交通大学附属第六人民医院

作者名单

主编

Andrew N. Kingsnorth　　**Karl A. LeBlanc**
Department of Surgery　　**Surgeons Group of Baton Rouge/**
Peninsula College of Medicine & Dentistry　　**Our Lady of the Lake Physician Group**
Plymouth, Devon, UK　　**Baton Rouge, LA, USA**

编者

Brent W. Allain Jr. Surgeons Group of Baton Rouge/Our Lady of the Lake Physician Group, Baton Rouge, LA, USA

Morten Bay–Nielsen Department of Gastroenterology, Surgical Section, Hvidovre University Hospital, Hvidovre, Denmark

Igor Belyansky Surgical Specialist at Anne Arundel Anne Arundel Medical Center Health Sciences Pavilion, Suite 600

David H. Bennett Department of Surgery, Royal Bournemouth Hospital, Dorset, UK

Dieter Berger Department of General Surgery, Stadtklinik, Baden-Baden, Germany

Valentina Bertocchi Surgical Department–Università Insibria, Ospedale di Circolo di Varese, Varese, Italy

L. Michael Brunt Department of Surgery, Washington University School of Medicine, St. Louis, MO, USA

Giampiero Campanellih Surgical Department–Università Insubria, Istituto Clinico Sant'Ambrogio, Milano, Italy

Patrice R. Carter Department of Surgery, Adventist LaGrange Hospital, LaGrange, IL, USA

Marta Cavalli Surgical Department–Università Insubria, Istituto Clinico Sant'Ambrogio, Milano, Italy

Simon Clarke Department of Pediatric Surgery, Chelsea and Westminster Hospital, London, UK

Joachim Conze Department of General and Visceral and Transplantation Surgery, University Hospital RWTH Aachen, Aachen, Germany

Joe Curry Department of Neonatal and Paediatric Surgery, Great Ormond Street Children's Hospital Foundation Trust, London, UK

Andrew C. de Beaux Department of General Surgery, Royal Infirmary of Edinburgh, Edinburgh, UK

Sheila Grant University of Missouri, Columbia, MO, USA

B. Todd Heniford Department of Surgery, Carolinas Laparoscopic and Advanced Surgery Program, Carolinas Medical Center, Charlotte, NC, USA

Leif A. Israelsson Department of Surgery, Sundsvall Hospital, Sundsvall, Sweden

Michael S. Kavic Department of Surgery, St. Elizabeth Health Center, Youngstown, OH, USA

Stephen M. Kavic Department of Surgery, University of Maryland School of Medicine, Baltimore, MD, USA

Suzanne M. Kavic Division Reproductive Endocrinology and Infertility Associate Professor of OB/GYN and Medicine Loyola University Medical Center Maywood, IL 60153

Anjili Khakar Department of Pediatric Surgery, Chelsea and Westminster Hospital, London, UK

Andrew N. Kingsnorth Department of Surgery, Peninsula College of Medicine & Dentistry, Plymouth, Devon, UK

Martin Kurzer Department of Surgery, British Hernia Centre, London, UK

Karl A. LeBlanc Surgeons Group of Baton Rouge/Our Lady of the Lake Physician Group, Baton Rouge, Louisiana, USA

Vishy Mahadevan Department of Education, The Royal College of Surgeons of England, London, UK

Pär Nordin Department of Surgery, Östersund Hospital, Östersund, Sweden

Patrick J. O'Dwyer Department of Surgery, Western Infirmary, Glasgow, Scotland, UK

Dilip Patel Department of Radiology, Royal Infirmary of Edinburgh, Edinburgh, UK

Benjamin S. Powell Department of Surgery, University of Tennessee Health Science Center-Memphis, Memphis, TN, USA

Bruce Ramshaw Department of General Surgery, Transformative Care Institute, Daytona Beach, FL, USA

Aly Shalaby Department of Neonatal and Paediatric Surgery, Great Ormond Street Children's Hospital Foundation Trust, London, UK

Maciej Śmietański Department of General and Vascular Surgery, Ceynowa Hospital in Wejherowo, Wejherowo, Poland

Cristina Sfeclan Surgical Department, University of Pharmacy and Medicine of Craiova, Istituto Clinico Sant'Ambrogio, Milano, Italy

Brian M. Stephenson Department of General Surgery, Royal Gwent Hospital, Newport, Wales, UK

William C. Streetman Surgeons Group of Baton Rouge/Our Lady of the Lake Physician Group, Baton Rouge, LA, USA

V. B. Tsirline Assistant Professor Department of Surgery Northwestern Memorial Hospital Northwestern University USA

Luke Vale Institute of Health and Society, Newcastle University, Newcastle upon Tyne, UK

Guy R. Voeller Department of Surgery, University of Tennessee Health Science Center-Memphis, Memphis, TN, USA

中文版序言

　　疝是一个古老的疾病,早在公元前1500年的埃及、公元前900年的斐尼基人和公元前400年的古希腊(希波克拉底时期)就已经被描述。随后数千年,人们对疝的研究就一直没有停止过,尤其到文艺复兴后,疝的研究和治疗有了飞跃性的发展。古代对于疝(主要是腹股沟疝)的治疗,例如:压迫治疗、烧灼治疗、切除睾丸的根治手术以及疝切开手术等等,虽然被现代外科学认为近乎残忍,但正是因为有了这些方法,促使外科医生去不断思考,不断改良,才有了今日所见的各种先进治疗方法。因此,温故而知新,更多了解疝外科的发展历史对于今天疝外科的发展是极有帮助的。

　　疝的发展史就是部浓缩的现代外科学发展史。现代解剖学的出现,使疝的治疗得以在解剖层次上进行,发展到今天,有了无张力修补技术和腹腔镜修补技术;麻醉学的诞生,使疝手术能在患者处于一个平静的状态下进行;无菌术的诞生,大大降低了疝术后感染发生率,从而进一步提高了疝手术的成功率;现代材料学的发展,更成倍提高了疝手术的成功率,尤其是各类人工合成材料和生物材料的应用,使疝的治疗发生了翻天覆地的变化。

　　现代疝外科学是诞生在一个科技革命的时代。19世纪80年代,意大利著名外科医生Bassini创立了以他名字命名的疝修补手术,被称为是疝外科发展历程中的"里程碑"。在随后的100年时间里该手术为无数患者解除了病痛。在我国,该术式至今仍然是一个主要的疝治疗方法。100年后的20世纪80年代,美国著名外科医生Lichtenstein提出了"无张力疝修补"的概念,被称为是疝外科发展历程中的又一个"里程碑"。随后的90年代,腹腔镜技术也为疝外科所采用,并被认为是继开放式手术后的又一个新型手术方法。我国从20世纪90年代末起,在老一辈外科学者的关心指导下,开始大规模推广无张力疝修补手术,近20年来,取得了巨大的成功。

　　《腹壁疝外科治疗学(4th Edition)》一书凝聚了欧美几十位著名外科医生的心血,搜集了大量的证据,所涉内容从疝外科的发展历史到当今最新的疝治疗技术,是一部内容新颖,描述新技术全面的疝专业教科书和参考书。上海市医学会普外科专业委员会疝和腹壁外科学组的全体委员,在组长,也是该书主译复旦大学附属华东医院外科唐健雄教授的领导下,经过半年的辛勤工作,圆满完成了对该书的翻译工作,使我国外科领域又多了一部优秀的专著。我相信该书的翻译出版必将对我国疝和腹壁外科的可持续、规范化发展起到积极的推动作用。在此,我非常高兴地将《腹壁疝外科治疗学 (4th Edition) 》中译本推荐给我国的各位外科医生。

中 华 医 学 会 外 科 学 分 会 副主任委员
上 海 市 医 学 会 外 科 分 会 主任委员
复旦大学附属中山医院普外科 教授
2014年4月

中文版前言

英国著名外科医师Andrew N. Kingsnorth和美国著名外科医师Karl A. LeBlanc组织了几十位欧美外科学者,复习了大量文献并搜集了大量证据,撰写并出版了 *Management of Abdominal Hernias* (4th Edition)(《腹壁疝外科治疗学》)。该书详细阐述了疝和腹壁外科领域的基础理论、新概念、材料学发展和治疗方法,对现代疝和腹壁外科的理念进行了更新,例如,各类疝的概念、手术方法、术后康复、生活质量、复发率、外观效果以及远期预后等。

我国自20世纪90年代开始大规模推广无张力疝修补术以来,在疝和腹壁外科领域取得了很大成功。现在,我们要考虑和重视的工作应该是怎样更规范地发展我国疝外科,使之有可持续性,在该领域进一步缩小我国和欧美国家的差距。《腹壁疝外科治疗学(4th Edition)》作为一本涵盖该领域新技术和新材料,代表国际前沿水平的专著,正是我们要找寻的理论指导书。

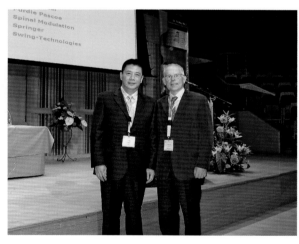

自2013年11月起,上海市医学会普外科专业委员会疝和腹壁外科学组的全体委员和部分受邀外科医师对《腹壁疝外科治疗学(4th Edition)》一书进行了全面、细致的翻译。经过所有译者的不懈努力和辛勤劳动,终于在很短时间里圆满完成了翻译工作。在此向全体译者表示最衷心的感谢。

原著的两位主编始终关注、关心着我国疝外科的发展,并与我国疝学组保持着良好

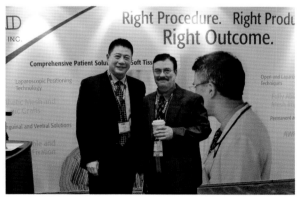

的学术联系。长期合作以来,他们不仅成为令我尊敬的老师,也成了共同领域的协作伙伴。当他们在2013年欧洲及美国疝年会中得知我国疝学者将翻译出版此书时,欣然与我合影,表达了对我国所有疝学者的欣赏及敬佩,并表示将尽力来华参加本书的首发。此后,在本书的翻译、出版过程中,他们给予了无私的指导及有效的协调。在此,我向他们表示感谢和敬意。

我相信《腹壁疝外科治疗学 (4th Edition)》中文版的出版,将为我国广大外科医师提供一本值得认真学习的专业书籍,帮助他们在各自的医院里更好地提升疝和腹壁疾病的治疗水平,从而推动我国疝外科领域专业学术水平的发展。

上海科学技术出版社和德国Springer出版公司的通力合作,使得该书的中文译本得以在最短的时间里呈现在读者面前。在此,我向两家出版公司的精诚合作表示极大的欣赏和衷心的感谢。

我希望我国的广大外科医师继续为推动我国疝和腹壁外科的发展而努力工作,保持现有成绩,不断锐意进取、改革创新,使我国的疝和腹壁外科学术、技术水平处于国际先进水平。

中华医学会外科学分会疝和腹壁外科学组　组长
上海市医学会普外科专业委员会疝和腹壁外科学组　组长
复 旦 大 学 附 属 华 东 医 院 外 科 教 授
2014年3月

英文版前言
（第4版）

有关疝外科的文献浩若烟海，其与时俱进的发展却永无止境。如果只有少数人参与编写工作，他们会十分繁忙，而且也是不可能完成这项工作的。考虑到这一点，在编撰本书第4版时，我们特意聘请了有关专家来撰写每一章，让他们把知识的闪亮光芒照耀到疝病学科的每一个环节，以创建一本更全面和更权威的巨著。

详细描述腹壁解剖结构是非常重要的，也是施行所有疝手术时首先要考虑的因素。最新的技术发展会影响我们现在和将来的决策，我们需要有更多的培训来增强医师大量使用人工合成补片，适当应用生物材料及开展创新的整形修复手术的意识。不要因为一种技术或产品是新的，并听起来"主意不错"就去使用它，而要进行全面的文献检索，并了解其研究结果。

现在疝病患者的远期预后是一个需要重点考虑的问题，这在术前的讨论中不能忽略。术前讨论的内容应包括术后疼痛、生活质量、复发率和外观效果。

疝病学是一个相对较新的专业，其未来将由更新的"生理性"修复和所使用的人工补片来引领。生物产品可能被用于替代组织，加固组织，或仅作为合成材料的"桥梁"，其功效与单纯使用生物材料一样，甚至更优。

本书致力于阐述这些概念，并向读者介绍当前疝手术的最新状况，使他们对未来有所准备，这一点是我们目前应该意识到的。

Andrew N. Kingsnorth
Karl A. LeBlanc

英文版前言
（第3版）

　　本书的第1版由H. Brendan Devlin撰写，是科学分析腹壁外科学的一个里程碑，摒弃了老一辈学者许多过时的观念。Brendan在这本专著里不仅提供了基本原理，也为我们的读者呈现了探究一系列证据资料的灵感。同时，我们并没有忽略疝手术重要的历史和经济方面的问题，以及一些个人的观点。Andrew N．Kingsnorth协助Brendan撰写了本书的第2版，Karl A. LeBlanc增加了一篇来自北美的新章节，它集中描述了人工材料的使用和腹腔镜技术。

　　在第3版的修订过程中我们彻底修改了所有的章节，添加了约50%的新内容，同时也增加了更多的最新参考文献。我们也为读者提供了清晰的有关手术技巧的绘图、照片和几个简短的视频光盘，这些额外的工作可以让读者能够采纳和应用本书中呈现的大量信息和手术技巧。我们完全理解过去10年已经取得的成果，它是一场科技革命，并还在持续发展。我们相信，本书将能满足那些正在接受培训的和已具有处理腹壁疝经验的外科医师的需求，对读者具有较高的参考价值。

目　录

第1章
疝外科的概论和历史

General Introduction and
History of Hernia Surgery

Andrew N. Kingsnorth

唐健雄　译

古代和文艺复兴时期的疝外科

疝的发生率很高，男性终身罹患疝的概率为27%，女性则为3%[1]。这种状况使得历史悠久的疝外科治疗方法得以传承。公元前1500年的埃及人、公元前900年的斐尼基人和公元前400年的古希腊人（希波克拉底时期）就已能做出疝的诊断。在这期间，也有许多关于疝手术设备和手术方法的记载。然而，就那时而言，试图修复疝就意味着切除睾丸，而若发生绞窄性疝，则如同判处了患者死刑。"疝"一词来源于希腊语hernios，意指"花苞或芽苞"。希波克拉底学校有区别疝和阴囊积水的方法：前者有可回纳性，后者则有透光性[2]。追溯到大约公元前2500年，在埃及萨卡拉的Ankhmahor墓地，有一个雕像显示手术者正在做包皮环切术，或许还做腹股沟疝切除术（图1-1）[3]。埃及法老有一个随行医师，他的职责是维护统治者的健康。这些医师具有熟练的人体解剖学知识和娴熟的外科技巧，包括疝治疗技术。公元前1215年埃及法老Merneptah木乃伊的阴囊是完全缺失的；公元前1157年Rameses五世的木乃伊提示他生前患有腹股沟斜疝伴阴囊内粪瘘，并存在试图使用外科手术治疗的迹象。

公元前900～600年希腊人和斐尼基人的陶俑作品（图1-2、图1-3）表明了他们对疝的普遍认知。这种情况看起来是那个年代的标记，但没有绷带包扎和治疗的记录。希腊医师Galen（公元129～201年）是一个多产作家，其中一部著作详细描述了下腹壁肌肉组织，他也描述了腹股沟疝的缺损。同时，还描述了腹膜构成的疝囊以及疝囊内容物可回纳的概念。

Celsus（公元40年）也是一个多产作家，虽然他没有受过医学训练，但他在百科全书里详细记录了罗马的外科手术：疝整复法用于治疗绞窄性疝，绷带固定可以阻止已经回纳的疝囊不再凸出；而手

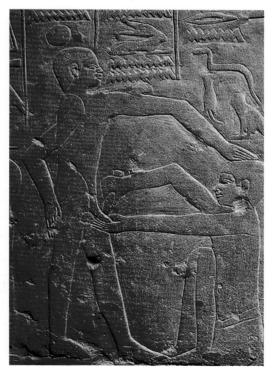

图1-1 埃及Ankhmahor（萨卡拉）的墓碑。手术者（右下方）用器具揉进药物，看上去似乎在行腹股沟疝回缩术

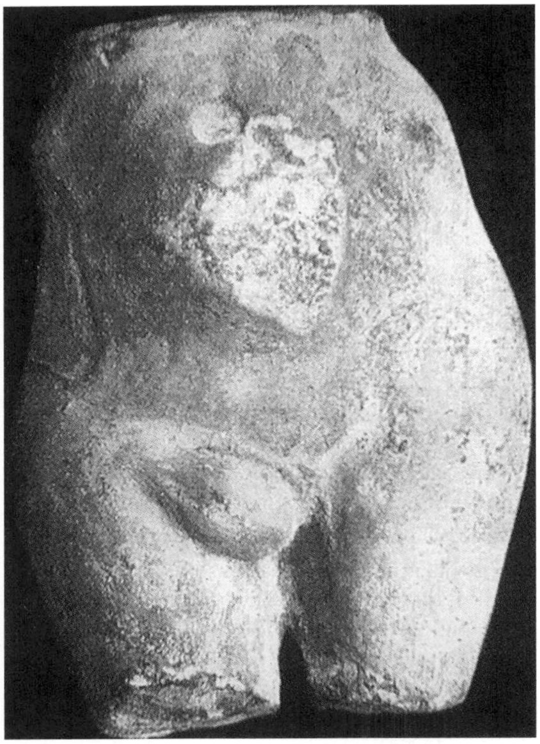

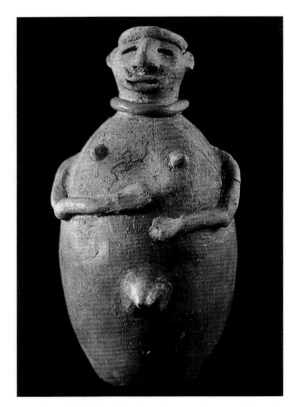

图1-2 患有股疝的陶俑（引自：Geschichte der Medizin，1922年）

图1-3 患有脐疝的斐尼基人陶俑（女性）（公元前15~14世纪）（引自：Museo Arquelogico，Barcelona，Spain）

术仅用于年轻的伴有疼痛症状的小型疝患者。通过阴囊切口可以切除疝囊，不缝合切口，而是让切口处长出肉芽组织并形成瘢痕，瘢痕组织被认为是加强腹壁的最佳替代品。那时治疗疝的普遍方法是先回纳疝囊内容物，然后用两块木板夹住半个阴囊，给囊壁施加压力，使其产生炎症和坏死，以达到封闭阴囊，不让疝内容物凸出的目的。最后一位希腊-罗马医学百科全书的编撰者是艾基那岛的Paul（公元625~900年），他能从一个不明确的腹股沟疝凸出物或腹股沟肿块中鉴别诊断出确切的阴囊内疝。对于进入阴囊的腹股沟疝的治疗，他建议结扎疝囊和精索，切除睾丸。Paul是一名撰写了很多著作的伟大的外科医师，他的著作详细描述了外科手术过程，包括腹股沟疝手术。

在中世纪的黑暗时代，医学一度在文明世界衰落，手术刀被摒弃。那时外科手术者几乎没有成就，医学被游医和庸医所操纵。至13世纪，随着萨勒诺大学的建立，外科手术开始复苏[3]。在这段时期，在疝病学方面取得了3个重要的进展。1363年Guy de Chauliac将腹股沟疝和股疝区别开来，他发明了治疗嵌顿性疝的还纳复位法，提倡将头部放低，即取头低脚高位[4]。Guy是法国人，他在图卢兹和蒙彼利埃学习，后来在博洛尼亚师从Nicole Bertuccio学习解剖学。Guy在他的 *Chirurgia*（图1-4）一书中全面描述了疝，主要内容是诊断和治疗方法。他描述了4种外科治疗方法：一种方法是不切除睾丸的疝切开术；第二种方法是烧灼从疝凸出的部位至耻骨处；第三种方法是用一根结实的绷带将一块木板绑在疝囊凸出处，压住凸出部位；第四种方法则是保守治疗，用绷带包缠，卧床休息数周，辅以灌肠剂、放血及特殊饮食。Guy是那个时代权威的疝专家。

Franco在他的 *Traités des Hernies*[5]一书中规范了疝外科手术的标准，从而削弱了庸医的影响力（图1-5）。Franco普及了穿耳针的使用，用它在阴囊上部做一个小切口，从精索处分离疝囊，然后用金丝线环扎，因此能保留睾丸。他之所以选择金丝线是因为它被认为是最好的无过敏反应材料。尽管Franco知道绞窄性疝手术的危险性和高死亡率，

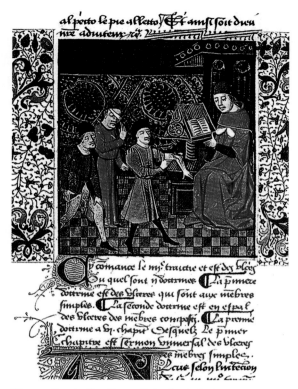

图1-4 Guy de Chauliac 15世纪的手稿中外科患者在 Chirurgia就诊（引自：Bibliothèque Nationale, Paris, France）

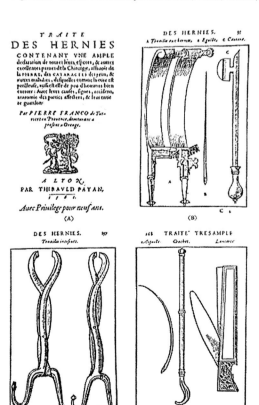

图1-5 *Traités des Hernies* 中的卷首插画和手术器械
（引自：Pierre Franco, Vincent, Lyon, 1561 年）

但他还是拒绝采取像放血和烟草灌肠之类的保守治疗，建议尽早进行外科治疗。因此，他的手术拯救了无数患者的生命。Franco 撰写了许多病例分析来阐明他的治疗方法和外科技术。他建议手术中回纳疝囊内容物，再用亚麻线缝合关闭解剖缺损处（图1-6）。1925年，Franco 的优美手稿被 Walter van Brunn 重新发现并出版。如图所示，在插图里不同寻常的特点是：患者身着华丽服装的优雅姿态，好像过着他们的日常生活一样。

1559年，来自林道的德国外科医师 Stromayr 出版了一本对外科学有显著贡献的论著。他在 *Practica Copiosa* 一书中详细描述了16世纪的疝手术并加以插图说明。Stromayr 区分了腹股沟直疝和斜疝，建议在腹股沟斜疝手术时切除疝囊、睾丸和精索[6]。在区别了这两种类型的腹股沟疝后，Stromayr 推荐了可保留睾丸的腹股沟直疝手术，以及在内环处高位结扎腹股沟斜疝疝囊的手术方式（图1-7）。Stromayr 还优化了疝绷带技术，使它

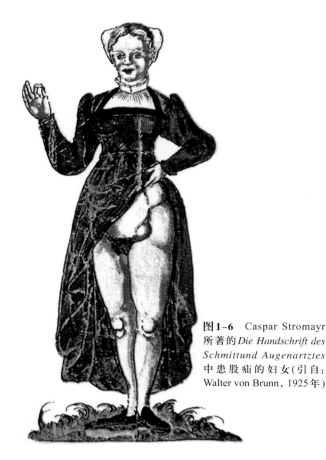

图1-6 Caspar Stromayr 所著的 *Die Handschrift des Schmittund Augenartztes* 中患股疝的妇女（引自：Walter von Brunn, 1925 年）

能让患者充分适应日常生活。尽管现代的解剖学知识是从尸体解剖上获得的，但文艺复兴发展了解剖学知识。William Cheselden 在 1721 年复活节后的星期二上午，成功地完成了 1 例右侧绞窄性腹股沟疝手术。术中切除了部分肠管，结扎和分离了粘连的网膜。这个患者存活了，并重返了工作岗位[7]（图 1-8）。

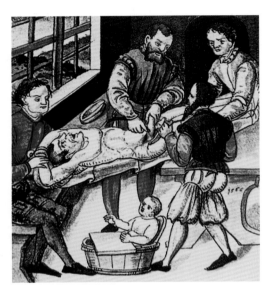

图 1-7 腹股沟斜疝术中疝囊和精索被切除至内环水平（引自：von Brunn，1925 年）

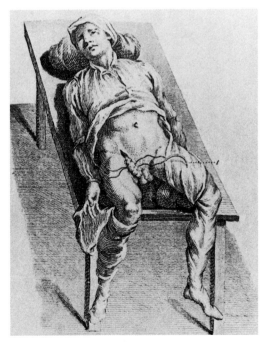

图 1-8 右侧绞窄性阴囊疝的绞窄网膜结扎。伤口长出肉芽，患者存活，疝无复发（术者 Cheselden 于 1721 年[7]）

如果没有足够的外科手术干预，几乎没有并发肠梗阻和坏死的绞窄性疝患者能够存活下来。Cheselden 医师的患者 Margaret White 在经过简单的绞窄性脐疝造瘘手术后存活了很多年[7]。Le Dran 描述了在尚无远端肠管改变的病理状态下，此造瘘的闭合情况。他注意到患嵌顿性疝的贫穷患者经常会将轻微疼痛的腹股沟肿块误认为是脓肿而自行切开。他发现对这些有粪瘘的伤口来说，最需要的是清洗和包扎。伤口和瘘一般会愈合，粪便会沿着自然途径经肛门排出[8]（图 1-9）。

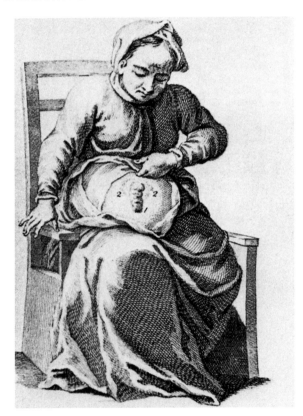

图 1-9 脐疝绞窄后发生异常结肠瘘。伤口被清理。患者经脐流出粪便，但存活了许多年（术者 Cheselden 于 1721 年[7]）

解剖学时代

外科解剖学家做出重大贡献的时间在 1750～1865 年，这段时期被称为"层次解剖时代"[3]。主要的贡献者包括 Antonio Scarpa 和 Astley Cooper 爵士。从那以后，有关腹股沟的解剖学理论有了一些主要的发展。这些伟大的解剖学家是 Pieter、Camper、

Antoni Scarpa、Percival Pott、Sir Astley Cooper、John Hunter、Thomas Morton、Germaine Cloquet、Franz Hesselbach、Friedrich Henle 和 Don Antonio Gimbernat。

　　荷兰人 Camper 是一个知识渊博的专家，他描述了夹在皮肤和深筋膜之间的一层筋膜，这层筋膜仅仅分布于腹股沟韧带的下方，在腹股沟韧带和这层筋膜之间有腹股沟淋巴结和血管。在外环的下面，这层 Camper 筋膜延伸为阴囊的肌筋膜，类似一层阔浅筋膜肌肉组织。Camper 是那个时代疝外科论著的权威作者。Antonio Scarpa 就学于帕多瓦大学(图 1-10)，先后担任摩德纳大学和帕维亚大学的解剖学系主任。据说他性格傲慢专横，因此他的同事都鄙视他。Percival Pott 爵士于 1757 年描述了疝绞窄的病理生理学，并建议给予外科治疗(图 1-11)："我非常赞同绞窄性疝的常见病因仅是一小段肠管(在没有绞窄时它是健康的，没有病变)和所谓的肌腱束缚在一起，从而阻碍或中止了它的蠕动和血液循环"[9]。Pott 受训于巴塞洛缪医院，他撰写了一篇 *Treatise on Rupture* 的文章。此文发表后使他陷入了和 Hunters 的冲突，Hunters 谴责 Pott 剽窃了他有关先天性疝的论述，因为两年前他就有了关于疝的描述。他强调了疝囊是腹腔内腹膜的延伸，但没有任何形式的破损，这就是当时关于疝成因的普遍理论。

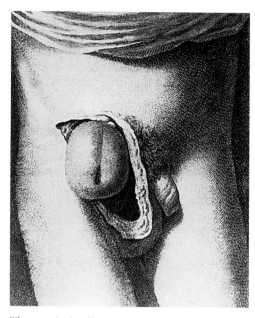

图 1-11　部分肠管被"肌腱"束缚嵌顿，因血液循环受阻而导致坏死(Pott 报道于 1757 年[9])

　　50 年后 Astley Cooper(图 1-12)提出静脉阻塞为绞窄性疝循环衰竭的最重要因素："静脉血液回流受阻，大量液体积聚在静脉内，导致肠管的颜色从动脉色改变至静脉色。"不过，绷带包扎、插入排液线进行引流和切除睾丸这些治疗方法在 Astley Cooper 于 1804 年出版的专著以前占着主导地位[10](图 1-13)。Astley Cooper (1768 ～ 1841 年)爵士受训于伦敦圣托马斯医院，后来在 Guy 的医院做外科

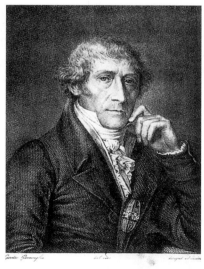

A. SCARPA

图 1-10　意大利帕维亚的外科和解剖学教授 Antonio Scarpa (1752~1832 年)

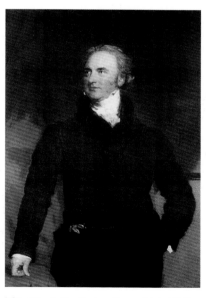

图 1-12　Astley Paston Cooper 爵士 (1768 ～ 1841 年)，英国伦敦的外科解剖学家

医师。他在1813～1815年担任皇家外科学院的比较解剖学教授。Cooper出版了6部著名的论著，其中两部是关于疝的著作，是由他亲自描绘的自己做手术的图谱。Cooper是一个魅力十足的讲师和社会名流，具有很多特殊的外科实践经验，其中包括曾经担任国王乔治四世的主治外科医师。Cooper对腹横筋膜的辨认为他成为现代外科学最重要的贡献者之一奠定了基础，他强调腹横筋膜是凸入腹股沟疝的第一层结构。

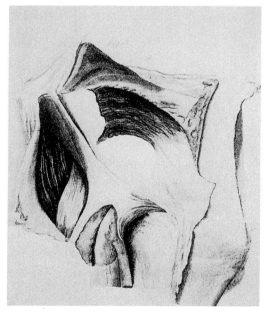

图1-13　腹横筋膜的解剖结构。1804年Astley Cooper描述了腹横筋膜在腹股沟韧带后方延伸至大腿部形成股鞘。他最早辨认出腹横筋膜和阐述其在腹股沟疝中的重要性[10]

John Hunter(1728～1793年)出生在格拉斯哥，曾在圣巴塞洛缪医院师从于Percival Pott。后来在圣乔治医院担任外科医师。在那里他先后创建了著名的解剖学课程以及现在位于英格兰皇家外科学院的亨特利安博物馆。Hunter的贡献是确定了睾丸的下降过程，即在出生后的一段时间内，睾丸和精索血管逐步下降至阴囊的过程。Thomas Wharton (1813～1849年)也在北伦敦医院从事外科工作。他在其短暂的一生中写了3本关于解剖学的教科书，其中两本涉及腹股沟疝和腹股沟区。他首先准确描述了腹内斜肌和腹横肌的联合腱以及它们的终止点，该肌腱附着在腹直肌鞘的外缘。

Jules Cloquet(1790～1883年)是法国巴黎的解

剖学教授和皇帝的外科医师。他最早描述了髂耻束是腹股沟疝修补术中的一个重要结构。Cloque在众多尸体解剖中和蜡模重建模型中研究腹股沟疝的病理解剖学。他最早观察到出生后鞘突未闭对后来疝囊和内容物形成的作用。Franz Hesselbach是维尔茨堡大学的解剖学家，他描述了三角形区域，这个区域在当今腹腔镜手术中是非常重要的解剖结构，此结构被认为是直疝、斜疝和腹壁疝的好发区(图1-14)。如今，这个三角形的定义有些改变。Friedrich Henle (1809～1885年)是另一个在哥廷根大学工作的近代德国人。他描述了一根重要的韧带，即始于腹直肌鞘侧缘，融合于耻骨的韧带。这个结构在疝修补术中可用来进行缝合修补。Don Antonio Gimbernat (1742～1790年)是一位曾在巴塞罗那工作的西班牙外科医师，他也曾担任国王Charles三世的外科医师和西班牙外科学院院长。Gimbernat不仅确定了陷窝韧带为解剖学上的显著结构，还阐明了它的分割处为何通常成为绞窄性股疝的狭窄点，仅能允许较少的疝内容物通过此结构。

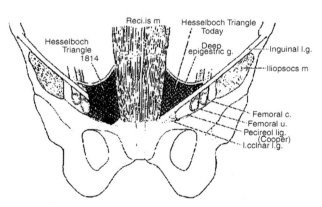

图1-14　1814年Hesselbach描述的解剖三角区(直疝三角)，现已被确认(引自：JE Skandalakis, SW Gray and JS Rowe Jr. Hernia：1983年)

消毒和无菌操作时代

在人们认识细菌以前，仅要求手术室有严格细致的清洁环境，但术后败血症的发生几乎成为常态，患者死亡率极高。1842年Oliver Wendell Holmes、1849年Semmelweiss强调了术前洗手的重

要性，然而直到 Joseph Lister（1827～1912年）把
Louis Pasteur 的发现付诸实践后，感染和致病菌问
题才得到真正的认识和理解。Lister 的无菌原理
是：提供清洁的亚麻手术巾和特殊的罩衣、盛消毒
衣的特殊容器、浸泡于石碳酸和麝香草酚中的清
洁海绵、尸检室和手术室分离。这些措施深深地
影响了英国和欧洲的外科医师，从而大幅度地降
低了术后感染率。由此可见，现代外科技术始于
Lister 的发现[11]。

为降低患者的风险，一些其他重要的创新可
用于外科手术前。Ernst von Bergman 在1891年
发明了蒸汽灭菌装置，并首创了"无菌"这一词。
Halsted 和护士 Caroline Hampton 在1896年推出了
橡胶手套，von Miculicz 发明了手术面罩。从消毒
到无菌操作技术的转变，最终为现代疝外科手术的
发展奠定了基础。

麻醉学的曙光

外科手术过程中去除疼痛不仅消除了手术患
者的恐惧，同时也有利于医师能更加细致地进行
解剖学切除和重建，使手术顺利进行[3]。美国牙
医 Horace Wells 率先使用一氧化二氮作为麻醉剂，
但他第一次尝试的公开演示——无痛拔牙失败了。
他的助手 William Thomas Green 于1846年10月
16日第一个成功地在波士顿麻省总医院手术室演
示用乙醚作为麻醉剂，为一个名叫 Edward Gilbert
Abbott 的患者行颈部血管瘤切除术。此后这个方
法被广泛传播到欧洲，Listen 于1846年12月21日
在伦敦使用麻醉技术为 Frederick Churchill 行大腿
截肢术。手术患者不再惧怕疼痛的场景被认为是
19世纪后期一项伟大的科技发展。

科技时代

疝修补术的最初尝试基于解剖学修补的静
态概念，用自身组织或其他部位的组织重建结构。
1863年 Wood 描述了疝囊的分离和缝合，以及如
何分离自腹股沟区直到阴囊内的疝囊[13]。1876

年 Czerny 在布拉格工作时，他的手术方式是把腹
股沟疝的疝囊通过外环拉出，结扎和切除多余疝
囊，把疝囊颈部塞回至深环[14]。一位格拉斯哥
人，MacEwen 于1886年把疝囊束成团，沿着腹股
沟管塞回，疝囊像一个软木塞一样堵住内环[15]（图
1-15）。Kocher 是第一个诺贝尔外科学奖得主，
1907年他将疝囊本身重叠，通过腹外斜肌将它的侧
面固定[16]（图1-16）。但我们有足够的理由这样说，
这些操作没有一个能经得起时间的考验。

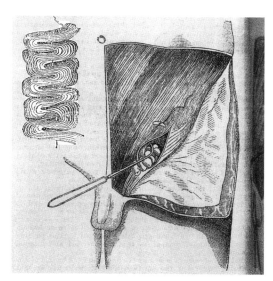

图1-15 1886年 MacEwan 施行的手术。分离的斜疝疝
囊被束成团状，用来作为一个内塞或内垫，防止沿着腹
股沟管再次形成疝[15]

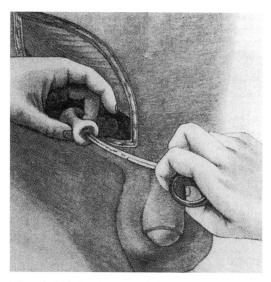

图1-16 将疝囊内翻回纳，并将其缝合固定于内侧的腹
外斜肌腱膜上。该手术未对深环进行分离解剖和修补（术
者 Kocher，1907年）[16]

疝病学要取得进一步发展，需要频繁更新外科学概念。有两个先行者，美国人Marcy[17]和意大利人Bassini（1884年）（图1-17、图1-18），虽然他们在提出的关键性、突破性观点谁更占优的问题上存在分歧[18-20]，但他们均认同腹股沟管的生理学功能，均能正确理解每个解剖平面，腹横筋膜、腹横肌、腹外斜肌及其斜肌腱膜对稳定腹股沟管所起的作用。Read在仔细研究所有证据后，首先认同了Halsted的观点，而这个观点是由Bassini先提出的[21]。

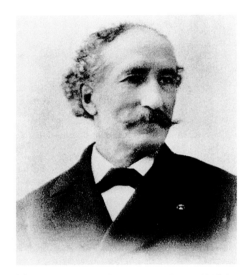

图1-17 Henry Orville Marcy (1837～1924年)，波士顿的外科医师、解剖学家和慈善家。系Lister的第一个美国学生 (纽约医学图书馆提供)

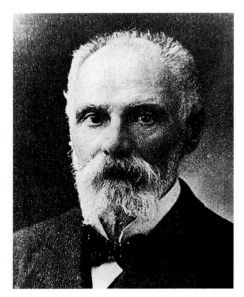

图1-18 Edoardo Bassini(1844～1924年)首先成功发明了腹股沟疝修补术

虽然他们两人对疝病学的发展都有贡献，但当Bassini把他的技术应用到前瞻性随访复查研究时，他做出了另一个开创性的发展。Basssini于1890年撰写的论著确实是外科史上的一个飞跃[20]。事实上，如果把它与Haidenthaller医师在比尔罗斯诊所撰写的著作一起来看的话(其报道早期复发率为30%)，它们与Langenbeck临床外科档案中所显示的早期复发率相接近。Bassini的声誉因此得到了进一步提升[22]。

Marcy专心研究横筋膜中的深环。他在腹股沟斜疝手术中只需用腹横筋膜来闭合深环，目的是要重建稳定和有效的深环。1871年，他报道了两例在前一年接受手术的患者，"我用石炭酸肠线间断缝合关闭了(深)环，使他们得到了永久性治愈"[23]。

Bassini大约自1883年起对腹股沟斜疝的处理发生了兴趣。1883～1889年他做了274例疝修补术。在尝试了Czerny和Wood的手术方式后，他改良了他们的方法，试图用一种根治性手术，使患者手术后不需要再戴疝带。他决定打开腹股沟管，并解剖出腹股沟后壁，渐渐地他开始重视深环和腹横筋膜。他为7位患者进行了如下手术：打开腹股沟管，切开疝囊，在内环处关闭腹膜。然后他在内环处用剩余疝囊做一个塞子，将疝囊残端或塞子缝合至腹外斜肌的深层。其中的一位患者由于其他原因在术后3个月死亡。尸检报告显示疝囊颈部的缝合修补处，即"塞子"的部位已被完全吸收。Bassini推断，虽然这种方法减少了疝的复发，但它不能提供充分的组织修复，仍需要一些外源加固，如使用疝带来防止复发。从那时起，他便着手开始进行重建腹股沟管解剖结构的工作。

通过重建腹股沟管结构可恢复其生理状态。腹股沟管有两个口，一个口是腹环，另一个是皮下环；以及两个壁，前壁和后壁，中间有精索通过。通过研究腹股沟，借助腹股沟管和腹股沟疝的解剖学知识，对我来说就会很容易找到一个有效的方法，它解决了上面描述的问题，无需疝带的根治性治疗是可能的。在1884年，我使用该方法做了262例疝手术，251例易复性或难复性疝，以及11例嵌顿性疝。

Bassini的研究结果包括206名男性患者和10名女性患者；右侧非绞窄性疝115例，左侧非绞窄性疝66例，双侧腹股沟疝35例。患者的年龄范围是13个月到69岁。手术在全身麻醉下进行，无术中死亡病例，然而有3个绞窄性疝患者在术后死亡：一个死于败血症，一个死于休克，一个死于胸部感染。Bassini仔细对患者进行了随访，一些患者跟踪随访了4.75年，记录了7例复发病例。事实上有8例复发病例，因为Bassini统计时遗漏了一位54岁的右侧腹股沟嵌顿性直疝病例，他是一位帕多瓦大学的教授，术后8个月疝复发。这206例病例中伤口感染11例，平均愈合时间为14日[20]。这些统计学数据，可与20世纪50年代前的报道相媲美。

Bassini在他的斜疝手术中切除疝囊，并在腹膜平面（内环的深面）关闭腹膜（即高位结扎）。然后分离并提起精索，游离暴露腹股沟管后壁，自内环起切开腹横筋膜直至耻骨结节。然后将已分离出的联合腱，包含腹内斜肌、腹横肌、"Cooper垂直筋膜"以及腹横筋膜一同缝合至Poupart韧带（腹股沟韧带）的后缘、外侧腹横筋膜的下缘。Bassini强调缝合必须齐整，因此起初必须充分地将腹内斜肌与腹外斜肌腱膜游离开，以保证缝合的是健康和有愈合力的联合肌腱（图1-19）。

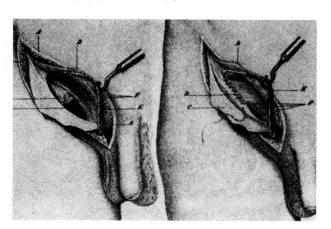

图1-19 将"三层结构"（腹横筋膜、腹横肌和腹内斜肌）(F) 缝合至腹股沟韧带的边缘，修复了腹股沟管的解剖和生理功能，并保持其倾斜度（术者Bassini，1890年）

Bassini的助手Attilio Catterina于1887年在帕多瓦推广了Bassini疝成形术。1904年起Attilio

Catterina在热那亚担任教授。他受到Bassini的信任，并得到Bassini精确的手术技巧的传授，为此Catterina出版了一本名为 The Operation of Bassini 的手术图谱。Cortina的一位艺术家Orazio Gaicher为这本图谱绘制了16幅生动的彩色插图。这本书于20世纪30年代分别在伦敦、柏林、巴黎和马德里出版，它详细描述了Bassini的精确技巧，特别是腹横筋膜的切开、提睾肌切除，以及如今看来是基础的所有相关的解剖结构[24,25]——他是Shouldices手术的先驱者[26]。这本图谱清楚地演示了Bassini切除提睾肌和修复腹股沟管后壁的方法（图1-21）。Shouldice和Bassini的疝修补术基本上是相同的。

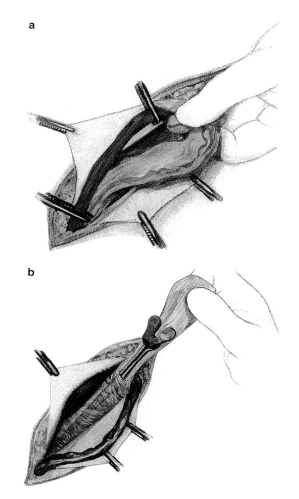

图1-20 a：Bassini将精索完全与提睾肌及其筋膜分离并切除，暴露深环和腹股沟管后壁，这是评估所有潜在性疝发生点的前提。b：Bassini强调充分暴露腹股沟后壁的腹横肌筋膜。为完成修补，他把分离的腹横筋膜、腹横肌和腹内斜肌共"三层结构"缝合到腹股沟韧带反折的内侧边缘[24]

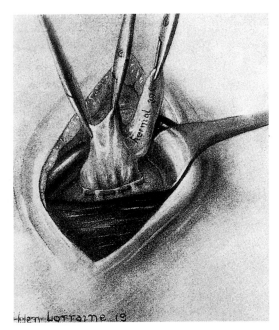

图1-21 经腹壁入路，是经腹股沟管表面肌肉分离切口进入腹股沟区，将疝囊自腹股沟管内游离出来，并连续缝合关闭腹膜构成的疝囊[39]

相反，来自维也纳比尔罗斯诊所的Haidenthaller报道了195例腹股沟疝手术病例，其中11例病例术中死亡，短期复发率为30.8%[22]。虽然Halsted对疝病学做出了重要贡献，但他精湛的基本外科技术，如仔细止血、绝对无菌以及避免组织创伤等操作的重要性往往不被重视。Halsted总是力求使切口达到最佳愈合，他不仅操练手术技巧，也注重试验和理论。他关闭皮肤切口的原则被逐字逐句地传诵："整齐对合皮肤，仔细间断缝合。缝线不要穿透皮肤，线结应埋在皮下，缝线从皮肤下贯穿深层组织，不能留下死腔[27,28]。"如今，血肿、脓血症和损伤组织导致的愈合延迟不仅意味着糟糕的手术结局，也会带来沉重的经济负担。任何外科医师在施行疝手术时都要严格遵守这些Halsted原则。

Halsted应被公认为是第一位阐述前壁松解切开再重新缝合价值的人，他的观点在1892年由Wolfler首先描述[29]，然后1942年由Rienhof在美国[30]、Tanner在英国[31]普遍推广。除了Halsted外，无数其他学者错误地理解或简化了Marcy-Bassini的基本概念，即探查腹股沟管后壁并修补其缺损，重建斜疝扩张的深环结构；在直疝病例，要修复膨

出的腹横筋膜。Bull和Coley各自在精索前方缝合腹内斜肌和腹外斜肌腱膜[32,33]，而1899年Ferguson反对移动精索及探查腹股沟管后壁[34]。

1895年Wyllys Andrews在芝加哥介绍了多层重叠缝合技术。Andrews承认他的技巧是综合了McEwan、Bassini、Halsted的经验，以及其他一些施行类似手术的医师的经验。Andrews特别注意无菌操作："最后，我用包埋法缝合皮肤，不结扎任何腺体或管腔。"Andrews只用绒毛叶做敷料。他还再三强调细心手术的重要性。Andrews强调了腹股沟管后壁的重要性："通过对联合腱、腹横筋膜与腹股沟韧带的牢固缝合，以缩窄腹股沟管管腔。"Andrews推荐应用Marcy介绍的鼠腱制成的缝线进行牢固缝合。他用腹外斜肌腱膜的内侧瓣来加固腹股沟管后壁，在精索后面拉下腹外斜肌腱膜缝合于腹股沟韧带上。腹外斜肌腱膜的外侧瓣覆盖于精索的前方，他的用意就是重叠缝合。Andrews文章的总结道："任何根治性修补术必须建立在肌筋膜的层面上。瘢痕组织和腹膜组织是没有持久修补价值的。"Andrews在帕多瓦参观了几次Bassini的手术，目的是让自己去了解Bassini的创新方法。然而在他后来对手术的描述中却没有提及Bassini对于腹股沟管后壁进行的分层缝合修补技术。因为Catterina的图谱直到20世纪30年代才在欧洲出版，这些不正确的观点被传于下一代欧美外科医师。因此，Andrews是唯一明确描述Bassini手术的医师，直到20世纪50年代由于Shouldice手术的诞生，Bassini术式被作为Shouldice手术的改良原型术式被重新介绍，这是一个迟到的正确表述。

或许我们应该将时间定格在1905年，到那时为止疝外科历史上所取得的重要经验都得以总结。首先，所有的学者都认同自疝囊颈部切除疝囊和连续缝合腹膜是手术成功不可缺少的步骤。其次，切开内环，探查腹膜外间隙，在腹膜前方充分关闭腹横筋膜是修补的基本原则。Marcy和Bassini强调腹横筋膜的修复，Halsted也强调它的重要性，Andrews图解说明了它。Ferguson没有探查整个腹股沟管后壁，但是他把内环侧面加固到显露的

精索上。他们均认同深环在疝形成中逐渐扩大，因此必须修复腹横筋膜。在英语文献中，1893年Lockwood明确地强调了腹横筋膜和Bassini的"三层结构"，他通过修复这些重要的结构层获得了良好的效果[36,37]。再次，Marcy和Bassini以及后来Halsted和Blood论文中提出的保留腹股沟管倾斜度。第四，Andrews提倡的腱膜双层重叠缝合提高了手术效果。最后，所有的学者都强调仔细的手术操作，避免损伤、出血和感染就能达到最佳手术效果。败血症是复发的一个重要先行因素。

在19世纪Marcy和Bassini理论得到发展及Halsted对外科技术做出重要贡献之后，直到20世纪20年代疝外科学很少有主要的重大进展。无数改良的Marcy和Bassini术式被实施和频繁报道。Bassini术式在20世纪50年代再次出现在Shouldice修复术中（图1-22）。Earl Shouldice（1890～1965年）也公布了术后早期下床活动的益处，开设了Shouldice诊所，一家致力于修复腹壁疝的医院。在那里每年有7 000例疝修补术，这使Shouldice诊所的医师们积累了大量的临床经验，使他们学习到了

原发和复发疝的病理学改变，强调附属条件对于手术成功的重要性。单股金属线被用来作为另一种缝合材料，在疝根治术中用于连续缝合修复内环、腹股沟管后壁和大腿区域。切除提睾肌、精索筋膜及其附属血管和生殖股神经的生殖分支后，用四层重叠缝合的方法修复腹股沟管后壁，髂耻束被作为一个主要的缝合固定点。Shearburn和Myers于1969年发表了一篇长期随访的具有里程碑意义的文章，从那时起到网片应用的这段期间，Shouldice术式是腹股沟疝修补的金标准[38]。

采用腹膜外-前腹膜进腹股沟

替代经前路（腹股沟区）进入内环的方法包括经腹壁（经腹部切口）[3,39]和腹膜外（腹膜前）两种途径[40]。Marcy于1892年认识到剖腹经腹膜内进入内环的优势：

手术者几乎不会专门为疝进行开腹，而是因其他目的剖腹时发现患者伴有疝。当手术范围较大，如切除大肿瘤时，术者可触摸到内环。在这种情况下，对任何术者来说最好是缝合关闭内环，重建光滑的内壁。我的朋友，纽约的N. Bozeman教授10年前就在我的建议下轻易地在卵巢切除术中做到了这一点。

1749年Marcy把经腹技术的发明归功于法国人[41]。1891年Lawson Taitt推荐在行脐疝和腹股沟疝手术时取腹中线切口[42]。1919年LaRoque推荐在腹股沟疝手术中，在距内环上方2.5 cm处作分离肌肉的切口进入腹腔，打开腹膜，游离疝囊，然后抓住疝囊底部把它倒推回腹膜腔，切除疝囊，并有效地修复深环[39]（图1-23）。LaRoque相信经腹术式能确保疝囊高位结扎，他撰写了3篇文章，其中收集了近2 000例关于腹股沟疝修补术的大量经验[43]。

Battle是圣托马斯医院、伦敦和皇家医院的外科医师，1990年他描述了1例股疝修复的方法。Battle指出诊断股疝、处理股疝的困难主要在于年龄、性别以及同时存在其他腹股沟疝的比例。他经腹股沟韧带上方的腹外斜肌分离切口，在疝囊上方

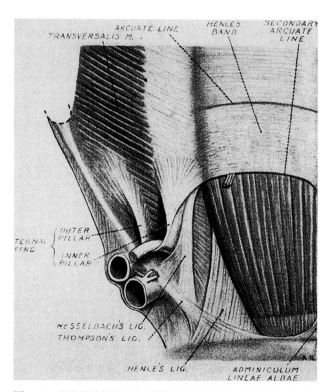

图1-22　腹股沟管的"百叶窗机制"以及内环的内部解剖，显示腹横筋膜所形成的吊带在患者用力时将内环拉向外上方

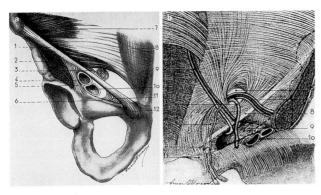

图1-23　a：Fruchaud的肌耻骨孔合并腹股沟管和股管的概念。外观显示这两条管道被腹股沟韧带和内部解剖结构分开；b：显示腹股沟肌肉如何沿耻骨肌孔形成一个管道[51]

解剖疝囊，然后处理疝囊。Battle修复股管的方法是，把腹外斜肌腱膜缝合到股管腹部开口端的耻骨肌筋膜和耻骨梳韧带上[44,45]。Battle术式像许多其他股疝手术一样已被淡忘。

腹膜外-腹膜前方式应归功于创立者Cheatle（1920年），他的初衷是取腹部中线切口，但后来改成Pfannenstiel切口[40,45]。Cheatles手术显露双侧腹股沟区，回纳并切除经腹股沟管和股管的凸出部分。对于绞窄或粘连性疝，如果必要的话，腹膜很容易被打开进行探查。可在直视下很容易地缝合腹横筋膜进行修复。Cheatle建议这种方法不要用于直疝，因为由于腹直肌的牵拉会导致直疝区解剖不清和变形。然而Cheatle的标志性贡献在那些年几乎没有被应用，影响力极小[43]。

A. K. Henry是一个解剖学硕士，他在1936年重新发现和普及了经腹膜外术式[46]。他那时是Kasr-el-Aini医院的外科主任和开罗大学临床外科的教授，后来回到Hammersmith医院，随后在爱尔兰皇家外科学院担任解剖学教授。直到第二次世界大战后，当McEvedy[47]采纳了单侧斜切口，将中间的腹直肌向外侧牵拉，延伸腹横肌腱弓修补股疝的方法后，Cheatle和（或）Henry术式的全面影响力才被认可。在美国，Musgrove和McCready于1949年也采纳了Henry方法修补股疝[48]。Mikkelsen和Berne于1954年报道了用这种方法修复腹股沟疝和股疝，力荐这种非常好的手术入路，该方法甚至对肥胖者也很有效。与此同时，通过这一"延伸的耻骨弓"方法可同时修复股疝、腹股沟疝和闭孔疝[49]。

两个欧洲人：Lytle 和 Fruchaud

第二次世界大战之后，欧洲的两位外科解剖学家Lytle和Fruchaud对疝外科做出了重要的贡献。Lytle主要研究腹股沟深环的解剖结构和关闭机制。他对深环进行解剖，并在一部著名的影片中演示斜疝的防护机制。Lytle专注于保存内环的防护机制，同时对斜疝形成区域内侧的膨出区域进行加固。他强调如果手术损伤了内环的内缘，即"环柱状的内环"的内侧面，就会不可避免地损害其生理关闭机制。在后来的研究中，他清晰地描述了内环的胚胎解剖学以及如何在腹横筋膜层面将其修复而不丧失功能[50]（图1-24）。

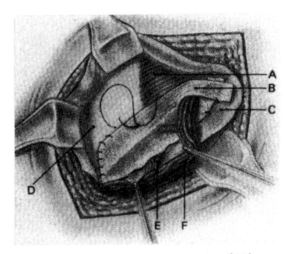

图1-24　Lichtenstein的无张力疝修补术[150]

Heri Fruchaud是一位卓越的法国医师，1956年他在巴黎出版了两部论著：*L'Anatomie Chirurgicale de la Regionde l'Aine*（腹股沟区外科解剖学）[51]和*LeTraitement Chirurgical des Hernies de l'Aine*（腹股沟疝外科治疗）[52]。Fruchaud把传统的腹股沟解剖学，把Cooper、Bogros和Madden的成果和他自己渊博的解剖和外科学经验结合在一起，发明了一个全新的名词——"肌耻骨孔"，即将传统的腹股沟管和股管两个概念统一在一起，形成从腹部到股部的统一路径。腹横筋膜的腹部-股区隧道(abdominocrural tunnel)延伸穿过肌耻骨孔，所有腹股沟疝和股疝都通过这个孔，包括股血管。基于这个解剖学概念，Fruchaud推荐重建肌耻骨孔的腹横筋膜结构的术式。这个概念为开放式或腹腔镜腹股沟疝腹膜外网片修补术提供了基础(图1-25)。Fruchaud 的两部著作从未在英国出版,因此他的发现相对不那么出名,直到疝修补的腹腔镜时代才显示其影响力,并得到全面认可[53]。法国的 Stoppa 和美国的 Wantz 把 Fruchaud 的理论和概念扩展为以"巨大腹膜内脏囊的加固"来修复腹股沟疝[54,55]。

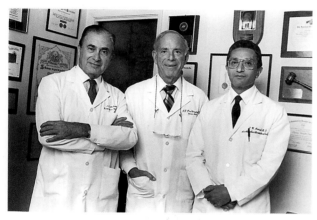

图1-25 李金斯坦诊所的先驱者:Shulman 医师、Lichtenstein 医师和 Amid 医师

英格兰格鲁吉亚时代士兵中的腹股沟疝

早在18世纪英格兰乔治时代,疝甚为普遍,尤其好发于营养不良的士兵。民间医疗断定疝由腹膜破裂引起,不可治愈,只能保守治疗。军人是无价之宝,因疝造成军队的高耗损率,是不能接受的。当时对疝的治疗(试验性)存在争议,是否治疗取决于突发奇想和战争预算。1721年(Grent)至1770年(Lee),在战争资金的资助下进行了两项临床试验,最后被认为无效,并以"庸医行为"而收场。

英国18世纪关于疝的治疗主要有以下4个特点:

• 疝被认为是男性生殖力和健康存在问题的无男子汉气概的疾病。

• 疝是一种慢性疾病,只能保守治疗,不能手术治疗。

• 大多数疝位于腹股沟区。

• 患病男性通常是贫穷者和劳动者。

1776年,George Carlisle 博士报道了一位名叫

John Hollowday 的退伍军人的病例和尸检报告。Hollowday 在80岁时自然死亡,生前患有巨型腹股沟阴囊疝,疝囊长及膝盖。一个退役军人被发现患有如此巨大的疝无疑只是个别现象。他起初怕被他的同事嘲笑而隐瞒其疝病史。他的疝逐渐增大,直到1725年因疝病被裁定不能继续服役。他以门诊患者的身份被允许进入切尔西皇家医院接受治疗,那时他年仅三十几岁。如此巨大的被忽略的疝如今只能在第三世界国家,比如非洲国家才能被见到。

18世纪疝根治术包括使用腐蚀药(腹股沟环的腐蚀性瘢痕封闭)、睾丸切除(皮肤缝合关闭缺口)和应用疝带压迫(疝被回纳后),以至于各种类型和军用的疝带被大量生产。为了解决疝治疗的难题,1756年在格林威治成立了一所由志愿者组成的疝病医院,但于1765年就关闭了。

英国乔治时代的军队里复发疝的数目和概率不得而知。然而,营养不良、疾病和便秘、过强的体力劳动、营地里吸烟者不断的刺耳的咳嗽声和典型的大声喊叫可能是复发的原因。我们不应视而不见的事实是:疝的潜在病因是18世纪士兵和军队的地方性特质。为了治疗这种体质虚弱的疾病,军队需要一种传统方法不能解决的有效的新治疗方案。然而,尽管设立了在一个由军队医院建立的首选治疗方案的基金,但疝处理还是重回到军事和医疗意识的边缘。腹股沟疝的治疗又等了100年。

Winston Churchill 的疝修补

1947年 Schein 和 Rodgers 报道曾为 Winston Churchill 行疝修补术[56]。6月11日一个夏日的早晨,在伦敦距哈雷大街只有步行距离的贝里克街私人养老院里,仅比 Winston Churhill 小两岁的 Thomas Dunhill 医师为73岁的 Winston Churchill 施行腹股沟疝修补术。分别身为患者和医师的这两个老年绅士的个子都比较矮,头发花白秃顶,但是患者身体肥胖健硕,医师则瘦削灵巧。

Dunhill 的同事们形容他"谦虚,礼貌,技术精湛,知识全面"。Dunhill 是外科学硕士,1928年被

任命为皇室医师,1930年任国王乔治五世,后来担任国王爱德华八世和乔治六世的荣誉外科医师。1935年Dunhill年满60岁时从圣巴塞洛缪医院退休,在哈雷大街54号开了繁忙的私人诊所。他在澳大利亚出生和受教育,取得从医资格后到伦敦在伦敦大学圣巴塞洛缪医院教学部担任George Gask教授的助手。1939年他被授予英格兰荣誉FRCS,这是首次将这个荣誉授给外科医师。

Winston Churchill首次感觉他有疝病是在1945年9月5日。他给他的妻子Clementine写信时说,他最近感触到身体有疝凸出,并逐步发展成一个无痛的肿块,要用疝带固定。Moran勋爵是皇家医师学院的主席,他对Winston Churchill进行了会诊。Moran咨询了意大利军队的外科主任Brigadier Edwards,Edwards建议Churchill应该在米兰买一个疝带佩戴。

在以后的两年至1947年间,没有有关Churchill患疝的任何消息。Moran在他的日记中记载了Churchill的疝增大了许多,用疝带控制已渐渐困难。Moran总是关注Churchill的病情。Thomas Dunhill被选为Churchill的医师。

Churchill抽烟、喝酒的习惯广为人知,他毫无疑问患有慢性阻塞性肺病和肥胖症。因此,为他做手术是一种挑战。

手术当日的早晨,护士发现Churchill躺在床上大声朗读Thomas Babbington McCauley的论文。手术在全身麻醉下进行,推测是用乙醚作为麻醉剂,手术持续了2个多小时。疝的类型和修复方法不得而知,可能采用了Bassini术式。术后他平安恢复,几乎没有任何不适。事实证明,Dunhill的疝修补术是成功的。他为Churchill做了手术后,Churchill在到其临终的17.5年间再也没有出现腹股沟疝的症状。Dunhill在1949年停止做手术时只有3个患者:国王乔治六世、女王Mary和Winston Churchill。

无张力疝修补术

Irving Lichtenstein是提出把腹股沟疝合成材料无张力人工修补术转变成普通日间门诊手术的开创性学者。规范的无张力疝修补术在局部麻醉下施行。Lichtenstein首先指出这类手术很特殊,需由经验丰富的医师来施行,仅做小手术的低年资医师如果没有得到上级医师的指导和监督,不能实施无张力疝修补术。Lichtenstein术式的特点是"无张力"手术。他和他的同事Shulman及Amid开展了一种可在门诊进行的简单手术[57,58](图1-26)。作为先驱者,Lichtenstein努力宣传他的新观念,但他写于1970年的著作 *Hernia Repair Without Disability*(无伤残疝修补术)的第一版销量很差,根本没有超过第一次的印刷量[43]。然而,随着后来Lichtenstein设计的网状补片的成功推出和在世界范围内的普遍应用,他的著作被大量印刷以满足需求。

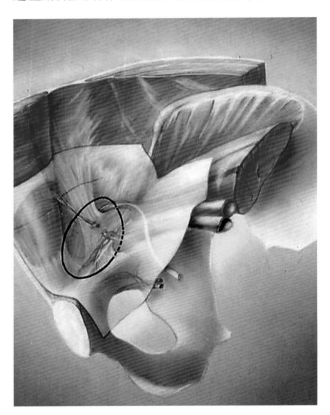

图1-26 Fruchaud肌耻骨孔

腹腔镜疝修补术

腹腔镜疝修补术在腹股沟疝外科治疗中继续发挥着一定的作用。腹腔镜的应用已延伸到修复切口疝、腹壁疝、腰疝和结肠造口旁疝等方面。这个新近发展的技术正被迅速普及。

1979 年,西印度群岛大学的 P. Fletcher 是第一个尝试使用腹腔镜治疗腹股沟疝的医师[59]。他关闭了疝囊颈部。Ger 于 1982 年首先在腹腔镜下放置夹子(Miche)夹住疝囊颈。他报道了 13 例病例,除了对第 13 例病例采取腹腔镜下特殊钉合装置外,其他患者均取开放切口。这位患者在术后随访 3 年中未见复发。Ger 继续努力尝试在腹腔镜下修复疝。他报道了用一个称为 "herniostat" 的原型仪器在猎犬身上关闭疝囊颈部[60]。模型试验的结果很乐观。同样在那篇文章里,他报道了腹腔镜腹股沟疝修补术的潜在优势:① 穿刺代替常规切口;② 微创切割;③ 精索损伤和缺血性睾丸炎的发生减少;④ 膀胱损伤少见;⑤ 神经痛的发生率降低;⑥ 可门诊手术;⑦ 可行疝囊最高位结扎;⑧ 术后不适最少,恢复快;⑨ 同时可行腹腔镜诊断;⑩ 可行双侧腹股沟疝的诊断和治疗。腹腔镜疝手术的这些潜在优势和进展,将作为一个可持续发展的手术方法被广泛用于各类疝修补手术。

1989 年,妇科专家 Bogojavalensky 首次使用人工生物材料在腹腔镜下修补腹股沟疝和股疝[61]。他在女性斜疝患者中放置聚丙烯网片,缝合关闭内环颈部。Popp 在行子宫肌瘤切除术同时诊断和修复了直疝[62]。他意识到,补片的覆盖范围一定要比解剖缺损大,这是很必要的。为了达到这一目的,他在缺损的上方放置了一个 4 cm×5 cm 大小的椭圆形脱水硬脑膜补片,用肠线将它缝合到腹膜上,并打结固定。Popp 认为腹膜内腹股沟疝的修复可能并发粘连,建议采纳腹膜外方式。

1990 年 Schultz 出版了第一套腹腔镜疝修补术系列丛书[63]。书中描述用聚丙烯卷填充疝环,然后放置 2 或 3 片聚丙烯补片(2.5 cm×5 cm)覆盖于缺损部位。这些网丝卷不能固定在筋膜或腹膜上。为了进入疝缺损区域,他切开腹膜。在植入补片后,他用夹子关闭腹膜。这可能就是最早的经腹膜前修补术(transabdominal preperitoneal repair, TAPP)的尝试,如今 TAPP 已被广泛应用。Corbitt 通过翻转疝囊,用缝合或内镜钉枪高位结扎技术改进了 Schultz 的方法[64]。尽管这些早期报道是成功

的,但由于其复发率接近 15% ~ 20%,这些方法还是被弃用了[65]。然而,上述方法并没有广泛动用解剖结构的特点却很吸引人。

腹腔内放置补片(intraperitoneal onlay mesh, IPOM)技术采用了类似的概念。Salerno、Fitzgibbons 和 Filipi 在猪模型上试验了这种修复术[66]。他们植入长方形的聚丙烯网丝补片覆盖耻骨肌孔,用缝合订装置固定。试验成功后,他们就应用于临床实践。

与此同时,Toy 和 Smoot 报道了他们最初 10 位使用 IPOM 进行疝修补的患者[67]。他们用自己设计的经典缝合订装置把膨化聚四氟乙烯补片(ePTFE)固定在腹股沟平面。他们将这种固定装置成功地运用于 20 ~ 30 位患者,无副作用发生。1992 年,他们发表了最初 75 例病例的资料[68]。在后来的一系列病例中,他们同样把人工生物材料(7.5 cm×10 cm)和 Endopath EMS.缝合订固定在一起。经 20 个月的随访,复发率是 2.4%。他们注意到,与开放式疝修补术相比,接受此种手术方法的患者术后疼痛显著降低,且恢复快。其他疝外科医师也报道了相似的结果[69]。

除了用于简单的腹股沟斜疝病例外,Fitzgibbons 后来弃用了 IPOM[70]。一位患者并发了术后阴囊脓肿,但原因是否与在那个位置植入了补片有关尚不明确。Fitzgibbons 注意到这个患者的阑尾紧紧粘在放置聚丙烯补片的地方。他也注意到在对这些患者随访时,补片材料被拉扯到疝缺损区域以外的部位,是因为补片仅仅与腹膜粘连在一起而没有与筋膜组织形成粘连。由于这些不利的结果,他认为 Arregui[71] 报道的用于腹股沟疝修补的 TAPP 更适宜。在 TAPP 中,切开腹膜,从腹横筋膜游离暴露腹股沟底面,将补片植入在筋膜上,要确保有组织向补片内生长并和筋膜牢牢粘连、固定。TAPP 和 IPOM 这两种方法都需进入腹腔。

在继续寻找防止肠管和人工合成材料粘连的方法的过程中,1991 年 Popp 在 TAPP 修补法中描述了这一方法:在经腹壁切开腹膜时,应该先将腹壁与腹膜分离开[72];用皮下注射器注射生理盐水至前腹膜间隙。这种 "水性分割" 有利于分离局部

组织，开创一个腹膜前间隙，并在此空间操作手术。这个早期的概念可能得到了这个启示，即整个手术操作可以在腹膜前间隙完成，而不需要进入腹腔。

另外，没有被接受的技术改变是"疝环整形术"和腹膜前髂耻束修复术。标准的"疝环整形术"是简单的缝合修补术，即把髂耻束外侧的深部结构和腹横肌腱弓纤维拉近缝合[73,74]。腹膜前髂耻束修复术也是一种"组织"修复，是把髂耻束缝合固定在腹横肌上[75,76]。这种方法仅在缺损的范围（inlay）植入人工材料，但仍具有在张力下缝合修补的不足之处，因此就限制了该方法的使用，仅在极少的情况下使用。

在早期，占腹腔镜腹股沟疝修补术主导地位的是植入聚丙烯补片或膨化聚四氟乙烯材料的TAPP法[72,74,77]。1992年，Dulucq[78,79]是第一个施行腹腔镜下不直接进入腹腔腹股沟疝修补术的外科医师。1993年，Phillips和Arregui分别描述了无需切开腹膜修复腹股沟疝的方法[80,81]。通过放置于腹腔中的腹腔镜提供的视野，完成游离腹膜前间隙，然后把腹腔镜移到新游离的腹膜前间隙完成修复过程。Ferzli和McKernan后来普及了被Dulucq称为"全腹膜外"的一种手术方式[82,83]。利用腹壁切口进入腹膜前间隙，在腹腔镜视野下游离间隙。这种全腹膜外修复术（TEP）和TAPP法是完全相同的，但对腹内脏器的损伤较小。

目前，大多数腹腔镜下腹股沟疝修补术通过TAPP或TEP法进入腹膜前间隙，植入合成的聚丙烯修补材料。大多数使用TEP法的医师会应用一种分离气球在腹膜前开创一个手术修复空间。

在一个多中心的报道中，10 053例手术修复者在术后36个月的随访中，复发率为0.4%[84]。继续施行腹腔镜疝修补术的外科医师相信，Ger当年期待的目标已经实现。

1991年，专家们受到腹腔镜胆囊切除术后患者恢复良好和疝修补术后预后良好的鼓舞，尝试利用它来修复腹部疝和切口疝。LeBlane最初的报道中仅给5位患者植入了ePTFE生物材料[85]。虽然人工材料重叠覆盖疝缺损边缘只有1.5～2 cm，但这些患者在随访的7年内并没有复发。使用Box-type钉枪来固定，无需缝合。缝合仅用于定位补片，补片钉合完毕拆除缝线。通过随访这些患者未发现复发[86]。Barie建议用可吸收的丙交酯双聚合物聚酯材料网片面对脏面[87]。

Park改进了大型腹部疝修补术的方法，他利用Keith针穿引的Prolene®缝线，经全层腹壁将ePTFE或Prolene®补片固定于腹壁内侧[88]。在他30例系列病例中，只有一例复发。此病例的补片与腹壁的重叠只有2 cm。Holzman植入Marlex®补片超过缺损边缘，与正常筋膜边缘外的重叠有4 cm，在腹腔镜下用钉枪固定[89]。他发现这种方法安全有效。在各自的研究中，Holzman、Park等比较了开放式和腹腔镜修补术后的患者情况，发现腹腔镜修补术后，患者的并发症少、恢复快、复发率低[89-93]。迄今，一个已发表的最大的研究报道也证实，腹腔镜下腹部疝和切口疝的修补是可推广的手术方法，并具有极好的治疗效果[94]。此外，LeBlanc患者的远期随访结果证明了这类手术如果能采用下列原则，则是一种可以一直被选择的手术方法：

• 人工材料至少与组织重叠3 cm。
• 螺旋钉保持1～1.5 cm的间距。
• 全层缝合固定的间距保持在5 cm[85,86]。

然而，其他专业人士并没有共同分享以上这些经验。一些外科医师，尤其是西班牙医师，他们更喜欢"双圈固定"方式[95,96]。此术式没有缝合固定，取而代之的是用两圈同轴的螺旋钉固定补片以替代缝合。第一排螺旋钉置于生物材料的外缘，和缝合方式一样；第二排螺旋钉置于第一排的内侧，靠近解剖缺损部位。最初的报道和作者使用全层缝合固定所报道的效果相似，但需要长时间的随访以确定是否这两种术式中的一种或两种是最佳方法。

疝外科的发展史

古代

公元前 1500 年	在埃及人的纸莎草纸上有关于腹股沟疝的描述。此后,在一个希腊小雕像上刻有腹股沟疝的描述[2]
公元前 900 年	Alexandria 医师用绷带治疗腹股沟疝,一个腓尼基雕像对此有所描绘[2]
公元前 400 年	Hippocrate 用透光法区别疝和阴囊积水[2]
公元 40 年	Celsus 描述了古希腊人的疝手术[97]
公元 200 年	Galen 介绍因腹壁组织不全造成腹膜"破裂"的概念[2]
公元 700 年	Paul of Aegina 区分出完全疝和不完全疝,他建议在修补术中切除睾丸[2]

中世纪

1363 年	Guy de Chauliac 区分出腹股沟疝和股疝[4]
1556 年	Franco 建议对绞窄性疝疝囊颈部的狭窄部位进行切口[5]
1559 年	Stromayr 发表了 *Practica Copiosa* 一文,鉴别出直疝和斜疝,提倡切除斜疝疝囊[6]

文艺复兴时期

1700 年	Litre 报道了一例疝囊中的 Meckel 憩室[98]
1724 年	Heister 鉴别了直疝和斜疝[99]
1731 年	De Carengeot 报道了一例疝囊内容物为阑尾[100]
1757 年	Pott 描述了绞窄性疝的解剖[7]
1756 年	Cheselden 描述了一例成功的腹股沟疝手术[102]
1785 年	Richter 描述了一例部分肠壁形成的疝[101]
1790 年	John Hunter 推测了完全性腹股沟斜疝的先天性因素[102]
1793 年	De Gimbernat 描述了他发现的韧带,提倡在绞窄性股疝的中部而不是上部将缩窄部位分开。此法可避免有时会出现的腹股沟韧带损伤和严重出血[103]
1804 年	Cooper 出版了有 3 个部分描述了疝的书: *The plates are a tour de force*。此书的大小几乎和人体一样大,描述了以前从未有过的解剖学。Cooper 定义了腹横筋膜。他区分了腹横筋膜和腹膜,阐明了它是疝形成的主要屏障。他仔细地勾画了腹横筋膜在腹股沟韧带后方延展至股部成为股鞘和腹股沟韧带的耻骨部,即 Cooper 韧带[10,104,105]
1811 年	为 Cooper 担任解剖者的 Colles 描述了腹股沟韧带的反折[106]
1816 年	Hesselbach 描述直疝(Hesselbach)三角区[107]
1816 年	Cloquet 描述了鞘突,观察到它在出生时很少关闭。他也描述了他创立的"管状结构(gland)",在腹股沟包块鉴别诊断中非常重要的作用[108]
1846 年	麻醉学问世
1870 年	Lister 阐述了外科无菌术和石碳酸肠线[11]
1871 年	Lister 的学生 Marcy 描述了他的手术[17]
1874 年	Steele 报道了疝根治术[109]
1875 年	Annandale 从腹膜外腹股沟入路,成功地治疗了一例 46 岁同侧腹股沟斜疝、直疝和股疝的男性患者。Annandale 用残留的腹股沟疝囊塞紧股管[110]
1876 年	Czerny 从外环拉下疝囊,在疝囊颈部结扎,切除,回纳入腹股沟管[14]
1881 年	Lucas-Championniere 打开腹股沟管,重叠缝合重建前壁结构[111]
1886 年	MacEwan 术通过外环,卷起疝囊,堵塞住腹股沟管[15]
1887 年	Bassini 首次出版他关于手术的论著[91]
1889 年	Halsted I 式式的描述[27]
1890 年	Coley 术,即把内斜肌在精索前方缝合至耻骨末端的疝修补。这是非常危险的,也是 Bassini 改良术式中

最无效的方法[33]

1891年	Tait提倡疝手术时采用腹部中央切口
1892年	Wolfler腹直肌鞘前的松弛切口能缓解耻骨末端的张力,防止在这个地方复发[29]
1893年	Lockwood强调充分修复腹横筋膜的重要性[36]
1895年	W. J. Mayo对脐疝的根治性治疗[112]
1895年	Andrew发明叠瓦状缝合法或双层重叠缝合法[35]
1898年	Lotheissen利用Cooper韧带修补股疝[113]
1898年	Brenner描述在腹横肌腱弓和腹股沟韧带之间缝合提睾肌以加固修复,不对腹横筋膜进行,是对Marcy-Bassini理论的一个严重歪曲[114]
1899年	Ferguson不建议把精索移位,是对Bassini术更严重的曲解[34]
1901年	McArthur用腹外斜肌腱膜瓣修补腹股沟疝[115]
1902年	Berger用腹直肌皮瓣修复腹股沟疝[116]

1903年后现代无菌技术时期

1903年	创立了Halsted II 术式。Halsted弃用精索骨骼化以避免阴囊积水、睾丸萎缩。采用Andrew的重叠缝合法和Wolfler-Berger的腹直肌减张切口和皮瓣技术[117]
1906年	Russell的疝"囊袋学说",假设了所有的腹股沟斜疝都是先天性的[118]
1907年	Kocher建议斜疝术中不打开腹股沟管,切除疝囊,回纳入腹股沟管内,外侧移位[16]
1909年	McGavin用银细丝修补腹股沟疝[119]
1909年	Nicol在格拉斯哥报道了儿科诊所腹股沟疝切开术[120]
1910年	Kirschner移植腿部的阔筋膜加固腹外斜肌[121]
1918年	Handley用织补和(或)网格技术重建腹股沟管[122]
1919年	LaRoque通过肌肉分离切口经腹膜修补腹股沟疝[39]
1920年	Cheatle取腹部中线切口经腹膜外进入腹股沟区[40]
1921年	Galie自体移植阔筋膜修补腹股沟疝[123]
1923年	Keith经典总结了腹股沟疝的原因。他注意到腱膜和筋膜是活性结构,推测组织结构缺陷可能是中年疝病发作的原因[124]
1927年	Keynes London Truss Society(伦敦疝保护治疗协会)的外科医师主张选择性应用筋膜移植术[125]
1936年	Herny腹膜外进入腹股沟疝[46]
1940年	Wakeley的2 020例疝手术
1942年	Tanner普及腹直肌鞘"移位"[31]
1945年	Lytle重新诠释内环的重要性[127]
1945年	Mair介绍了埋入皮肤(全层皮肤移植缝合至筋膜层以替代缺损的筋膜)修补腹股沟疝的技术[128]
1952年	Douglas首次实验研究腱膜的愈合动力学,显示腱膜力量恢复慢,120日才能达到最佳状态[129]
1953年	Shouldice研究发现8 371例疝修补患者10年的复发率是0.8%。强调解剖修复和早期下床活动[130]
1955年	Farquharson在门诊为485例成年患者行疝修补术[131]
1956年	Fruchaud提出腹股沟疝中的耻骨肌孔和腹横筋膜隧道的概念[51]
1958年	Marsden建议对腹股沟疝修补术后患者随访3年,是对治疗效果评估的一个重要贡献[132]
1958年	Usher在疝修补术中使用了编织聚丙烯网片[133]
1960年	Anson和McVay进行了500例人体经典解剖,并评价了肌腱膜层[134]
1962年	Doran描述了疝随访的困难性,设立了充分评估的标准[135]
1970年	Lichtenstein阐明了伤口愈合中缝线的张力和吸收的相互依赖性。实验演示了不吸收缝线和慢吸收缝线在腱膜愈合过程中所需要的维持时间[136]
1972年	Doran对伯明翰地区的腹股沟疝修补术术后短期停留病例严格地进行了回顾[137]
1973年	Glassow报道了18 400例斜疝修补术,复发率低于1%[138]

1979 年	首次尝试腹腔镜疝修补术[59]
1981 年	Read 演示了直疝吸烟患者易致组织缺陷、转移性肺气肿[139]
1981 年	Chan 描述了接受持续门诊腹膜透析患者的疝形成[140]
1983 年	Schurgers 演示一名男性患者腹膜透析 5 个月后开放的鞘突[141]
1984 年	Gilbert 描述腹股沟疝的伞状充填修补术[142]
1985 年	Read 提出吸烟、腹股沟疝和主动脉瘤的病因学关系[143]
1986 年	Lichtenstein 提出无张力腹股沟疝修补术[144]
1989 年	Gullmo 解释了对于腹股沟疝和盆腔症状有不明症状的患者施行疝探查术的意义，这些患者中没有原发或复发性疝[145]
1990 年	Robbins and Rutkow 引入网塞的概念，用编织材料制成的定型网塞和平片覆盖疝的解剖缺损部位[146]
1990 年	Schultz 首次在腹腔镜腹股沟疝修补术中使用合成生物材料[63]
1991 年	LeBlanc 行腹腔镜切口疝修补术[147]
1992 年	Dulucq 没有直接进入腹腔，在腹腔镜下行腹股沟疝修补术[78]
1993 年	重新定义疝病病因的环境因素[148]
1994 年	O Jeremy A Gilmore 报道了 1 400 例有详细病理生理和治疗资料的腹股沟疝运动员的外科治疗[149]

◇ 参 ◇ 考 ◇ 文 ◇ 献 ◇

[1] Primatesta P, Goldacre MJ. Inguinal hernia repair: incidence of elective and emergency surgery, readmission and mortality. Int J Epidemiol. 1996; 25: 835–839.

[2] Read RC. The development of inguinal herniorrhaphy. Surg Clin North Am. 1984; 64: 185–196.

[3] Stoppa R, Wantz GE, Munegato G, Pluchinotta A. Hernia Healers: an illustrated history. France: Arnette; 1998.

[4] De Chauliac G. La Grande Chirurgie composee en 1363. Revue avec des notes, une introduction sur le moyenage. Sur la vie et les oeuvres de Guy de Chauliac par E. Nicaise. Paris: Felix Alcan; 1890.

[5] Franco P. Traite des hernies contenant une ample declaration de toutes leurs especes et outres excellentes parites de la chirurgie, assauoir de la Pierre, des cataracts des yeux, et autres maladies, desquelles comme la cure est perilluese, aussi est elle de' peu d'hommes bien exercee. Lyon: Thibauld Payan; 1561.

[6] Stromayr. Practica Copiosa-Lindau 1559. In: Rutkow IM, editor. Surgery. An illustrated history. St Louis: Mosby; 1993.

[7] Cheselden W. The Anatomy of the Human Body. 12th ed. London: Livingston, Dodsley, Cadell, Baldwin and Lowndes; 1784.

[8] Le Dran HF. The operations in surgery. London: Dodsley and Lay; 1781. p. 59–60.

[9] Pott P. Treatise on ruptures. London: Hitch and Howes; 1757.

[10] Cooper A. The anatomy and surgical treatment of inguinal and congenital hernia I. London: T Cox; 1804.

[11] Lister J. Note on the preparation of catgut for surgical purposes. Br Med J. 1908; 1: 125–126.

[12] Devlin HB. History of surgical procedures. Sonderdruck aus Hygiene in Chirurgischen Alltag. Berlin: De Gruyter; 1993.

[13] Wood J. On rupture, inguinal, crural and umbilical. London: JW Davies; 1863.

[14] Czerny V. Studien zur Radikalbehandlung der Hernien. Wien Med Wochenschr. 1877; 27: 497–500.

[15] MacEwen W. On the radical cure of oblique inguinal hernia by internal abdominal peritoneal pad and the restoration of the valved form of the inguinal canal. Ann Surg. 1886; 4: 89–119.

[16] Kocher T. Chirurgische operationslehre. Jena: Verlag von Gustav Fischer; 1907.

[17] Marcy HO. The cure of hernia. J Am Med Assoc. 1887; 8: 589–592.

[18] Bassini E. Nuova technica per la cura radicale dell'ernia. Atti del Associazione Medica Italiano Congresso. 1887; 2: 179–182.

[19] Bassini E. Nuova technica per la cura dell'ernia inguinale. Societa Italiana di Chirurgica. 1887; 4: 379–382.

[20] Bassini E. Ueber die Behandlung des Leistenbruches, vol. 40. Berlin: Archiv fur Klinische Chirurgie; 1890. p. 429–476.

[21] Read RC' Marcy's priority in the development of inguinal herniorrhaphy. Surgery. 1980; 88: 682–685.

[22] Haidenthaller J. Die Radicaloperationen der Hernien in der Klinik des Hofraths Professor Dr Billroth, 1877–1889. Archiv fur Klinische Chirurgie. 1890; 40: 493–555.

[23] Marcy HO. A new use of carbolized catgut ligatures. Boston Med Surg J. 1871; 85: 315–316.

[24] Catterina A. Bassini's operation. London: Lewis; 1934.

[25] Catterina A. L'operatione di Bassini der la cura radicale dell'ernia inguinale. Bolognia, Italia: L. Capelli; 1932.

[26] Wantz GE. The operation of Bassini as described by Attilio Catterina. Surg Gyn Obst. 1989; 168: 67–80.

[27] Halsted WS. The radical cure of hernia. Bull Johns Hopkins Hosp. 1889; 1: 12–13.

[28] Halsted WS. An additional note on the operation for inguinal hernia. In: Halsted WS, editor. Surgical papers, vol. 1. Baltimore: John Hopkins Press; 1924. p. 306–308.

[29] Wolfler A. Zur radikaloperation des Freien Leistenbruches. Beitr. Chir (Festchr Geuidmet Theodor Billroth). Stuttgart: Hoffman; 1892. p. 552–603.

[30] Reinhoff Jr WF. The use of the rectus fascia for closure of the lower or critical angle of the wound in the repair of inguinal hernia. Surgery. 1940; 8: 326–339.

[31] Tanner NC. A slide operation for inguinal and femoral

hernia. Br J Surg. 1942; 29: 285−289.

[32] Bull WT. Notes on cases of hernia which have relapsed after various operations for radical cure. NY Med J. 1891; 53: 615−617.

[33] Coley WB. The operative treatment of hernia with a report of 200 cases. Ann Surg. 1895; 21: 389−437.

[34] Ferguson AH. Oblique inguinal hernia. Typical operation for its radical cure. J Am Med Assoc. 1899; 33: 6−14.

[35] Andrews WE. Imbrication of lap joint method: a plastic operation for hernia. Chicago Med Rec. 1895; 9: 67−77.

[36] Lockwood CB. The radical cure of femoral and inguinal hernia. Lancet. 1893; 2: 1297−1302.

[37] Lockwood CB. The radical cure of hernia, hydrocele and varicocele. Edinburgh and London: Young; 1898.

[38] Shearburn EW, Myers RN. Shouldice repair for inguinal hernia. Surgery. 1969; 66: 450−459.

[39] LaRoque GP. The permanent cure of inguinal and femoral hernia. A modification of the standard operative procedures. Surg Gyn Obst. 1919; 29: 507−511.

[40] Cheatle GL. An operation for radical cure of inguinal and femoral hernia. Br Med J. 1920; 2: 68−69.

[41] Marcy HO. Note on mortality after operation for large incarcerated hernia. Ann Surg. 1900; 31: 65−74.

[42] Tait L. A discussion on treatment of hernia by median abdominal section. Br Med J. 1891; 2: 685−691.

[43] Rutkow IM. A selective history of groin herniorrhaphy in the 20th century. Surg Clin North Am. 1993; 73: 395−411.

[44] Battle WH. Abstract of a clinical lecture on femoral hernia. Lancet. 1901; 1: 302−305.

[45] Cheatle GL. An operation for inguinal hernia. Br Med J. 1921; 2: 1025−1026.

[46] Henry AK. Operation for femoral hernia by a midline extraperitoneal approach: with a preliminary note on the use of this route for reducible inguinal hernia. Lancet. 1936; 2: 531−533.

[47] McEvedy PG. Femoral hernia. Ann R Coll Surg Engl. 1950; 7: 484−496.

[48] Musgrove JE, McReady FJ. The Henry approach to femoral hernia. Surgery. 1949; 26: 608−611.

[49] Mikkelsen WP, Berne CJ. Femoral hernioplasty: suprapubic extraperitoneal（Cheatle-Henry）approach. Surgery. 1954; 35: 743−748.

[50] Lytle WJ. The deep inguinal ring, development, function and repair. Br J Surg. 1970; 57: 531−536.

[51] Fruchaud H. L'Anatomie Chirurgicale de L'Aine. Paris: C. Dion & Co; 1956.

[52] Le FH. traitement chirurgicale des hernies de l'aine chez l'adulte. Paris: G Dion; 1956.

[53] Stoppa R, Wantz GE. Henri Fruchaud (1894−1960): a man of bravery, an anatomist, a surgeon. Hernia. 1998; 2: 45−47.

[54] Stoppa R, Warlaumont CR, Verhaeghe PJ, Odimba BKFE, Henry X. Comment, pourquoi, quand utiliser les prostheses de tulle de Dacron pour traiter les hernies et les eventrations. Chirurgie. 1982; 108: 570−575.

[55] Wantz GE. Atlas of hernia surgery. New York: Raven; 1991.

[56] Schein M, Rodgers PN. Winston S Churchill's (1874−1965) inguinal hernia repair by Thomas P Dunhill (1878−1957). J Am Coll Surg. 2003; 197: 313−321.

[57] Amid PK, Shulman AG, Lichtenstein IL. Critical suturing of the tension free hernioplasty. Am J Surg. 1993; 165: 369−372.

[58] Lichtenstein IL, Shulman AG, Amid PK, Montilier MM. The tension-free hernioplasty. Am J Surg. 1989; 157: 188−193.

[59] Ger R. The management of certain abdominal herniae by intraabdominal closure of the neck of the sac. Ann R Coll Surg Engl. 1982; 64: 342−344.

[60] Ger R, Monro K, Duvivier R, et al. Management of inguinal hernias by laparoscopic closure of the neck of the sac. Am J Surg. 1990; 159: 370−373.

[61] Bogojavalensky S. Laparoscopic treatment of inguinal and femoral hernia (video presentation). 18th Annual Meeting of the American Association of Gynecological Laparoscopists. Washington DC; 1989.

[62] Popp LW. Endoscopic patch repair of inguinal hernia in a female patient. Surg Endosc. 1990; 5: 10−12.

[63] Schultz L, Graber J, Pietrafitta J, et al. Laser laparoscopic herniorrhaphy: a clinical trial, preliminary results. J Laparoendosc Surg. 1990; 1: 41−45.

[64] Corbitt J. Laparoscopic herniorrhaphy. Surg Laparosc Endosc. 1991; 1: 23−25.

[65] Corbitt J. Laparoscopic herniorrhaphy: a preperitoneal tensionfree approach. Surg Endosc. 1993; 7: 550−555.

[66] Salerno GM, Fitzgibbons RJ, Filipi C. Laparoscopic inguinal hernia repair. In: Zucker KA, editor. Surgical laparoscopy. St Louis: Quality Medical Publishing; 1991. p. 281−293.

[67] Toy FK, Smoot RT. Toy-Smoot laparoscopic hernioplasty. Surg Laparosc Endosc. 1991; 1: 151−155.

[68] Toy FK, Smoot RT. Laparoscopic hernioplasty update. J Laparoendosc Surg. 1992; 2(5): 197−205.

[69] Spaw AT, Ennis BW, Spaw LP. Laparoscopic hernia repair: the anatomical basis. J Laparoendosc Surg. 1991; 1: 269−277.

[70] Fitzgibbons RP. Laparoscopic inguinal hernia repair. In: Zucker KA, editor. Surgical laparoscopy update. St Louis: Quality Medical Publishing; 1993. p. 373−934.

[71] Arregui ME. Preperitoneal repair of direct inguinal hernia with mesh. Indianapolis, Indiana: Presented at Advanced Laparoscopic Surgery: The International Experience; 1991.

[72] Popp LW. Improvement in endoscopic hernioplasty: transcutaneous aquadissection of the musculo fascial defect and preperitoneal endoscopic patch repair. J Laparoendosc Surg. 1991; 1(2): 83−90.

[73] Dion YM, Morin J. Laparoscopic inguinal herniorrhaphy. Can J Surg. 1992; 35: 209−212.

[74] Kavic MS. Laparoscopic hernia repair. Surg Endosc. 1993; 7: 163−167.

[75] Gazayerli MM. Anatomic laparoscopic repair of direct or indirect hernias using the transversalis fascia and iliopubic tract. Surg Laparosc Endosc. 1992; 2: 49−52.

[76] Gazayerli MM, Arregui ME, Helmy HS. Alternative technique: laparoscopic iliopubic tract (IPTR) inguinal hernia repair with inlay buttress of polypropylene mesh. In: Ballabtyne GH, Leahy PF, Modlin IR, editors. EDS laparoscopic surgery. Philadelphia: WB Saunders; 1993.

[77] Campos L, Sipes E. Laparoscopic hernia repair: use of a fenestrated PTFE graft with endo-clips. Surg Laparosc Endosc. 1993; 3(1): 35−38.

[78] Dulucq JL. Treatment of inguinal hernia by insertion of a subperitoneal patch under pre-peritoneoscopy. Chirurgie. 1992; 118(1−2): 83−85.

[79] Dulucq JL. Treatment of inguinal hernias by insertion of mesh through retroperitoneoscopy. Post Grad Surg. 1992; 4(2): 173−174.

[80] Phillips EH, Carroll BJ, Fallas MJ. Laparoscopic preperitoneal inguinal hernia repair without peritoneal incision: technique and early clinical results. Surg Endosc. 1993; 7: 159−162.

[81] Arregui ME, Navarrette J, Davis CJ, et al. Laparoscopic inguinal herniorrhaphy: techniques and controversies. Surg Clin North Am. 1993; 73(3): 513−527.

[82] Ferzli GS, Massad A, Albert P. Extraperitoneal endoscopic inguinal hernia repair. J Laparoendosc Surg. 1992; 2(6): 281−286.

[83] McKernan JB, Laws HL. Laparoscopic repair of inguinal hernias using a totally extraperitoneal prosthetic approach. Surg Endosc. 1993; 7: 26−28.

[84] Felix E, Scotts S, Crafton B, et al. Causes of recurrence after laparoscopic hernioplasty. Surg Endosc. 1998; 12: 226–231.

[85] LeBlanc KA, Booth WV, Whitaker JA, Bellanger DE. Laparoscopic incisional and ventral herniorrhaphy: our initial 100 patients. Am J Surg. 2000; 180(3): 193–197.

[86] LeBlanc KA. Current considerations in laparoscopic incisional and ventral herniorrhaphy. JSLS. 2000; 4: 131–139.

[87] Barie PS, Mack CA, Thompson WA. A technique for laparoscopic repair for herniation of the anterior abdominal wall using a composite mesh prosthesis. Am J Surg. 1995; 170: 62–63.

[88] Park A, Gagner M, Pomp A. Laparoscopic repair of large incisional hernias. Surg Laparosc Endosc. 1996; 6(2): 123–128.

[89] Holzman MD, Parut CM, Reintgen K, et al. Laparoscopic ventral and incisional hernioplasty. Surg Endosc. 1997; 11: 32–35.

[90] Park A, Birch DW, Lovrics P, et al. Laparoscopic and open incisional hernia repair: a comparison study. Surgery. 1998; 124: 816–822.

[91] Carbajo MA, Martin del Olmo JC, Blanco JI, de la Cuesta C, Toledano M, Martin F, Vaqueto C, Inglada L. Laparoscopic treatment vs. open surgery in the solution of major incisional and abdominal wall hernias with mesh. Surg Endosc. 1999; 13: 250–252.

[92] Ramshaw BJ, Escartia P, Schwab J, Mason EM, Wilson RA, Duncan TD, Miller J, Lucas GW, Promes J. Comparison of laparoscopic and open ventral herniorrhaphy. Am Surg. 1999; 65: 827–832.

[93] DeMarie EJ, Moss JM, Sugerman HJ. Laparoscopic intraperitoneal polytetrafluoroethylene (PTFE) prosthetic patch repair of ventral hernia. Surg Endosc. 2000; 14: 326–329.

[94] Heniford BT, Park A, Ramshaw BJ, Voeller G. Laparoscopic ventral and incisional hernia repair in 407 patients. J Am Coll Surg. 2000; 190(6): 645–650.

[95] Carbajo MA, Martin del Olmo JC, Blanco JI, de la Cuesta C, Martin F, Toledano M, Pernac C, Vaquero C. Laparoscopic treatment of ventral abdominal wall hernias: preliminary results in 100 patients. JSLS. 2000; 4: 141–145.

[96] Morales-Conde S. Personal communication. 2001.

[97] Celsus AC. Of medicine. In: James Grieve, editor. Translated. London; 1756.

[98] Littré A. Observation sur une nouvelle espece de hernie. Paris: Histoire de l'Academie des Sciences (1700); 1719. p. 300–310.

[99] De Garengeot RJC. Traite des Operations de Chirurgie. 2nd ed. Paris: Huart; 1731. p. 369–371.

[100] Heister L. A general system of surgery in three parts (translated into English from the Latin). London: Innys, Davis, Clark, Manby and Whiston; 1743.

[101] Richter A. Abhandlung von den Brüchen. Göttingen: I. C. Dietrich; 1785.

[102] Hunter J. Palmer's edition of Hunter's works. Vol. 4. London; 1837. p. 1.

[103] De Gimbernat A. Nuevo metodo de operar en la hernia crural. Madrid: Ibarra; 1793.

[104] Cooper A. The anatomy and surgical treatment of inguinal and congenital hernia I. London: T. Cox; 1804.

[105] Cooper A. The anatomy and surgical treatment of hernia II. London: Longman, Hurst, Rees and Orme; 1807.

[106] Colles AA. Treatise on surgical anatomy. Dublin: Gilbert and Hodges; 1811.

[107] Hesselbach FK. Neueste Anatomisch-Pathologische Untersuchungen über den Ursprung und das Fortschreiten der Leisten- und Schenkelbrüche. Warzburg: Baumgartner; 1814.

[108] Cloquet J. Recherches anatomiques sur les hernies de l'abdomen. These Paris. 1817; 133: 129.

[109] Steele C. On operations for the radical cure of hernia. Br Med J. 1874; 2: 584.

[110] Annandale T. Reducible oblique and direct inguinal and femoral hernia. Edinb Med J. 1876; 21: 1087–1091.

[111] Lucas-Championniere J. Chirurgie operatoire: cure radicale des hernies; avec une etude statistique de deux cents soixante-quinze operations et cinquante figures intercalees dans le texte. Paris: Rueff; 1892.

[112] Mayo WJ. An operation for the radical cure of umbilical hernia. Ann Surg. 1901; 31: 276–280.

[113] Lotheissen G. Zur Radikaloperation der Schenkel-hernien. Centralblatt für Chirurgie. 1898; 21: 548–549.

[114] Brenner A. Zur radical operation der Leisten-hernien. Zentralbl Chir. 1898; 25: 1017–1023.

[115] McArthur LL. Autoplastic suture in hernia and other diastases. J Am Med Assoc. 1901; 37: 1162–1165.

[116] Berger P. La hernie inguino-interstitielle et son traitement par la cure radicale. Rev Chir. 1902; 25: 1.

[117] Halsted WS. The operative treatment of hernia. Am J Med Sci. 1895; 110: 13–17.

[118] Russell H. The saccular theory of hernia and the radical operation. Lancet. 1906; 3: 1197–1203.

[119] McGavin L. The double filigree operation for the radical cure of inguinal hernia. Br Med J. 1909; 2: 357–363.

[120] Nichol JH. The surgery of infancy. Br Med J. 1909; 2: 753–754.

[121] Kirschner M. Die praktischen Ergebnisse der freien Fascien-Transplantation. Archiv für Klinische Chirurgie. 1910; 92: 889–912.

[122] Handley WS. A method for the radical cure of inguinal hernia (darn and stay-lace method). Practitioner. 1918; 100: 466–471.

[123] Gallie WE, Le Mesurier AB. Living sutures in the treatment of hernia. Can Med Assoc J. 1923; 13: 468–480.

[124] Keith A. On the origin and nature of hernia. Br J Surg. 1924; 11: 455–475.

[125] Keynes G. The modern treatment of hernia. BMJ. 1927; 1: 173–179.

[126] Wakeley C, Childs P. Spigelian hernia: hernia through the linea semilunaris. Lancet. 1951; 1: 1290–1291.

[127] Lytle WJ. Internal inguinal ring. Br J Surg. 1945; 32: 441–446.

[128] Mair GB. Preliminary report on the use of whole skin grafts as a substitute for fascial sutures in the treatment of herniae. Br J Surg. 1945; 32: 381–385.

[129] Douglas DM. The healing of aponeurotic incisions. Br J Surg. 1952; 40: 79–82.

[130] Shouldice EE. Obesity and ventral hernia repair. Modern Medicine of Canada; 1953. p. 89.

[131] Farquharson EL. Early ambulation with special reference to herniorrhaphy as an out-patient procedure. Lancet. 1955; 2: 517–519.

[132] Marsden AJ. Inguinal hernia: a three year review of two thousand cases. Br J Surg. 1962; 49: 384–394.

[133] Usher FC. Further observations on the use of Marlex mesh. A new technique for the repair of inguinal hernias. Am Surg. 1959; 25: 792–795.

[134] Anson BJ, Morgan EH, McVay CB. Surgical anatomy of the inguinal region based upon a study of 500 body halves. Surg Gyn Obst. 1960; 111: 707–725.

[135] Doran FSA, Lonsdale WN. A simple experimental method of evaluation for the Bassini and allied types of herniorrhaphy. Br J Surg. 1949; 36: 339–345.

[136] Lichtenstein IL. Hernia repair without disability. St Louis: C. V. Mosby; 1970.

[137] Doran FSA, White M, Drury M. The scope and safety of

short stay surgery in the treatment of groin herniae and varicose veins. Br J Surg. 1972; 59: 333–339.

[138] Glassow F. Short stay surgery (Shouldice technique) for repair of inguinal hernia. Ann R Coll Surg Engl. 1976; 58: 133–139.

[139] Read RC. Can relaxing rectus sheath incision predispose to recurrent direct inguinal hernia? Arch Surg. 1981; 116: 1493.

[140] Chan MK, Baillod RA, Tanner RA, et al. Abdominal hernias in patients receiving continuous ambulatory peritoneal dialysis. Br Med J. 1981; 283: 826.

[141] Schurgers ML, Boelaert JRO, Daneels RF, Robbens EJ, Vandelanotte MM. Genital oedema in patients treated by continuous ambulatory peritoneal dialysis: an unusual presentation of inguinal hernia. Br Med J. 1983; 388: 358–359.

[142] Gilbert AI. Inguinal hernia repair: biomaterials and sutureless repair. Perspect Gen Surg. 1991; 2: 113–119.

[143] Cannon DJ, Casteel L, Read RC. Abdominal aortic aneurysm, Leriche's syndrome, inguinal herniation and smoking. Arch Surg. 1984; 119: 387–389.

[144] Lichtenstein IL. Hernia repair without disability. 2nd ed. St Louis/Tokyo: Ishiyaku Euroamerica; 1986.

[145] Gullmo A. Herniography. World J Surg. 1989; 13: 560–568.

[145] Robbins AW, Rutkow IM. The mesh-plug hernioplasty. Surg Clin North Am. 1993; 73: 501–511.

[147] LeBlanc KA, Booth WV. Laparoscopic repair of incisional abdominal hernias using expanded polytetrafluoroethylene: preliminary findings. Surg Laparosc Endosc. 1993; 3(1): 39–41.

[148] Carbonell JF, Sanchez JLA, Peris RT, Ivorra JC, Delbano MJP, Sanchez C, Araez JIG, Greus PC. Risk factors associated with inguinal hernias: a case control study. Eur J Surg. 1993; 159: 481–486.

[149] Gilmore OJA. Groin disruption in sportsmen. In: Kurzer M, Kark AE, Wantz GE, editors. Surgical management of abdominal wall hernias. London: Martin Dunnitz; 1999. p. 151–157.

[150] Lichtenstein IL. Herniorrhaphy — a personal experience with 6321 cases. Am J Surg. 1987; 153: 553–559.

第2章
腹壁解剖概要

Essential Anatomy of the Abdominal Wall

Vishy Mahadevan

刘正尼　顾岩　译

有关腹壁解剖的知识在许多解剖专著与文献中已有完整的记载,人们可以从这些资料中获得详尽的信息。本章的线条图摘选于部分已刊印的解剖学和外科学文献,但重点在于阐述与手术相关的外科应用解剖及其相关解剖变异。

腹壁疝所发生的病理改变过程会破坏腹壁的基本解剖结构,外科医师必须认识并重视这种变化,以确保手术的成功。最理想的情况是医师针对每个患者的特定解剖制定个体化的手术方案。

传统应用于腹股沟疝修补的Bassini术式存在诸多不足,对引起这些不足的原因进行探索一直是外科医师在进行的工作,并促使大家去重新思考与研究前腹壁的解剖,尤其是腹股沟区的解剖。这种对于腹壁解剖(包括形态学及功能学)的重新认识不仅有助于加强外科医师对疝发生、发展的了解,更重要的是可为外科医师设计与实施手术提供指导与建议,特别是对某些存在变异的疝的治疗帮助更大。

正常情况下,腹壁复杂的肌腱膜结构可以保证腹腔内容物位于腹腔内而不向外凸出。然而,由于腹壁某些特定的肌腱膜层存在缺损或相对薄弱区域,因而在这些区域就可能发生疝。其中最广为人知的薄弱区是与腹股沟管和股管密切相关的腹股沟区,其他潜在的薄弱区还包括脐部、上腹部、腰三角、闭膜管、坐骨孔、会阴、骨盆侧壁和半月线。实际上腹壁存在的薄弱区众多,但一位临床医师在其职业生涯中并不一定能碰到所有这些罕见的腹壁疝。

有关腹股沟管的研究报道发表于1938年[1],由Anson及Mcvay两位学者完成。此后,他俩及其同事Zimmerman又发表了大量的研究报道。另外一些对腹壁解剖研究有重要贡献的学者还包括:Askar, Condon, Fruchaud, Griffith, Harkins, Kark, Lytle, Massen, Mizrachy, Nyhus, Rugw, SKandalakis和Van Mameren。

腹壁的外部解剖：表面标记与特征

由于大多数腹壁疝出现在前腹壁,因此前腹壁的解剖是本章的重点。前腹壁在形态上几乎呈六边形,上界是两侧的肋弓(剑突位于肋弓的顶端,见图2-1),外侧界是腹壁两侧的腋中线(肋缘的外侧与髂嵴顶端的连线),下界由两侧髂嵴的前半部、腹股沟韧带和耻骨嵴在耻骨联合会合并延续形成。前腹壁中央的垂直线就是白线。在腹壁肌肉发达或腹壁薄弱的人群中,白线呈浅沟状,这在脐水平以上的上腹部尤为明显。但在肥胖或圆形腹部的人群中白线则不明显。脐通常位于白线上3/5与下2/5交界处。在健康的成年人中,腹直肌位于腹中线两侧,其在脐的下外侧尤其明显。脐水平以下的腹直肌隆(腹丘)具有重要的外科学意义。随着年老和肥胖,腹部开始下垂,然而腹丘依然清晰可见。

半月线在体型健美与腹壁肌肉发达者中较为明显,但在腹部松弛或肥胖者中则不易被察觉。半月线标志着腹直肌鞘的外缘，呈现一条纵形稍向外凸的弧形浅槽，这在上腹部最明显。其始于第9肋软骨尖端，起初它几乎垂直向下，但在脐水平以下向内弯曲走行，最后止于耻骨结节。沿着这条线，腹内斜肌腱膜被分成两层，在上2/3腹部腹内斜肌腱膜包绕腹直肌，而在下1/3腹部半月线所在区域被称为Spigelian筋膜，该处是疝好发部位之一（见第18章）。在下腹部，半月线及腹直肌鞘的形态因性别而有所不同，这主要是由于女性具有更宽的骨盆和更明显的耻骨突起（图2-1）。

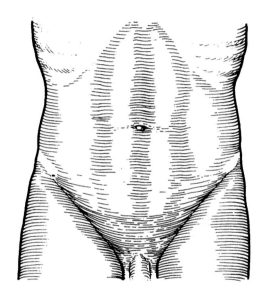

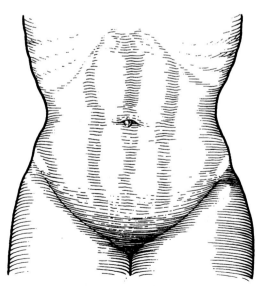

图2-1 腹壁的形态解剖。男、女性特征的明显区别对疝外科来说十分重要。上方的肋软骨与下方的髂嵴、耻骨和腹股沟韧带构成了腹部的边界。脐、腹直肌和半月线是重要的体表标志

髂嵴的前上端是髂前上棘（anterior superior iliac spine，ASIS），瘦的人髂前上棘非常明显，所有人的髂前上棘均可被清楚触及。耻骨结节位于耻骨嵴的前方、耻骨联合外侧2～3 cm处，呈骨性结节，同样可被清楚触及。髂前上棘与耻骨结节的连线即为腹股沟韧带的体表标记。三角形的腹股沟浅环位于耻骨结节的上内侧。耻骨结节的下外侧为股环（股管的近端开口，股疝经此开口进入股管）。

腹股沟深环的体表定位位于腹股沟韧带中点（髂前上棘到耻骨结节连线中点）上方2 cm处。

在体表腹股沟管呈斜向走行，宽1～1.5 cm，平行走行于腹股沟韧带内侧半上方。

前腹壁由多层结构构成（图2-23）。这在尸体腹壁的横断面解剖或轴向CT或MR影像观察中可以非常清楚地得以辨识（图2-46、图2-47）。充分认识与评估这种多层结构之间的相互关系，每一层结构的组成、延续及其变化，不仅对于我们理解腹壁疝的发生和发展极为关键，而且更有助于我们选择合适的手术方法。

由外向内构成前腹壁的各层结构依次如下：
• 皮肤。
• 浅筋膜，分为两层结构，外层脂肪组织层被称为Campers筋膜，内层纤维（弹力纤维）层被称为膜样浅筋膜或Scarpa筋膜。
• 肌腱膜层（结构复杂，由多层结构构成）。
• 腹横筋膜（腹内筋膜的一部分）。
• 腹膜外脂肪层（腹膜外脂肪）。
• 壁层腹膜。

皮 肤

前腹壁的皮肤与背部皮肤相比更纤薄，活动度好，但脐周皮肤因其与下方深层组织附着紧密而活动度相对较差。

要获得良好的皮肤愈合，外科医师必须了解腹壁皮肤弹力纤维和结缔组织的分布。前腹壁皮肤的天然弹性张力线（又被称为皮肤松弛张力线或Kraissl线）呈横向分布，在脐水平以上这些线几乎

呈水平分布,而在脐水平以下则呈略向内下的斜向分布(图2-2)。沿着或平行于这些线所做的皮肤切口愈合后瘢痕形成少,而切口垂直于这些线时则易开裂并形成增生瘢痕。切口愈合时的纵向收缩,会导致腹壁切口部位出现难看的瘢痕与挛缩,尤其是当切口越过皮肤皱褶或折痕时。因此,在腹股沟区手术时应尽量避免做纵形切口。但在日常的普外科及妇产科手术中由于需要快速进入腹腔,适当长度的纵形切口仍被保留并使用,尤其在急诊外科手术中依然十分常见(图2-2)。

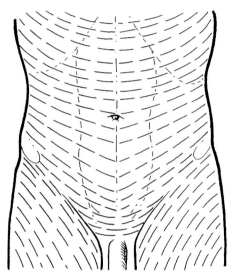

图2-2 皮肤的张力线分布。与这些张力线成垂直角度的腹壁皮肤切口容易导致切口开裂,形成难看的瘢痕,这在选用垂直切口行腹股沟疝修补术时尤其明显

皮下组织层

皮肤的下方是皮下结缔组织与筋膜。下胸部和上腹部的皮下组织较下腹部纤薄,组成更缺乏规律。皮下组织在下腹部分为两层,浅层富含脂肪组织(又称Campers筋膜),深层则为一较致密的弹力纤维层(又称Scarpa筋膜)。Scarpa筋膜在婴儿时期就已充分发育,形成明显的筋膜层。当实施儿童疝修补术时,为显露腹股沟浅环就必须切开此层筋膜。

值得注意的是,Scarpa筋膜在围绕腹壁向外侧至腋中线的范围内可被清楚地识别。但在腋中线后,Scarpa筋膜迅速变薄直至消失,后腹壁并无明

显的Scarpa筋膜存在。Scarpa筋膜向上可越过前胸壁,在肋缘浅表形成纤薄样结构,称为乳房后筋膜。乳房后筋膜向上可延伸达第2肋间隙,这在绝经前成年妇女更明显。

成年人下腹部的Scarpa筋膜较上腹部更明显,致密且连贯,容易被辨认。这层结构由于富含弹力纤维组织而更多地呈现为膜性结构,几乎没有脂肪。腹壁皮下脂肪向下与大腿的皮下脂肪相延续,相反,Scarpa筋膜则跨过大腿前方的腹股沟韧带,在腹股沟韧带水平以下与大腿深筋膜(阔筋膜)在腹股沟皱褶处融合,向内至耻骨结节,向外至髂前上棘以下区域。Scarpa筋膜可继续向内侧延伸直至会阴前方(会阴部泌尿生殖区域),构成会阴浅筋膜(Colles筋膜)(图2-3)。在男性,这层筋膜向下延伸至阴囊并包绕阴茎,其延伸至阴茎近端的部分固定于耻骨前方,形成阴茎悬韧带。

大腿上内侧的浅筋膜在疝外科具有重要的解剖意义。这层筋膜在大隐静脉入口,即卵圆窝处,由大隐静脉及其相关结构由浅入深通过。变薄的结缔组织,即筛筋膜,覆盖并闭合大隐静脉入口。尽管筛筋膜和深筋膜位于同一层次,但它具有许多

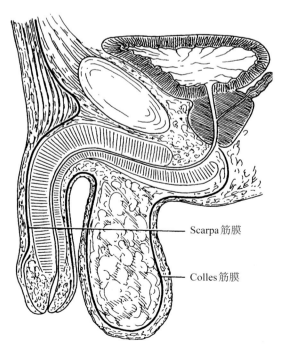

图2-3 腹壁浅筋膜层(Scarpa筋膜)在下腹部强韧,在疝手术中需对此筋膜层进行分离

浅筋膜的结构特征：疏松的脂肪组织结构，易因邻近组织的膨胀而受挤压变形。例如，大隐静脉曲张、肿胀的淋巴结与淋巴管和股疝等均可对其产生挤压。筛筋膜在此构成了股管的前界（图2-4）。

血管

在决定了腹壁切口的位置之后，外科医师将会面对大量的血管，这些血管在皮下组织汇聚并形成血管网。第7～11肋间动脉、肋下动脉、肌膈动脉和左右腹壁上动脉（来自于锁骨下动脉发出的胸廓内动脉）为脐上方腹壁供血。在脐下方腹壁，腹壁上、腹壁下血管在腹直肌鞘内的腹直肌内或腹直肌深部互相连通。腹壁下动脉由紧邻腹股沟韧带的髂外动脉发出，腹壁下动脉及伴行静脉形成了海氏三角（Hesselbach三角）的外侧边界[2]。斜疝的疝囊颈位于该血管外侧，而直疝则位于其内侧。

除了这些分布有序的血管之外，还有来自大腿上方股动脉的3个浅支（相应的伴行静脉汇入大隐静脉）分布在腹股沟至下腹部区域。旋髂浅动脉向外侧及上方至腹股沟管区域，腹壁浅动脉向上向内走向脐部，阴部外浅动脉向内走行为阴茎及阴囊皮肤供血。这些血管可以与至阴囊的精索血管相互吻合。所有这些血管在腹股沟疝或股疝

的修补中常可遇见，且可与肋间动脉或腰动脉相交通，并跨过中线相互联通。在多数情况下，单个分支血管的损伤并不会造成严重后果，但在某些情况下它们会成为睾丸的重要辅助血管（图2-5）。下腹部的静脉回流通过大隐静脉经卵圆窝汇入股静脉，也可直接汇入髂外静脉。上腹部的静脉回流则是通过胸廓内静脉分支或腋静脉分支最终汇入锁骨下静脉。

有关前腹壁血供的更详细描述超出了本章范围，但对其深入了解在需行组织移植的整复与重建外科具有重要意义[3]。

浅表神经

前腹壁皮下神经分布与前胸壁相仿，同样呈节段性分布。下5对肋间神经及肋缘下神经（T12神经）在相应肋间隙走行，斜行穿过肋缘进入前

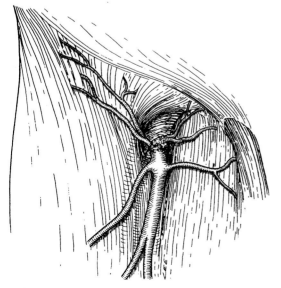

图2-4　在大腿上部，大隐静脉由浅入深走行并汇入股静脉，后者包含在由腹膜外筋膜延伸而成的股鞘内

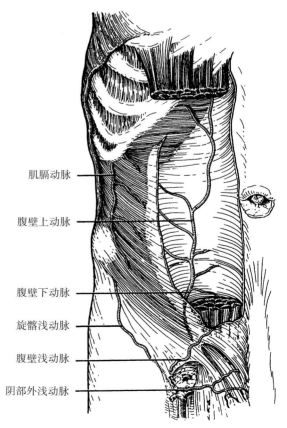

肌膈动脉
腹壁上动脉
腹壁下动脉
旋髂浅动脉
腹壁浅动脉
阴部外浅动脉

图2-5　外科医师对腹部和腹股沟区的血管分布特别感兴趣。所幸的是，所有的血管相互交通并不固定，但对于耻骨上的阴部血管与精索血管的交通吻合需要小心，手术中要注意避免分离耻骨结节内侧的浅表组织，避免损伤会阴部的吻合血管及睾丸

腹壁神经血管平面(位于腹内斜肌和腹横肌之间)支配腹壁。在肋间隙,每根神经发出皮下侧支进入其上方的腹外斜肌,这些侧支进一步又分为小的后支向后延伸,并支配背阔肌表面皮肤,而较大的前支神经则支配腹外斜肌及其表面的皮肤与皮下组织(图2-6)。肋间神经主干在神经血管层向前延续,穿过腹内斜肌腱膜后层进入腹直肌鞘,在距中线约1 cm处经腹直肌穿出前鞘达体表。

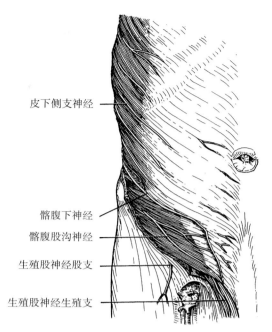

图2-7　腹股沟区主要受L1神经分支(髂腹下神经和髂腹股沟神经)支配。髂腹下神经侧支支配髂嵴上皮肤,髂腹下神经前支支配耻骨上区皮肤,从腹股沟管穿出的髂腹股沟神经支配阴囊前壁和侧壁以及大腿内上区皮肤

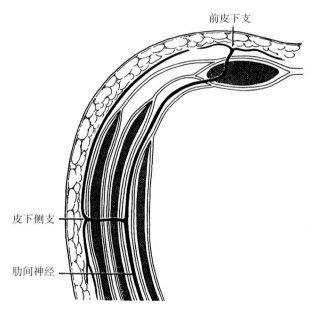

图2-6　下腹壁由肋间神经分段性支配。每一神经发出一皮下侧支并分成前、后支分布于皮下组织。行局部麻醉时,阻断这些神经皮下侧支的前支非常重要

最下方的腹壁神经源自L1神经的腹支,即髂腹下神经和髂腹股沟神经。通常髂腹股沟神经比较纤细,但偶尔也会比髂腹下神经粗大,在某些罕见情况下髂腹股沟神经可极为细小甚至缺失。髂腹下神经前皮下支通过腹外斜肌在腹股沟管浅环上1~2 cm处穿出,支配耻骨上区皮肤。髂腹股沟神经从侧方进入腹股沟管(但不通过深环),在精索(或子宫圆韧带)下外侧穿过腹股沟管,通过腹股沟浅环穿出,支配前1/3的阴囊皮肤(女性是外阴皮肤)及一小部分大腿内上区与耻骨上区皮肤(图2-7)。

生殖股神经源自L1、L2神经的腹支,支配前腹壁及腹股沟区域。其在腰大肌内斜行向前然后向下走行,在壁层腹膜后方出肌肉后在肌肉表面走行,在距腹股沟管深环一定距离处分为生殖支和股支。

生殖支是感觉、运动混合神经,其经过股血管后在腹股沟管深环或紧邻腹股沟管深环内侧进入腹股沟管,在腹股沟管深环或其内侧穿越腹股沟管后壁的腹横筋膜,在上方的精索和下方的腹股沟韧带反转的边缘间横行穿过腹股沟管。由于该神经沿着腹股沟管下壁走行,因此在手术中易受损。生殖支的运动支支配提睾肌运动,感觉支支配所覆盖精索的筋膜(女性是子宫圆韧带),同时也支配阴囊皮肤。

股支进入股鞘在股动脉上方走行,支配股三角上方一小部分皮肤(图2-8)。

阴囊后2/3皮肤由S2及S3神经发出的会阴神经及股后皮下神经支配。在腹股沟疝修补术中常无意中或因其他原因损伤髂腹股沟神经而导致阴囊前皮肤的神经支配受损(图2-9)。

支配大腿前上及前外侧皮肤的感觉神经源自股外侧皮神经、生殖股神经的股支、髂腹股沟神经及生殖股神经的生殖支(图2-10、图2-11)。这些神经的支配区域互有重叠,其走行有时也会发生变异。

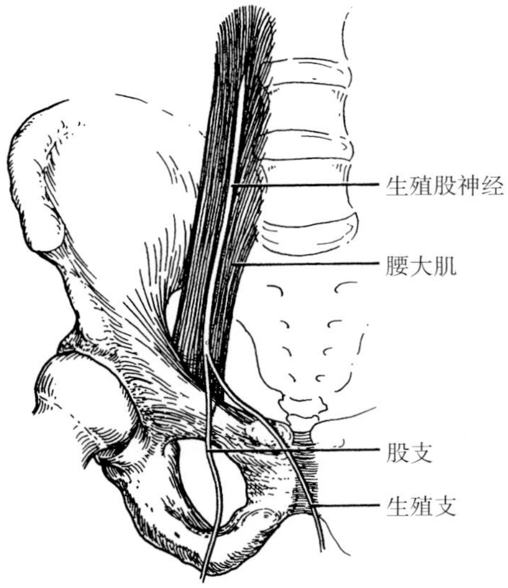

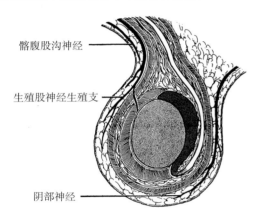

图2-8 生殖股神经由L1、L2神经发出，支配股鞘及其上方皮肤。在局部麻醉下行股疝修补术时需先阻断此神经

生殖股神经

腰大肌

股支

生殖支

髂腹股沟神经

生殖股神经生殖支

阴部神经

图2-9 阴囊前壁皮肤由髂腹股沟神经和生殖股神经的生殖支支配，在疝修补术中这些神经容易受损

股外侧皮神经源自L2、L3神经的腹支。它从腰大肌外侧穿出斜行穿过髂肌腹侧，走向髂前上棘，位于髂腰肌筋膜和腹膜间的脂肪组织中。

通常股外侧皮神经呈单个主干形式走行，但在近腹股沟韧带处可发出两个分支（图2-11）[4]。

该神经通过腹股沟韧带外侧深面然后进入大腿前方，走行于缝匠肌前或在成为支配股外侧皮肤的浅支前通过缝匠肌。该神经的走行在腹部变异多样，其与腹股沟深环的距离也不固定[5]。该神经也可在腹股沟韧带近侧横穿前腹壁或通过腹股沟韧带附着点至髂前上棘。

阴囊及其内容物的神经支配复杂[6]。睾丸的自主神经源自T10～T12神经，向下伴随精索血管走行。这些自主神经是阴囊脉管系统及白膜平滑肌的运动神经。但这些神经同样具有感觉功能，其末梢分布在睾丸间质中，刺激后可引起疼痛，表现为下腹部牵涉痛（T10～T12节段）。精索和附睾的自主神经支配则完全不同于睾丸，源自这些结构的疼痛由L1神经感知，疼痛的位置低于睾丸引起的疼痛，分布在生殖股神经支配的范围内。

躯体神经支配源自髂腹股沟神经，生殖股神

腰大肌

髂腹下神经
髂腹股沟神经
股外侧皮神经

生殖股神经

闭孔神经
生殖股神经股支
生殖股神经生殖支

图2-10 下腹壁、腹股沟区及大腿上部的神经支配。在腹膜外腹股沟疝修补术中，股外侧皮神经和生殖股神经的股支极易受损

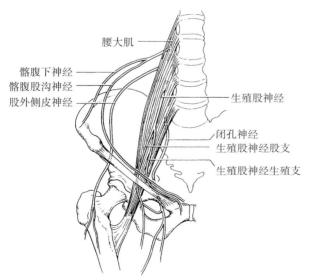

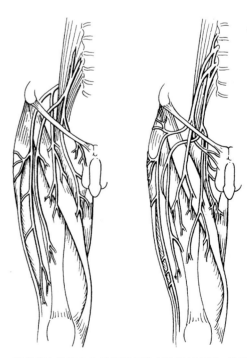

图2-11 股外侧皮神经和生殖股神经股支的解剖变异。这两支神经在向大腿走行时均紧邻腹股沟韧带[4]

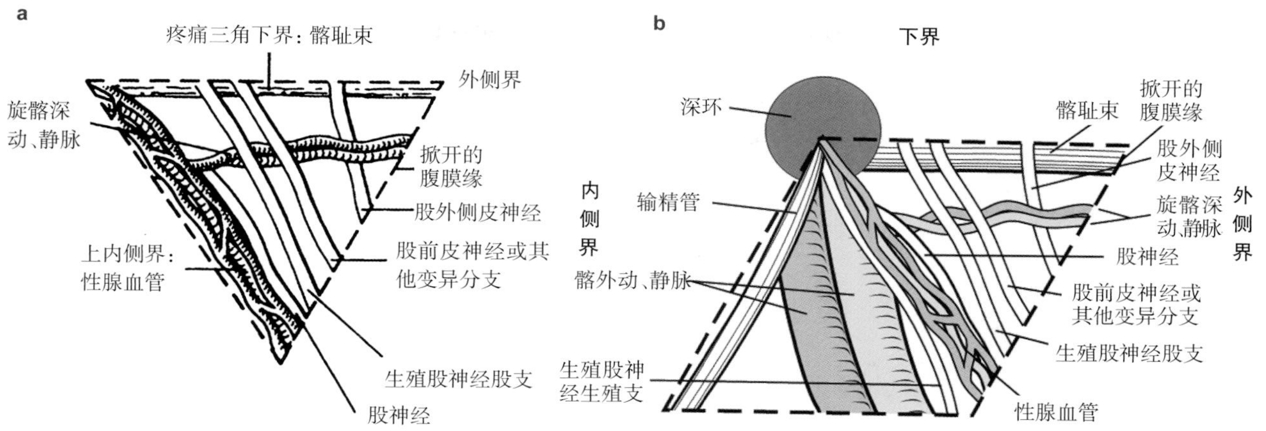

图2-12 (a) 腹腔镜下显示的壁层腹膜解剖暴露后近腹股沟韧带的神经。这些神经位于腹膜下方与髂腰肌上方的脂肪组织内,此区域被称为"疼痛三角"。(b) 腹腔镜下显示的腹股沟深环及其邻近结构,此区域被称为"死亡三角"[29]

经,L1、L2 神经及 S2、S3 神经。生殖股神经的生殖支支配精索、提睾肌、鞘膜,并沿着髂腹股沟神经的 L1 分支支配阴囊皮肤前 1/3 部分。

在行内镜疝修补术时,从后面可见精索血管与腹股沟韧带间有生殖股神经的股支及股外侧皮神经分布,该区域被内镜外科医师称为"疼痛三角",因为在此区域使用枪钉(staple)容易损伤神经而引起疼痛。在此区域沉积的脂肪组织可包绕并覆盖这些神经,使其不宜被发现。股神经在更深的层次与浅表的生殖股神经、股外侧皮神经通过此三角(图2-12)。连同股血管在内的整个区域构成了一个四边形区域,所有在腹腔镜疝修补术中易受损的神经都位于此解剖区域内。

肌腱膜层

腹壁肌腱膜层结构复杂,由多层结构构成。

腹直肌为厚实的条形带状肌肉,位于腹中线两侧。每侧腹直肌外的肌腱膜层均由3层肌性组织构成。最大与最表浅的肌层是腹外斜肌,中间层为腹内斜肌,最深层则是腹横肌。在这3层结构中,腹内斜肌和腹横肌向后附着于后腹壁腰方肌外侧缘的腰筋膜上。腹外斜肌、腹内斜肌和腹横肌被统称为腹前外侧肌。

上述3层肌肉向腹前内侧汇聚形成腱膜(扁平

状腱膜层)。该腱膜分别包绕同侧腹直肌,并与来自对侧的腱膜在腹中线交错形成腹白线。包绕腹直肌的腱膜被称为腹直肌鞘。

以下将详细描述与讨论腹直肌(包括锥状肌)及构成腹前外侧壁的3层肌肉结构。

腹直肌

腹直肌为平坦的带状肌肉,从耻骨水平延伸到胸部,两侧腹直肌由中间的白线分开。每侧腹直肌源自两块短肌腱,较大的外侧肌腱来源于耻骨嵴,较小的内侧肌腱来源于耻骨联合上前方表面(其内侧肌腱的部分纤维可与对侧相汇合)。该内、外侧两块肌腱在耻骨上汇合形成单块肌腹,向上走行并增宽,跨过肋缘附着于第7、第6、第5肋软骨的上表面及其下缘,小部分也可附着于剑突。

腹直肌的上部肌腹常呈现3条横行的腱划,一条位于剑突水平,一条位于脐水平,还有一条位于两者之间。有时在脐水平以下也可见到一不甚完整的腱划。腱划可不同程度地延伸至腹直肌内,但不会穿透整个腹直肌,它们紧密地附着于腹直肌前鞘,与腹直肌后鞘不黏附。

锥状肌呈三角形,起自耻骨联合前方韧带的基底,在耻骨联合上2～3 cm附着于下端腹白线。10%的人群锥状肌缺失(图2-13),但并不会带来任何功能性问题。

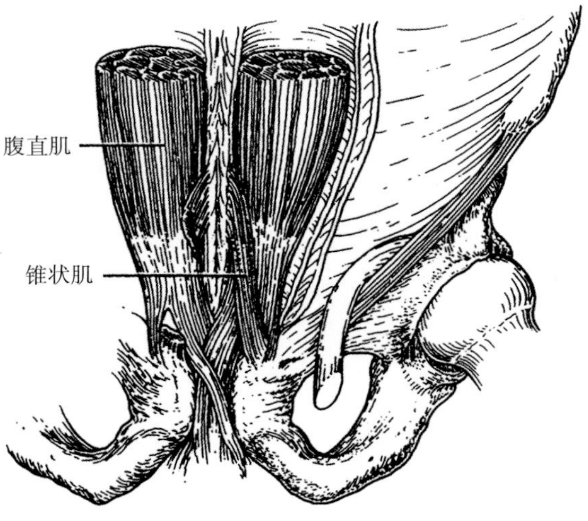

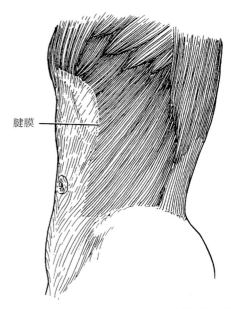

图2-13 腹直肌源自两块肌腱。较大的外侧肌腱来自耻骨嵴；较小的内侧肌腱来自对侧耻骨和耻骨联合的韧带纤维。锥状肌可存在一定的变异，它来自耻骨联合的韧带纤维和毗邻的耻骨，向上附着于腹白线

腹外斜肌

腹外斜肌源自下面8对肋骨的外表面及下缘，常呈对称束状发出。上4束与前锯肌起始部分交错，下4束与背阔肌交错。肌纤维从相应肋骨起始部向下向前走行，其后方肌纤维几乎垂直走行，附着于髂嵴外侧的前半部，而最上方肌纤维则几乎水平走向至腹中线。

互相交错的肌纤维由上至下向腹中线呈渐进式斜向走行，所有上部及中部的肌纤维均止于强健的腹外斜肌腱膜。因此腹外斜肌被认为有3个边界，后边界为肌性组织，上边界及下边界均为腱性组织。

腹外斜肌后边界是游离的，它形成了腰三角（Petit三角）的前界。腰三角的后界由背阔肌的前外侧缘构成，下界是髂嵴，其底部由腹内斜肌及其后方的腹横肌构成。腹内斜肌与腹横肌在此位置薄弱，因此此三角区域可形成腰疝。

腹外斜肌腱膜的上部相对薄弱，向内走行附着于剑突。腹外斜肌腱膜的下部则非常结实，腱膜的下缘形成腹股沟韧带，韧带上外侧附着于髂前上棘，下内侧附着于耻骨结节，向内腹外斜肌腱膜参与构成腹直肌前鞘，并与对侧腹直肌前鞘在中线部位及耻骨前交错汇合。腹外斜肌腱膜在其下部最宽，在脐水平最窄，而在上腹部又再变宽。

在腹直肌鞘前壁，腹外斜肌腱膜与腹内斜肌腱膜相融合，其融合线位置紧邻半月线，呈斜行和稍弯曲的形状，上部更朝向外侧，下部则朝向内侧。事实上，腹外斜肌腱膜几乎不参与构成腹直肌前鞘下半部，这在腹股沟疝修补术中具有重要意义（图2-14）[7]。

图2-14 腹外斜肌及其腱膜参与腹壁的构成。腹外斜肌腱膜与其下方的腹内斜肌腱膜融合形成腹直肌鞘前壁。然而，此融合线，尤其在下腹壁几乎紧邻半月线。这样的结构在腹股沟疝修补术中具有重要的意义，它允许在腹内斜肌上行"滑行操作"而不损伤腹直肌前鞘

腹外斜肌腱膜在耻骨嵴上方形成一个天然裂孔，该裂孔被称为腹股沟浅环（腹股沟外环），呈三角形。在男性，精索穿过此裂孔从腹部进入阴囊；在女性，子宫圆韧带通过此裂孔，之后与同侧大阴唇的皮下组织相融合。浅环其实并不呈环形，它是一个三角形裂隙。它的长轴从耻骨结节向上外侧呈斜行走行，几乎平行于腹股沟韧带。三角形裂隙的底部由耻骨嵴构成，顶端则向外指向髂前上棘。实际上，浅环就是附着在耻骨联合与耻骨嵴上的腹外斜肌腱膜与附着于耻骨结节的腹股沟韧带间的一个裂隙，其腱膜缘又被称为上、下脚，位于裂隙的两侧。来自浅环的精索跨过与腹股沟管后壁相延续的下脚向外走行。

腹股沟浅环或腱膜裂隙的大小对外科手术非常重要，它并没有一个标准，大小也很难预估。有

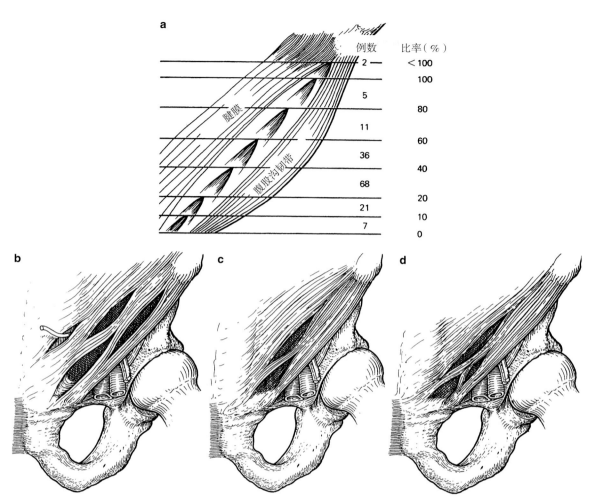

图2-15　腹股沟浅环的解剖及形态多种多样。该"环"呈三角形，将腹外斜肌腱膜在耻骨嵴和耻骨结节的附着部分分离。其基底位于内下方，顶端朝向外上方。80%人群该裂隙的顶端位于下腹部内侧半，剩余20%人群的顶端可达髂前上棘 (a)；2%人群在主裂隙上方还可存在额外裂隙 (b～d)，其中的一个裂隙中可有髂腹下神经穿行[8]

时它仅能包绕精索，有时又可向上向外延伸超过髂前上棘。在大约80%的人群，该裂隙位于中线与髂前上棘间的下半部区域。但在另外的20%人群中，它可更向外延伸。在大约2%的个体可见到超过一个或多个额外的裂隙，这些裂隙常位于主裂隙的上外侧，其间可有髂腹下神经通过（图2-15）[8]。

　　裂隙的顶端与腹壁下血管（即海氏三角外侧缘）的关系在经前方关闭腹股沟管与处理潜在腹股沟直疝时十分重要。尽管腹股沟管通常被认为可通过前方关闭腹外斜肌腱膜裂隙实现，但实际上只有11%的患者其裂隙顶端位于耻骨结节与腹壁下血管连线不到一半的位置，52%的患者裂隙延至腹壁下血管，最重要的是，37%患者的裂隙顶端位于腹壁下血管的外侧（图2-16）[8]。

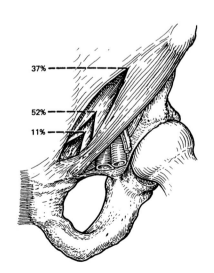

图2-16　腹股沟浅环，即腹外斜肌裂隙的大小对于经前方关闭腹股沟管至关重要。11%人群裂隙延伸的长度不及腹股沟管长度的50%，52%人群的裂隙可延伸至腹壁下血管，37%人群的裂隙会延伸至腹壁下血管外侧[8]

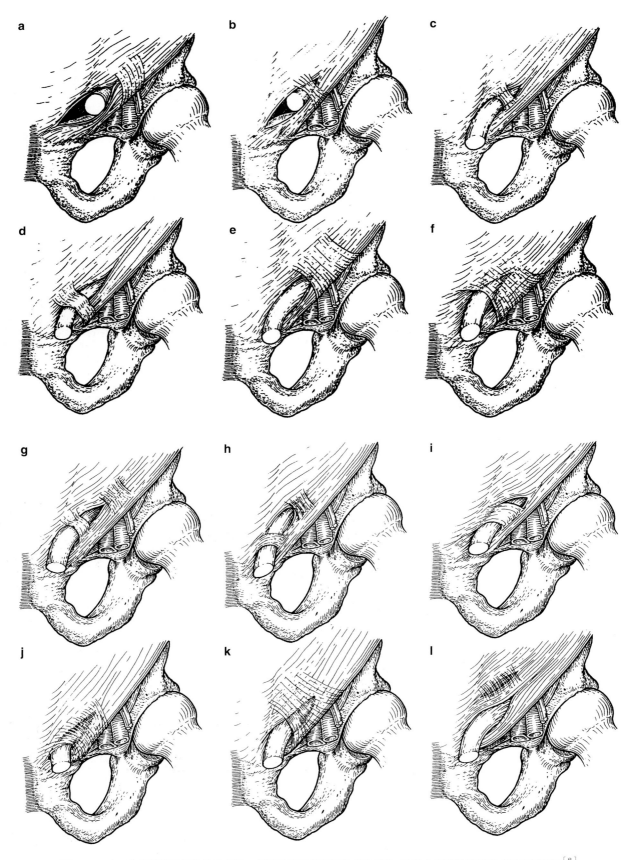

图2-17 （a～l）腹股沟浅环的结构变异。浅环的两侧脚间纤维变异颇多；27%人群的脚间纤维并无交错穿行[8]

腹外斜肌腱膜外筋膜的交错纤维参与浅环上、下脚的构成，但这些交错纤维的参与程度和强度并不一致，27%的人群并不存在这些纤维在脚间的交错，因此并不对裂隙边缘起加强作用（图2-17）[8]。

腹外斜肌腱膜下缘向内反折形成一沟槽状结构，此反折缘被称为腹股沟韧带（Pauport 韧带），其上外侧附着于髂前上棘，下内侧止于耻骨结节，此两骨性标志在体表很容易被触及。相对于上凹的沟槽状结构，腹股沟韧带在体表呈朝向大腿侧的一圆柱形下边界。附着于此圆柱形腹股沟韧带表面的是股深筋膜和阔筋膜。腹股沟韧带内侧端在耻骨结节形成陷窝韧带（Gimbernat 韧带），该韧带向上向后延伸至耻骨上支的耻骨肌线。陷窝韧带的新月形游离缘形成股环内侧边界，从其耻骨肌线的附着处沿髂耻线朝向上外侧，陷窝韧带延伸形成耻骨梳韧带（Cooper 韧带）。最终，从耻骨结节开始，腹股沟韧带的部分纤维在精索后向上向内走行，并与对侧纤维在白线交错，这种腹股沟韧带的上内侧延伸被称为腹股沟反转韧带。因此，外观上腹股沟韧带是略弯曲的，呈凹面向上内指向腹部（图2-18）、凸面向下外指向大腿的结构。

陷窝韧带是腹股沟韧带内侧末端的三角形延伸，其顶端位于耻骨结节，上缘是腹股沟韧带的延续，后内侧缘附着于耻骨上支的髂耻线。其新月形外侧缘是游离的，形成坚实的股环内侧缘（股管的近端）。陷窝韧带呈斜行分布，其上表面（腹面）朝向上内，有精索通过；下表面（股侧）朝向下外。作为腹外斜肌腱膜与腹股沟韧带的延伸，在精索通过腹股沟管时，陷窝韧带上表面形成了可容纳精索通过的沟槽状结构（图2-19）。

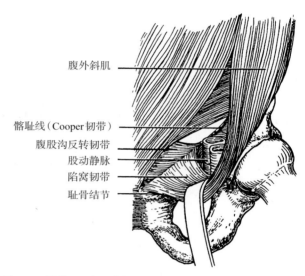

图2-19 附着于耻骨结节的腹股沟韧带上表面构成腹股沟管的底部，精索在其上通过，并穿出腹股沟管

腹股沟反转韧带（Colles 韧带）由一层宽而纤薄的纤维组成，起自耻骨嵴和髂耻线内侧端，在浅环上脚后方向前上方走行至腹白线。虽然腹股沟反转韧带变异多样，但其在关闭腹股沟管后壁髂耻线与腹直肌外缘的潜在间隙中发挥重要作用（图2-20）。

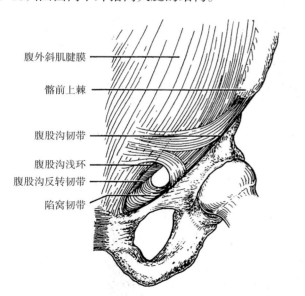

图2-18 腹股沟韧带由腹外斜肌的下缘形成。在内侧呈扇形附着于髂耻线（Cooper 韧带）和耻骨结节

腹股沟韧带在其内侧缘呈扇形延展形成陷窝韧带与耻骨梳韧带等结构，这种延展结构对于外科手术具有重要意义。

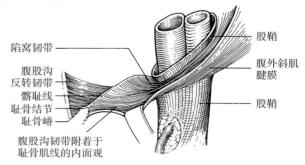

图2-20 腹股沟管后壁在内侧由腹股沟反转韧带加强，该韧带为一强韧的三角形筋膜，起自腹内斜肌和腹横肌附着处前方的耻骨嵴，向内侧走行止于白线

腹内斜肌

腹内斜肌始于腹股沟韧带外2/3的腹侧面、髂嵴前2/3中线和整个腰筋膜，肌纤维向上内侧走行（在髂前上棘水平以上）。其后部肌束附着于下4对肋软骨下缘；中部肌束向上内侧走行，止于自第7、第8肋软骨下缘和剑突，向下延伸至腹白线的强韧腱膜；最下方的肌束起自腹股沟韧带呈弓状向下内走行，该部分肌束与来自腹横肌最下部的肌束一起在腹直肌前方共同参与构成腹直肌鞘前鞘，最后腹内斜肌止于耻骨嵴及陷窝韧带与腹股沟反转韧带后方的髂耻线（图2-21）。

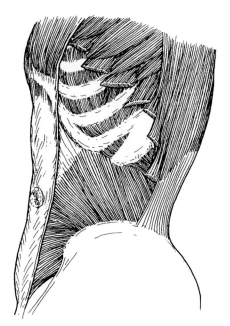

图2-21 腹内斜肌源自腹股沟韧带外1/2和髂嵴，附着于下位肋软骨。通过其腱膜和对侧腹内斜肌互相延续

传统描述认为腹内斜肌和腹横肌最低位肌纤维源自腹股沟韧带上表面[9]，但最近已有研究对此描述表示质疑。Acland认为腹内斜肌和腹横肌最低位肌纤维不来源于腹股沟韧带，而来源于髂腰筋膜的增厚嵴。

在腹股沟区域腹内斜肌的解剖并不是一成不变的，它可起始于深环前方，或以不等的距离起于深环外侧；其肌束或附着于耻骨嵴与耻骨结节，或在耻骨上方止于腹直肌鞘的外侧缘。根据腹内斜肌在腹股沟区的走行，其起源和附着共有4种可能的组合。腹内斜肌构成腹股沟区的作用，尤其是其"保护"腹股沟管的作用存在很大变异，大量腹内斜肌在腹股沟区的变异已为学者共识（图2-22）。

有关半月线、腹直肌鞘的详细解剖及腹内斜肌最低位肌纤维止于耻骨对于临床外科医师具有重要的临床意义，对其还需进行更深入的研究。

在腹直肌外侧缘，腹内斜肌腱膜分为两层，浅层从腹直肌前穿过，深层则在腹直肌后方走行。浅层腱膜与腹外斜肌腱膜合并形成腹直肌鞘前壁。而深层腱膜则与后方的腹横肌腱膜相融合。具体的解剖会有所变异，其对于脐疝和上腹壁疝的形成十分重要。在下腹部脐与耻骨连线中点偏下的位置，腹内斜肌腱膜不再分层而完全走行在腹直肌前方，并与其上方的腹外斜肌腱膜相融合（图2-23）。

腹内斜肌侧方的肌性结构并不一致，呈节段状或束带状分布，止于腹直肌外侧，这在腹股沟和下腹部最为显著。肌束常呈扇形分布，随着其向内走行肌束间的空隙逐渐扩大[10-11]。这种肌束的分离可达其与腹直肌外侧腱膜融合的位置。在1/5的人群中存在这种肌层的潜在缺损。半月线疝（Spigelian）就是由于半月线区域存在这种缺损所致，在下腹壁这种缺损更为明显。

在腹内斜肌的最下方，紧邻其于腹股沟韧带的起始处或腹内斜肌内下缘，可见精索通过。精索在外侧位于肌性组织的深部，沿肌肉走行，肌肉组织参与构成提睾肌外层。

腹内斜肌下方的肌束呈横向或斜向走行。在精索内侧，肌纤维为腱膜所替代，向内下直至耻骨。但腹内斜肌纤维向内与向下的程度存在变异。

腹内斜肌肌性组织延伸至其下缘的人群仅占人类的2%，75%人群的肌性组织延伸至距下缘约1 cm处，20%人群的腹内斜肌在精索上呈宽的腱膜分布。同样，20%人群的肌性组织延伸至精索，75%人群的肌性组织在精索内侧但未达腹直肌缘，2%人群的肌性组织可至腹直肌外缘。

临床上，当腹内斜肌下缘是肌性组织，且肌性组织延伸至浅环内侧时，直疝是不会出现的。仅当腹股沟管顶部腹内斜肌被纤薄的腱膜替代时才会发生直疝（图2-24）[8]。

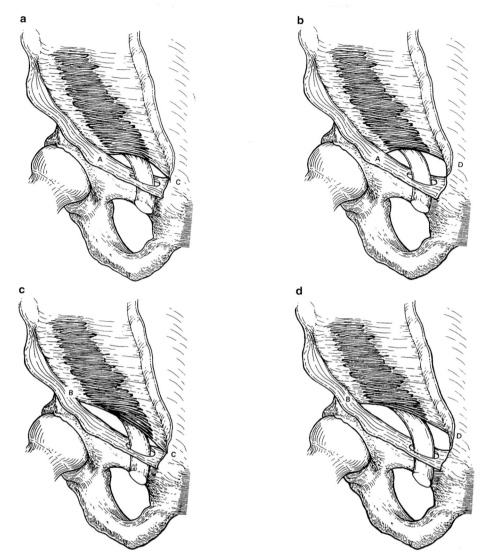

图2-22 腹内斜肌及其腱膜的起点和止点在腹股沟区变异颇多。红肌纤维源自腹股沟韧带外侧，并可延伸至深环内侧 (a)，或其起点也源自更外侧 (b)。筋膜的止点也多有变异。它可以止于耻骨嵴和耻骨结节 (c)，或仅止于腹直肌鞘 (d)。这里给出4种腹内斜肌下缘在腹股沟管的变异：A~C, A~D, B~C 和 B~D

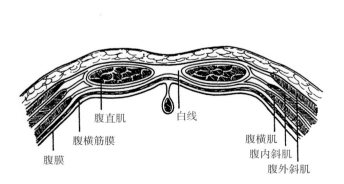

图2-23 上腹部腹直肌后鞘的结构。腹内斜肌分两层包裹腹直肌。图中特别标注了腹横筋膜

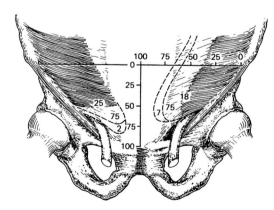

图2-24 腹内斜肌纤维的分布。仅2%人群的肌纤维延伸至腹股沟管下方（左侧）。类似地，内侧肌纤维的分布也存在变异（右侧）。由此可见，参与构成腹股沟管"防护"机制的腹内斜肌变异很大[8]（引自：Anson 等）

在52%的人群中腹内斜肌最低位的弓状纤维向上与存留的腹内斜肌相延续，但是腹内斜肌肌束间可形成各种不同的间隙。存在于肌腱膜内下方、精索上方的这种缺损可损害腹内斜肌对腹股沟管的"百叶窗"关闭功能，导致腹股沟直疝形成。与此相似地，肌束的束带间隙还可导致半月线疝缺损的形成，疝内容物可向下进入腹股沟管，出现类似于腹股沟直疝的表现（图2-25）[12]。

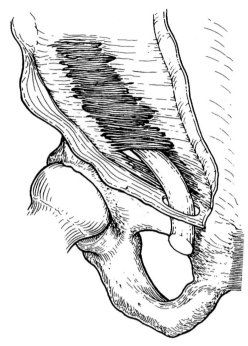

图2-26　在很罕见的情况下，腹内斜肌纤维可延伸至深环内侧，分别位于深环上方或下方，精索在肌束间穿行

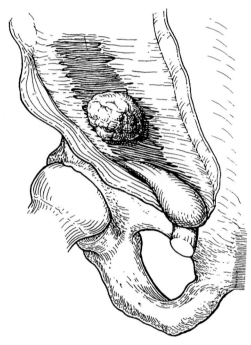

图2-25　在腹内斜肌肌束间可形成疝。尽管它实际上是变异的半月线疝，但看上去像进入腹股沟管的直疝

只在很罕见的情况下（0.15%的疝患者）精索从下腹壁肌肉中穿过。这时，肌肉会被认为来自精索内侧的腹股沟韧带。在这些患者中，下腹部肌肉呈明显的束带状，而其中会有一条束带状肌肉位于精索的后方（图2-26）。

腹横肌

腹横肌是腹前外侧壁三层肌群中的第三层，也就是最深层的肌。该肌源自肋缘内侧、腰筋膜，沿髂嵴前2/3内侧的髂腰肌筋膜及外侧1/2的腹股沟韧带的上表面走行。髂腰肌筋膜向后上方与腰筋膜浅层相延续，在下6对肋软骨与膈起始端相交叉（图2-27）。

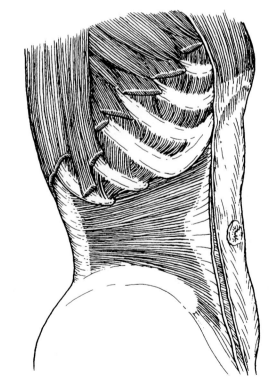

图2-27　腹横肌是腹前外侧壁最深层的肌。它发自髂腰筋膜和髂嵴内缘前2/3，向前延伸至下6对肋软骨的内表面，其腱膜延伸至白线

腹横肌纤维向前内侧以强健的腱膜形式止于腹白线、髂嵴和髂耻线。绝大部分腹横肌纤维呈

横向走行，但最低位肌纤维向下向内弯曲走行，在腹股沟管上方形成弓状下缘。低位肌纤维呈腱膜状止于耻骨嵴及髂耻线（图2-28）。腹横肌的止点部分较腹内斜肌更宽，其腱膜沿髂耻线继续向前延伸。

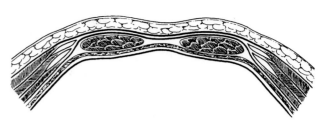

图2-29　下腹部腹直肌后鞘的构成。在下腹部Douglas弓状线下方，腹直肌鞘在其后方变得薄弱。这是由于在弓状线水平以下，腹外斜肌、腹内斜肌和腹横肌腱膜均走行至腹直肌前所致。此时腹横筋膜走行于腹直肌后，并在此处变得比在其他部位更致密和强韧

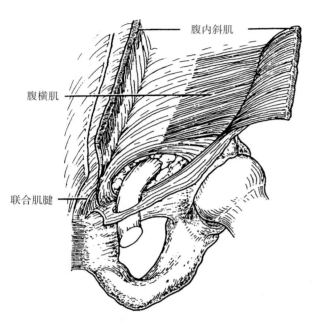

图2-28　除在下腹部腹横肌形成强韧的腱膜（肌腱）止于耻骨嵴和髂耻线外，腹横肌纤维均呈横向走行。腹横肌肌腱的止点比腹内斜肌更宽。其沿髂耻线延续的程度决定了其加强腹股沟管后壁的参与程度。腹横肌腱膜最低位肌纤维跨过精索构成腹股沟管"顶"，一些外科医师把这种白色肌腱纤维称为弓状下缘

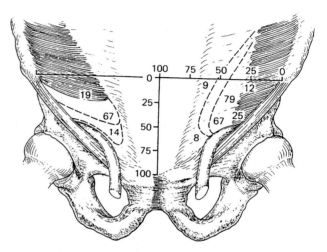

图2-30　腹横肌中的红肌纤维显著少于腹内斜肌。仅14%人群在腹股沟管顶部的腹横肌下缘有红肌纤维参与（左侧）。红肌纤维向内侧的分布也显著减少，71%人群的肌纤维不会延伸至腹壁下血管内侧（右侧）[8]（引自：Anson等）

从上腹部至脐与耻骨连线中点水平的位置，腹横肌腱膜与腹内斜肌腱膜后层融合成腹直肌鞘后壁。在下腹部该腱膜跨过腹直肌前方，与腹内斜肌腱膜深面融合，并进一步与腹外斜肌深面融合成腹直肌鞘前壁（图2-29）。

与腹外斜肌、腹内斜肌相比，腹横肌的构成中腱膜组织比例更高，而肌肉组织比例则低。一项研究表明，67%人群的肌纤维仅覆盖腹股沟区的上部，仅14%人群在腹股沟管上方的弓状下缘中存在肌纤维。与此类似地，71%人群的红肌纤维并不延伸至腹壁下血管内侧。在与腹股沟疝修补关系最密切的腹股沟区，腹横肌腱膜的解剖变异最大。

腹横肌腱膜的下缘被称为弓状下缘，在此之上，腹横肌腱膜形成连续强韧的被盖，腱膜组织之间没有间隙；在此之下，腹股沟管后壁仅由腹横筋膜覆盖。在这个薄弱区域易形成直疝。在手术中此腱膜弓状下缘呈一"白线"状结构，很容易辨识（图2-28、图2-30）。

联合肌腱

腹横肌的肌纤维呈水平方向走行，止于腹直肌鞘和半月线，而其下方的肌纤维向下向内走行，并可与其上方覆盖的腹内斜肌纤维相融合，止于耻骨嵴和髂耻线。

只有当腹横肌和腹内斜肌腱膜在距离腹直肌鞘外一定距离相融合时，才可将其称为联合肌腱。联合肌腱代表着腹内斜肌和腹横肌的融合，其止点位于髂耻线前内侧2 cm处，腹横肌构成联合肌腱的80%。联合肌腱位于腹直肌外侧的腹股沟浅环深部，向下方走行，止于腹股沟韧带和陷窝韧带深部

的耻骨。精索（或子宫圆韧带）在穿过腹股沟浅环前位于联合肌腱前方。

联合肌腱的结构变异很大，在约20%的人群中其并不以独立的解剖结构存在，它可能完全缺失或只部分形成，或被腹直肌起源的外侧肌腱延伸所替代，也可能只延伸至腹股沟管深环的外侧，以至于在腹横肌下缘与腹股沟韧带之间不存在间隙。只有当外侧的腹横肌和腹内斜肌构成的联合肌腱延伸并附着于髂耻线时，联合肌腱的"百叶窗"功能才可得以发挥[13]。联合肌腱附着的变异也很大，在8%的人群中其附着不超过腹直肌外侧，因而使

得腹股沟管后壁（腹横筋膜）得不到支撑。在31%的人群中其附着超过腹股沟管后壁耻骨结节与腹壁下血管的中点。还有40%人群的联合肌腱可延伸远至腹壁下血管。在一小部分人群中，联合肌腱部分腱膜束带可发自其主腱膜弓，并且独立止于髂耻线。因此，有时腹直肌外侧缘仅由来自最低位腹横肌腱膜的纤维构成，后者向下卷曲附着于耻骨，成为腹股沟镰。

腹直肌肌腱外缘下方的一部分纤维可与腹横筋膜在其附着于髂耻韧带处融合，形成Henle韧带（图2-31）。

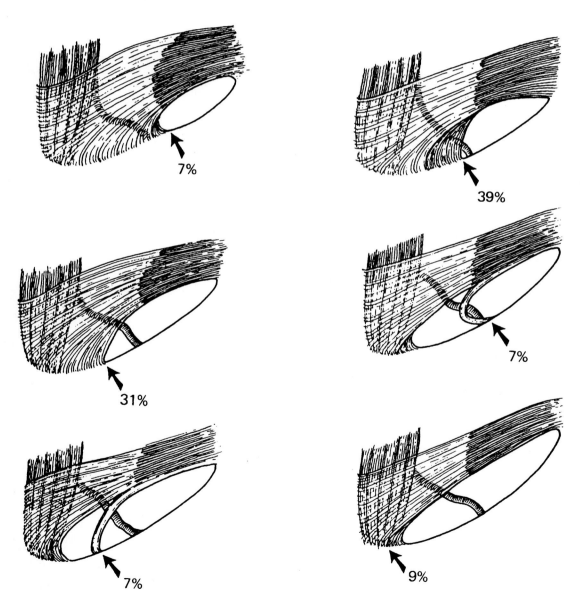

图2-31　腹横肌肌腱构成腹股沟管后壁的参与程度。每张图中的箭头均标示腹横肌肌腱的最外侧缘及该类型结构所占的比例[8]

要理解腹内斜肌和腹横肌腱膜附着于髂耻线的重要性，必须从腹腔内面直观地观察腹股沟管的后壁解剖。如果联合肌腱完全附着于髂耻线，那么可以说，腹股沟管后壁完全是由腱膜加强的。如果附着缺失，腹股沟管后壁则得不到加强。在这种情况下，直疝或者巨大的斜疝就可能发生。

在腹前外侧壁的这些解剖结构中，腹外斜肌变异最少，在腹股沟区它始终呈腱性结构。腹内斜肌和腹横肌则变异颇多。其至中线几乎可以都是肌性组织，也可以是腱性组织或者呈带状的扇形结构，而这种结构会使肌腱膜层间存在间隙，此间隙仅有纤薄的筋膜样组织覆盖。如果腹内斜肌和腹横肌的薄弱区域同时存在且叠加，就容易形成疝。

Zimmerman 等对腹内斜肌和腹横肌在这一区域形成缺损的频率问题进行了研究。他们的研究表明在约45%的解剖人群中此两层肌肉中的一层会存在缺损，6%的人群中可两层均存在缺损，其部位与半月线下方区域重叠。这些缺损的存在将容易导致以腹膜前脂肪为内容物的或更大的、有疝囊的自发性腹壁疝的形成[13]。

在详细研究了每块肌肉后，现在人们认为腹股沟管是一个狭长斜行的、位于腹壁肌筋膜层间的、走行于腹股沟韧带上并与其平行的结构，其由上外侧的深环走向下内侧的浅环。腹股沟管的前壁是腹外斜肌腱膜深面；下界是腹股沟韧带上表面；后壁是深环内侧的腹横筋膜，并由其前方的联合肌腱加强；上界由腹内斜肌和腹横肌下部纤维的下缘构成，该部分纤维由外向内在深环上方呈弓状跨过。

白线、腹直肌鞘及其内容物

白线呈纵向走形，由两侧的腹外斜肌、腹内斜肌和腹横肌的腱膜在中线部位交错，形成上至剑突下至耻骨结节的灰白色致密纤维样长条形结构。白线位于左、右腹直肌鞘的中间，在脐水平以上宽厚、坚韧，在脐部最宽，在脐水平以下逐渐变窄，直至耻骨上水平，为两侧腹直肌间的一狭窄条状结构。一些小血管可进入白线，白线在胎儿时期可有脐血管通过。

腹直肌前鞘是腹壁腱膜的最重要部分。当通过旁正中切口解剖前鞘时可发现它由3层结构组成。最浅层的纤维直接向下向外走行，这些纤维来自对侧的腹外斜肌。第二层来自同侧腹外斜肌，其纤维走向与发自第一层的纤维垂直，即向下向内走行。最后一层由同侧腹内斜肌前层形成，其纤维走行方向与对侧腹外斜肌纤维一致，并平行于后者。这使得腹直肌前鞘呈一类似于三夹板的由3层纵横交错纤维组织所构成的结构[14-15]。在下腹部，腹外斜肌腱膜与腹内斜肌腱膜的融合位置非常靠近内侧，这个解剖结构十分重要，它允许肌腱可通过移动来减轻腹内斜肌张力，使在修补腹股沟直疝时无须破坏腹直肌前鞘的完整性[14]。

对外科医师来说，腹直肌鞘最重要的特征是其纤维是从一侧走向另一侧。因此，纵行切口将会造成这些纤维的离断，相对而言，横行切口由于其平行于腹直肌鞘纤维，因而将不会被离断。

腹直肌后鞘在脐水平以上也有类似的纵横交错的三层结构。它由来自两侧的腹内斜肌后层及腹横肌腱膜构成。在脐水平以下4~5 cm，腹直肌鞘的结构突然出现改变。在此水平以下，腹外斜肌、腹内斜肌、腹横肌共同走行于腹直肌前。因此，在此水平以下，只有腹横筋膜构成腹直肌后壁，而没有其他腱性组织参与。这种改变的典型标志就是弓状线（Douglas 半月皱褶），这在腹直肌的后面观中清晰可见（图2-32、图2-33）。弓状线以下的腹直肌后壁没有腱膜组织存在。

每侧腹直肌鞘内包括腹直肌、锥状肌、下6对胸神经的终末端和腹壁上、下血管（图2-34）。

前腹壁肌的神经支配和血供

腹前及腹前外侧壁肌由第7~11肋间神经和肋下神经节段性支配。这些神经（与其相应的肋间后血管伴行）斜行穿过肋缘，在前腹壁腹内斜肌和腹横肌间的血管神经平面中走行，支配这些肌肉并进一步分为外侧支和前支。外侧支穿过覆盖其上的腹内斜肌支配腹外斜肌，而前支则在神经血管平面继续向内走行，通过腹直肌鞘后壁支配腹直肌。脐

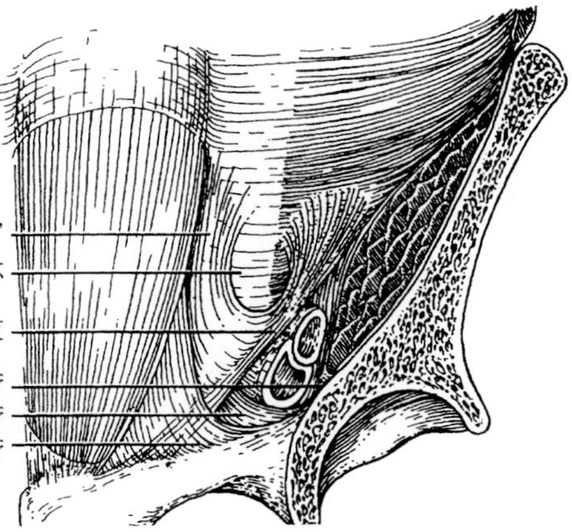

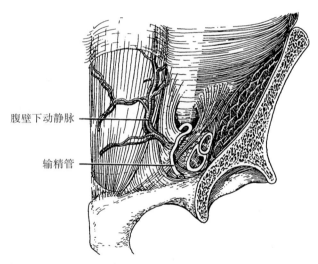

腹横筋膜"悬吊带"
内环
髂耻束
Cooper 韧带
陷窝韧带
腹股沟反转韧带

图2-32 腹横筋膜作为腹内筋膜的一部分，位于腹横肌深面。在上腹部，这层筋膜纤薄并无明显特征，然而在下腹部和盆腔，腹横筋膜则起着重要的作用。在该区域腹横筋膜明显增厚，并形成特殊的束带和皱襞。腹横筋膜构成了腹股沟管的后壁。在深环处精索的内侧，腹横筋膜显著增厚，形成仅容许精索通过的"U"形悬吊带的一部分。当腹横肌收缩时，此悬吊带样结构会将精索向上外侧牵拉。在腹股沟韧带以上，腹横筋膜增厚成为髂耻束(Thomson 韧带)[30]

腹壁下动静脉

输精管

图2-33 从腹腔内观察腹壁后方可发现腹壁下血管位于腹横筋膜的深面。输精管和精索结构向上至深环并在该处"钩状"跨过腹横筋膜吊带向外走行

水平以上腹直肌由第7~9肋间神经支配。

在节段性支配所有腹前与腹前外侧壁肌后，这些神经最终到达腹壁浅表成为外侧皮神经或前皮神经(如前所述)。

腹内斜肌和腹横肌最下方的肌纤维(即参与构成腹股沟管"百叶窗"功能的结构)由髂腹下神经和髂腹股沟神经支配。

腹前壁外侧壁的腹外斜肌、腹内斜肌和腹横肌的血供主要来自肋间后动脉，同时，腰动脉(直接发自腹主动脉)也参与供血。相反，腹直肌则仅由同

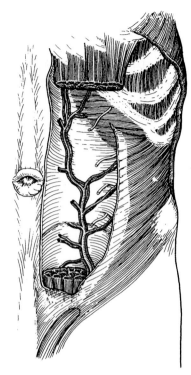

图2-34 腹直肌和白线。腹直肌鞘的内容物是腹直肌和锥状肌，腹壁上、下血管和下6对胸神经的终末支

侧的腹壁上、下血管供血，它们在腹直肌鞘内可相互吻合。

前腹壁的功能

如前所述，前腹壁由左右均匀对称的两部分肌腱膜层构成，两者的功能相互协调统一，独立的单个肌肉无法单独发挥作用。前腹壁的上半部分与呼吸运动密切相关。在该区域，腹前外侧肌群和腹直肌通过其腱膜附着于腹直肌鞘，作为辅助呼吸肌共同发挥作用。前腹壁的下半部分基本没有腱性交叉结构，各组成部分相对固定，因此主要作为腹壁支撑区域发挥作用。ASkar通过透射技术使腹壁的解剖和生理结构得到充分展示[14]。

腹横筋膜：Bogros 间隙

腹横筋膜位于腹直肌深面，其绝大部分紧密附着于腹直肌，起自胸腔，向下一直延伸至骨盆，左右两侧互相延续。

在上腹部,腹横筋膜纤薄,但在下腹部,尤其是腹股沟区域,腹横筋膜显著增厚,并形成特殊的带状结构和皱襞。在腹股沟区域,腹横筋膜是腹股沟管后壁的重要组成部分,并在其远端形成股鞘。腹横筋膜的解剖与功能对于外科医师具有特别重要的意义。Sir Astley 最早对腹股沟区的腹横筋膜进行详细的描述,他认为腹横筋膜由两层结构构成[16]。强韧的前层位于腹横肌深面,并与腹横肌肌腱紧密融合。它向深环内侧的腹股沟管后壁延伸,附着于腹股沟韧带内侧缘;腹横筋膜的后层(深层)较纤薄,位于腹横筋膜前层与腹膜之间,腹膜外脂肪位于其后,即位于腹横筋膜深层与腹膜之间(图2-35)。腹壁下血管走行于两层腹横筋膜之间。

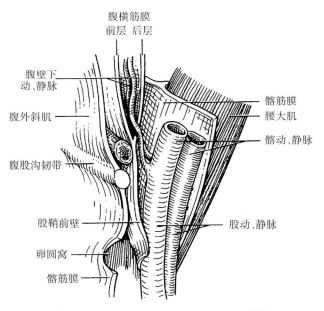

图2-35　腹横筋膜在腹股沟区的双层结构[18,29]

腹横筋膜前层　后层

腹壁下动、静脉

腹外斜肌

腹股沟韧带

股鞘前壁

卵圆窝

髂筋膜

髂筋膜
腰大肌

髂动、静脉

股动、静脉

腹横筋膜独特的双层结构在腹腔镜下很容易被识别,在完成腹膜外腹股沟疝修补术时,不管是通过内镜还是开放手术都必须打开腹横筋膜进入此乏血管的腹膜前间隙(Bogros间隙)。腹横筋膜深层在腹股沟管后向下延伸,在进入骨盆前与耻骨梳韧带(Cooper韧带)融合。在深环水平腹横筋膜深层与精索融合,并沿着精索向下延伸成为精索内筋膜的一部分[16-18]。Lytle 和 Cleland 等的研究也证实了腹横筋膜这种双层结构的存在[19-20]。但

并不是所有的学者都认同此观点,此后的解剖学家如 Anson 和 Mcvay 等就对其提出了质疑,一些富有经验的外科医师同样对其作用产生疑问[21]。

在深环处将两层腹横筋膜与精索分开在疝修补中十分重要。通过这种分离,在传统的 Bassini 和 shouldice 斜疝修补术中就可以显露斜疝疝囊,暴露疝囊颈,因而在深环处可将疝内容物回纳。

在下腹部,腹横筋膜外侧附着于髂嵴内缘,并与髂肌和腰大肌上的筋膜相延续。由此附着点向内腹横筋膜继续延伸,其间仅在深环处有精索穿过。当精索通过腹横筋膜时,会在精索表面形成一层纤薄的筋膜样结构覆盖精索,这层筋膜被称为精索内筋膜。在深环内侧腹横筋膜增厚形成一"U"形悬吊带,精索被此悬吊带的凹面所支撑,"U"形悬吊带的两臂向上向外延伸,使其呈"U"形悬于腹横肌后。该"U"形悬吊带弯曲的下缘位于腹横肌肌腱弓状下缘或其下方。

这种"U"形装置,即腹横筋膜所形成的悬吊带是腹股沟区"百叶窗"功能的基础。在咳嗽或用力时腹横肌收缩,深环受到整体牵拉,整个悬吊带被向上向外拉伸。这种运动增加了精索在腹壁中的倾斜度,进而可保护内环避免腹股沟斜疝出现(图2-32、图2-33)[19]。重建内侧的悬吊带结构及保护内环功能是前入路腹股沟疝修补术的基本原理。深环的前面是腹横机和腹内斜肌下缘,两者为内环提供支撑,并形成一个非常有效的瓣膜样结构,在腹内压上升时共同起保护内环防止疝发生的作用。

在局部麻醉手术时内环的"百叶窗"运动,也就是腹横筋膜的向上悬吊动作,可被清晰地看到。嘱患者咳嗽时,可见内环在腹横肌下缘后方突然被向上外侧牵拉。鞘突闭合的成人的腹膜覆盖了精索血管通过的内环,输精管走行于腹膜外。在腹膜后,精索血管在腰大肌表面几乎垂直向下走行,当精索血管进入腹股沟狭窄区域时,它与输精管汇合形成精索,并继续斜行向上,在腹横筋膜悬吊带处呈"钩状"弯曲进入内环,同时精索被精索内筋膜覆盖(图2-36)。

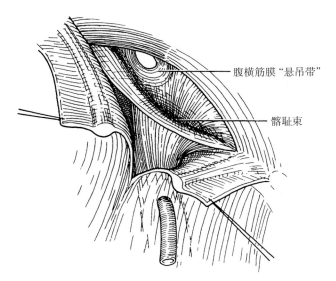

图2-36　自前方进一步解剖腹股沟管，离断腹股沟韧带，可以发现腹横筋膜与股鞘互为延续，两者交汇处增厚形成髂耻束。源自腹股沟韧带外侧的腹内斜肌在深环处起类似"百叶窗"或"唇"样作用

腹股沟内环的下缘紧邻腹横筋膜增厚部分，此结构又被称为髂耻束或Thomson韧带。此狭窄筋膜带从外侧髂前上棘一直向内侧走行至耻骨。这条筋膜带是腹横筋膜的增厚部分，位于腹股沟韧带深面，在手术中很容易被发现。髂耻束衔接内侧股管，并向下向后呈扇形延伸，在Cooper韧带后沿着髂耻线广泛附着于耻骨上支。因此，无论是斜疝还是直疝，髂耻束构成了腹横筋膜缺损的下缘，然而在股疝，髂耻束则位于股疝疝囊颈的上方（图2-32、图2-37）。

腹横筋膜位于髂耻束的上方，经过腹股沟管后壁延伸至腹横肌弓状下缘的后方。腹横筋膜内侧走行于腹横肌腱膜后，在弓状线水平以上与腹直肌鞘后壁融合。而在弓状线水平以下，腹横筋膜直接与腹直肌后面相毗邻。在下外侧，它直接位于腹横肌和联合肌腱弓状下缘的后方。腹股沟管后壁的腹横筋膜在其呈弓状向下附着于耻骨和髂耻线时，可不同程度地得到腹横肌腱膜的加强。深环内侧腹横筋膜后面是位于腹膜和筋膜间的腹膜外脂肪。腹壁下血管向上向内斜向走行于腹直肌深面。由外侧的腹壁下血管、内侧的腹直肌外缘及下方的腹股沟韧带所构成的三角形区域称为海氏三角，通过此区域可形成直疝。

更确切地说，直疝是通过腹横筋膜由下方的髂

耻束、外侧的腹横筋膜悬吊带内侧支以及上方的腹横肌腱膜弓状下缘所构成的区域向外凸出形成的。

Condon采用透射技术研究了活体腹横筋膜的解剖结构。他清晰地展示了上述这些解剖细节，并确定了腹股沟管后壁腱膜缺损的边缘，而直疝正是通过此缺损向外凸出的。这个区域的腹横筋膜在其附着于髂耻线时或多或少得到前面的腹横肌腱膜的加强。在手术中，正确解剖腹横筋膜时，髂耻束、深环、腹横肌腱膜弓状下缘清晰可辨。事实上，所有这些结构的识别是正确实施腹股沟疝修补术的基础与前提（图2-37）[22]。

解剖学家认为腹股沟区的腹横筋膜实际上是所谓的腹膜下筋膜的延续。腹横筋膜在下腹部非常明显，向上融入腹横肌深面筋膜。此由腹横肌及其筋膜（腹横筋膜）所构成的复合结构是解决腹股沟疝最重要的腹壁解剖层次，保持该结构的完整性将避免疝的发生。而当它出现缺损时，不论是先天的还是后天的，均会形成腹股沟疝。

腹横筋膜在腹股沟韧带后方向下进入大腿形成股血管鞘，该鞘呈漏斗状。在腹股沟韧带下方，腹横筋膜向内附着于髂耻线，向后至股血管，该漏斗状腹横筋膜向下延伸进入大腿，远端达深筋膜的卵圆窝。此解剖结构使得股静脉内侧存在狭小间隙，允许淋巴管通过，当股疝形成时，这个间隙便会扩展（图2-38、图2-39）。

那么，腹膜的解剖结构和前述研究的腹壁层次是什么关系？在下腹部，腹膜向上形成5条皱襞样结构。脐正中襞从膀胱顶端延伸至脐，其中包含残余的脐尿管。位于脐正中襞外侧的两条皱襞包含闭锁的脐动脉，该两条皱襞的更外侧是脐外侧襞，有腹壁下血管走行其中。这些皱襞共同构成了前腹壁腹膜陷窝：左、右膀胱上窝，左、右腹股沟内侧窝和外侧窝。每侧腹股沟外侧窝的内下方有一处陷凹，由腹股沟韧带将其与外侧窝分开，此陷凹位于股环上方被称为股凹。

疝就是通过这些陷窝向外凸出而成。股疝通过股凹、斜疝通过腹股沟外侧窝、直疝通过腹股沟内侧窝分别向外凸出形成。膀胱上内疝则发生在膀胱上窝（图2-37）。

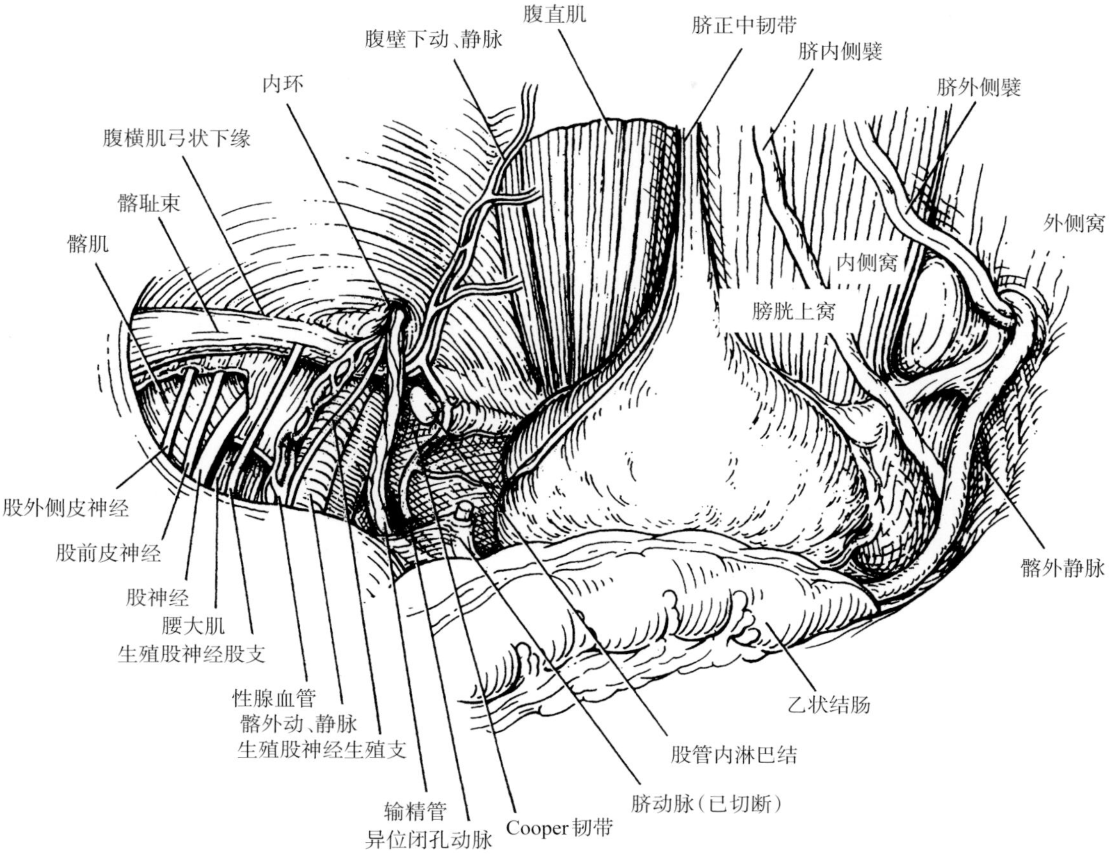

腹壁下动、静脉　　腹直肌　　脐正中韧带
内环　　　　　　　　　　　　脐内侧襞
腹横肌弓状下缘　　　　　　　　　　　脐外侧襞
髂耻束　　　　　　　　　　　　　　　外侧窝
髂肌　　　　　　　　　　　内侧窝
　　　　　　　　　　　膀胱上窝

股外侧皮神经
股前皮神经
股神经
腰大肌
生殖股神经股支　　　　　　　　　　　　髂外静脉

性腺血管
髂外动、静脉
生殖股神经生殖支
　　　　　　　　　　　　乙状结肠
输精管
异位闭孔动脉　　　　　　股管内淋巴结
　　Cooper 韧带　　脐动脉（已切断）

图 2-37　下腹部的后面观。腹膜在右侧是完整的，可看见由脐韧带分界形成的陷窝。左侧腹膜已去除，可看见包括血管和神经在内的腹膜外结构[31,32]

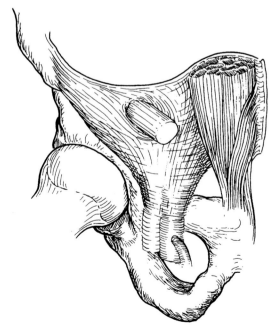

图 2-38　从前面可看见腹股沟区的腹横筋膜形似带有活瓣侧口的漏斗。股血管从漏斗下方穿出，而精索从漏斗侧口穿出，而该侧口在深环处受由腹横筋膜形成的吊带样结构的"活瓣"控制

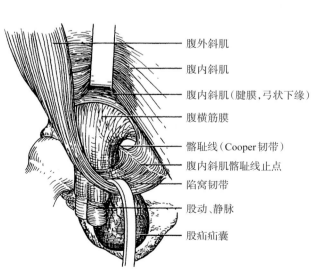

腹外斜肌
腹内斜肌
腹内斜肌（腱膜，弓状下缘）
腹横筋膜
髂耻线（Cooper 韧带）
腹内斜肌髂耻线止点
陷窝韧带
股动、静脉
股疝疝囊

图 2-39　股疝的解剖。腹横筋膜所形成的股管锥样结构在其内侧继续延伸。股疝疝囊位于此由腹横筋膜构成的锥样结构内，其内侧边界为股静脉，外侧边界为陷窝韧带

各个陷窝的分界线是腹膜皱襞,特别是脐内侧襞(含闭锁脐动脉)和脐外侧襞(含腹壁下血管)尤为明显。覆盖深环的腹膜可由其位于腹膜下的睾丸血管和输精管来确定,两者在腹膜下方清晰可见。腹膜由其下方的脂肪组织与腹横筋膜分开,但在深环内侧两者附着致密。在腹股沟韧带的后方,生殖股神经的生殖支向下通过深环参与构成精索。

股外侧皮神经和生殖股神经的股支位于覆盖髂腰肌脂肪组织的深部,血管也位于腹膜下方、腹膜外脂肪组织层内,包括位于外侧的旋髂深血管和内下方的闭孔血管。在腹膜外组织中腹壁下静脉和闭孔静脉间存在广泛的静脉交通吻合。这些血管吻合位于Bogros间隙的两层腹横筋膜间[17]。两侧的Bogros间隙互相延续并与骨盆间隙,即Retzius间隙相通。Bogros间隙在腹膜外疝修补术中十分重要,在骨盆外伤时容易形成积血。

腹膜:内面观

疝囊由腹膜构成,疝囊内包含腹腔内容物。腹壁由内向外依次由腹膜、疏松的腹膜外脂肪、腹横筋膜深层、Bogros间隙中的腹壁血管、腹横筋膜浅层及腹壁各层肌肉及腱膜构成。腹膜前间隙位于内侧的腹膜和外侧的腹横筋膜之间[23]。在此间隙内有数量不等的脂肪组织、疏松结缔组织、膜样组织和其他解剖结构与器官,如动静脉吻合支、神经及肾脏、输尿管等。在临床上腹膜前间隙具有重要的意义,其与Fruchaud耻骨肌孔、膀胱前Retzius间隙、Bogros间隙和腹膜后尿道周围间隙密切相关[24]。Fruchaud耻骨肌孔是腹壁的潜在薄弱区域,在此区域可形成腹股沟疝和股疝。腹膜前间隙位于膀胱上窝深面,腹股沟内侧窝就是Retzius膀胱前间隙。Retzius间隙内包含疏松结缔组织、脂肪,但更为重要的是,异常血管如异位闭孔动、静脉可在此通过。Bogros间隙是位于腹壁与腹膜间的一个三角形区域,可以通过腹股沟管顶部的切口进入,也可以通过后入

路腹股沟管底部进入,完成腹膜前腹股沟疝修补术。在腹股沟区域,肌肉和腱膜在腹股沟管和股管均可存在不同程度的缺失。Fruchaud耻骨肌孔清楚地界定了此区域,所有的腹股沟疝均在此区域内发生(图2-40)[25-26]。耻骨肌孔的概念对于补片修补术非常重要,因为无论是开放式前入路手术还是内镜后入路手术均涉及此区域的修复。Fruchaud耻骨肌孔的边界如下:上界为腹横肌弓状下缘,外侧界是髂腰肌,内侧界是腹直肌外侧缘,下界是耻骨上支[27]。这个间隙在经腹膜前和完全腹膜外腹腔镜腹股沟疝和股疝修补术中均得到应用。对耻骨肌孔的充分认识对于实施有效的内镜腹股沟疝修补术具有重要意义。

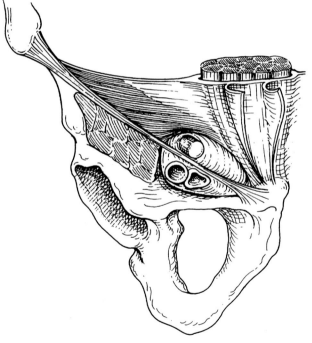

图2-40 Fruchaud耻骨肌孔构成:腹股沟区的上界为腹内斜肌和腹横肌的弓状下缘,下界为耻骨上支。腹股沟韧带斜行穿过,韧带上方是腹股沟管,下方是股管[26]

在腹膜和腹横筋膜间是疏松的腹膜外脂肪,它是许多外科手术的重要解剖标志。疝通过腹壁的肌腱膜层缺损由里向外凸出,在疝囊凸出的通道里同时携带了腹膜外脂肪。直疝底部的大量脂肪有时会被误认为"精索脂肪瘤",其实它们只不过是包绕在疝囊底部的腹膜外脂肪(图2-41)。

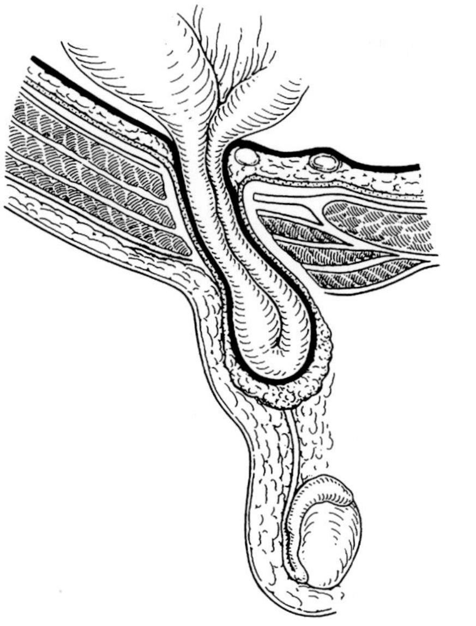

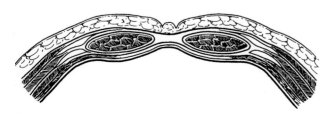

图2-41　当腹膜向外凸出形成腹股沟斜疝时，其外侧的腹膜外脂肪组织成为其被盖。这层腹膜外脂肪常被一些外科医师称为"精索脂肪瘤"

脐

妊娠6～10周时，胚胎的腹腔内容物迅速增大，以至于相应的体腔不能容纳。发育中的腹腔内容物（来自中肠）可通过脐部缺损暂时性凸至体腔外，并占据脐带的基底部。大约到妊娠10周时，由于腹腔显著扩大，因此凸出的腹腔内容物被重新纳入腹腔，此后直至出生所有的肠段均留置在腹腔内。出生时，除了脐带占据的间隙，整个腹壁是完整的。在脐带中走行的是脐尿管（来自膀胱顶端）、发自盆腔的脐动脉和入肝的脐静脉。脐带结扎后，剩余组织剥落，残存脐带的粗糙表面从边缘开始逐渐瘢痕化和上皮化。

正常的脐部有一层由腹壁浅筋膜、腹直肌鞘内侧缘、白线及腹横筋膜融合构成的纤维组织，腹膜附着于其深面（图2-42）。

精索

精索由以下结构构成：① 动脉：包括睾丸动脉、输精管动脉、提睾肌动脉；② 静脉：睾丸静脉在精索内形成蔓状静脉丛；③ 淋巴管；④ 神经：包括生殖股神经的生殖支和自主神经；⑤ 输精管；⑥ 鞘突。精索自腹股沟管深环穿出腹壁后为筋膜所包绕。腹横筋膜形成精索内筋膜，腹内斜肌的肌纤维参与构成提睾肌，最外层是精索外筋膜，其在腹股沟管浅环边缘来自腹外斜肌腱膜。要暴露鞘突或斜疝疝囊需要分离每一筋膜层。尽管鞘突细小狭窄，但一直到出生前，鞘突呈憩室状自腹腔沿精索凸向睾丸形成睾丸鞘膜。一般来说，绝大多数男性在出生后不久，除睾丸周围的鞘膜外鞘突都会闭合，未闭合的部分称为睾丸鞘膜。但部分成人的鞘突也可不闭合，这种鞘突残留的现象在鞘膜积液或肾衰患者同时合并疝需要进行腹膜透析时得到证实。睾丸下降的理论与机制及鞘突的形成将在第9章详细讨论（图2-43）。

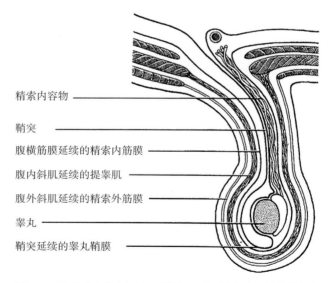

精索内容物 ———
鞘突 ———
腹横筋膜延续的精索内筋膜 ———
腹内斜肌延续的提睾肌 ———
腹外斜肌延续的精索外筋膜 ———
睾丸 ———
鞘突延续的睾丸鞘膜 ———

图2-43　经精索和睾丸的断面清楚显露重要的层次。精索外筋膜来自浅环处覆盖腹外斜肌的筋膜，提睾肌来自腹内斜肌，精索内筋膜则是腹横筋膜在精索的延续。腹股沟疝修补术中需对每一层结构进行分离

图2-42　经脐水平的前腹壁横断面。两侧的腹前外侧壁肌肉腱膜在脐瘢痕处相互融合

斜疝疝囊同样是一种类似腹膜的憩室状凸出，这种凸出一直延伸至精索，其所在部位与鞘突相同。同样，斜疝的基底也常有腹膜外脂肪分布。

腹壁的比较解剖学研究

在温血的鸟类和哺乳动物中,精子的发生过程须在凉爽的环境下完成。而鸟类血液温度高,伴有隐睾,因此它必须通过其腹部周围的空气流动以保持其睾丸凉爽。在一些海洋哺乳动物中,如鲸鱼和海牛,睾丸位于腹内,通过长时间与冰凉海水的接触可使睾丸保持凉爽。

不论是人类还是驯养动物,如何保持阴囊内睾丸凉爽是一必须面对的问题。在兽医的教科书里,关于疝和睾丸未降的话题有其实用性和经济学意义。腹股沟疝在猪和马中很常见,而在牛中不多见。种马发生腹股沟疝会引起相当严重的经济问题。因为在其进行交配时疝可能嵌顿而阻碍交配,在公牛也存在同样的问题。疝在犬中也相对常见,而猫则罕见。无论是公犬还是母犬,都可发生腹股沟疝,公犬的疝内容物更多的是小肠,而母犬多是一侧子宫角和阔韧带,这在其怀孕时有发生绞窄的危险。对于犬,绝大多数兽医通过切除睾丸来治疗疝。

蝙蝠的睾丸在腹腔内,只有当交配时才能下降至阴囊。这些动物疝和鞘突未闭出现的概率很低。尽管没有鞘突未闭,但蝙蝠的睾丸可以下降到阴囊,或上升至腹腔。在人类,睾丸还未出外环的小男孩也很少发生疝。

腹壁的影像学解剖研究

准确的影像学解剖报告对于腹股沟肿块的诊断与评估具有重要意义。影像学检查有多种方法包括:常规X线摄片、超声、CT及MRI[28]。疝囊造影术可用于有疑似症状或腹股沟区疼痛患者的诊断(见第13章)。方法:腹腔内注入50 ml非离子造影剂,患者取俯卧头略抬高位,然后对双侧腹股沟区进行一系列不同角度的观测,如后前位、后前15°位、两侧斜位和侧位。常规疝囊造影术会显示脐正中襞及脐内、外侧襞,膀胱上窝,腹股沟内、外侧窝(图2-44)。疝囊造影术的缺点是一种侵入性检查,除了可以发现疝外不能描述其他腹壁的病理异常情况。

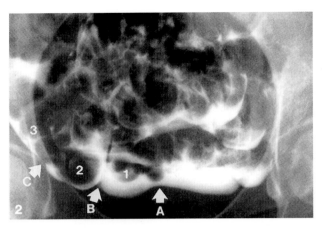

图2-44 正常人体的造影显像。A:脐正中韧带;B:脐内侧韧带;C:脐外侧韧带;1:膀胱上窝;2:腹股沟内侧窝;3:腹股沟外侧窝

具备高频、短焦传感器的超声检查(7.5~10 MHz)可以描述腹壁和腹股沟区的肌层和筋膜层情况。在这些患者中,也可以使用5 MHz甚至3.5 MHz的传感器,但会使图像分辨率变低。整个前腹壁包括腹内、外斜肌、腹横肌、腹直肌、腹膜都可被清晰显示(图2-45)。超声检查的最大优点是不论在仰卧位、立位,还是在休息和运动时都可进行,因此超声检查也被称为动态扫描技术。另一优点是非侵入性,在患侧和健侧间可进行对照。其缺点是对操作者技术水平具有依赖性,以及患者的个体差异可致成像质量不同。

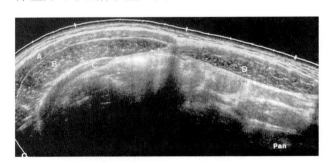

图2-45 超声检查显示的前腹壁结构。A:腹外斜肌;B:腹内斜肌;C:腹横肌;D:腹直肌

在腹股沟区行CT检查通常需患者屏气。前腹壁的各层解剖结构可清晰显示(图2-46)。因腹壁下血管所形成的脐外侧襞清晰可见,CT检查对于鉴别直疝和斜疝可提供重要的帮助。

MRI检查的优势是可获得任何层面的图像,无论是不同层面的直接扫描还是多层面图像重建。在运动时也可使用MRI获得动态图像。使用MRI

可使前腹壁各层次（腹横肌筋膜、腹膜外脂肪、腹膜）清楚显示（图2-47）。在诊断腹股沟疝时，CT和MRI检查的敏感度与特异度基本相同。

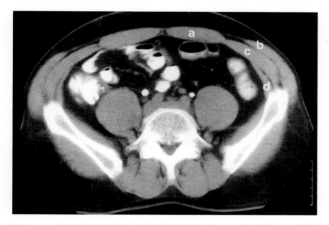

图2-46　CT图像显示的正常腹壁肌肉解剖。a：腹直肌；b：腹外斜肌；c：腹内斜肌；d：腹横肌

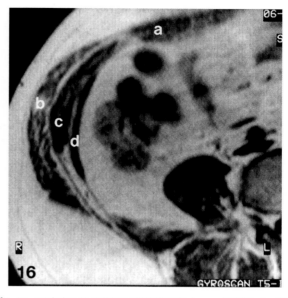

图2-47　T2加权MR图像显示的前腹壁肌肉。a：腹直肌；b：腹外斜肌；c：腹内斜肌；d：腹横肌；R：外侧；L：内侧

◇ 参 ◇ 考 ◇ 文 ◇ 献 ◇

[1] Anson BJ, McVay CB. The anatomy of the inguinal region. Surg Gynecol Obstet. 1938; 66: 186−194.

[2] Hesselbach FK. Neueste Anatomisch-Pathologische Untersuchungen uberden Ursprung und das Fortschreiten der Leisten und Schenkelbruche. Warzburg: Baumgartner; 1814.

[3] Rozen WM, Ashton MW, Taylor GI. Reviewing the vascular supply of the anterior abdominal wall: redefining anatomy for increasingly refined surgery. Clin Anat. 2008; 21: 89−98.

[4] Ruge, 1908 Cited in Rauber's Lehrbuch der Anatomie des Menschen, Kopsch FR Abt 5; Nervansystem 388; 1920.

[5] Horner CH et al. Cited in Van Mameren H, PMNYH Go. Anatomy and variations of the internal inguinal region. In: Schumpelick V, Wantz GE, editors. Inguinal hernia repair. Basel: Karger; 1994.

[6] Yeates WK. Pain in the scrotum. Br J Hosp Med. 1985; 133: 101−104.

[7] McVay CB. The anatomy of the relaxing incision in inguinal hernioplasty. Q Bull North West Univ Med School. 1962; 36: 245−252.

[8] Anson BJ, Morgan EH, McVay CB. Surgical anatomy of the inguinal region based upon a study of 500 body halves. Surg Gynecol Obstet. 1960; 111: 707−725.

[9] Acland RD. The inguinal ligament and its lateral attachments: correcting an anatomical error. Clin Anat. 2008; 21: 55−61.

[10] Spangen L. Spigelian hernia. Acta Chir Scand Suppl. 1976; 462: 1−47.

[11] Zimmerman LM, Anson BJ. Anatomy and surgery of hernia. 2nd ed. Baltimore: Williams and Wilkins; 1967. p. 216−227.

[12] Ulbak S, Ornsholt J. Para-inguinal hernia: an atypical spigelian variant. Acta Chir Scand. 1983; 149: 335−336.

[13] Zimmerman LM, Anson BJ, Morgan EH, McVay CB. Ventral hernia due to normal banding of the abdominal muscles. Surg Gynecol Obstet. 1944; 78: 535−540.

[14] Askar O. Surgical anatomy of the aponeurotic expansions of the anterior abdominal wall. Ann R Coll Surg Engl. 1977; 59: 313−321.

[15] Rizk NN. A new description of the anterior abdominal wall in man and mammals. J Anat. 1980; 131: 373−385.

[16] Cooper A. The anatomy and surgical treatment of inguinal and congenital hernia I. London: T. Cox; 1804.

[17] Bendavid R. The space of Bogros and the deep inguinal circulation. Surg Gynecol Obstet. 1992; 174: 355−358.

[18] Read RC. Cooper's posterior lamina of transversalis fascia. Surg Gynecol Obstet. 1992; 174: 426−434.

[19] Lytle WJ. The deep inguinal ring, development, function and repair. Br J Surg. 1970; 57: 531−536.

[20] Cleland J, MacKay JY, Young RB. The relation of the aponeurosis of the transversalis and internal oblique muscles to the deep epigastric artery and the inguinal canal. Mem Memor Anat. 1889; 1: 142.

[21] Condon RE. The Anatomy of the inguinal region and its relation to groin hernia. In: Nyhus LM, Condon RE, editors. Hernia 4th ed. Philadelphia: Lippincott; 1995.

[22] Condon RE. Surgical anatomy of the transversus abdominis and transversalis fascia. Annals of Surgery. New York: Raven Press; 1971.

[23] Condon RE. Reassessment of groin anatomy during the evolution of preperitoneal hernia repair. Am J Surg. 1996; 172: 5−8.

[24] Kingsnorth AN, Skandalakis PN, Colborn GL, Weidman TA, Skandalakis LJ, Skandalakis JE. Embryology, anatomy and surgical applications of the preperitoneal space. Surg Clin North Am. 2000; 80: 1−24.

[25] Fruchaud H. Anatomie chirurgicale des hernies de l'aine. Paris: G. Dion; 1956.

[26] Wantz GE. Atlas of hernia surgery. New York: Raven Press; 1991.

[27] Arregui ME. The laparoscopic perspective of the anatomy of

the peritoneum, preperitoneal fascia, transversalis fascia and structures in the space of Bogros. Postgrad Gen Surg. 1995; 6: 30-36.

[28] van den Berg JC, de Valois JC, Go PMNYH, Rosenbusch G. Radiological anatomy of the groin region. Eur Radiol. 2000; 10: 661-670.

[29] Skandalakis LJ, Gadacz TR, Mansberger AR, Mitchell WE, Colborn GL, Skandalakis IE. Modern hernia repair. New York: Parthenon Publishing; 1996.

[30] Lytle WJ. Internal inguinal ring. Br J Surg. 1945; 32: 441-446.

[31] van Mameren H, Go PMNYH. Surgical anatomy of the interior of inguinal region: consequences for laparoscopic hernia repair. Surg Endosc. 1994; 8(10): 1212-1215.

[32] Horner CH, et al. Cited in Van Mameren H, Go PMNYH. Anatomy and variations of the internal inguinal region. In: Schumpelick V, Wantz GE, editors. Inguinal hernia repair. Basel: Karger; 1994.

第3章
原发性腹股沟疝的病因学和流行病学

Epidemiology and Etiology of Primary

Brian M. Stephenson

校宏兵 译

近100年来,对腹股沟疝人群的患病率(任何指定时间段内某种疾病在所研究人群中的百分率)和发病率(研究人群中某种疾病新发病例的比率)已经有不同的学者进行了广泛研究[1]。在发达国家,人群中腹股沟疝手术率每年约为2‰[2]。全国范围内每年腹股沟疝的手术例数和发病例数之间的关系难以明确。根据1981年度和(或)1982年度普通执业发病率统计(全国第三次),每年新发疝病例数与往年已确诊为疝再就诊人数大致相同[3]。这就很清楚地提示有大量已经确诊的腹股沟疝患者没有进行明确的外科手术治疗,也表明人群患病率要远远高于每年的手术率。英国Somerset 和Avon 卫生管理部门对28 000名大于35岁的成年人进行随机分析研究,对有腹股沟肿块者进行面谈和体检。结果发现,罹患腹股沟疝者有1/3从未咨询过他们的初级保健医师,2/3已经咨询过的患者中有不到一半的患者被转诊至外科医师进行明确的治疗。有趣的是,在从未咨询初级保健医师的那部分患者中,有2/3的患者表示如果医师建议,他们愿意接受手术治疗。在最后就诊外科医师的患者中,20%被建议不需要手术治疗。这一结果表明,有许多腹股沟疝患者由于其家庭医师的否决而未得到手术治疗。曾经提及,外科医师似乎充当着守门员的角色。显然,需要对腹股沟疝患者进行健康教育,使其认识到该病的潜在危险。据估算,全球每年接受腹股沟疝手术的患者超过2 000万[4],男性一生中罹患腹股沟疝的风险为27%,女性为3%[5]。

流行病学

人群患病率和发病率的统计数据对真正的和潜在的疝手术需求并无指导作用。虽然不完整或存在缺陷,有关英国的与疝手术相关的统计资料主要包括:1975～1985年度英国医院住院患者查询(HIPE)数据库,1989～1990年度地方和全国性国内卫生服务系统独立医院外科治疗数据[6]。

有关腹股沟区疝(包括腹股沟疝和股疝)的发病率并无精确统计数据。最接近的估算来自1981年度和(或)1982年度普通职业发病率统计[3],基于该统计数据,英国每年腹股沟疝患者数为110 000人。因为有不确定数量的患者未就诊,该数据可能被低估。

已经发表的数据有3个主要来源:第一,有数个基于社区的有关腹股沟疝人群患病率的研究,其中无发病率统计。每项研究均针对一些社区进行,但这些社区外科手术条件有限,比如非洲地区。因此,对腹股沟疝的人群发病率仍需进一步研究。人群患病率估算具有地区价值,它不仅反映了社区内该病的分布和患病率,而且反映了既往社区健康服务的效果。第二,需求发病率是基于寻求医疗服务以解决他们疾病的人群数量。多种因素可以影响人们是否寻求医疗服务,因此,引用该数据应谨慎。对腹股沟疝和股疝发病率(表3-1)的估算来自1981年度和(或)1982年度普通执业发病率统计(全国第三次),包括143个自愿参与的执业诊所的332 000

名患者[3]。图3-1和图3-2显示腹股沟疝和股疝的发病率,各图显示在所研究的年份患者首次咨询腹股沟疝的结果。引用该结果时应该注意,患者和医师均不能代表普通人群,诊断是初步的,并未最终确诊。各年龄段发病率的可信区间为95%。

表3-1 腹股沟疝和股疝在每10 000名易感人群中的发病率(95%可信区间)

年龄(岁)	男 性	女 性
腹股沟疝		
0~4	58(44.9, 74.8)	13(6.9, 22.2)
5~14	7(2.8, 14.4)	3(0.6, 8.8)
15~24	7(2.8, 14.4)	3(0.6, 8.8)
25~44	20(12.2, 30.9)	4(1.1, 10.2)
45~64	70(55.5, 88.2)	6(2.2, 13.1)
65~74	88(71.5, 108.2)	7(2.8, 14.4)
75	150(128.2, 175.5)	17(9.9, 27.2)
股 疝		
0~4		
5~14		
15~24		
25~44	1(0.02, 5.6)	2(0.2, 7.2)
45~64	1(0.02, 5.6)	2(0.2, 7.2)
65~74	1(0.02, 5.6)	2(0.2, 7.2)
75	9(4.1, 17.1)	7(2.8, 14.4)

数据来自英国皇家普通执业医师协会[3]。

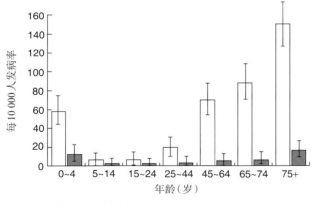

图3-1 腹股沟疝在每10 000名易感人群中的发病率。白色为男性;阴影为女性。数据来自英国皇家普通执业医师协会[3]。

成年人腹股沟疝的手术需求

在1975~1990年英国国立卫生服务系统的医院中,总的腹股沟疝(原发疝和复发疝)手术率没

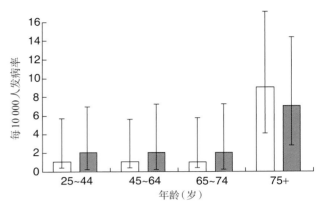

图3-2 股疝在每10 000名易感人群中的发病率。白色为男性;阴影为女性。数据来自英国皇家普通执业医师协会[3]。

有明显变化(图3-3)。1989和(或)1990年度共施行原发性腹股沟疝修补术64 998例,施行复发性腹股沟疝3 480例(表3-2)。自1975年以来,年龄特异性疝复发率有显著变化,老年男性患者手术量明显增加,如65~74岁年龄组腹股沟疝修补手术率从1975年的40/10 000增加到1990年的70/10 000。这可能反映了麻醉技术的改进,包括区域麻醉和监测复苏程序的应用。进一步详细的男女各年龄段腹股沟疝修补手术率见图3-4,显示婴幼儿和55岁以上老年男性具有较高的手术率。

在英国全国卫生服务系统医院每年施行的65 000例腹股沟疝和6 000例股疝修补手术中,10%为急诊手术,近20年该比例无显著变化。私人诊所手术的比例有所上升,现已占择期腹股沟疝手术的14%。参照图3-4和图3-5的数据,这种手术率并不

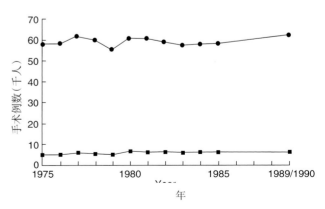

图3-3 腹股沟疝手术例数趋势(英格兰国立健康服务处下属医院,1975~1989/1990年)。实心圆为男性,实心方块为女性。数据来自Williams等[9]

代表腹股沟疝和股疝的发病率,因为仅60%的腹股沟疝患者寻求疝专家施行手术[3]。英国每年新发腹股沟疝112 700例,新发股疝6 900例,相当数量的患者没有施行手术,这一数字可达每年40 000例[7,8]。

在英国,各卫生行政区域之间人群手术率亦有很大不同,这与医疗资源供给(如每千人顾问医师

表3-2 腹股沟疝手术例数及单次手术百分率(英格兰国立健康服务处下属医院,1989/1990年)

腹股沟疝	总手术例数	单次手术例数和百分率(%)
原发性	64 998	54 090(80)
复发性	3 480	2 790(77)

数据来自Williams等[9]。

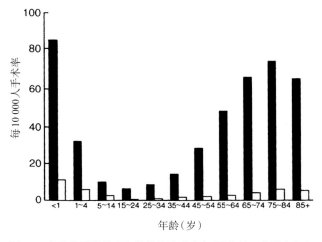

图3-4 原发性腹股沟疝年龄特异性手术率(英格兰国立健康服务处下属医院,1989/1990年)。黑色为男性,白色为女性。数据来自Williams等[9]

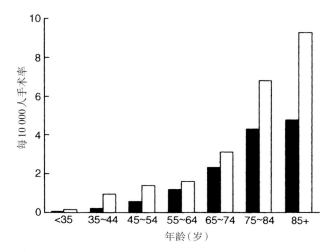

图3-5 股疝年龄特异性手术率(英格兰国立健康服务处下属医院,1989/1990年)。黑色为男性,白色为女性。数据来自Williams等[9]

人数)和需求(如等候手术人员)因素相关,提示相当部分的差异是源于医疗决策的不同所致[9]。

需求人数的多少基于外科手术。在稳定的可研究人群中,寻求外科手术的人数是可以确定的。更重要的因素是所研究人群的统计学结构,其地区差异可以很大。腹股沟绞窄性疝急诊手术数量比较容易明确,在西欧每年每100 000人为3.25 ~ 7.16例[10,11]。得到的数据可能存在的缺陷主要有3个方面:① 它基于可利用到的卫生服务而非所需要的卫生服务。② 发病方式与治疗存在不确定关系。③ 患者只有在完全知晓潜在并发症的意义以及治疗和不治疗结果的差异时才会要求手术治疗。

腹股沟疝比股疝更常见,在不同手术组两者比例约为8:1到20:1。腹股沟疝在男性更常见,男女比例为35:1。70%腹股沟疝为斜疝,30%为直疝。腹股沟疝和股疝可同时存在,2%男性腹股沟疝患者同时有股疝,50%男性股疝患者同时有腹股沟疝。这种发病情况见图3-6,它是根据Barwell报道的英格兰Truro地区1974 ~ 1992年4173例疝手术样本[9,12]的结果。瑞典Nilsson报道的结果与之相似[13]。

标准化年龄疝手术率在全球差异颇大,如每年每100 000人口疝手术数在英格兰和威尔士为200例,挪威为200例,美国为280例,澳大利亚为280例。每年实际手术例数约为:苏格兰5 500例,芬兰10 000例,比利时25 000例,荷兰30 000例,英格兰和法国各为100 000例,德国180 000例[14-17]。在美国,每年腹股沟疝手术病例至少550 000例,

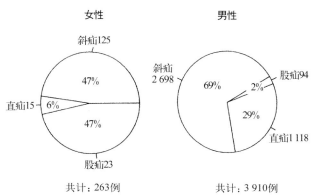

图3-6 男性和女性腹股沟疝发病情况(Truro地区,1974 ~ 1992年)。数据来自Williams等[9]

据1987年度统计耗费约28亿美元，占总医疗预算费用3%。该数据来源于美国国立卫生统计中心（NCHS），其全国医院出院登记处记录每年在美国施行的手术例数，由5%～8%的病例记录抽样推算所得[18]。在英国，疝手术高峰年龄段在55～85岁，约为每年每10万人有600例，其中绞窄性疝为每10万人有13例，极端高峰年龄段出现在80岁。对出院患者数据和基于人口统计学资料的有关急诊手术患者年龄、手术率和人群患病率的图形分析显示，在过去10年中，苏格兰65岁以上疝手术患者有所增加，但择期手术率在经济发展落后地区是下降的[19]。从上述资料可以看出，疝手术多数在老年人群中施行，这一点也可以看出健康宣教的重要性，从健康收益的角度，尤其是在经济发展水平较低的地区以及无医疗保险的人群中。当然，在发展中国家年轻人罹患巨型疝会对社会带来明显的经济负担，这一点尚难定量[20]。

在美国，疝手术率增高是绞窄性疝相关死亡率下降的原因。例如，来自美国国立卫生统计中心数据显示，疝伴发肠梗阻的死亡率在大于15岁患者每年每10万人群中的死亡人数下降，从1968年的5人降至1978年的3.1人，至1988基本稳定在3人。尽管疝并发肠梗阻患者的平均年龄在1988年比1968年大了15岁。1971年医疗保险出院患者的统计数据显示，无肠梗阻腹股沟疝的手术率为94%，死亡率为0.005（5/10万）[21]。虽然总量不多，但非医疗保险患者罹患肠梗阻等伴有并发症的腹股沟疝的机会仍是医疗保险患者的5倍，可以看出，预防措施即使在发达国家也是非常重要的[22]。

成人腹股沟疝

腹股沟疝多见于男性，文献报道男女比例从8∶1至20∶1不等。然而，有相当数量的腹股沟疝患者未被报道。美国国立卫生调研处的两项研究资料证明：两项研究中均有半数前一年确诊的疝病患者未参加调查，另一项Baltimore主动上报的研究发现仅收到21%患者的报告（体检发现罹患疝病）。

文献资料来源不同，所估算的发病率差异也较大。男性疝约94%发生在腹股沟区域，95%腹股沟疝修补术为男性患者。女性股疝手术为男性的3倍。至75岁，10%～15%的男性曾接受腹股沟疝手术。1975～1990年，英国腹股沟疝手术死亡率下降了22%，股疝手术死亡率下降了55%。在美国，腹股沟疝合并肠梗阻患者88%被施行手术治疗，死亡率为0.05%[21]。

对第一次世界大战中英国招募新兵的研究发现，在18～41岁年龄段，所报道的腹股沟疝发病率差异颇大，在苏格兰为31/1 000，伦敦和英格兰东南部为（17～56）/1 000。在16～30岁男性发病率为6/1 000，在40～50岁男性为24/1 000。与之对照，曼彻斯特和斯托克波特总体发病率为125/1 000。在1924年，Arthur Keith公爵估算男性腹股沟疝的发病率约为25/1 000[23]。第二次世界大战期间新兵招募的体检资料亦同样令人迷惑，发病率约为26/1 000，范围从（6～80）/1 000不等。尽管存在差异，但总的发病率还是很高，考虑到这些数据来源于适龄兵役人员[24]。

在欧洲成年男性中，65%腹股沟疝为斜疝。成年男性中，右侧腹股沟疝略多于左侧，占55%（不区分直疝和斜疝），双侧疝中直疝是斜疝的4倍。在西方国家，腹股沟疝发病高峰在60岁以上年龄段[25]。

居住在格陵兰岛西部湾区的因纽特人可能存在与遗传相关的病因。该地区男性疝常见，与该地区间质组织疾病高发相关，如自发性结石病、关节炎、心脏病等。因纽特人生活在一个遗传学完全隔离的环境下已经150～200代，有HLA-B27等位基因变异。这种多表型导致疝在该地区密切交织的人群中高发[26]。

在不同地区直疝和斜疝的发病率不同，支持疝有多基因易感因素。在日本，双胎人群发生疝病2倍于一胎人群。在加纳、西非，1/5初生婴儿为双胎（是其他地区的2倍），这也是加纳男性疝发病率高的原因之一[27]。在加纳首都Accra医院，疝手术患者的年龄结构与其他地区相似，但在加纳农村地区，随着年龄的增加，发病率也增加[27]。

对这些结果进行比较不太可能。二次世界大战期间，英美两国部队新兵招募时，对健康的无主诉的两个大样本体检数据的分析结果不能代表公平和无歧义的样本。仅有的对加纳南部地区的研究结果证实：在非洲腹股沟疝发病率至少是欧洲的 3 倍。

真正的腹股沟疝患病率只能来自对社区人口统计学的研究，其有效性还依赖于诊断标准的严谨性。仅凭咳嗽时内环或外环冲击感或腹股沟区见到一条陈旧性切口瘢痕而进行的诊断不能成立，应加上可见到的或可扪及的肿块这一体征。瘢痕可能来自其他手术，如睾丸固定术，而非疝手术。此外，多发性腹股沟疝可能未被确诊。这些缺陷已被上述两个研究提及，即英国军队在第一次和第二次世界大战期间的新兵招募体检数据。腹股沟疝患病率在第一次世界大战新兵招募中，30～40 岁年龄组为 1.6%，二战期间为 11%[9,23]。

Abramson 在 1969 年和 1971 年对耶路撒冷西部地区进行的疝流行病学研究可能更为严谨。来自不同种族和不同社会背景的男性被入选该研究。但年轻男性由于在部队服役而被除外。该研究包括在研究对象自己的家中被问诊和体检，前者参与率 90%，后者参与率为 91%；对问诊和体检医师进行调查表格和体检标准的应用培训，结果见表 3-3。发病率随年龄增大而增高，诊断标准基于可见到的肿块。该研究的一个重要发现是问诊和体检结果一致。仅 50% 腹股沟疝患者在问诊时诉有腹股沟肿块[28]，这与美国国立卫生调研处对调查问卷有效性研究时所发现的有 50% 腹股沟疝患者不报告完全一致[29]。该研究明显显示，低于调查问卷的结果分析应与体检结果相结合才能得出较正确的结果，虽然体检也有诊断标准应用的宽和严。显然，所有关于疝发病率的数据要达到非常精确是困难的，通常是被低估的。

成人股疝

股疝的人群患病率和发病率受多个因素的影响，因此难以精确统计。但需求百分率能从 1981 年和（或）1982 年英国普通职业医师调查中估算，见表 3-1。该调查显示，英格兰发病患者数约为每年 7 000 例[3]，但 95% 可信区间有些宽泛（1 500～24 000 例）。

股疝没有腹股沟疝常见，占腹股沟区疝的 10%。女性股疝较男性常见，平均男：女约为 2.5：1，该比例随年龄而有所不同（图 3-1、图 3-2）。也有资料与上述统计颇有差异（见第 17 章）。Maingot 认为，女性股疝为男性的 8 倍[30]。加拿大多伦多 Shouldice 医院的 Glassow 报道的一组病例中男性比女性更多，比例为 5：3[31]。然而，需要知道的是，Glassow 的大样本是施行择期腹股沟疝手术的病例，许多男性病例是在施行择期腹股沟疝修补术时被发现同时罹患股疝。显然，该组病例以及类似的报道并不能准确地代表日常一般外科执业

表3-3 腹股沟疝年龄组百分率

年龄（岁）	25～34	35～44	45～54	55～64	65～74	75	共计
未检查	620	438	300	322	156	47	1 883
经常发作	11.9	15.1	19.7	26.1	29.5	34.1	18.3 成功修补
"显性"疝[a]	1.0	4.8	9.0	14.3	19.2	29.8	7.6
未手术的疝肿块	0.7	3.7	5.7	10.9	13.5	23.4	5.5
复发疝	0.3	1.4	3.7	3.4	5.8	6.4	2.2
可扪及的冲击感	11.0	10.3	10.7	11.8	10.3	4.3	10.7
终身发作	15.2	19.4	28.0	34.5	39.7	46.8	24.3 成功修补
"显性"疝[a]	4.7	9.6	18.3	24.2	30.8	44.7	14.5

资料源自 Abramson 等[28]。

[a] "显性"疝包括肿块和已经手术修补过的疝，不包括仅有可扪及的冲击感。现存的"显性"疝患病率可能小于未手术的疝肿块与复发疝之和，因为同一患者可能在一侧腹股沟有未手术的疝肿块，而另一侧腹股沟有复发疝。

情况。

30多年前,在英国大约10%股疝患者为急诊入院,伴有嵌顿和绞窄等并发症[32]。不幸的是,这种情况在许多发达国家至今仍然存在[33,34]。女性股疝手术仍是腹股沟疝的3倍。股疝较少见于35岁以下人群,常见于多产女性,令人吃惊的是男性股疝与多产女性一样常见。腹股沟疝和股疝之比为10:1至8:1。在加纳首都阿克拉,股疝较少见,仅占腹股沟区疝的1.2%,腹股沟疝与股疝比为77:1。在乌干达的坎帕拉,这一比例则大不相同,为22:1。有趣的是,观察到在阿克拉和尼日利亚的扎里亚斜疝明显多于直疝,而在坎帕拉,直疝比斜疝更多见。在坎帕拉股疝患者男:女为1:9,而在西非的豪萨为1.2:1[35-39]。

根据英格兰全国卫生调研处的数据,1975～1990年,股疝的手术量保持稳定。1989年度和(或)1990年度原发性股疝手术病例5 083例,复发性股疝手术病例299例。年龄分层的数据显示,近10年来随着人口的老龄化股疝患者数也出现了高峰(图3-5)。

腹股沟疝和股疝的手术率在英国各卫生行政区域之间也有很大的差异,原发性腹股沟疝手术率为0.57～24/万人,原发性股疝为0.6～2.3/万人。这种难以理解的较大的差异反映了临床工作的复杂多样性和治疗方法的选择受"需求与供给"的影响[9]。

原发性腹股沟疝的病因学

腹股沟疝的病因较多。Astley Cooper公爵于1827年提出了疝的人群易感性,之后又增加了慢性咳嗽、肥胖、便秘、妊娠、腹水和前列腺增生等,均具有历史价值,这些因素可以诱发疝,但并非疝的原始病因。

因为腹股沟斜疝在婴儿中如此常见,以至于其病因的第一个外科学假设是发育缺陷。斜疝是因为鞘突闭合不全所引起,胚胎发育时腹膜向外呈袋状突出,推进睾丸向下降入阴囊。睾丸沿腹膜后尿生殖线,在妊娠3～6月时向远端移行,至6个月时

到达内环,在妊娠最后3个月经腹股沟管突出腹壁降入阴囊,右侧睾丸下降至阴囊的时间比左侧略晚。正常情况下,除包裹睾丸部分形成睾丸鞘膜,其余鞘突在出生后闭合形成鞘突韧带。如果鞘突不能闭合则形成先天性腹股沟斜疝。现代流行病学研究发现,腹股沟疝在家族和部落间不同的发病率,以及双胎同时罹患腹股沟斜疝均支持该病因学说。

18世纪末,John Hunter对人和家畜睾丸发育和下降进行研究,发现在部分腹股沟斜疝中,疝囊和鞘突是延续的[40]。以淋巴结研究而闻名的巴黎外科医师Cloquet观察到鞘突在出生时通常并未闭锁[41]。的确,在成人完全腹股沟斜疝(阴囊疝)与新生儿腹股沟斜疝有着相同的病理解剖,即疝囊在穿过腹股沟管时被精索的全部三层结构所包裹,且与睾丸鞘膜延续。其他支持腹股沟斜疝遗传学说的证据有在对无临床症状的成年男性尸检时,发现15%～30%存在隐性鞘突[42]。对一名贝都因母亲和她的4个罹患腹股沟斜疝的女儿的检查发现并无胶原性疾病,体内激素水平正常,骨盆解剖也无异常,提示成年女性腹股沟斜疝患者存在遗传缺陷[43],可能与子宫圆韧带解剖变异有关,其通常终止于疝囊并附着于输卵管中部近卵巢处[44]。

对婴幼儿腹股沟疝的研究发现,60%患儿对侧腹股沟存在隐性鞘突,10%～20%存在对侧腹股沟疝。在年龄稍大的儿童(2岁左右)发生对侧疝的机会为5%～7%,而且首发为左侧腹股沟疝患儿发生对侧疝的可能大于右侧腹股沟疝患儿[45,46]。此外,在婴幼儿腹股沟疝修补术后20年的随访中,22%男性将发生对侧腹股沟疝,其中左侧为首发疝者41%发生对侧疝,首发为右侧者14%发生对侧疝。

行连续非卧床腹膜透析(CAPD)治疗的肾衰患者中已证实有鞘突持续存在,在腹内压持续作用下将发展为鞘膜积液或斜疝[47-49]。有报道在CAPD两年后患者出现了腹股沟疝,并且女性CAPD患者亦可发生腹股沟疝[49-51]。

澳大利亚儿童外科医师Russell于1906年提出了疝发生的"囊袋学说"。这一学说反对"所有疝

均可以是在某些病理基础上后天获得"，坚持认为"一个发育过程中形成的腹膜憩室样凸出是所有疝发生的前提条件……我们有一个开放的索状腹膜，这一索状腹膜可能是开放的抑或是各种不同层次和层面的闭合状态"[52]。近年来，随着诊断性腹腔镜应用的增多，有关该学说的争论也得到了部分澄清。通过对因其他原因行诊断性腹腔镜检查的 600 名患者的腹股沟解剖进行仔细观察，发现隐性疝囊或残留的未闭鞘突并未随年龄增加而增多[53]。然而，有趣的是，对这些患者进行 5 年的随访观察发现，那些存在无症状隐性鞘突者其后行腹股沟疝修补手术是无隐性鞘突者的 4 倍[54]。

从上文可以得出，腹股沟斜疝并不单纯是简单的遗传缺陷问题，即除隐性鞘突之外还有其他因素起作用。腹股沟斜疝在中老年人群中的发病率较高，提示腹壁结缔组织的病理改变也是病因之一。简单地切除疝囊，疝复发率会很高，因此是不恰当的。疝的易感因素应包括先天性疝囊和腹横筋膜两个方面。直疝通常无腹膜囊状凸出，发病随年龄增长而增高，其病因包括吸烟[55,56]。此外，在 1/4 的个体中，腹股沟管内侧 1/2 和直疝三角缺乏适当的肌肉筋膜对腹横筋膜的支持[24]。这部分人中存在下腹部腹内斜肌腱膜缺失和腹横筋膜附着于耻骨上支变窄现象[57,58]。因为这一先天异常是对称性的，这就解释了临床上直疝通常是双侧的且无症状的。

骨盆解剖的缺陷，尤其是耻骨弓高度，也可能是腹股沟疝形成的显著的种族易感原因。耻骨弓高度是指耻骨结节至两侧髂前上棘最低点连线的垂直距离。非洲黑种人耻骨弓的高度低于欧洲高加索人，其腹股沟疝发病率亦高。在西非和东非，65% 男性耻骨弓高度为 7.5 cm 以上，在欧洲和阿拉伯 65% 男性耻骨弓高度为 5.5 ~ 7.5 cm（图 3-7）。在欧洲女性，80% 耻骨弓高度在 5 ~ 7.5 cm，其腹股沟疝发生率最低[39,59,60]。

耻骨弓高度与骨盆宽窄以及腹股沟起始处腹外斜肌的宽窄相关。在一些解剖变异的人群中，腹股沟管较短，深环不能被腹内斜肌覆盖，有些人群腹股沟管短到没有肌肉覆盖而明显地缺乏"关闭机制"[59]（图 3-8）。有一种罕见的直疝，有一狭窄的

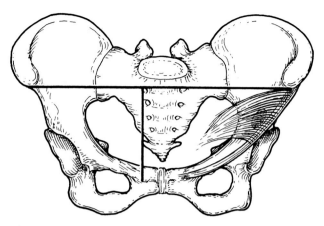

图3-7　欧洲高加索人的骨盆比黑种人的骨盆宽，耻骨弓亦浅。这就确保腹内斜肌在腹股沟韧带的起始处较宽，如此，腹内斜肌起到"保护"腹股沟深环的作用

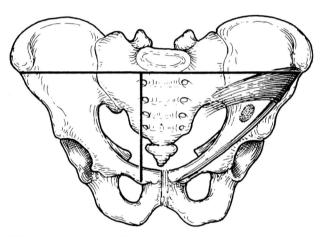

图3-8　黑种人的骨盆较欧洲高加索人的骨盆窄，这意味着黑种人骨盆较深而腹内斜肌起始处相对较窄，因而腹内斜肌收缩时不能覆盖内环，腹股沟管"关闭机制"缺失。黑种人腹股沟斜疝的发病率为欧洲高加索人的 10 倍

腹膜憩室从腹直肌和锥状肌所形成的结合腱外侧直接经浅环向外凸出。此外，有一些不常见类型的腹壁内疝，其疝囊可能是单腔的或双腔的，并与或不与一个显性的斜疝疝囊相连。

可以肯定，先天性和解剖性原因以及遗传因素在直疝的发病中比在斜疝中起更重要的作用。

早在 80 多年之前，苏格兰解剖学家和人类学家 Arthur Keith 爵士观察到："有一些其他因素需要进一步观察。我们总是倾向于将肌腱和筋膜结构以及结缔组织看作是不变的被动的结构，但他们的确是变化的，在中老年人群中疝通常是多发的，这一事实提示我们，腹壁结缔组织存在的病理变化可能是导致某些个体易于发病的原因。"由此，他

认为："正确认识疝发病原因的重要性……如果疝仅发生于胎儿期已经存在疝囊的人群中，那么我们必须切除疝囊，或者什么也不做仅仅相信运气。但是，如果……疝的发生是由于一些我们可以控制的环境因素，那么疝的预防就是我们应认真研究的事情"[23]。

大约50年后，美国外科医师Read做了一项关键性的临床观察，进一步推进了对腹股沟疝病因的认识。在1970年他注意到，在应用开放式腹膜前入路进入腹股沟区域时，发现腹股沟直疝患者的腹直肌鞘变薄，并有一种油腻多脂的感觉。对该区域连续跨层断面组织样本的称重研究亦证实了该观察的结果：对照组的重量明显大于斜疝和马鞍疝以及直疝患者组（按顺序）；双侧疝与组织萎缩更显著相关。对年龄和肌肉组织的调整结果亦证实这一观察[56]。1974年Peacock和Madden发现腹横筋膜胶原纤维重排，进一步证实和支持这一结果，他们同时观察到，成功的成人腹股沟疝修补手术依赖于对该区域胶原缺陷的修复。如果除外了外科技术的失败，复发疝的合理治疗应该是应用筋膜移植或合成材料修补[61]。这一概念得到了Irving Lichtenstein的大力推崇，使它成为原发性腹股沟疝合成材料修补术的最早期的先锋人物之一[62]。我们现在都知晓了这一革命性的现代疝修补手术[17]。

显微镜下的疝

让我们从一些可能已经遗忘的基础科学开始。外科创伤愈合受到级链反应调控，其中有一系列细胞和分子让组织有序修复。在创伤初期之后，有一段以止血和炎症为特征的愈合期，随后是增生期——以层纤维细胞活动增加为主导伴有细胞外基质层活跃的血管生成。胶原蛋白是层纤维细胞活动的终端产物，有多种类型，在创伤愈合过程中主要包括Ⅰ型或Ⅲ型胶原蛋白。随后的重塑过程包括胶原纤维束形成，使瘢痕成熟。腹股沟管和腹横筋膜由胶原蛋白、弹力纤维（包括弹力蛋白和微纤维）以及含有氨基多糖的细胞外基质等组成。

在早期观察到腹直肌鞘"多脂感"之后[56]，

Read和同事们的研究显示，占胶原蛋白干重80%的羟脯氨酸含量在腹股沟疝，尤其是直疝患者的腹直肌前鞘中的含量显著下降[63,64]。所提取的胶原蛋白中，羟脯氨酸与脯氨酸的比例下降，细胞间交联未受影响，但羟脯氨酸合成受抑，疝患者胶原纤维的直径粗细不一致[65]。这些患者心包和皮肤的活检组织在电镜观察中亦有类似表现[65]。这些表现在结缔组织肿瘤[66]、肺气肿[67]以及坏血病[68]患者中亦有相似的描述。基于上述研究结果以及近来一些相似的研究，用合成材料修补腹股沟疝已被推崇为外科手术的"金标准"。这些结果同样改变了腹壁疝（包括切口疝）的修补方法，以至于多数还扩展为应用合成生物材料。

上述观察结果促使Read在1978年提出这样的学说，即腹股沟疝并非简单的由腹股沟筋膜缺陷引起，而是全身结缔组织疾病如肺气肿、α_1胰蛋白酶缺乏症、成骨不全综合征、坏血病、静脉曲张和实验性尼古丁缺乏[67]等的局部表现。为了检验该学说，随后有应用计算机控制的抽吸设备来评估腹横筋膜和腹直肌的生物机械学特性，以检测腹股沟区域任何功能性结缔组织异常[69]。该研究结果未能证明疝患者和对照组之间筋膜特性的不同。然而，应用电子显微镜可观察到胶原蛋白超微结构的差异，并且其理化特性的差异亦可通过易感性的改变和羟脯氨酸含量减少得到证实。因此，男性直疝患者的基础是胶原蛋白分子羟基化失败。

Berliner在1984年通过对腹股沟疝患者3个不同部位组织的活检研究证实了上述学说[70]。肌肉筋膜组织纤维的退行性变不仅发生于直疝患者的腹横筋膜和（或）腹横肌中，还发生于斜疝患者内环上方的腹横筋膜中，也可发生于远离腹股沟疝部位的外观正常的腹横筋膜中。所观察到的主要变化是弹性组织的减少，弹性纤维硬化和碎裂，类似于Marfan综合征和Ehler-Dalos综合征（EDS）。这一发现的意义是存在胶原蛋白的错误合成和相互酶解，但并不等于在腹股沟直疝和斜疝的发病原因中起主要作用。这一发现在应用从腹股沟疝患者皮肤中分离的层纤维细胞体外合成Ⅰ型和Ⅲ型胶原蛋白（以及它们的mRNAs）时得到证实。用放射性氚标记的脯氨酸与层纤维细胞孵化时,所分泌的Ⅲ型前胶原蛋白增加,提示腹股沟疝患者层纤维细胞表型的改变可以导致胶原蛋白纤维的装配减少,形成有缺陷的结缔组织[71]。在对体型正常的年轻男性腹股沟疝患者的新鲜尸体解剖的对照研究中发现,总胶原蛋白含量和Ⅰ型胶原蛋白的含量均有所下降,同样证实了上述结论[72]。

是否可能存在一种非限制性促弹力蛋白分解酶系统而导致腹股沟疝形成? ——类似于蛋白酶抑制物 α_1 抗胰蛋白酶抗体在血清中含量下降而导致内源性蛋白酶破坏肺泡组织的机制[73]。实验确实证实了这种生化假说机制的存在,即肺气肿患者肺结缔组织异常是由于蛋白水解酶和其抑制物水平的失衡所致。弹力蛋白水解酶水平的上升已在吸烟人群中得到证实,在吸烟的腹股沟疝患者中,其白细胞计数增高和弹力蛋白分解酶水平增高相关。含有蛋白水解酶和弹力蛋白水解酶的中性粒细胞在肺部因吸烟引起的炎症反应中起着积极作用。这些含有同样蛋白水解酶的中性粒细胞是否也可以对横筋膜产生损伤?源于中性粒细胞的金属蛋白酶(MMP-2和MMP-9)已经证实为降解胶原蛋白、弹力蛋白和其他一些细胞外基质成分的酶类之一,并且在腹股沟直疝患者的腹横筋膜活检组织中被发现,而在腹股沟斜疝患者中未被发现。MMP-2过度表达已经在直疝患者层纤维细胞中被检出,MMP-13过度表达在复发性腹股沟疝患者中被检出[74,75]。尽管这些研究应确切地归为观察性质的,但他们仍然是细胞水平病理过程的重要指标。目前仍不清楚,是否随着腹股沟条件的恶化MMP表达水平会增高,我们已经观察到在患有腹股沟直疝的年轻患者的腹横筋膜中转化生长因子 $\beta 1$(TGF- $\beta 1$)的过度表达[76]。已知这种生长因子在组织重塑过程中起作用,推测其可能抗衡使腹股沟条件恶化的分子因素。

在临床上是否也存在胶原蛋白缺陷的证据呢? 在119例肾下腹主动脉瘤患者中腹股沟疝的发病率为41%,明显高于81例主-髂动脉阻塞性疾病中腹股沟疝的发病率(18.5%)以及293例冠状动脉疾病中腹股沟疝的发病率(18.1%)。此外,

在近期已行疝修补手术的患者中(16%)或仍在等待修补手术的患者中(19%)腹股沟疝的发病率是非常高的[77]。在择期对主动脉瘤或阻塞性主动脉疾病行主动脉重建手术后,随访1年,切口疝的发病率在动脉瘤患者为31%,主动脉阻塞性疾病患者为12%;腹股沟疝的发病率在动脉瘤患者为19%,阻塞性疾病患者为5%,进一步支持生化异常改变的观点[78]。有吸烟嗜好的3组患者之间无差异,再次支持全身纤维组织降解学说[79]。虽然已有研究显示腹主动脉瘤患者的管壁中,弹力蛋白降解酶含量增加,但血液循环中弹力蛋白降解酶水平是否增高尚未得到证实。尽管如此,动脉瘤患者发生腹股沟疝和切口疝的风险增加4倍[80,81]。类似的结果在应用MRI检查主动脉术后患者的腹壁中亦有发现[82]。这些发现表明,大于50%的非阻塞型肾下腹主动脉瘤患者罹患腹股沟疝,甚至在老龄组,腹股沟疝已经被建议为应用超声筛查主动脉瘤的指标[83]。但是,因为超声筛查需要在一段连续的时间段内操作,一项小样本(n=70)前瞻性研究结果在一定程度上表明对于腹股沟疝超声检查并非是一个有用的筛查工具[84]。

在描述一例重度吸烟者可能因为肺部蛋白酶渗漏引起的全身结缔组织疾病时,Cannon和Read创造了"转移性肺气肿"这一术语[85]。Read强调,有一种以上的因素可以引起导致腹部疝的全身胶原蛋白代谢性疾病,包括不同类型胶原蛋白表达失衡。通过直接检测腹股沟疝患者腹横筋膜中重要的胶原蛋白(Ⅰ型和Ⅲ型),已经证实了这一点[72,86]。尽管如此,我们在腹股沟疝患者中如何解释有关蛋白降解缺陷的试验资料时,仍应持谨慎态度,包括将有关蛋白降解异常与腹主动脉瘤的预防相关联。人们很容易将"腹股沟疝形成的转移性肺气肿理论"与Hunt和Tilson有关腹主动脉瘤是一种可以由吸烟加重的铜运输胶原蛋白异常性疾病这一概念相提并论[87,88]。

就现有的研究资料[89-91],原发性腹股沟疝很有可能真的是一种结缔组织疾病,与之相比较,复发性腹股沟疝通常是由于上述潜在的先天性问题与修补和愈合的技术问题共同引起。这就更支持在

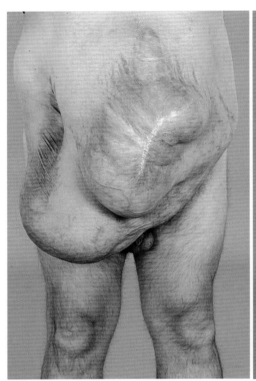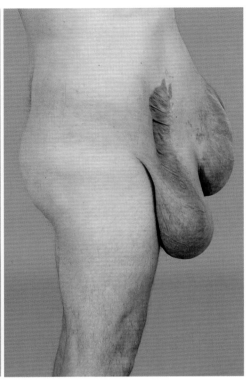

图3-9 Ehlers–Danlos综合征患者持续发展的疝，注意其不常见的皮肤外观

初次手术时需要施行一个精细解剖分离的合成材料的修补术。生物网片是否在原发性腹股沟疝择期手术中起一定作用，抑或仅应用于少数选择性病例，仍然值得期待[92]。

一例罕见的复发疝病例

一例45岁男性患者，因阑尾穿孔并发腹膜炎行下腹正中切口剖腹探查，术后发生无症状性切口疝。第一次切口疝修补术后复发，再次行腹膜前网片修补术后又复发。切口瘢痕变薄，疝不能控制。第三次行腹壁成分分离技术及Onlay补片修补术失败，考虑EDS，并得到确诊（图3-9）。

这种不常见的遗传性结缔组织疾病，亦称为皮肤超弹性综合征，是因Ⅲ型胶原蛋白合成障碍所致。已知有多种类型的EDS[93]，其遗传变异（常染色体显性遗传）不同程度地改变了胶原蛋白以及胶原相关蛋白的分子结构、合成和表达过程。现在已

经知道，EDS比我们之前所想象的更普遍，其临床表现差异广泛，治疗通常采用对症支持方法，预后取决于EDS的类型。

比起我们通常所考虑的其他因素，如吸烟加速一般组织磨损、轻微的胶原蛋白合成和代谢缺陷，在人群中可能更为常见，这一点我们认同吗？有趣的是，腹股沟疝更常发生于轻微的EDS表型患者。

遗传学与小儿外科实践

腹股沟疝可能与多种不同的包括单基因的和染色体异常的遗传症状相关。考虑到腹股沟管和腹横筋膜的已知成分，你会认为该类疾病可能与腹股沟疝发病的高危因素相关[94]。的确，遗传性微纤维疾病（Marfan综合征）、弹力蛋白病（Costello综合征和Menkes病），以及胶原蛋白病（EDS和成骨不全综合征）等，均增加了腹股沟疝发病的风险。

绝大多数小儿腹股沟疝没有基础遗传性疾病。

警示可能存在基础遗传疾病的情况有小儿直疝、小儿复发疝、女婴疝以及通常认为与遗传疾病相关联的发育异常。

遗传学与常见的先天性腹股沟斜疝

虽然有大量的证据认为遗传因素在腹股沟疝发病中起作用，但就具体的遗传模式仍然存在争议[95]。一些学说认为的遗传模式如下：

- 常染色体显性遗传伴不完全外显[96]。
- 常染色体显性遗传伴性别影响[97,98]。
- X 关联显性遗传[99]。
- 多基因遗传[100,101]。

来自布达佩斯的一项对出生于 1962 ～ 1966 年的 707 例先天性腹股沟疝手术患者的编序研究发现，他们父母腹股沟斜疝的发病率分别为普通人群的 2 倍和 5.6 倍，其兄弟姐妹中腹股沟疝的发病率高于他们的父母，双胎遗传性为 0.77。这些资料提示了一种包含优势变量的多因素临界值模式。

一项中国山东省对 280 个有先天性腹股沟斜疝患者家庭的研究显示，腹股沟斜疝遗传模式为常染色体显性遗传伴不完全外显以及性别影响。该项研究发现有父系优先的遗传基因，提示在腹股沟斜疝病因中基因组印迹起作用[102]。在该研究中，先证者（编号病例）均在 5 岁时行手术治疗，其中右侧疝 138 例，左侧疝 84 例。这与胚胎学因素相一致，即右侧睾丸下降迟于左侧，鞘突闭锁也迟于左侧，因此，右侧疝的发病率大于左侧。

1998 年英国进行了一项关于兄弟姐妹先天性腹股沟斜疝的连续记录研究，其中男性 1 921 例和女性 347 例，出生日期为 1970 ～ 1986 年，均在 0 ～ 5 岁时手术治疗。与他们相配的男性 12 886 例和女性 2 534 例作为对照组[103]。男性患儿的兄弟患腹股沟疝的相对风险为 5.8，女性患儿的兄弟为 4.3；男性患儿姐妹的相对风险为 3.7，女性患儿的姐妹为 17.8。这一性别依赖的风险模式提示该病的多因素临界模式。实质上，因为女婴腹股沟疝发病率甚低，那些真正发病的女婴可能存在其他潜在的更大的遗传易感性和与性别无关的子宫内危险因素。

最近来自中国香港的一项研究，检测阳性家族史引起腹股沟疝风险的强度[104]。设置对照组并做多变量对数回归分析，发现阳性家族史是仅有的真正独立的疝发病预测因素，有阳性家族史的男性发生原发性腹股沟疝的可能性是对照组的 8 倍。

腹股沟斜疝发生于未闭锁的鞘突，胚胎期的腹膜随睾丸下降至阴囊形成的凸起。睾丸起始于后腹膜的尿生殖线，在妊娠第 3 个月开始下降，6 个月时到达腹股沟内环处，在妊娠的最后 3 个月，经腹股沟管凸出腹壁到达阴囊，右侧略迟于左侧。正常情况下，出生后鞘突除包裹覆盖睾丸部分外自行闭锁，如果闭锁失败则形成先天性腹股沟斜疝。

有理由推断人体形态发育受控于单个基因和多种环境因素。在腹股沟斜疝中，一个伴有外显率减少和性别影响的常染色体显性遗传基因可能受到环境因素的作用而影响其表达，导致临床腹股沟疝。在多数家族中，单基因遗传模式不明显，因此，母系等位基因可能起保护作用使未闭的鞘突不至于闭锁失败。

总之，多数男性患者从他们父辈遗传了腹股沟斜疝基因这一事实表明，基因组印迹在腹股沟斜疝表现型病因中起作用。最后，我们有趣地注意到在猪特定的染色体区域已被确定为发生腹股沟阴囊疝的"高危"靶区域[105]。

腹腔内疾病引起的疝

肝性腹水、心衰，还有较少见的腹部或腹膜癌肿可能表现为新发的腹股沟疝或脐疝，其原理类似于前述持续性非卧床腹膜透析（CAPD）患者不断增高的静水压扩张先前已经存在的不论大小的疝囊，腹腔内容物随之进入扩大的疝囊。很明显，一个发生在中老年患者的突然起病的疝应引起诊断上的怀疑。将疝囊送组织病理学检查是一个成熟的方法，特别在老年患者。疝囊中可能有腹水（血性或非血性）或疝囊增厚、僵硬。然而，常规地将"正常"的疝囊送组织病理学检查并不合理，正常疝囊中发现"病理异常状态"的机会约为 0.000 98%[106]。因此,常规组织病理学检查肯定是不必要的,也是不经济的。

有趣的是,在对疝、鞘膜积液和睾丸下降不全患儿疝囊组织病理学检查时发现,腹股沟斜疝患者疝囊壁中有平滑肌纤维检出,而睾丸下降不全者则无。这一发现提示,这些平滑肌纤维可能在阻止鞘突闭锁和临床预后中起作用[107]。

疝囊增厚本质上并不显示非常明显的病理异常,腹膜是一层变化的组织,尤其在儿童和青年男性,可能对机械损伤会产生过度增生的肿瘤样反应。这种所谓的间皮样增生可能是因为疝内容物摩擦或仅因为疝内容反复近似嵌顿发作的刺激造成的。显微镜下可见非典型的游离或附着囊壁的间皮细胞的有丝分裂和多核细胞,尽管这样的间皮细胞增生活跃,但肯定不是肿瘤性的[108]。

腹壁疝的发展可能是失代偿性心脏病或肝病罕见的或初始的体征。然而适宜的外科手术适应证应该是无合并症的疝患者,对合并肝硬化的疝患者行手术治疗可能引起其他风险事件,Leonetti 等[109]报道,对未很好控制的没有行分流手术的肝硬化患者行脐疝修补术患者的死亡率为 8.3%,并发症率为 16.6%,复发率为 16.6%。而在已行腹腔静脉分流术的患者中,并发症率较低(7%)。他建议,腹腔静脉分流手术应列为疝修补术的先决条件[109]。现在认为,这些患者在手术前需要做充分的术前准备,但分流手术不总是必需的[110]。现在已毫无疑问,应用可以耐受的网片实施择期修补手术可以改善这些患者的生活质量[111,112],达到与没有肝硬化患者同样的愈合效果[113]。

与所有其他的腹膜隐窝一样,腹腔内脓液在腹膜炎初期,就可能聚集并扩张一个空虚的疝囊,也可能聚集在一个长期存在的疝囊中,甚至可以在成功的急诊手术之后(图 3-10)。一份 32 例该类病例的文献综述描述到,右腹股沟疝 19 例,股疝 5 例,左腹股沟疝 3 例,白线疝 1 例,以及脐疝 1 例。急性阑尾炎占 16 例,消化溃疡穿孔 3 例,1 例为 2 周男婴的肺炎球菌腹膜炎,1 例急性输卵管积脓,以及 1 例胆总管引流拔除后胆汁渗漏[114]。不足为奇的是,上述每例患者的初始诊断均为绞窄性疝。如果疝囊内发现脓液,腹部探查是必需的,急性阑尾炎为最常见的探查指征,尤其在右侧疝[115]。一个伴有压痛的嵌顿性疝,其诊断只是初步的和临床的,恰当的急诊影像学检查有助于扩大排除可疑诊断的范围,有利于制订最佳的个性化微创手术方案[116,117]。一个伴有压痛的腹股沟肿块并不仅仅代表一个疝,如图 3-11。

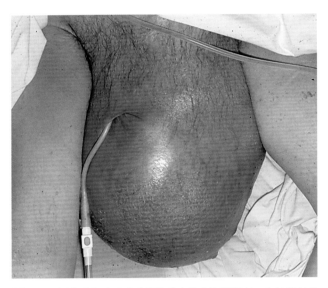

图 3-10 胃穿孔急诊手术后腹腔残余渗出液积聚在一个长期存在的疝囊中

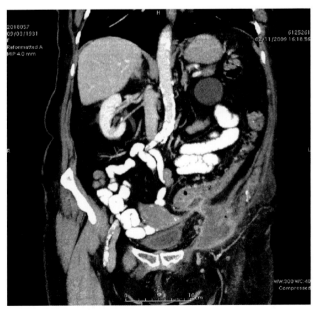

图 3-11 一例憩室脓肿表现为疝。幸运的是该虚弱的 78 岁女性患者尚未发生结肠皮肤瘘

腹股沟疝和阑尾切除术

100多年前Hoguet首次报道一组阑尾切除术后发生腹股沟疝的病例[118]。该报道发现190例阑尾切除术后病例有8例发生右侧腹股沟疝,认为有因果关系。另有作者亦支持该观念[119-121]。

当阑尾切除术是通过一个较低的、"更美观"的切口,即位于髂前上棘以下可能损伤髂腹下神经的切口进行时,右侧腹股沟疝更常在术后发生。但肌电图研究显示矛盾的结果。而另一些研究者[121]发现腹股沟区域腹横肌的去神经化确实发生,并因此影响腹股沟管深环的关闭机制,成为发生腹股沟疝的一个因素。而其他研究者没有检测到腹股沟区及其周边肌肉组织的去神经化[122]。

当使用标准麦氏(由Charles McBurney在1894年提出)阑尾切除术切口时(垂直于脐与髂前上棘的连线,在外侧1/3与中间2/3交接处,平行于髂腹下神经腹斜肌群顺着肌肉纤维分开时,髂腹下神经很少受损),没有证据说明腹股沟疝是由阑尾切除手术所导致的。在一组549例接受了腹股沟疝修补术的患者中,右侧腹股沟疝患者在此之前曾接受阑尾切除术的比例为8.9±1.7%,而左侧腹股沟疝患者的比例为11.2±2.1%[123]。

其实那些位置较低的、"更美观"的切口才对髂腹下神经带来一种特殊的危险性,并且倾向于引发后继的腹股沟疝。采用有效的抗生素减少伤口并发症很明显也很关键。当腹腔镜阑尾切除术被全面接受并成为标准手术方案的时候(有些病例因某些原因中转为开放手术并随访),作者就能知道这项技术是否也会促成较低的后继的腹股沟疝发病率。即使在发达国家,在该术式成为统一的常规手术前,关于选择开放式阑尾切除术与腹腔镜阑尾切除术的争论无疑还会持续一段时间[124]。

创伤及骨盆骨折导致的疝

创伤和钝性损伤相关的腹外疝少见,仅有下腹部以及骨盆损伤后发生的报道。要诊断创伤性疝必须有直接的局部软组织损伤、瘀斑、血肿等体征,

同时在损伤早期有疝的症状。附着于骨盆的腱膜损伤后发生疝的风险最大。

有报道腹股沟管破裂以及联合腱的完全断裂导致创伤性疝,但非常少见[125]。Shouldice医院Ryan医师报道,在8 000例疝修补病例中仅5例是与骨盆骨折相关[126]。图3-12展示一个不常见的由骨盆骨折导致的疝:一名40岁男性在一起交通事故中两耻骨支断裂,随后发生马鞍疝。此类创伤性疝在不伴有骨折的骨盆分离情况下也有发生,通常延迟发生且疝内容可能包含膀胱或仅有小肠(膀胱上的)。

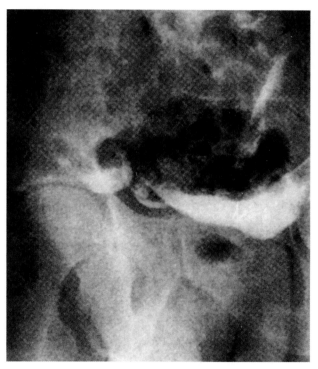

图3-12 一例两耻骨支骨折后40岁男性患者的疝囊造影,显示该患者发生腹股沟马鞍疝

与医源性骨盆骨折相关的疝,如先天性髋关节脱位实施的截骨术,在文献中有详细描述。Ryan医师根据骨折的机制将这些骨折相关性疝做了以下分类[126]:

1. 由于强大的前后向力作用于骨盆所致 在这样的情况下通常会出现起源于耻骨结节的腹直肌撕裂。在骨错位最大处的对侧正是腹直肌撕裂显著处。腹直肌损伤通常中间比周边更严重,这样就会在紧邻耻骨的上方,从中线向两侧扩张并穿过

腹直肌耻骨附着断裂处,形成一个宽颈的囊。

2. 由于侧方或侧方/垂直向力作用所致　这些损伤包括耻骨上支的碎裂,及其导致的腹股沟筋膜以及腱膜附着点的撕裂。在这些情况下,腹股沟直疝在紧挨着骨折线上方的横筋膜处形成。直疝修复手术可改善病情。

3. 由于髂骨截骨手术导致　这类疝发生于先天性髋关节脱位的儿童。由髂骨截骨手术所导致的疝不是腹股沟直疝就是血管股疝(又称Narath疝,纳拉斯疝),抑或是两者的结合[127]。

伴随着骨盆截骨术,由于对耻骨联合的铰链与旋转作用,盆骨的下端产生一个向下向前的错位[128]。该手术会导致腹直肌边缘与腹股沟和耻骨韧带间的距离增大。腹股沟管后壁也会因此而薄弱。中线(相对应的腹直肌横向边缘)与耻骨上支之间的角度与另一边相比至少加大5°,同时,耻骨结节到髂前上棘的距离也会增加。这些变化改变了腹股沟区域的骨骼结构,使之易发生疝。必须强调的是,骨盆截骨术继而引发疝的病例是少见的,毋庸置疑,在经历了外伤性手术的儿童发育后会发生软组织代偿性重构(图3-13)。任何先前在腹股沟区域的肌、骨骼的手术,无论医源性与否,都可能导致之后不寻常的腹股沟疝(图3-14)。

采用髂骨进行自体骨移植同样也是有问题的。当全层髂后上嵴被拿来做移植时,腰下三角被放大,因而易发疝。这些"医源性"腰疝会引起背部

疼痛,同时引起嵌顿和绞窄等并发症,因此应当予以修复[129]。髂嵴前部的骨移植同样也会与疝并发,须进行修正性手术治疗(图3-15)。

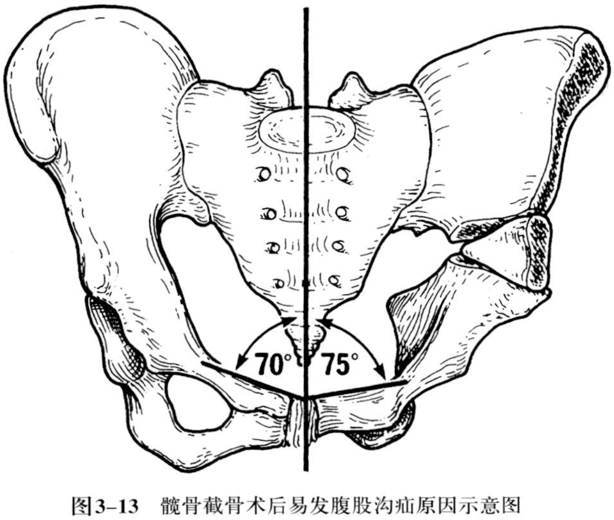

真正的钝性损伤腹壁疝既可能在低能量的冲击下(例如摔倒),也可能在高能量的(例如摩托车事故)冲击伤害下发生。虽然会早期使用CT检查,但患者如何受伤的具体经过仍极度重要,在应对这样的患者时持高度的怀疑态度是有必要的。高能量的外伤病例如果伴随腹内损伤的话可能需要采取紧急腹部手术进行治疗,而对于低能量冲击的损

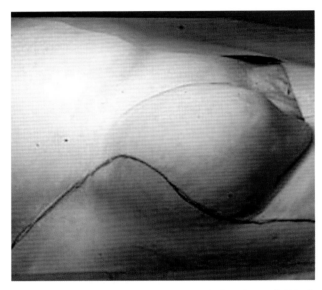

图3-14　一例外侧股疝肿块下坠至腹股沟韧带下方股血管外侧大腿根部

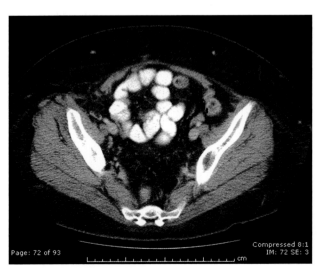

图3-15　一例曾行髂骨前段移植的手术部位并发的腹股沟疝,疝内容物为嵌顿的网膜

图3-13　髋骨截骨术后易发腹股沟疝原因示意图

伤,局部伤口修整、清创术、及时修复可能已经足够。在对 1 549 份来自一级外伤中心的 CT 检查报告研究后发现,腹壁损伤的严重性是根据其所记录的腹壁破裂的层数来评定的[130]。总体上有 9% 病例出现腹壁损伤,其中存在继发性疝(但并不一定是腹股沟疝)的预计为 16%。后继的 CT 复查很可能决定了针对这些创伤的修复手术是"早期的"还是"晚期的"。至今,对于这些疝的后期修补手术或许应该使用腹膜前的手术方法进行,以便最好地保留其解剖结构。

用力与腹股沟疝

在没有类似后天性结缔组织疾病或先天性腹壁异常这样的筋膜异常及(或)肌肉异常疾病时,并没有确凿的证据表明剧烈的用力或剧烈的运动会导致腹股沟疝。事实上,腹股沟疝(相比较于滑动性食管裂孔疝)在举重者中是少见的[131]。然而,在一个涵盖 129 例病例、145 例腹股沟疝的关于腹股沟疝与"一次剧烈用力事件"的研究中,有 7% 的疝可主观因素上归因于一次剧烈的肌肉劳损[132]。确实,这些学者为协助患者评估与工作相关的索赔提供了指导方针,其具体建议如下:

• 患者须就肌劳损事件提交正式报告。

• 在肌肉受损当下,患者腹股沟部位遭受了剧烈疼痛。

• 确诊为疝的时间最好在事故发生的 3 日以内(毋庸置疑须在 30 日内)。

• 患者应不存在腹股沟疝病史。

有趣的是,最近的一个结构式邮寄问卷调查的相似研究表明,有相近比例的患者可将疝归因于一次单一事件[133],但同时有另外一个报道对于在这次事件后疝的发生率提出质疑[134]。

就目前而言,基因因素、结构因素、环境因素(吸烟与重体力劳动)对于每一个病例的相对重要性并不能得到很好的解释。但体力劳动或劳损从来不是,或者说在极少情况下是引发腹股沟疝的唯一原因;但它可能会使一个之前没有临床表现的潜在的疝患者得以显现。

近期的研究表明,长期重体力劳动和肌肉劳损与腹股沟疝形成有相关性(但并非因果性)。最近欧洲的研究强调了这些环境因素对于疝形成的重要性,而非先天性缺陷[135, 136]。在人类以及许多四足哺乳动物身上,弓状线以下腹直肌后鞘缺如,在腹股沟有"无效的"腹横筋膜。在直立站位下,重力和压力放大了这一进化结构缺陷的阻碍性弱点[137]。对于腹股沟疝病因的探究同样有预防性作用;吸烟对于男性是致病因素,但恐怕对于女性而言就不一定了[138]。

从法医学来说,情况仍然有些困惑——在工作中的一起事故或者严重的肌肉劳损普遍被理解为引发疝的病因,而在英国法庭上受伤害通常会得到赔偿。我们目前对于腹股沟疝致病因素的理解对许多案件的判决推理提出了质疑。对于一个在其工作场合发生事故并继而诱发疝的工人实施赔偿的法理依据是雇主犯下了侵权案或者雇主违反了合同条约。损害赔偿金的授予是为了弥补所受的痛楚与苦难、生活情趣的丧失(通常为性生活)、经济损失、医疗费用,以及后继谋生能力的丧失等损失。但对于事先存在的功能障碍、腹膜鞘突未闭或转移性肺气肿等情况,则会抵消这些"损失"。这与自然科学的观察毫无关系,但这无疑是司法部门的一项任务[139]。尽管如此,在起草一份法医报告时,医师及其他医疗专家必须小心谨慎地检查当时的医疗记录来支持这项索赔。如果没有足够的证据支撑索赔诉求,他们有义务让法院废止原告的索赔以及相关诉讼请求[134, 140]。最后,与工作相关的疝带来的风险导致许多患者就职前体检中查出的疝寻求手术治疗(尤其在美国)。这些疝即使只出现很少的体征也必须被修复,因为它无论对雇主还是医师都存在法律和医疗层面的风险。

结　论

原发性腹股沟疝的发病率在不同的社区各不相同。精确的成年男性的发病率也很难预测,但 16% 的成年男性会经历手术治疗。在非洲人群中,他们的男性骨盆相对于欧洲男性而言较窄,腹股沟疝发病率相对较高。值得一提的是,即使在非洲各个部落之间,疝发病率也有相当大的差异。

遗传与后天因素很明显相互作用引发了疝。然而,我们必须得出的结论是:腹横筋膜无法承受直立站位下的压力与拉力是形成腹股沟疝的决定性因素。一个预先形成的、先天的腹膜鞘突或囊状凸起是形成儿童腹股沟斜疝以及成人斜疝疝囊的一个重要先决条件。

结缔组织存在缺陷与不平衡在患腹股沟疝的成年男性中得到证实,而这与吸烟也存在直接的因果关系。持久的重体力劳动同样也与疝形成相关。

◇ 参 ◇ 考 ◇ 文 ◇ 献 ◇

[1] Rutkow IM. Epidemiologic, economic, and sociologic aspects of hernia surgery in the United States in the 1990s. Surg Clin North Am. 1998; 78: 941–951.

[2] Bay-Nielsen M, Kehlet H. Establishment of a national Danish Hernia data-base: preliminary report. Hernia. 1999; 3: 81–83.

[3] Royal College of General Practitioners, OPCS 1981–1982. Morbidity statistics from general practice. Third National Study, London: HMSO; 1986.

[4] Bay-Nielsen M, Kehlet H, Strand L, Malmstrom J, Andersen FH, Wara P, et al. Prospective nationwide quality assessment of 26, 304 herniorrhaphies in Denmark. Lancet. 2001; 358: 1124–1128.

[5] Primatesta P, Goldacre MJ. Inguinal hernia repair: incidence of elective and emergency surgery, readmission and mortality. Int J Epidemiol. 1996; 25: 835–839.

[6] Williams BT, Nicholl JP, Thomas KJ, Knowlenden J. Differences in duration of stay for surgery in the NHS and private hospitals in England and Wales. Br Med J. 1985; 290: 978–980.

[7] Cheek C, Black NA, Devlin HB, Kingsnorth AN, Taylor RS, Watkins D. Systematic review on groin hernia surgery. Ann R Coll Surg Engl. 1998; 80 Suppl 1: S1–80.

[8] Law NW, Trapnell JE. Does a truss benefit a patient with inguinal hernia. Br Med J. 1992; 304: 1092.

[9] Williams M, Frankel S, Nanchalal K, Coast J, Donovan J. Hernia repair: epidemiologically based needs assessment. Bristol: Health Care Evaluation Unit, University of Bristol Print Services; 1992.

[10] Andrews NJ. Presentation and outcome of strangulated external hernia in a district general hospital. Br J Surg. 1981; 68: 329–332.

[11] Coulter A, McPherson K. Socioeconomic variations in the use of common surgical operations. Br Med J. 1985; 291: 183–187.

[12] Barwell NJ, Schumpelick V, Wantz GE, editors. Inguinal hernia repair. Basel: Karger; 1995.

[13] Nilsson F, Anderberg B, Bragmark M, Eriksson T, Fordell R, Happaniemi S, et al. Hernia surgery in a defined population: improvements possible in outcome and cost-effectiveness. Amb Surg. 1993; 1: 150–153.

[14] Schumpelick V, Treutner KH, Arit G. Inguinal hernia repair in adults. Lancet. 1994; 344: 375–379.

[15] Hair A, Duffy K, McLean J, Taylor S, Smith H, Walker A, et al. Groin hernia repair in Scotland. Br J Surg. 2000; 87: 1722–1726.

[16] Schoots IG, van Dijkman D, Butzelaar RMJM, van Geldere D, Simons MP. Inguinal hernia repair in the Amsterdam region 1994–1996. Hernia. 2001; 5: 37–40.

[17] Penttinen R, Grunroos JM. Mesh repair of common abdominal hernias: a review on experimental and clinical studies. Hernia. 2008; 12: 337–344.

[18] Rutkow IM, Robbins AW. Demographic, classificatory, and socioeconomic aspects of hernia repair in the United States. Surg Clin North Am. 1993; 73: 413–426.

[19] Seymour DG, Garthwaite PH. Age deprivation and rates of inguinal hernia surgery in men. Age Aging. 1999; 28: 485–490.

[20] Sanders DL, Porter CS, Mitchell KC, Kingsnorth AN. A prospective cohort study comparing the African and European hernia. Hernia. 2008; 12: 527–529.

[21] Milamed DR, Hedley–White J. Contributions of the surgical sciences to a reduction of the mortality rate in the United States for the period 1968 to 1988. Ann Surg. 1994; 219: 94–102.

[22] London JA, Utter GH, Sena MJ, Chen SL, Romano PS. Lack of insurance is associated with increased risk for hernia complications. Ann Surg. 2009; 250: 331–337.

[23] Keith A. On the origin and nature of hernia. Br J Surg. 1924; 11: 455–475.

[24] Zimmerman LM, Anson BJ. Anatomy and surgery of hernia. 2nd ed. Baltimore: Williams & Wilkins; 1967. p. 216–227.

[25] Iles JDH. Specialisation in elective herniorrhaphy. Lancet. 1965; 1: 751–755.

[26] Harvald B. Genetic epidemiology of Greenland. Clin Genet. 1989; 36: 364–367.

[27] Belcher DW, Nyame DK, Wurapa FJ. The prevalence of inguinal hernia in adult Ghanaian males. Trop Geogr Med. 1978; 30: 39–43.

[28] Abramson JH, Gofin J, Hoppe C, Makler A. The epidemiology of inguinal hernia. A survey in western Jerusalem. J Epidemiol Community Health. 1978; 32: 59–67.

[29] National Centre For Health Statistics. Health interview responses compared with medical records, Health Statistics from the US. National Health Survey Series D. Washington DC: US Dept of Health, Education and Welfare; 1961.

[30] Maingot R. Abdominal operations. 4th ed. New York: Appleton; 1961. p. 939.

[31] Glassow F. Femoral hernia in men. Am J Surg. 1971; 121: 637–640.

[32] Quill DS, Devlin HB, Plant JA, Denham KR, McNay RA, Morris D. Surgical operation rates: a twelve year experience in Stocktonon–Tees. Ann R Coll Surg Engl. 1983; 65: 248–253.

[33] Suppiah A, Gatt M, Barandiaran J, Heng MS, Perry EP. Outcomes of emergency and elective femoral hernia surgery in four district general hospitals: a 4–year study. Hernia. 2007; 11: 509–512.

[34] Dahistrand U, Wollert S, Nordin P, Sandblom G, Gunnarsson U. Emergency femoral hernia repair: a study based on a national register. Ann Surg. 2009; 249: 672–676.

[35] Ashley GT. Hernia in East Africa — an anatomical analysis of 700 cases. East Afr Med J. 1954; 31: 315–319.

[36] Badoe EA. External hernia in Accra–some epidemiological aspects. Afr J Med Sci. 1973; 4: 51–58.

[37] Kreymer M. Inguinal hernien bei centralafrikan–ern. Munchen Med Wochenschr. 1968; 110: 1750–1755.

[38] Onukak EE, Grundy DJ, Lawrie JH. Hernia in Northern Nigeria. J R Coll Surg Edinb. 1983; 28: 147–150.

[39] Yordanov YS, Stroyanov SK. The incidence of hernia on the Island of Pemba. East Afr Med J. 1969; 46: 687–691.

[40] Hunter J. Palmer's edition of Hunter's works. London; 1837. vol. iv, p. 1.

[41] Cloquet J. Recherches anatomiques sur les hernies de l'abdomen. Thesis, Paris, 1817, 133: 129.

[42] Hughson W. The persistent or preformed sac in relation to oblique inguinal hernia. Surg Gynecol Obstet. 1925; 41: 610–614.

[43] Grover VK, Nur AMA, Usha R, Farag TI, Sabry MA. Indirect inguinal hernia among Bedouins. J Med Genet. 1996; 33: 887.

[44] Ando H, Kaneko K, Ito F, Seo T, Ito T. Anatomy of the round ligament in female infants and children with an inguinal hernia. Br J Surg. 1997; 84: 404–405.

[45] Ron O, Eaton S, Pierro A. Systematic review of the risk of developing a metachronous contralateral inguinal hernia in children. Br J Surg. 2007; 94: 804–811.

[46] Zamakhshardy M, Ein A, Ein SH, Wales PW. Predictors of metachronous inguinal hernias in children. Pediatr Surg Int. 2009; 25: 69–71.

[47] Chan MK, Baillod RA, Tanner RA, et al. Abdominal hernias in patients receiving continuous ambulatory peritoneal dialysis. Br Med J. 1981; 283: 826.

[48] Engeset J, Youngson GG. Ambulatory peritoneal dialysis and hernial complications. Surg Clin North Am. 1984; 64: 385–392.

[49] Schurgers ML, Boelaert JRO, Daneels RF, Robbens EJ, Vandelanotte MM. Genital oedema in patients treated by continuous ambulatory peritoneal dialysis: an unusual presentation of inguinal hernia. Br Med J. 1983; 388: 358–359.

[50] Cooper JL, Nicholls AJ, Simms IM. Genital oedema in patients treated by continuous ambulatory peritoneal dialysis: an unusual presentation of inguinal hernia. Br Med J. 1983; 286: 1923–1924.

[51] Sherlock DJ, Smith S. Complications resulting from a patent processus vaginalis in two patients on continuous ambulatory peritoneal dialysis. Br J Surg. 1984; 71: 477.

[52] Russell H. The saccular theory of hernia and the radical operation. Lancet. 1906; 3: 1197–1203.

[53] Van Wessem KJ, Simons MP, Plaisier PW, Lange JF. The aetiology of indirect inguinal hernias: congenital and/or acquired? Hernia. 2003; 7: 76–79.

[54] Van Veen RN, van Wessem KJ, Halm JA, Simons MP, Plaisier PW, Jeekel J, et al. Patent processus vaginalis in the adult as a risk factor for the occurrence of indirect inguinal hernia. Surg Endosc. 2007; 21: 202–205.

[55] Edwards H. Discussion on hernia. Proc R Soc Med. 1943; 36: 186–189.

[56] Read RC. Attenuation of the rectus sheath in inguinal herniation. Am J Surg. 1970; 120: 610–614.

[57] McVay CB. The normal and pathologic anatomy of the transversus abdominis muscle in inguinal and femoral hernia. Surg Clin North Am. 1971; 51: 1251–1261.

[58] McVay CB. The anatomic basis for inguinal and femoral hernioplasty. Surg Gynecol Obstet. 1974; 139: 931–945.

[59] Dutta CR, Katzarski M. The anatomical basis for the inguinal hernia in Ghana. Ghana Med J. 1969; 8: 185–186.

[60] Zinanovic S. The anatomical basis for the high frequency of inguinal and femoral hernia in Uganda. East Afr Med J. 1968; 45: 41–46.

[61] Peacock EE, Madden JW. Studies on the biology and treatment of recurrent inguinal hernia: 11 Morphological changes. Ann Surg. 1974; 179: 567–571.

[62] Lichtenstein IL, Shore JM. Exploding the myths of hernia repair. Am J Surg. 1976; 132: 307–315.

[63] Wagh PV, Read RC. Defective collagen synthesis in inguinal herniation. Am J Surg. 1972; 124: 819–822.

[64] Wagh PV, Leverich AP, Read RC, Sun CN, White JH. Direct inguinal herniation in man: a disease of collagen. J Surg Res. 1974; 17: 425–433.

[65] White HJ, Sun CN, Read RC. Inguinal hernia: a true collagen disease. Lab Invest. 1977; 36: 359.

[66] Allegra SR, Broderick PA. Desmoid fibroblastoma. Intracytoplasmic collagen synthesis in a peculiar fibroblastic tumour: light and ultrastructural study of a case. Hum Pathol. 1973; 4: 419–429.

[67] Cannon DJ, Read RC. Metastatic emphysema. A mechanism for acquiring inguinal herniation. Ann Surg. 1981; 194: 270–276.

[68] Levene CL, Ockleford CD, Harber CL. Scurvy: a comparison between ultrastructural and biochemical changes observed in cultural fibroblasts and the collagen they synthesize. Virchows Arch B Cell Pathol. 1977; 23: 325–338.

[69] Pans A, Pierard GE, Albert A. Adult groin hernias: new insight into their biomechanical characteristics. Eur J Clin Invest. 1997; 27: 863–868.

[70] Berliner SD. An approach to groin hernia. Surg Clin North Am. 1984; 64: 197–213.

[71] Friedman DW, Boyd CD, Norton P, Greco RS, Boyarsky AH, Mackenzie JW, et al. Increases in Type III collagen gene expression and protein expression in patients with inguinal hernias. Ann Surg. 1993; 218: 754–760.

[72] Casanova AB, Trindade EN, Trindade MRM. Collagen in the transversalis fascia of patients with indirect inguinal hernia: a case-control study. Am J Surg. 2009; 198: 1–5.

[73] Laurell CB, Ericksson S. The electrophoretic alpha-1-globulin pattern of serum alpha-1-anti trypsin deficiency. Scand J Clin Lab Invest. 1963; 15: 132–140.

[74] Bellon JM, Bajo A, Ga-Honduvilla N, Gimeno MJ, Pascual G, Guerrero A, et al. Fibroblasts from the transversalis fascia of young patients with direct inguinal hernias show constitutive MMP-2 overexpression. Ann Surg. 2001; 233: 287–291.

[75] Zheng H, Si Z, Kasperk R, Bhardwaj RS, Schumpelick V, Klinge U, et al. Recurrent inguinal hernia: disease of the collagen matrix? World J Surg. 2002; 26: 401–408.

[76] Pascual G, Corrales C, Gomez-Gil V, Bujan J, Bellon JM. TGF-beta1 overexpression in the transversalis fascia of patients with direct inguinal hernia. Eur J Clin Invest. 2007; 37: 516–521.

[77] Lehnert B, Wadouh F. High coincidence of inguinal hernias and abdominal aortic aneurysms. Ann Vasc Surg. 1992; 6: 134–137.

[78] Adye B, Luna G. Incidence of abdominal wall hernia in aortic surgery. Am J Surg. 1998; 175: 400–402.

[79] Cannon DJ, Casteel L, Read RC. Abdominal aortic aneurysm, Leriche's syndrome, inguinal herniation and smoking. Arch Surg. 1984; 119: 387–389.

[80] Liapis CD, Dimitroulis DA, Kakisis JD, Nikolaou AN, Skandalakis P, Daskalopoulos M, et al. Incidence of incisional hernias in patients operated on for aneurysm or occlusive disease. Am Surg. 2004; 70: 550–552.

[81] Takagi H, Sugimoto M, Kato T, Matsuno Y, Umemoto T. Postoperative incision hernia in patients with abdominal aortic aneurysm and aortoiliac occlusive disease: a systematic

review. Eur J Vasc Endovasc Surg. 2007; 33: 177−181.

[82] Musella M, Milone F, Chello M, Angelini P, Jovino R. Magnetic resonance imaging and abdominal wall hernias in aortic surgery. J Am Coll Surg. 2001; 1993: 392−395.

[83] Pleumeekers HJ, De Gruijl A, Hofman A, Van Beek AJ, Hoes AW. Prevalence of aortic aneurysm in men with a history of inguinal hernia. Br J Surg. 1999; 86: 1155−1158.

[84] Anderson O, Shiralkar S. Prevalence of abdominal aortic aneurysms in over 65-year-old men with inguinal hernias. Ann R Coll Surg Engl. 2008; 90: 386−388.

[85] Read RC. Metabolic factors contributing to herniation: a review. Hernia. 1998; 2: 51−55.

[86] Klinge U, Zheng H, Si ZY, Bhardwaj R, Klosterhalfen B, Schumpelick V. Altered collagen synthesis in fascia transversalis of patients with inguinal hernia. Hernia. 1999; 4: 181−187.

[87] Hunt DM. Primary defect in copper transport underlies mottled mutant in mouse. Nature. 1974; 249: 852−854.

[88] Tilson MD, Davis G. Deficiencies of copper and a compound with iron exchange characteristics of pyridinoline in skin from patients with abdominal aortic aneurysms. Surgery. 1983; 94: 134−141.

[89] Bendavid R. The unified theory of hernia formation. Hernia. 2004; 8: 171−176.

[90] Klinge U, Binnebosel M, Mertens PR. Are collagens the culprits in the development of incisional and inguinal hernia disease? Hernia. 2006; 10: 472−477.

[91] Franz MG. The biology of hernia formation. Surg Clin North Am. 2008; 88: 1−15.

[92] Hiles M, Record Ritchie RD, Altizer AM. Are biologic grafts effective for hernia repair: a systematic review of the literature. Surg Innov. 2009; 16: 26−37.

[93] Beighton P, De Paepe A, Steinmann B, Tsipouras P, Wenstrup RJ. Ehlers-Danlos syndromes; revised nosology. Am J Med Genet. 1998; 77: 31−37.

[94] Barnett C, Langer JC, Hinek A, Bradley TJ, Chitayat D. Looking past the lump: genetic aspects of inguinal hernia in children. J Pediatr Surg. 2009; 44: 1423−1431.

[95] West LS. Two pedigrees showing inherited predisposition to hernia. J Hered. 1936; 27: 449−455.

[96] Smith MP, Sparkes RS. Familial inguinal hernia. Surgery. 1965; 57: 807−812.

[97] Morris-Stiff G, Coles G, Moore R, Jurewicz A, Lord R. Abdominal wall hernia in autosomal dominant polycystic kidney disease. Br J Surg. 1997; 84: 615−617.

[98] Weimer BR. Congenital inheritance of inguinal hernia. J Hered. 1949; 40: 219−220.

[99] Montagu AMF. A case of familial inheritance of oblique inguinal hernia. J Hered. 1942; 33: 355−356.

[100] Czeizel A, Gardonyi J. A family study of congenital inguinal hernia. Am J Med Genet. 1979; 4: 247−254.

[101] Savatguchi S, Matsunaga E, Honna T. A genetic study on indirect inguinal hernia. Jpn J Hum Genet. 1975; 20: 187−195.

[102] Gong Y, Shao C, Sun Q, et al. Genetic study of indirect inguinal hernia. J Med Genet. 1994; 31: 187−192.

[103] Jones ME, Swerdlow AJ, Griffith M, Goldacre MJ. Risk of congenital inguinal hernia in siblings: a record linkage study. Paediatr Perinat Epidemiol. 1998; 12: 288−296.

[104] Lau H, Fang C, Yuen WK, Patil NG. Risk factors for inguinal hernia in adult males: a case−control study. Surgery. 2007; 141: 262−266.

[105] Grindflek E, Moe M, Taubert H, Simianer H, Lien S, Moen T. Genome-wide linkage analysis of inguinal hernia in pigs using affected sib pairs. BMC Genet. 2006; 7: 25.

[106] Kasson MA, Munoz E, Laughlin A, Margolis IB, Wise L. Value of routine pathology in herniorrhaphy performed

upon adults. Surg Gynecol Obstet. 1986; 163: 518−522.

[107] Tanyel FC, Dagdeviren A, Muftuoglu S, Gursoy MH, Yuruker S, Buyukpamukcu N. Inguinal hernia revisited through comparative evaluation of peritoneum, processus vaginalis and sacs obtained from children with hernia, hydrocele, and undescended. J Paediatr Surg. 1999; 34: 552−555.

[108] Rosai J, Dehner LP. Nodular mesothelial hyperplasia in hernia sacs. A benign reactive condition simulating a neoplastic process. Cancer. 1975; 35: 165−175.

[109] Leonetti JP, Aranha GV, Wilkinson WA, Stanley M, Greenlee HB. Umbilical herniorrhaphy in cirrhotic patients. Arch Surg. 1984; 119: 442−445.

[110] Carbonell AM, Wolfe LG, DeMaria EJ. Poor outcomes in cirrhosis-associated hernia repair: a nationwide cohort study of 32, 033 patients. Hernia. 2005; 9: 353−357.

[111] Gray SH, Vick CC, Graham LA, Finan KR, Neumayer LA, Hawn MT. Umbilical herniorrhaphy in cirrhosis: improved outcomes with elective repair. J Gastrointest Surg. 2008; 12: 675−681.

[112] Patti R, Almasio PL, Buscemi S, Fama F, Craxi A, Di Vita G. Inguinal hernioplasty improves the quality of life in patients with cirrhosis. Am J Surg. 2008; 196: 373−378.

[113] Ammar SA. Management of complicated umbilical hernias in cirrhotic patients using permanent mesh: a randomized trial. Hernia. 2010; 14: 35−38.

[114] Cronin K, Ellis H. Pus collections in hernial sacs. Br J Surg. 1959; 46: 364−367.

[115] Thomas WEG, Vowles KDL, Williamson RCN. Appendicitis in external herniae. Ann R Coll Surg Engl. 1982; 64: 121−122.

[116] Greenberg J, Arnell TD. Diverticular disease presenting as an incarcerated inguinal hernia. Am Surg. 2005; 71: 208−209.

[117] Bunting D, Harshen R, Ravichandra M, Ridings P. Unusual diagnoses presenting as incarcerated inguinal hernia: a case report and review of the literature. Int J Clin Pract. 2006; 60: 1681−1682.

[118] Hoguet JP. Right inguinal hernia following appendectomy. Ann Surg. 1911; 54: 673−676.

[119] Arnbjornsson E. Development of right inguinal hernia after appendectomy. Am J Surg. 1982; 143: 174−175.

[120] Gue S. Development of right inguinal hernia following appendectomy. Br J Surg. 1972; 59: 352−353.

[121] Arnbjornsson E. A neuromuscular basis for the development of right inguinal hernia after appendicectomy. Am J Surg. 1982; 143: 367−369.

[122] Gilsdorf JR, Friedman RH, Shapiro P. Electromyographic evaluation of the inguinal region in patients with hernia of the groin. Surg Gynecol Obstet. 1988; 167: 466−468.

[123] Leech P, Waddell G, Main RG. The incidence of right inguinal hernia following appendicectomy. Br J Surg. 1972; 59: 623.

[124] Jorgensen LN, Wille-Jorgensen P. Open or laparoscopic appendicectomy? Colorectal Dis. 2009; 11: 795−796.

[125] Clain A. Traumatic hernia. Br J Surg. 1964; 51: 549−550.

[126] Ryan EA. Hernias related to pelvic fractures. Surg Gynecol Obstet. 1971; 133: 440−446.

[127] Narath A. Ueber eine Eigenartige Form von Hernia Cruralis (prevascularis) in Anschlusse an die umblitige Behandlung angeborener Huftgelenskverrenkung. Arch Klin Chir. 1899; 59: 396−424.

[128] Salter RB. Innominate osteotomy in the treatment of dislocation and subluxation of the hip. J Bone Joint Surg. 1961; 43−B: 518−539.

[129] Castelein RM, Saunter AJM. Lumbar hernia in an iliac bone graft defect. Acta Orthop Scand. 1985; 56: 273−274.

[130] Dennis RW, Marshall A, Deshmukh H, Bender JS, Kulvatunyou N, Lees JS, et al. Abdominal wall injuries occurring after blunt trauma: incidence and grading system. Am J Surg. 2009; 197: 413-417.

[131] Davis PR. The causation of herniae by weight lifting. Lancet. 1969; ii: 155-157.

[132] Smith GD, Crosby DL, Lewis PA. Inguinal hernia and a single strenuous event. Ann R Coll Surg Engl. 1996; 78: 367-368.

[133] Sanjay P, Woodward A. Single strenuous event: does it predispose to inguinal herniation? Hernia. 2007; 11: 493-496.

[134] Pathak S, Poston GJ. It is unlikely that the development of an abdominal wall hernia can be attributable to a single strenuous event. Ann R Coll Surg Engl. 2006; 88: 168-171.

[135] Carbonell JF, Sanchez JLA, Peris RT, Ivorra JC, Delbano MJP, Sanchez C, et al. Risk factors associated with inguinal hernias: a case control study. Eur J Surg. 1993; 159: 481-486.

[136] Flich J, Alfonso JL, Delgrado F, Prado MJ, Cortina P. Inguinal hernias and certain risk factors. Eur J Epidemiol. 1992; 8: 277-282.

[137] McArdle G. Is inguinal hernia a defect in human evolution and would this insight improve concepts for methods of surgical repair. Clin Anat. 1997; 10: 47-55.

[138] Liem MS, van der Graaf Y, Zwart RC, Geurts I, van Vroonhoven TJ. Risk factors for inguinal hernia in women: a case-control study. The Coala Trial Group. Am J Epidemiol. 1997; 146: 721-726.

[139] Kemp DA (ed) Kemp and Kemp. The quantum of damages. Revised edn, vol. 1. London: Sweet & Maxwell; 1975.

[140] Hendry PO, Paterson-Brown S, de Beaux A. Work related aspects of inguinal hernia: a literature review. Surgeon. 2008; 6: 361-365.

第4章
日间手术流程管理
Logistics

Giampiero Campanelli,Marta Cavalli,Valentina Bertocchi,and Cristina Sfeclan

张吉发　姚国相　朱光辉　译

引 言

在过去的25年间,许多国家的门诊手术率一直在稳步升高。腹股沟疝修补术作为门诊手术被普遍接受。

门诊手术是指手术或诊断干预措施在门诊完成,患者不需住院,而在传统情况下是需要住院的。大致上,门诊手术的开展除了需要有和住院一样复杂的手术设施外,还要有严格的术前选择和术后几小时观察。描述门诊手术的术语包括:门诊手术、大型门诊手术、日间手术(day surgery)、门诊麻醉手术。现代的日间手术已不仅仅是简单的缩短住院时间,或是一种架构模型。相反,它是一个涉及医疗体制、组织管理、医学、经济学与质量等多方面复杂的综合性理念[1]。

日间手术可以在下述场所进行:

• 医院内独立科室:在医院内拥有自己独立运行的科室,有手术室、相关科室和工作人员。

• 医院外独立科室:在医院外拥有自己独立运行的科室,有手术室、相关科室和工作人员,与有能力处理急诊手术及并发症的医院签有合作协议。

• 日间手术病区:医院内多学科联合或单一学科的综合病房,与其他部门按照传统流程共享手术室。

• 日间手术病床:一个普通病区内用于日间手术的床位,与其他部门按照传统流程共享手术室[2]。

对择期手术而言,日间手术要比住院手术更规范,它应被视为是一种首选的治疗,而不再是一个备选方案[3]。

然而,并不是所有的患者都能接受日间手术治疗,因为并非手术是门诊性质的而是患者是门诊性质的。患者的筛选至关重要,此外还要考虑社会、医学(人群发病率)和手术标准等因素。

日间手术必须由具有丰富的传统住院手术经验的高素质专业人员来完成,以减少并发症率和(或)非计划再次入院次数,并实现更高的效率。

日间手术的手术原则与常规手术相同,例如,避免不必要的组织牵拉或组织张力、确切地止血和选择微创操作,这对于促进术后平稳康复和减少非计划再次入院的次数都是非常重要的[4]。

日间手术的优点

在一个独立的日间病区,日间手术患者是关注的焦点,并能获得比住院患者、更严重疾病患者更加个性化的护理[5]。

日间手术避免了长时间留院可能出现的问题,如院内感染[6,7],或常规药物治疗的改变(如糖尿病住院患者往往不需要从口服药物治疗转变为注射胰岛素治疗,避免医务人员可能造成的患者漏服、延迟或重复用药)[8]。

日间手术的并发症率并没有超过住院手术。再次入院率[9,10]、家庭医生和社区医生的接触次数[11]也都不多于进行同样手术的住院患者。日间手术患者的术后疼痛轻微，因为早期活动，发生血栓栓塞的风险降低[12]，并且减轻了患者的紧张情绪，因此术后满意度很高[13]。

由于在术前日间手术取消的概率很小，因此医院可以更有效地管理、更精细化地调度和更有效地利用医务人员和设备[14]。

与住院手术相比，由于减少了住院时间，省略了夜间和周末医务人员值班，去除了治疗中的住院环节，因此可以更集中有效地利用设施和人力资源，使得日间手术具有良好的经济效益[15]。

疝修补术

早在1955年，就有文献报道开展腹股沟疝修补日间手术的优势[16]，如今也在几个回顾性[17-21]和随机性研究[22-26]中得到证实。

欧洲疝协会(EHS)在腹股沟疝修补术治疗指南中指出日间手术是安全、有效、价廉[27]的。

在美国一项大型队列研究中发现，腹股沟疝修补住院手术的费用要高于日间手术的56%[28]。

同样在德国，日间手术也产生较少的费用[29]。

除了这几个随机研究外，有大量的队列研究表明不论是经典的疝修补术，还是无张力疝修补术和内镜手术，患者均可在常规的、区域的或局部麻醉下成功地完成日间手术。丹麦的一项大型研究报道日间手术的再次入院率为0.8%[29,30]。

虽然在局部麻醉下行无张力疝修补术似乎是最合适的日间手术，但是已发表的文献表明其他外科手术和麻醉技术也可以有效地用于日间手术。只有广泛的腹膜前入路开放手术(Stoppa技术)不适宜用于日间手术[27]。

当日间手术还处于初期阶段时，对患者的筛选是非常严格的，仅限于并发症发生概率低的患者(ASA评分Ⅰ～Ⅱ级，年龄限制，手术时间<1 h，无严重肥胖等)。目前，这种严格的筛选越来越少见了，原则上在家中可以得到很好护理的原发性腹股沟疝患者都适合做日间手术[31-33]。

腹股沟疝修补术作为门诊手术的比率，在全球范围内明显增长[32,34]。

日间手术的接受程度在不同的国家有显著差异，这种差异不仅仅取决于患者和外科医师，在很大程度上，也取决于医疗保健的融资体系。在过去的几年(2000～2004年)里，荷兰和西班牙的腹股沟疝手术作为日间手术来完成的比率分别达到35%和33%，这个数字还有增加的空间。瑞典国家统计局资料显示，有75%的腹股沟疝修补术作为日间手术开展[27]。2005年意大利50%的成年人腹股沟疝修补术也在日间手术室进行[35]。

据文献报道，腹壁疝作为日间手术的比率低于腹股沟疝，但也有一些脐疝、上腹部或切口疝手术成功开展的个人经验的报道[36-38]。

流　程

首诊

在诊室的首次体检中，外科医师必要时需做更多的检查(如ECT或CT检查)来进行诊断，并在需要时给出手术指征。在这种情况下，根据社会、医学和手术的标准，医师必须做出有利于患者康复的第一选择(门诊手术、延期康复、短暂观察或普通住院)。

社会标准

为确保患者出院能进入一个安全和可靠的家庭环境，患者需要一个有责任心的、身体健康的成年人来看护，度过手术后的第一个晚上。看护者必须了解日间手术的计划流程、术后护理，并愿意承担为患者提供进一步的看护责任。保持电话畅通很重要，一旦需要可以电话联系，获得紧急救助[39]。

医学标准

对患者的筛选应该建立在整体生理状况基础上，而不是限于一些随意的标准如年龄、体重或ASA评分等。对于任何一个患者而言都不是完全健康的，术前存在的任何状况，包括疾病的稳定性和功能受限等情况，都需要评估。术前要得到最好的处理，如果没有的话，那么就说明患者没有做好充分的准备,不适合做任何择期手术。需要询问的一个实际问题是,通过术前或术后的住院治疗,是否能改善患者的治疗或预后,如果不能改善,应该先对患者进行门诊治疗[39]。

外科手术原则

适合日间手术的病例具有以下特点:

• 术后护理可能是特殊的,但不具有侵入性,时间不长,不会导致意外入院。

• 严重术前和术后失血的风险较低。

• 手术时间 < 90 min。

• 术后疼痛容易控制[4]。

通过开放手术或者腹腔镜技术,大多数原发性腹股沟疝和正常大小的股疝或靠近内环口的小型复发疝(适合用 Gilbert 网塞修补)的修补手术都可以在门诊手术[40]。

巨大的、陈旧的、不可回纳的、原发的或复发的(或多次复发)腹股沟疝或股疝患者可选择至少一次延长康复治疗。

小型上腹壁疝、适合直接修补或用小补片修补的脐疝均能进行日间手术。

所有需要较大补片修补的腹壁缺损患者,必须住院,进行短期或较长时间的治疗。

术前筛查和选择

详细的术前评估是更多了解患者的整体健康状况、纠正异常情况和进行药物治疗的重要步骤。

需要对日间手术患者做一些常规筛选检查,包括血液检验、心电图、胸片检查(是否做胸片检查取决于医院的规定,例如,医院要求年龄 > 65 岁、吸烟或有肺部疾病的患者必须做胸片检查)。安排与外科医师面谈,以获得完整的病史,回答患者的疑问,并与麻醉医师一起签署手术和麻醉知情同意书。提供给患者一本小册子,内容包括在家里的准备、手术和术后护理。

当日见面结束时,外科医师和麻醉医师决定患者是否适合日间手术和给予相应的康复建议。如果不适合,可将患者转为不同类型的住院治疗。

医院有关人员将会通过电话告知患者手术日期。

手术当日

患者在手术当日住进医院,由护士和外科医师接管,并检查术前准备情况(用药、备皮、禁食),如果有必要将做最后的血液检验,正确标记疝的位置。

手术室

按照术前一日手术安排表的顺序,送患者入手术室。手术安排表的内容包括患者的姓名、出生日期、病区和病床号、诊断、外科手术方式、麻醉方式、外科医师团队、有无抗生素或预防血管栓塞药物,以及备注事项。

手术过程中,必须至少分别有一名主治医师、住院医师、麻醉医师、器械护士、巡回护士在工作。

手术后将患者转入麻醉复苏室(PACU)。为了安全起见,转出 PACU 时使用 Aldrete 评分系统进行评估[41]。当患者评分 ≥ 9 分时,可以从 PACU 转入日间病房(表 4-1)。

表 4-1 改良 Aldrete 评分系统

麻醉复苏室 (PACU) 转出标准	分数
活动：能够自主或接受指令运动	
四个肢体	2
两个肢体	1
零肢体	0
呼吸状况	
能够深呼吸和自主咳嗽	
呼吸困难,浅呼吸或限制性呼吸	
呼吸暂停	
循环状况	
血压在麻醉前水平 +/-20 mmHg	2
血压在麻醉前水平 +/-20 ~ 50 mmHg	1
血压在麻醉前水平 +/-50 mmHg	0
意识状况	
完全清醒	2
唤醒	1
无反应	0
血氧饱和度	
室内空气中能维持血氧饱和度 > 92%	2
吸氧后维持血氧饱和度 > 90%	1
吸氧后血氧饱和度 < 90%	0

快速路径是指绕过PACU直接将患者从手术室转运到日间病房的一种临床路径。使用超短效药物、选择合适的患者和消除术后并发症（疼痛、术后恶心和呕吐），使患者在手术室内Aldrete评分达到9分或10分，从而可绕过PACU。全身麻醉术后患者的White评分至少12分（在任何类别中没有得分<1）才能被允许实行快速路径[42,43]（表4-2）。

表4-2　White评分系统

出院标准	分数
意识水平	
清醒并有定向力	2
轻微刺激可唤醒	1
触觉刺激仅有反应	0
体力活动	
能够按指示活动四肢	2
有轻微的四肢活动	1
无法随意移动四肢	0
血流动力学状态	
血压相对平均动脉压基线值<15%	2
血压相对平均动脉压基线值15%～30%	1
血压相对平均动脉压基线值>30%	0
呼吸状态	
能够深呼吸	2
呼吸快，咳嗽良好	1
呼吸困难，咳嗽无力	0
血氧饱和度状态	
室内空气下血氧饱和度>90%	2
需要补充氧气（鼻塞）	1
吸氧后血氧饱和度<90%	0
术后疼痛评估	
无或轻度不适	2
中度至重度疼痛，需第四类止痛药控制	1
持续性剧烈疼痛	0
术后呕吐症状	
无或轻度恶心无呕吐	2
短暂呕吐或干呕	1
持续中度至重度的恶心和呕吐	0
总分	14

出院

患者从日间手术病区（DSU）出院回家需严格遵守确定的标准，以确保患者安全和避免非计划再次

入院。出院评估必须由外科医师和麻醉医师来完成，此原则仅适用于局部或全身麻醉是当日完成的。Chung等[44]设计的麻醉后出院评分系统（PADS）在后来的修改中去掉了液体出入量这个指标[45]，评分≥9分，并有成人陪护的患者适合出院（表4-3）。

表4-3　Chung等的麻醉后出院评分系统（PADS）

麻醉后出院评分系统	分数
生命体征	
生命体征稳定，与年龄和术前基线水平相符合	
血压和脉搏在术前基线水平的20%以内	2
血压和脉搏在术前基线水平的20%～40%	1
血压和脉搏大于术前基线水平的40%	0
活动能力	
患者术前必须能够走动	
步履稳健，无头晕，或与术前符合	2
需要帮扶	1
无法走动	0
恶心和呕吐	
患者出院前仅有轻微的恶心和呕吐	
轻度：口服用药成功治疗	2
中度：肌注用药成功治疗	1
重度：反复治疗后持续恶心和呕吐	0
疼痛	
出院前，患者有轻微疼痛或没有疼痛	
患者疼痛的程度应该是可以接受的	
疼痛能通过口服止痛药控制	
疼痛部位、类型和强度与术后不适的预期一致	
疼痛可接受	2
疼痛不能接受	1
手术出血	
术后出血与预期失血一致	
轻度：不需换药	2
中度：需换药2次	1
重度：需换药3次以上	0

是否排尿不是从日间手术（DS）病区出院的标准。因为有5%～10%的患者在日间手术后推迟出院，但他们并没有尿潴留的风险[46]。

但是疝手术合并肛肠手术、老年、男性、椎管内麻醉等，均是术后尿潴留的危险因素[47]。所以，我

们通常更倾向等到患者自主排尿后才让其出院。

当然，患者必须愿意出院，同时需要一个有责任心和身心健康的成年人陪伴并看护过夜。患者和看护者必须了解术后康复过程和术后护理。

出院时，患者会收到出院小结，包括入院原因、术前检查结果、手术过程、麻醉方式、药物和创口敷贴的指导和复诊检查日期。

随访

遵照出院小结的要求，术后患者来医院进行复诊检查。

通过定期的电话随访，获得手术后长期效果资料。

◇ 参 ◇ 考 ◇ 文 ◇ 献 ◇

[1] Opening Statement of founding members of the International Association for Ambulatory Surgery (IAAS) in 1995.

[2] Modelli organizzativi e sedi di svolgimento. In: Celli G, Campanelli G, Corbellini L, B de Stefano, Fortino A, Francucci M, Mastrobuono I, Torre M. Proposta per l'organizzazione, lo sviluppo e la regolamentazione delle attività chirurgiche a ciclo diurno. Ministero della Sanità, Commissione di studio sulla day-surgery e la chirurgia ambulatoriale istituita con decreto Ministeriale del 12 settembre 2000; 2001. p. 21–23.

[3] NHS Modernisation Agency. The 10 high impact changes for service improvement and delivery. London, UK: Department of Health Publications; 2004.

[4] De Jong D, Rinkel RNPM, Marin J, van Kesteren PJM, Rangel R, Imhof S, Henry Y, Baart JA, de Gast A, Ekkelkamp S, van der Horst CMAM, de la Rosette JJMCH, Laguna Pes MP. Day surgery procedures. In: Lemos P, Jarrett P, Philip B, editors. Day surgery: development and practice. London: First International Edition; 2006. p. 91–92.

[5] Davis JE. The major ambulatory surgical center and how it is developed. Surg Clin North Am. 1987; 67: 671–692.

[6] Baxter B. Day case surgery. In: Clarke P, Jones J, editors. Brigden's operating department practice. Edinburgh: Scotland. Churchill Livingstone; 1998. p. 24–31.

[7] Cole BOI, Hislop WS. A grading system in day surgery: effective utilisation of theatre time. J R Coll Surg Edinb. 1998; 43: 87–88.

[8] Sorabjee JS. Day care surgery — the physicians viewpoint. Bombay Hosp J. 2003; 45: 2.

[9] Handerson J, Goldacre MJ, Griffith M, et al. Day case surgery: geographical variation, trends and readmission rates. J Epidemiol Community Health. 1989; 43: 302–305.

[10] Cahill CJ, Tillin T, Jarrtt PEM. Wide variations in day case practice and outcomes in Southern England — a comparative audit in 15 hospitals. In: Abstracts of the 1st International Congress on AmbulatorySurgery. Brussels, Belgium; 1995.

[11] Lewis C, Bryson J. Does day case surgery generate extra workload for primary and community health service staff? Ann Roy Coll Surg Engl. 1998; 80: 200.

[12] Australian Day Surgery Council. Day surgery in Australia. Revised, edition. Melbourne, Australia: Royal Australasian College of Surgeons; 2004. First published; 1981.

[13] Commission A. Measuring quality: the patients view of day surgery. London, UK: HMSO; 1991.

[14] Department of Health. Day surgery: operational guide. Waiting, booking and choice. London, UK: Department of Health Publications; 2002.

[15] Jarrett PEM, Staniszewski A. The development of ambulatory surgery and future challenges. In: Lemos P, Jarrett P, Philip B, editors. Day surgery: development and practice. London: First International Edition; 2006. p. 24–26.

[16] Farquharson EL. Early ambulation; with special reference to herniorrhaphy as an outpatient procedure. Lancet. 1955; 269: 517–519.

[17] Goulbourne IA, Ruckley CV. Operations for hernia and varicose veins in a day-bed unit. Br Med J. 1979; 2: 712, 714.

[18] Michelsen M, Walter F. Comparison of outpatient and inpatient operations for inguinal hernia (1971 to 1978). Zentralbl Chir. 1982; 107: 94–102.

[19] Dhumale R, Tisdale J, Banwell N. Over a thousand ambulatory hernia repairs in a primary care setting. Ann R Coll Surg Engl. 2010; 92: 127–130.

[20] Acevedo A. León J Ambulatory hernia surgery under local anesthesia is feasible and safe in obese patients. Hernia. 2010; 14(1): 57–62.

[21] Kurzer M, Kark A, Hussain ST. Day-case inguinal hernia repair in the elderly: a surgical priority. Hernia. 2009; 13(2): 131–6. Epub 2008 Nov 26.

[22] Pineault R, Contandriopoulos AP, Valois M, Bastian ML, Lance JM. Randomized clinical trial of one-day surgery. Patient satisfaction, clinical outcomes, and costs. Med Care. 1985; 23(2): 171–182.

[23] Prescott RJ, Cutherbertson C, Fenwick N, Garraway WM, Ruckley CV. Economic aspect of day care after operations for hernia or varicose vein. J Epidemiol Community Health. 1978; 32: 222–225.

[24] Ruckley CV, Cuthbertson C, Fenwick N, Prescott RJ, Garraway WM. Day care after operations for hernia or varicose veins: a controlled trial. Br J Surg. 1978; 65: 456–459.

[25] Ramyl VM, Ognonna BC, Iya D. Patient acceptance of outpatient treatment for inguinal hernia in Jos, Nigeria. Cent Afr J Med. 1999; 45: 244–246.

[26] Ramyil VM, Iya D, Ogbonna BC, Dakum NK. Safety of daycare hernia repair in Jos, Nigeria. East Afr Med J. 2000; 77(6): 326–328.

[27] Simons MP, Aufenacker T, Bay-Nielsen M, Bouillot JL, Campanelli G, Conze J, de Lange D, Fortelny R, Heikkinen T, Kingsnorth A, Kukleta J, Morales Conde S, Nordin P, Schumpelick V, Smedberg S, Smietanski M, Weber G, Miserez M. European Hernia Society guidelines on the treatment of inguinal hernia in adult patients. Hernia. 2009; 13: 343–403.

[28] Mitchell JB, Harrow B. Costs and outcomes of inpatient versus outpatient hernia repair. Health Policy. 1994; 28: 143–152.

[29] Weyhe D, Winnemoller C, Hellwig A, Meurer K, Plugge H, Kasoly K, Laubenthal H, Bauer KH, Uhl W. (Section sign) 115 b SGB V threans outpatient treatment for inguinal hernia. Analysis of outcome and economics. Chirurg. 2006;

77: 844−855.

[30] Engbaek J, Bartholdy J, Hjortsφ NC. Return hospital visits and morbidity within 60 days after day surgery: a retrospective study of 18736 day surgical procedures. Acta Anaesthesiol Scand. 2006; 50: 911−919.

[31] Davies KE, Houghton K, Montgomary JE. Obesity and day-case surgery. Anaesthesia. 2001; 56: 1112−1115.

[32] Jarrett PE. Day care surgery. Eur J Anaesthesiol Suppl. 2001; 23: 32−35.

[33] Prabhu A, Chung F. Anaesthetic strategies towards development in day care surgery. Eur J Anaesthesiol Suppl. 2001; 23: 36−42.

[34] De Lathouwer C, Poullier JP. How much ambulatory surgery in the World in 1996−1997 and trends? Ambul Surg. 2000; 8: 191−210.

[35] Databank of Ministero della Salute, http: //www. sanita. it . Healthcare Department of Italy.

[36] Moreno-Egea A, Cartagena J, Vicente JP, Carrillo A, Aguayo JL. Laparoscopic incisional hernia repair as a day surgery procedure: audit of 127 consecutive cases in a university hospital. Surg Laparosc Endosc Percutan Tech. 2008; 18(3): 267−271.

[37] Donati M, Gandolfo L, Privitera A, Brancato G, Donati A. Day hospital for incisional hernia repair: selection criteria. Acta Chir Belg. 2008; 108(2): 198−202.

[38] Engledow AH, Sengupta N, Akhras F, Tutton M, Warren SJ. Day case laparoscopic incisional hernia repair is feasible, acceptable, and cost effective. Surg Endosc. 2007; 21(1):

84−86. Epub 2006 Nov 16.

[39] Gudimetla V, Smith I. Pre-operative screening and selection of adult day surgery patients. In: Lemos P, Jarrett P, Philip B, editors. Day surgery: development and practice. London: First International Edition; 2006. p. 126.

[40] Campanelli G, Pettinari D, Nicolosi FM, Cavalli M, Avesani EC. Inguinal hernia recurrence: classification and approach. Hernia. 2006; 10(2): 159−161.

[41] Aldrete JA. The post-anesthesia recovery score revisited. J Clin Anesth. 1995; 7: 89−91.

[42] Awad I, Chung F. Discharge criteria and recovery in ambulatory surgery. In: Lemos P, Jarrett P, Philip B, editors. Day surgery: development and practice. London: First International Edition; 2006. p. 242.

[43] White P, Song D. New criteria for fast-tracking after outpatient anesthesia: a comparison with the modified Aldrete's scoring system. Anesth Analg. 1999; 88: 1069−1072.

[44] Chung F, Chan V, Ong D. A post-anesthetic discharge score system for home readiness after ambulatory surgery. J Clin Anesth. 1995; 7: 500−506.

[45] Chung F. Recovery pattern and home-readiness after ambulatory surgery. Anesth Analg. 1995; 80: 896−902.

[46] Pavlin DJ, Rapp SE, Polissar NL, et al. Factors affecting discharge time in adult outpatients. Anesth Analg. 1998; 87: 816−826.

[47] Lau H, Larn B. Management of post-operative urinary retention: a randomized trial of in-out patient versus overnight catheterization. ANZ J Surg. 2004; 74: 658−661.

第5章
疝修补术的经济学评价
Economics of Hernia Repair

Luke Vale

李健文　译

导　言

　　疝修补术是发达国家中最常见的外科手术之一,在欧美两地,每年的疝修补术超过70万例。很少其他外科手术会像疝修补术一样进行深入的评价。近几年,出现了一大批高质量的随机对照试验和一些严谨的系统评价和荟萃分析(本文撰写时,欧洲疝协会指南提供了一份迄今为止最完整、最新的荟萃分析数据)[1]。大多数研究都是针对手术方法的经济学评价,其中一些是作为随机对照试验的一部分进行的,也有一些采用了系统评价的方法[2-4]。本章中,我们从这些经济学评价[3]中提炼证据以飨读者,这些证据也是英国国家健康与临床发展研究所(NICE)[5]和欧洲疝协会在制定政策和指南[1]时的依据。

　　由于疝修补术是一种相当常见的外科手术(尽管如下文所述,每台手术的成本相对较低),学界对相关的经济学评价研究相当关注。自19世纪晚期Bassini式式诞生至20世纪90年代初期,开放式腹股沟疝修补术的手术方式并没有发生太大的变化。但自此以后,腹股沟疝修补术的新技术层出不穷,与此同时,支持和反对新技术的证据也越来越多。

　　由于每年疝外科的手术量非常庞大,2001/2002年度英国的年手术费用估计达到5 600万英镑(表5-1)[3],而到2006/2007年度,英国在后期医疗服务上的费用已达9 200万 ~ 11 300万英镑(表5-1)。

上述费用可能还被低估,因为其未将治疗后续症状所需的医疗费用纳入其中。

　　疝修补术的首要目的是防止复发,而复发往往需要再次手术,难度明显增大。疝修补后,患者可能会出现疼痛或感觉异常,其严重程度取决于症状持续时间的长短[6-8]。疝修补术本身亦存在着罕见但可能极为严重的术中风险[9]。此外,由于材料和器械的使用,疝修补术的成本可能较高。也就是说,决策制定者(可以是医师、患者或管理者)需要在不同的效益之间进行权衡(例如,降低复发风险是否以增加持续性疼痛作为代价),同时还需要考虑效益的获得是否值得用成本的增加来换取。

　　在本章的下一节中,我们将介绍疝修补术的经济学和经济学评价,其内容将由NICE制定指南时所依据的经济学评价结果进行描述[5]。随后的章节则将关注经济学视角下的其他一系列特定问题,包括患者医疗过程影响因素相关的经济学问题、门诊手术、麻醉方式和一次性设备使用等问题。外科医师经验的影响也将被纳入考量范围。本章将以关键结果摘要作为总结。

经济学简介

　　在资源有限的情况下,为判断如何应对不同疝修补术所具有的相对效益的证据时,决策制定者需要考量远期证据。几乎所有的医疗措施都不仅可以对患者的健康和社会功能产生影响,也会对医疗过程中所使用的资源产生影响。由于资源利用不同获益不同,所以需要取得健康获益和资源利用范围(或成本)相关的信息,来对不同的手术方法做出最佳决策。经济学评价正是获取不同手术方法最佳决策信息的一种方法。简单地说,经济学评价的目的就是为决策制定者提供如何分配可利用的资源使获益最优化的信息。

经济学评价的合理性基础在于无论哪一种医疗机构,其内部均不可能时时具备足够的资源来满足所有可能的需求,因此,其结果就是必须做出支持何种手术、支持到什么程度,而不支持其他手术的决策。决定在某一处使用资源意味着在另一处放弃使用资源的机会。这种决策的成本表现为资源用于该处时可能的获益(患者恢复健康等)。关于资源用于何处的决策的"机会成本"等于最佳使用资源时损失的获益[10,12]。医疗决策的目的之一在于用最小化机会成本取得最优化获益。为达到这一目的,需要获取有关不同医疗措施时的资源使用(即成本)和获益(即效益)的信息。联合考量"某种技术的相对成本和效益"或许可能有助于明确这一新技术。两种情况如下:

(1)成本更低并至少和对照组的效益相当(理想情况下应保持现状),这种情况下应明确认定新技术可以更高效地利用医疗资源(主要从经济学角度考虑)。

(2)成本更高但比次佳的对照组具有更好的效益,这种情况下应明确新技术的额外成本是否等价于医疗获益(从经济学角度考虑,需判断某种技术是否具有效益)。

可以将效益和成本数据置于同一矩阵中(图5-1)进行观察,以便协助判断新技术是否优于对照组。在图5-1中,我们可以看到,相对于对照组,新技术可以① 效益更好、② 效益相同,或③ 效益更差。当然还有第4个选项,即在综述文献和评价之后,没有充分证据表明新技术的效益是更好还是更差。

有多种方法可以对效益进行评价。可使用生活质量调整年(QALY)或支付意愿(WTP)来对上

表5-1 英格兰疝修补术的NHS成本估算(2001~2002年)

手术方法	完成例数(N)	成本/例(£)	NHS成本(百万£)[a]
2001~2002年			
腹腔镜	2 172[b]	1 078	2.3
开放式补片	50 805[b]	987	50.1
开放式非补片	3 534	942	3.3
合计			55.8 (95%CI 30.6~98.8)
2006~2007年			
住院手术	35 350	1 400~1 700	49.5~60.1
门诊手术	47 790	900~1 100	43.0~52.6
合计			范围:92.5~112.7

[a] NHS成本取100 000英镑整数。
[b] 基于以下假设:52 977例无张力疝修补术中的4.1%为腹腔镜手术,其余则为开放手术。

述结果的价值进行综合评价[10,12]。QALY和WTP都属于复合指标,均能够将数个结果指标整合为单一评分。QALY包括了对生活质量的评价,其中纳入了预计寿命评价,它是经济学评价的常用指标。另一个经济学家常用的指标是WTP,当患者不仅偏好健康相关生活质量,而且关注不同的手术方式,例如,除了要求某医疗措施成本更低以外,患者还倾向于进行门诊手术而非住院过夜手术时,可以使用该指标进行评价。QALY和WTP都有助于在具有不同效益的各个措施之间进行决策和权衡。例如,相比开放式腹股沟疝修补术,腹腔镜修补术后疼痛的减轻是否值得用复发风险的升高来埋单?

表5-2显示的是腹腔镜和开放式无张力修补术预期临床效果的比较。表中列出了近期(围手术期中严重并发症、恢复日常活动)和远期(慢性疼痛、神经感觉异常和复发)结果。如果效益是根据单一临床指标(如恢复日常活动)进行评价并随后与开放式修补术进行比较的,那么可以认为腹腔镜修补术的效益更佳(图5-1第1栏)。但是,如果效益是根据严重并发症这一指标进行评价的,那么就可以认为腹腔镜修补术的效益要更差一些(图5-1第3栏)。

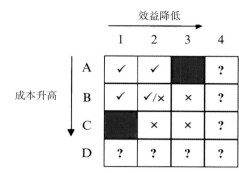

效益降低 →

与对照性措施相比,试验性措施:
1. 效益更好
2. 效益相同
3. 效益更差
4. 证据不足,难以判断
A. 成本更低
B. 成本相同
C. 成本更高
D. 证据不足,难以判断

✓ = 推荐试验性措施
X = 推荐对照性措施
✓/X = 中立
■ = 需要判断
? = 证据不足

图5-1　成本和效益矩阵图

表5-2　5年内腹腔镜与开放式无张力修补术的比较结果[a]

倾向于TAPP和TEP	倾向于开放式补片
5年后日常活动时间长	潜在的严重并发症多
TAPP:多2.9日(95% CI 1.67~4.17)	TAPP:多7.9例严重并发症/1 000例患者
TEP:多3.93日(95% CI 2.82~4.95)	TEP:多0.2例严重并发症/1 000例患者
异物感人数少	
TAPP:少20.1例/1 000例患者(95% CI 6.8~38.2)	
TEP:少18.5例/1 000例患者(95% CI 3.9~35.7)	
慢性疼痛人数少	
TAPP:少4.8例/1 000例患者(95% CI 0.8~11.4)	
TEP:少13.4例/1 000例患者(95% CI 2.7~29.2)	
5年后TAPP和TEP的复发风险与开放无张力手术类似	
TAPP:多2例复发/100例患者(95% CI 2~3)	
TEP:多1例复发/100例患者(95% CI 1~11)	

[a] 数据由制定NICE指南的经济学模型估算得出[5]。TAPP:经腹腹膜外修补术;TEP:全腹膜外修补术。

　　整合所有指标进行考量,这意味着决策制定者有必要在减少疼痛、感觉异常、恢复日常活动时间和复发率、严重并发症率升高这两者之间权衡。QALY和WTP都可以使用清晰的数据来表达每种预后结果的重要性,并将各预后结果整合成单一的复合有效性指标进行判断。表5-3中列出的QALY估计值是由NICE在制定2005版腹股沟疝手术指南时所采用的经济学模型计算得出的[5]。该模型使用的数据源自当时最严谨的荟萃分析。QALY由综合信息进行估算,这些信息包括患者发生某事件(如慢性疼痛)的风险、给定时间点该事件相关健康状态评估等。健康状态评估的分值介于"1"和"0"之间,前者代表完全健康,后者代表死亡。在MRC腹腔镜腹股沟疝修补试验中,所采用的健康状态评估得分由患者填写EQ-5D问卷后计算所得[13]。EQ-5D问卷是一种通用健康状态问卷,结果以量化的形式得出效用分数。该量表由一些英国公众通过回答一系列时间权衡问题而完成[14]。WTP可以通过直接询问受访者愿意为医疗产品或服务支付多少费用[15],或间接使用离散选择试验(DCE)(这一方法在经济学评价中正越来越多地用于数值化获益情况)来明确[16,17]。DCE背后隐藏的理念是任何产品如手术方法,首先均能由其特征(如复发风险、短期疼痛风险和麻醉方式)来进行描述,其

表5-3　腹腔镜和开放式无张力修补术QALY和WTP[a]预计值比较

手术方法	QALY	WTP（£）	WTP（腹腔镜的严重并发症风险等同于开放式无张力修补术）
TAPP	4.44	-3 233	£1 270
TEP	4.45	1 363	£1 441
开放式补片	4.42	1 301	£1 301

[a] 数据来源于离散选择试验[20]。WTP试验类似数据未能获及。TAPP：经腹腹膜外修补术；TEP：全腹膜外修补术。

次产品或服务的个别价值应取决于这些特征的程度[18,19]。根据这些特征在程度上的不同，可供个体选择的技术也不尽相同。随后可使用统计方法来给特征程度相比其他特征程度的变化建立合适的计算模型。例如，相比严重并发症风险升高或掏空患者口袋以支付增加的费用或税费，复发率降低1%的重要性到底有多少。

表5-3列出了腹腔镜和开放式无张力修补术的QALY和WTP预计值，这些数值均来源于表5-2中报道的效益数据。

不考虑整合获益所采用的指标，TEP的平均获益要多于开放式无张力修补术（图5-1第1栏）。当以QALY作为获益指标时，TAPP的平均获益要多于开放式修补术（图5-1第1栏），但略少于TEP（图5-1第3栏）。但当以WTP作为获益指标时，TAPP则成了效益最差的手术方法（图5-1第3栏，与TEP和开放手术相比）。造成这种情况的原因是人们对避免术后罕见但严重并发症的重视程度不同。据估算，每降低0.01%的罕见并发症率，其成本约为672英镑，但是由于严重并发症的发生十分罕见且恢复较快，故它们对QALY的影响几乎可以忽略不计。如果腹腔镜手术的风险与开放手术相同，尽管TAPP的数值依然要低于开放手术，但是两种腹腔镜手术的WTP都会增加。而此时TEP由于其造成的疼痛较轻，故WTP最高。

疝修补术的成本效益

尽管经济学方法可帮助了解医疗措施的效益，

图5-1还是对经济学为评价结果带来的最明显变化进行了描述，这些变化代表了对资源投入医疗措施后任意拟定变化的考量。如此，就成本而言，一种新技术可以① 成本更低，② 成本不变，或③ 成本更高（再次说明，有可能存在证据不足、难以判断的情况，表示为④）。

无论何种方法，矩阵图中的最佳位置始终是A1，列入该空格中的治疗方法，以开放式无张力修补术为例，与其他方法相比，同时具备了低成本和高效益的特点。在图5-1的A1、A2和B1位置，代表新方法的效益更好，优于其他备选方法，因此用"√"表示。在B3、C2和C3位置，代表新方法的效益更差，因此用"×"表示。一般而言，A1、A2和B1（以及B3、C2和C3）代表经济学评价有助于明确如何在更低成本下取得既定效益，或如何在有限资源的情况下获得更好的效益。但是在偶然的情况下，经济学评价会将某种治疗措施错归入A1、A2和B1（或反之，B3、C2和C3）位置，部分原因是经济学评价只关注了某种方法是否效益更好或成本更高，却很少了解确切的比较方法（在临床效益研究中这一原因也成立，这种不确定性常常以效益差异的可信区间进行描述）。

开放式补片和非补片修补术的比较

开放式补片和非补片修补术的对比研究是某种方法低成本高效益的一个实例（表5-4）。表5-4描述了开放式补片和非补片修补术相比较的一致性证据。表中的证据来源于一系列比较补片和非补片手术的系统评价，但是将多种手术方法归成了一个大类[3]，可能对最佳非补片修补术如Shouldice术式产生了偏倚[1]，尽管如此，其总体结果仍能说明问题。

表5-4表明，一致性证据偏向支持开放式补片修补术。尽管开放式非补片修补术直接手术成本更低，但是治疗复发的额外成本却抵消了这一优势，即使在5年这一相对较短的时间内也是如此。如果患者5年后继续接受成本-效益分析的随访，那么假如认定非补片修补术依然有较高的复发率，上述结果还会变得更显而易见。

表5-4　5年内开放式补片和非补片修补术的状况比较[a]

倾向于开放式补片 (OM)	倾向于开放式非补片 (ONM)
5年内成本低	手术成本低
平均节省101英镑（95% CI 58～101）	
5年后日常活动时间长	
多7.84日（95% CI 6.70～9.50）	
复发人数少	
少5例/100例患者（95% CI 2～12）	
慢性疼痛人数少	
少6.1例/1 000例患者（95% CI 0.3～19.5）	
5年内OM和ONM的神经感觉异常风险相似	
每1 000例患者的神经感觉异常风险相似（95% CI 20.7～330）	

[a] 数据依据NICE 2005年的经济学模型[3]进行估算，先前未披露。

　　如上所述，在比较疝修补术的各种方法时，我们自己会更有可能选择图5-1的A3和C1位置。在上述位置，需要判断手术成本的增加是否可获取额外效益。但亦有可能选择B2位置，此时的成本或效益都不存在有意义的差异。此外，还有一种可能，即没有足够证据表明效益、成本或上述两者可用于判断一种新方法是否值得选用时，则可以选择"？"的位置。在对涉及新技术的比较时，这种情况十分常见，其理由很简单，即缺乏足够的时间来获取效益和成本的证据。

　　在A3和C1位置，关于医疗获益所需的额外成本这一问题变得十分重要。可以通过测定自然或临床预后结果，如疝复发情况来明确某些信息。在这种情况下，经济学评价或许可表现为成本-效益分析，此时成本与一种自然或临床预后结果进行拟合，或也可以表现为成本-效果分析，此时成本则与多种临床预后结果（如复发、疼痛、感觉异常、严重并发症和恢复时间）进行拟合。

腹腔镜与开放式修补术的比较

　　表5-5显示的是腹腔镜、开放式补片和开放式非补片修补术的两种不同成本-效益分析的比较结果。前一种分析使用了避免复发后所节省的成本来计算效益；后一种分析则比较了恢复日常活动时间早所节省的成本来进行效益分析（也可以使用诸如忍受慢性疼痛风险之类的其他有效指标来进行

成本-效益分析，方便起见，我们仅计算其中的两种预后结果）。上述分析的难点在于明确哪一种方法最适用于决策判断。就开放式非补片修补术而言，无论哪种效益指标，都要明显逊于开放式补片修补术，因为在所有的指标中，开放式补片修补术总是成本更低、效益更高。与此类似，从平均值方面考察，TAPP与其他手术相比，也表现为成本较高、效益略差的结果，而TEP与开放式补片修补术相比，每提早一天恢复日常活动（恢复日常活动的情况，TEP位于图5-1的C1位置）所需的额外成本则相对较低，但从平均值来看，其成本和复发率仍略高于开放式手术。因此，当效益由单一的复发率来进行评定时，图5-1 C3上的TEP可能处于最不利的位置。

　　成本和不同预后结果之间的决策和权衡也可以通过成本-效果分析揭示。表5-4显示的是用于比较开放式补片和开放式非补片修补术的成本-效果分析数据，而表5-6显示的是比较开放式补片和腹腔镜修补术的成本-效果分析数据。在腹腔镜与开放式补片修补术的对比中可以看出，如果腹腔镜手术的获益（减少慢性持续性疼痛和神经感觉异常，早日恢复日常活动）可以抵消额外增加的成本、严重并发症的风险和复发率的不确定性，那么倾向于选择腹腔镜修补术的决策将会有所增加。

　　如前所述，诸如QALY和WTP之类的指标可用于衡量这些差异性预后结果具有相对重要性。

当QALY用于经济学评价时,将会以成本-效果分析的形式呈现,而当WTP用于衡量获益价值时,经济学评价则将呈现为成本-效益分析。以QALY或WTP衡量结果的价值使得获益的累积价值协同成本的累积价值一起进行计算,从而促成了这样一种"获益"。借助这种方式衡量出来的获益,决策制定者可以对诸如腹腔镜修补术等新技术和其他备选方法投入资源后所得到的获益进行对比(表5-7)。

当使用QALY测定效益时,如果每单位QALY所增加的成本低于社会人群认可的WTP阈值(介于20 000和30 000英镑之间),英格兰NICE认为是可以接受的[20]。成本-效益分析的

结果表明,从均值上看,TEP的效益略差于开放式补片修补术。考虑到开放式补片修补术的累积净效益值较小,且预计值具有不确定性,故成本-效益分析的最可靠结论应该是开放式补片修补术和TEP具有等效的成本效益(在图5-1中,由于成本和效益的差异微小,虽然处于C3位置,但更倾向于B2位置)。

效益评估的不确定性

到目前为止,我们仅列出了不同手术方法的效益的点估算值。在实际情况中,这些估算值并不精准,其中一个缺陷就是很多现有的经济学评价未

表5-5 不同腹股沟疝修补术的成本-效益分析实例比较[a]

手术方法	成本		恢复日常活动(RUA)				复发	
	成本(£)	增加的成本(£)	RUA(日)	恢复时间的缩短	提早1天UA所增加的成本(£)	复发(%)	复发的降低幅度(%)	避免复发所增加的成本
开放式补片(OM)	1 009		11.06			0.07		
开放式非补片(ONM)	1 110	101	18.90	−7.84	OM优于ONM	0.02	−0.05	OM优于ONM
TEP	1 114	105	7.13	3.93	£ 27	0.04	−0.01	OM优于TEP
TAPP	1 190	76	8.16	−1.03	TEP优于TAPP	0.04	−0.02	OM优于TAPP

[a] 数据来源于NICE 2005版指南制定时的同一成本-效益分析。RUA:恢复日常活动;UA:日常活动。

表5-6 5年内腹腔镜和开放式补片修补术数据比较[a]

倾向于TAPP和TEP	倾向于开放式补片
5年后日常活动时间长	5年内成本低
TAPP:多2.90日(95% CI 1.67~4.17)	与TAPP相比:平均节省181英镑(95% CI 148~214 £)
TEP:多3.93日(95% CI 2.82~4.95)	与TEP相比:平均节省105英镑(95% CI 66~213 £)
感觉异常人数少	潜在严重并发症多
TAPP:少20.1例/1 000例患者(95% CI 6.8~38.2)	TAPP:多7.9例严重并发症/1 000例患者
TEP:少18.5例/1 000例患者(95% CI 3.9~5.7)	TEP:多0.2例严重并发症/1 000例患者
慢性疼痛人数少	
TAPP:少4.8例/1 000例患者(95% CI 0.8~11.4)	
TEP:少13.4例/1 000例患者(95% CI 2.7~29.2)	
5年内,TAPP、TEP的复发风险和OM相似	
TAPP:多2例复发/100例患者(95% CI 2~3)	
TEP:多1例复发/100例患者(95% CI 1~11)	

[a] TAPP:经腹腹膜外修补术;TEP:全腹膜外修补术。

能充分考量这种不确定性。可以使用统计学方法来量化成本、效果和相对效益的精准程度，并可藉此从成本和效益角度来提供医疗措施之间平均差异的可信区间[21]。不幸的是，尽管RCT是经济学评价中的一种方法，并且现在常规使用，但要以此计算累积成本－效益比的可信区间还是不那么简单[22]。当在经济学评价研究中应用决策分析模型时，并不确定是否有备选方法可用。决策分析模型需纳入很多源自可用文献内的估算独立参数，所有这些参数的特定点估算值均存在着一定的不确定性，同时为反映模型中所使用的所有参数估算值的联合不确定性，则可以应用概率灵敏度分析[22]。当分析作为RCT或分析模型的一部分时，成本－效果分析和成本－效益分析的数据通常都会以成分－效益可接受曲线（CEAC）的形式来表现，它可以反映医疗措施针对某种预后结果在社会不同水平的WTP下所具有的成本效益的各种可能性，如避免复发或获得QALY。在成本－效益分析中，结果多简单呈现为某种手术，如腹腔镜疝修补术，与更大净效益之间的相关性。

图5-2显示的是TAPP、TEP、开放式补片和开放式非补片修补术对比的成本－效益可接受曲线。不考虑社会人群愿意为QALY支付多高的费用，本图明确的是开放式非补片修补术被认为具有最差的成本效益。从每单位QALY所需的社会WTP的所有阈值来看，TEP都比TAPP具有更好的成本效益。成本效益决策的制定取决于获取QALY时社会WTP

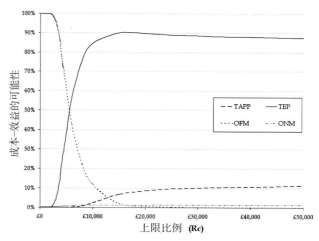

图5-2 5年内TAPP、TEP、开放式补片和开放式非补片修补术成本-效益可接受曲线对比

的水平。如果社会支付意愿很低，开放式补片修补术就可能成为最具成本效益的手术方法。如果社会支付意愿较高，超过15 000英镑/QALY，开放式补片修补术的成本效益就可能非常低。上述数据与成本－效益分析中的数据相反，后者显示，TEP和开放式补片修补术被认为具有效益的可能性各约为50%，而TAPP被认为具有效益的可能性则为0%。

成本效益数据总结

从列出的经济学数据来看，开放式非补片修补术显然是一种有效的治疗疝的手术方法（即该手术具有可行性），但是其疗效要略逊于腹腔镜和开放式补片修补术，因此不可能被认为具有较

表5-7 腹腔镜和开放式腹股沟疝无张力修补术的成本-效果分析和成本-效益分析

		成本（£）	QALYs	增加的成本（£）	增加的QALY	增加的成本/QALY（£）
成本-效果分析	OM	1 009	4.42			
	TEP	1 113	4.45	105	0.02	4 928
	TAPP	1 190	4.44	76	0.01	TEP优于TAPP
		成本（£）	总效益（£）	增加的成本（£）	增加的效益（£）	增加的净效益（£）
成本-效益分析	OM	1 009	1 301			
	TEP	1 113	1 363	105	61	−44
	TAOO	1 190	−3 233	76	−4 596	−4 672

好的成本效益。这些数据源自英国，其效益数据或许可以适用于不同的国家，但是成本数据却不太可能通用。当构建经济学模型以获取数据时，应该从多处临床顾问处听取建议。其中之一指出，尽管很多合成补片是国产的，但是这些产品都会出口，使用时则需要以较高的价格再进口，尽管国家制定并支付了手术费用，但患者仍需支付补片的费用，增加了直接成本。其结果是，在特定国家，与非补片修补术相比，使用补片（或一次性设备）通常不会被认为具有较好的成本效益。

腹腔镜和开放式补片修补术的对比结论尚不清楚。相比于开放手术，腹腔镜手术可能成本更高、风险更大，且从疝修补角度来看，可能效益略差一些[1,2]。但是，腹腔镜手术慢性疼痛或异物感较轻，恢复更快。效益是相对的，其结论可以明显受到不同预后结果的影响。当在 QALY 框架下进行评价时，TEP 的成本效益更被认可。但从成本-效益分析角度来看，当效益以 DCE 进行衡量时，TEP 和开放式补片修补术确实可能被认为具有等同的成本效益。如果不考虑衡量获益的方法，那么 TAPP 的成本效益更不可能被认可。

在下一节中，我们将考量可能影响不同手术成本和成本效益的一系列因素。

门诊手术

对很多外科手术来说，成本和成本效益的一个主要决定因素就是住院日期的长短。来自系统回顾的一些证据表明，腹腔镜手术可以减少住院日期[2]，由于政策不同，所以经济学研究在不同的国家、不同的医院具有一定的特殊性。国际上，2000～2004 年报道的门诊手术率瑞典为 75% 而西班牙为 33%，有着很大的差异[1]。造成这种特殊性的原因很多，包括医疗财务安排的差异，或者从更小层面来看，还包括医师、患者的偏好和期望的差异。

腹腔镜手术和开放手术都可以在门诊进行[1]，这种情况下，两者的住院天数差异很小，现实意义

有限，对经济学的影响也不大。影响较大的是门诊手术患者的比例，但是要计算因此而节约的成本却也很困难。一般而言，在经济学评价时，住院期间每日的平均成本可用于衡量因住院天数减少所获得的效益，这种方法以住院期间每日具有相同的成本为前提。这种方法实用性高，但是不被通盘接受，因为其假定住院患者每日的医疗强度是一样的。但事实上，术后即时的医疗强度要高于后续住院期间的医疗强度，而减少住院天数的本质正是减少医疗强度最小的住院时间。

这里的含义取决于如何利用自由资源。如果有空床且人员编制没有变化，那么减少住院天数的机会成本就趋近于零。如果空床被用于服务于其他患者，那么获益就会构成机会成本。在使用空床提供额外医疗服务时，也可能存在着其他一些重要的经济学效应，例如，这些患者可能会接受不必要的额外治疗（导致成本增加）。改变病房患者的构成也可能增加医务人员的工作强度。如果医务人员的工作强度低于其持续能力，那么门诊手术的增加就可能意味着医务人员可以更高效地工作，但是如果这种变化不具可持续性，那么医务人员的构成必须改变（基于可能的额外成本）；否则，医疗质量可能会受到影响（即效益减少），而医务人员脱岗和流失率将会升高（成本增加，且进一步降低效益）。长期来看，假如住院部关闭、医务人员重新分配或精简，以及专业门诊医疗机构增加，那么采取门诊医疗或许可以节约大量成本。

上述效益的确切性质在不同的医院是不相同的，由此可见，由于自由资源的机会成本不一致，成本的节省也不尽相同。在这种情况下，已发表的经济学评价研究或许就能够被当地决策制定者所用，但是需要进行解读以便更精准地理解其在当地环境下的含义。

在一些国家，特别是美国，上述经济学动力促成了外科中心的建设，这是一种专门进行门诊手术的机构，不仅能够成功进行具有成本效益的医疗服务，同时服务本身的质量也相当高。很多病例可以达到显著降低总成本的结果。

表5-8　DCE得出的效益估算值

特　　征	DCE[a]的估算值	特征单位	每单位WTP（£）
麻醉方式	0=全身麻醉，1=局部麻醉	分类	327.65
严重并发症的风险（%）	0.1，0.5，1	0.01%	668.33
术后疼痛天数（天）	3，7、14	1天	120.20
成本（£）	500，1 000、1 500	£1	N/A[b]
术后1年慢性疼痛的概率（%）	3，5、13	1%	85.35
4年内的复发率（%）	4，16，20	1%	101.88
恒量			N/A

[a] 表中所列出的估算值可用于为患者建立离散选择模型。这种统计模型可用于推断出某种特征的似真值范围，例如复发的变化。
[b] 患者不愿支付意愿的程度被用于计算在各种特征中每改变1个单位时所对应的WTP值。

麻醉方式

对于单侧可回复性初发疝的患者，最新的指南推荐在局部麻醉下行开放式修补术。这是因为局部麻醉更安全、恢复时间更短、术后疼痛更轻、尿潴留和麻醉相关并发症更少[1]。局部麻醉也可能与低成本有关，尽管这主要取决于是否需要麻醉医师参与手术过程，或从更小层面来说，是否需要从设备和药物上节约成本。从每单位QALY所需的累积成本（忽视患者对手术过程的偏好）和其他等效状况的角度出发，开放式修补术采用局部麻醉要比全身麻醉具有更好的效益。

临床上有一些患者，如越来越多的病态肥胖患者，并不适合局部麻醉[1]。此外，患者可能对某种麻醉方式特别偏好，这或许可以反映对术中疼痛和是否保持清醒的一种担心和焦虑（或先前的经历）。

在应用DCE进行成本-效益分析时，有一个特征是患者所接受的麻醉方式（全身麻醉和局部麻醉二选一）。表5-8显示的是DCE中各特征每改变1个单位时对应的WTP估算值。例如，每例患者平均愿意支付120英镑以换取术后早1日缓解疼痛，或愿意支付102英镑以换取复发率降低1%。综合来看，患者愿意平均支付328英镑来选择全身麻醉而不是局部麻醉。实际上这些数据表明了患者有非常强烈的意愿不想使用局部麻醉［DCE研究在伦敦和格拉斯哥的两个研究中心进行。患者样本从医院数据库内获取，所有患者需接受过疝修

补术。总计有658例患者纳入研究，其中的大多数曾参与两项英国试验[13,24]。问卷的回复率为49%（320/658），这是此类研究中较常见的数据[19]］。如此，对全身麻醉的偏好要远高于开放式无张力修补术和腹腔镜手术之间的成本差异。借助一种成本-效益分析框架，我们发现，全身麻醉下腹腔镜修补术一般被认为要优于局部麻醉下开放式无张力修补术。这一结果的意义在于，局部麻醉下开放手术应用的增多并不说明其效益是最好的，至少对所有患者来说是这样的。

更为重要的是，更宏观的考量DCE得出的效益情况后，可以发现以患者医疗为中心很重要，且有必要在安全性、临床效益、成本和患者偏好之间进行权衡，这一点并非总是能够立即清晰明了的。

一次性和可重复使用的腹腔镜
设备之间的选择

腹腔镜设备的成本受到是否使用一次性或可重复使用设备的显著影响。一次性设备可以包括手术所需的所有主要设备，也可局限于一些特定的设备如套管、疝固定器、带热源剪刀或穿刺器。Wellwood等（1998年）报道，当政策要求选用大量可重复使用的设备时，腹腔镜手术和开放手术的成本可降至75英镑（范围：-31～181英镑），当政策要求选用大量一次性设备时，两者的成本差异则可升高至523英镑（范围：419～626英镑）[23]。MRC腹股沟疝试验表明，腹腔镜修补术的总成本在选用

可重复使用设备的政策下为 1 113 英镑, 而在选用一次性设备的政策下则为 1 294 英镑。经济学家并未掌握使用一次性设备所需的额外成本的精准数据, 其中的问题在于这些额外成本是否可以带来额外效益。

研究表明, 一次性设备的使用可以带来诸多效益, 尤其是感染风险的降低, 但是该效益和其他效益并没有获得明确证实。尽管如此, DCE 显示患者具有强烈的减少哪怕很微小的严重并发症风险的意愿。如果严重并发症的风险能够降低 1/10 000, 一次性设备就比可重复使用设备具有更好的效益。需要指出的是, 这样的评价很难从统计学角度来阐述严重并发症的差异, 因为其受到所需样本量的限制。此外, 迄今为止所进行的经济学评价都未纳入诉讼和赔偿方面的成本(或为这些投保的成本), 而这种成本在发生严重并发症时是可能产生的。如果一次性设备的额外成本为 180 英镑(基于 MRC 腹股沟疝试验的数据)[13], 此时若严重并发症的诉讼和赔偿费用超过 180 万英镑, 那么使用一次性设备的净成本就会等于使用可重复使用设备的成本。需针对这一数值是否合理进行判断。

此外, 一次性设备相比可重复使用设备的成本真正增加多少也存在不确定性。上文所报道的经济学数据已快过时, 且一次性设备和可重复使用设备之间的相对差异可能也将不再适用。此外, 一次性设备的支付成本在医疗机构之间的差异也会很明显, 因为不仅存在讨价还价的情况, 而且各医院的购买能力也不相同(一般大医院比小医院有更多的价格商量余地)。最后, 医院在使用一次性设备上还可能存在手术方面的因素, 如简化手术流程以降低使用一次性设备的机会成本。总体而言, 需要判断近期或远期并发症是否存在有意义的差异, 也需要判断使用一次性设备带来的其他效益是否足以超过可能增加的额外成本。

医师经验对成本效益的影响

从技术上讲, 腹腔镜修补术要难于开放式修补术, 需要更长的时间来学习, 术者应具有更丰富的经验, 疗效和学习曲线密切相关[24]。在外科医师"学习"阶段, 手术疗效可能略差, 而成本可能会高于经验丰富的医师。有限的证据表明, 缺乏经验的医师(最多 20 例手术经验)完成 TAPP 的手术时间约为 70 min, TEP 约为 95 min; 而经验丰富的医师(30 ~ 100 例手术经验), TAPP 和 TEP 的预期手术时间分别约为 40 min 和 55 min。

手术时间并不能真正反映经验对效益或安全性的影响, 因此它只是一种粗线条的指标。Neumayer 等在其研究中提供了一些关于经验对效益影响的数据。该研究发现, 相比开放式无张力修补术, 腹腔镜修补术的复发率要高一些[25], 其中的一个原因是某些外科医师的经验不足。在 MRC 试验中, 患者由经验最丰富的医师施行手术, 其长期随访结果支持了这一观点, 即在第 5 年时, 两组患者的复发人数相同[26]。Neumayer 等进一步分析后提出, 腹腔镜组的复发率较高可能是因为其中有不少医师的腹腔镜手术经验少于 250 例, 在 78 位术者中有 20 位医师的腹腔镜手术经验超过 250 例, 他们所做的腹腔镜手术的复发率与开放手术是相同的。

由于手术时间较长和复发率较高, 腹腔镜修补术似乎不比开放式无张力修补术具有更好的成本效益, TAPP 与 TEP 相比也是如此。但是, 就累积成本/QALY 而言, 上述差异不足以改变任何结论。可以理解, 为什么患者都希望由经验丰富的外科医师来进行手术, 但是考虑到医师需要接受培训, 这种希望不可能常常实现。上述结果表明, 就社会人群而言, 从远期来看, 培训和医疗服务的额外成本以及某些患者获益的降低是可能取得额外效益的(降低成本)。

结　论

经济学和经济学评价正日益成为医疗决策的先决条件, 因为此类评价能够为衡量效益情况提供清晰的框架, 并有助于整合各种医疗预后结果、其他效益和成本的信息, 从而使相对不足资源的利用得以最优化。

手术已被证明是治疗疝的有效方法, 虽然与很多其他手术相比,每台疝手术的成本相对较低,但每年庞大的手术总量以及1990年起出现并稳步开展的腹腔镜新技术正亟须评价。因此,当疝修补术,尤其是腹股沟疝修补术成为包括多种经济学评价在内的强化评价对象时,一点也并不令人感到奇怪。

• 对于腹股沟疝患者而言,补片修补要优于非补片修补。腹腔镜和开放式无张力修补术孰优孰劣不存在简单的定论。腹腔镜手术恢复快,慢性疼痛和异物感轻,但成本高,严重并发症多,复发率也可能略高一些。就疗效而言,用于效益评价的经济学方法认为腹腔镜手术具有更好的效益,但是这完全取决于对避免罕见严重并发症的重视程度。

• 成本-效果分析和成本-效益分析均表明,腹腔镜手术(主要是TEP)比开放式无张力修补术具有更高效的资源利用。但是,并非所有的外科医师均擅长腹腔镜手术,成本的差异相似,需要在不同的效益评价之间进行权衡;患者和医师的选择十分重要。

• 一些证据表明,尽管局部麻醉在临床和成本控制上具有一定的优势,但是患者却表现出不愿接受局部麻醉的强烈意愿。

• 腹腔镜手术可以使用数量不等的一次性设备,但是在已发表的经济学评价中,却没有证据表明一次性设备的使用有利于成本控制。然而,各地区特定的情况却可能为使用一次性设备提供充分的理由。

• 腹腔镜手术和开放手术均可以通过门诊手术的形式完成,但是各国的门诊手术率却大相径庭。门诊手术率的提高可以将节省的资源用在其他合适的地方。门诊手术率提高的确切含义还需要审慎考量,因为它可能同时对成本和效益产生广泛的影响。

◇ 参 ◇ 考 ◇ 文 ◇ 献 ◇

[1] European Hernia Society Guidelines. Treatment of inguinal hernia in adult patients. 2009. http: //www. herniaweb. org.

[2] ValeL, Grant A, Ludbrook A. Assessing the costs and consequences of laparoscopic versus open methods of groin hernia repair: a systematic review. Surg Endosc. 2003; 17: 844–849.

[3] McCormack K, Wake B, Perez J, Fraser C, Cook J, McIntosh E, Vale L, Grant A. Systematic review of the clinical effectiveness and cost-effectiveness of laparoscopic surgery for inguinal hernia repair. Health Technol Assess. 2005; 9(14): 1–203. iii–iv.

[4] Gholghesaei M, Langeveld H, Veldkamp R, Bonjer H. Costs and quality of life after endoscopic repair of inguinal hernia vs. open tension-free repair: a review. Surg Endosc. 2005; 19: 816–821.

[5] National Institute for Clinical Excellence. Laparoscopic Surgery for inguinal hernia repair. Technology Appraisal 83. 2004. http: // www. nice. org. uk/pdf/TA083guidance. pdf . National Institute for Clinical Excellence.

[6] BayNielsen M, Perkins F. Pain and functional impairment 1 year after inguinal herniorrhaphy: a nationwide questionnaire study. Ann Surg. 2001; 233: 1–7.

[7] Callesen T, Bech K, Kehlet H. Prospective study of chronic pain after groin hernia repair. Br J Surg. 1999; 86: 1528–1531.

[8] Courtney CA. Outcome of patients with severe chronic pain following repair of groin. Br J Surg. 2002; 89: 1310–1314.

[9] Felix EL, Harbertson N, Vartanian S. Laparoscopic hernioplasty: significant complications. Surg Endosc. 1999; 13: 328–331.

[10] Drummond MF, O'Brien B, Stoddart GL, Torrance GW. Methods for the economic evaluation of health care programmes. Oxford: Oxford University Press; 1997.

[11] Auld C, Donaldson C, Mitton C, Shackley P. Economic evaluation. In: Detels R, Holland W, Omenn G, editors. Oxford textbook of public health. Oxford: Oxford University Press; 2001.

[12] Fox Rushby J, Cairns J, editors. Economic evaluation. Understanding public health. Maidenhead: Open University Press; 2005.

[13] MRC Laparoscopic Groin Hernia Trial Group. Cost-utility analysis of open versus laparoscopic groin hernia repair: results from a multicentre randomized clinical trial. Br J Surg. 2001; 88: 653–661.

[14] Kind P, Hardman G, Macran S. UK Population Norms for EQ-5D. Centre for Health Economics Discussion Paper; 1999. p. 172.

[15] Donaldson C, Mason H, Shackley P. Contingent valuation in health care. In: Jones A, editor. The Elgar companion to health economics. Cheltenham: Elgar; 2006.

[16] Ryan M. Methodological issues in the monetary valuation of benefits in healthcare. Expert Rev Pharmacoecon Outcomes Res. 2003; 3: 717–2739.

[17] Ryan M, et al. Using discrete choice experiments in health economics. In: Jones A, editor. The Elgar companion to health economics. Bodmin: MPG Books; 2006.

[18] Louviere J, et al. Stated choice methods: analysis and application. Cambridge: Cambridge University Press; 2000.

[19] Ryan M, Gerard K. Using discrete choice experiments to value health care programmes: current practice and future research reflections. Appl Health Econ Health Policy. 2003; 2: 55–64.

[20] National Institute for Health and Clinical Excellence Guide to the Methods of Technology Appraisal http://www. nice.

org. uk/aboutnice/ howwework/devnicetech/technologyappra isalprocessguides/ guidetothemethodsoftechnologyappraisal. jsp.

[21] Briggs A, O'Brien B. The death of cost-minimization analysis. Health Econ. 2001; 10: 179−184.

[22] Briggs A. Statistical approaches to handling uncertainty in health economic evaluation. Eur J Gastroenterol Hepatol. 2004; 16: 551−561.

[23] Wellwood J, Sculpher M, Stoker D, Nicholls G, Geddes C, Whitehead A, Singh R, Spiegelhalter D. Randomised controlled trial of laparoscopic versus open mesh repair for inguinal hernia: outcome and cost. Br Med J. 1998; 317: 103−110.

[24] Lau H. Learning curve for unilateral endoscopic totally extraperitoneal (TEP) inguinal hernioplasty. Surg Endosc. 2002; 16: 1724−1728.

[25] Neumayer L, Giobbie-Hurder A, Jonasson O, Fitzgibbons Jr R, Dunlop D, Gibbs J, et al. Open mesh versus laparoscopic mesh repair of inguinal hernia. N Engl J Med. 2004; 350: 1819−1827.

[26] Wright D, Paterson C, Scott N, Hair A, O'Dwyer PJ. Five-year follow-up of patients undergoing laparoscopic or open groin hernia repair: a randomized controlled trial. Ann Surg. 2002; 235(3): 333−337.

第6章
疝外科原则

Principles in Hernia Surgery

David H. Benett

卢爱国　钟明安　译

腹壁疝外科的患者选择标准及术前准备与其他外科手术没有区别。疝手术的死亡率不仅与患者术前状态调整的程度有关,而且与手术本身的并发症有关。苏格兰手术死亡率审计委员会的一项分析显示,复苏不足、未能使用高依赖病房(HDU)和围手术期监测不足均是增加患者死亡率的不利因素[1]。大多数疝不需要急诊手术,对于多数危重患者,4、5 h的严密复苏是有益的[2]。对瑞典疝委员会登记的病例分析发现,急诊手术的死亡率上升7倍,而同时行肠切除术的死亡率更上升至20倍[3]。这一原则同样适用于择期疝手术:在术前要对患者进行全面评估,并使患者达到最佳状态。对一组175例66岁以上病例的分析发现,58%的患者ASA评分为Ⅲ级甚至更差,但只要能对原有的系统性疾病做出迅速诊断和妥善处理,无论是择期手术还是急诊手术,患者均不会死亡。

需要仔细考虑应用何种麻醉,是全身麻醉、区域麻醉还是局部麻醉。需要记住的是,对有些病例实施全身麻醉要比硬膜外麻醉安全。影响日常活动但并非无行为能力的重度系统性疾病并不是择期腹股沟疝修补术的禁忌。

普遍原则

腹壁疝的治疗有以下3个原则:

1. 识别疝囊并解剖疝囊颈部　识别疝囊颈部很重要,它定位了筋膜边缘,是之后修补的基础。

大的切口疝中,疝囊颈部可能会远离明显的囊袋达几厘米。

2. 疝内容物回纳　择期腹股沟疝修补术中,斜疝的疝囊通常会回纳,此时没有必要打开疝囊。对于嵌顿性疝或绞窄性疝则需要打开疝囊,并且在回纳前判断疝内容物的活性。当疝囊比较大且有大量肠管和(或)器官凸出时,要考虑到腹腔容积不足的可能。将疝内容物强行回纳到没有足够空间的腹腔会导致腹腔筋膜室综合征。在大的切口疝手术中,打开疝囊后会有大量多余的疝囊,这些疝囊需要在修补前切除。

3. 筋膜缺损的修复　在过去的10年中,"无张力修补"的概念已经建立,筋膜边缘张力过高是术后复发最常见的原因。恰与这一理念吻合的是,合成材料的发展能帮助达到这一目标。因此,修复的主要目的就变成用适当的合成材料加强肌肉层,关闭筋膜边缘缺损。

应该注意的是,只有肌腱、腱膜或筋膜结构缝合在一起,手术才成功,把肌肉和肌腱或筋膜缝合起来无法形成持久的愈合,也不能重建正常解剖。源于合成材料的发展,产生了包括腹腔镜手术在内的一系列新的疝修补术。使用合成材料修补各种疝现在非常普遍,在美国的使用率超过90%。

止　血

虽然疝手术有时被认为是"小手术",但要想避免术后形成血肿或发生脓肿，就和其他手术一样需遵循仔细止血、妥善处理组织的原则。皮下脂肪中比较明显的血管，尤其是静脉容易出血，应该适当用电凝止血或用可吸收线结扎止血。结扎时推荐用3.5（3-0）聚乙醇酸编织线（地克松线）或3.5（3-0）聚乳酸羟基乙酸编织线（薇乔线）。

若使用的是加肾上腺素的局部麻醉，术后易形成血肿，更应仔细预防。若创面范围较广或有较大的"死腔"，容易形成血肿或血清肿，可以使用闭式负压引流。在大型切口疝的开放式修补术中，无论在使用网片修补后的肌层下方还是在遗留大疝囊的皮下残腔，都应经常使用负压引流。在腹腔镜疝修补术中很少用到负压引流。

脓血症

疝修补术后感染可分为浅表感染和深部感染。使用合成网片的一个重要并发症是深部感染，一旦出现脓血症，可能需要取出网片。预防性使用抗生素并不能降低腹股沟疝修补术后表面或深部感染的风险。在一个总计近9 000例病例的循证医学综述中，在预防性使用抗生素组和未使用抗生素组感染率分别为3.9%和4.5%[4]。对瑞典疝委员会登记的病例分析后发现，对超过20%的择期腹股沟疝修补术患者预防性使用了抗生素。2008年欧洲疝学会推荐在腹股沟疝手术中预防性使用抗生素[5]。其中还指出，对临床上伤口感染可能性较低（5%）的患者，没有指征在择期开放式腹股沟疝修补术中常规使用抗生素预防感染。一致认为，对腹腔镜疝修补术患者或许也不需要预防性使用抗生素。最后的结论是，伤口感染的危险因素取决于患者（复发疝、高龄、免疫抑制状态）或手术（时间过长、使用引流），若有此类情况，应该考虑预防性使用抗生素。正如其他外科手术一样，要尽量预防感染，手术操作必须仔细精巧。手术部位皮肤应该覆盖无菌贴膜，在切口关闭之前不应撕掉。该问题在腹腔镜切口疝修补术中特别常见。

过去建议不应使用缝线来缝合皮肤，因为缝线可能会自然而然地沿着针孔把细菌带到皮下组织[6]。但在目前的临床中，有很多种关闭皮肤切口的方法，如运用皮钉、皮内缝合、皮肤缝合带、皮肤黏合带。没有任何证据表明其中的某种方法显著优越于其他方法，所以我们还不能制订一个标准。选择哪种关闭皮肤切口的方法取决于每个外科医师的经验，目的都是为了能在切口关闭时取得最好的效果。

腹腔镜疝修补的术后感染率和开放式疝修补的术后感染率都为1%左右[7]。感染是腹股沟疝修补术后的一个重要并发症，感染还是疝复发的四大因素之一[8,9]。如果腹腔镜疝修补术后发生感染，大多数病例已置入的合成材料必须被取出，导致原有的筋膜缺损需要再次修补。此时多运用原始的缝合技术关闭缺损，部分患者使用完全可吸收的生物网片进行加固。

伤口愈合

疝修补术的预后主要取决于筋膜力量的恢复程度和愈合过程的稳定性。这对新型网片而言尤为重要，因为新型网片含有可吸收成分，随着时间推移会逐步被吸收，这就有赖于伤口强度的逐步增加以补偿合成网片吸收带来的问题。许多影响伤口愈合的因素还要靠外科医师来把握，对患者的护理和疝修补材料的选择都将影响患者的治疗效果。

1933年Howes和他的团队首次报道了有关伤口抗张强度形成和发展的一些开拓性研究。他们实验性地研究了犬的皮肤、筋膜、肌肉以及胃的伤口愈合过程。他们观察到在第5日或第6日时伤口愈合出现了一个迟滞期。在这个迟滞阶段中，伤口生长停滞，伤口的抗张力没有增加，伤口仅仅依靠缝线来维持对合状态（图6-1）[10,11]。在这个阶段之后是纤维组织形成期，伤口的抗张强度快速增加，在第14~16日时强度达到最大化。

Howes同样描述了第三阶段——成熟期，但未深入研究，认为是成纤维细胞期发生的机械强度重建。但是我们现在知道，第三阶段对于腱性伤口的愈合是非常重要的。

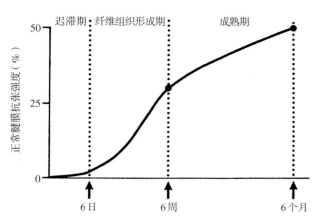

图6-1 伤口愈合各阶段。在初始迟滞期内伤口生长是静息不变的，在纤维组织形成期伤口强度在数日内快速增加，在第三阶段成熟期，就得到了显著而持久的抗张力

1952年Douglas研究了有关兔腰背部腱膜切口的抗张力增加速度。实验证明抗张强度的恢复速度很慢，到第50日才能恢复到原始抗张强度的一半，一年后达到80%[12,13]。1941年Mason和Allen对肌腱愈合进行了类似的研究。他们观察了疝修补术后患者伤口抗张力恢复情况，发现术后不活动使肌腱呈休息状态者比积极活动者恢复得要慢[14]，观察结果支持术后早期活动。

人类伤口愈合的迟滞期一般在术后第4～6日。在这个阶段，发生的炎症反应可以去除死腔、坏死组织和细菌，为以后的伤口愈合做好准备。同时成纤维细胞和上皮细胞出现动员和迁移，非胶原蛋白和糖蛋白开始积聚。在迟滞期内仅靠纤维蛋白来保持伤口的对合，伤口的安全性依靠适当的缝合材料而非组织。与此同时，细胞开始渗透进合成材料中。

在手术第4～6日之后，增生性成纤维细胞开始合成胶原、黏多糖和糖蛋白，这就是纤维细胞形成期。胶原快速聚集入纤维中，同时伤口的抗张力快速增强，此时合成材料和周围组织开始结合在一起。大网孔补片上的胶原蛋白沉积比小网孔补片要多。在此之前，小网孔补片间隙甚至只是被液体充填着，根本没有细胞充填。新设计的小网孔补片的形状能让成纤维细胞和巨噬细胞更早地出现在愈合期，因而能产生更多胶原蛋白并使之和组织更早附着[15]。

纤维组织形成期结束后，成熟期开始。在这个阶段伤口抗张力的进一步增强依靠的是分子间和分子内胶原的重塑和交联。这个重塑过程持续6～12个月。如果重塑过程失败，将导致已经愈合的腹部手术切口远期出现切口疝[16-18]。

不管是剖腹探查术切口、腹股沟疝修补术切口还是切口疝修补术切口，这些伤口愈合的原则都是一样的。相对于内翻的或折叠的腱膜切口或者筋膜伤口，锐性切开的筋膜和腱膜边缘愈合得更快，最终也更为结实。这是因为规则的组织切口启动了正常的愈合过程，最终形成有序的胶原结构和成熟有力的连接结构。筋膜内翻则引起组织愈合杂乱无章、胶原复合物形成缺陷、局部组织变得薄弱，从而可能引起复发疝。类似地，间断缝合关闭法可引起局部组织缺血以及切口范围内张力分布不均，可引起多发小切口疝，有时候会从针眼钻出形成疝。筋膜的再生能力很差，需要花费120日才能使腹壁张力恢复到原来的80%左右[19]。原则上，在腱膜和筋膜平面采取连续缝合可以平均分配张力，最终的愈合情况要比间断缝合好。

近15年来，在容易疝出的地方通常会用合成材料来加固腹壁，防止疝复发[20]。使用了植入物的切口的愈合过程包括血液凝固、炎症、血管再生和上皮再生几个步骤。紧接着出现纤维素增生、基质沉积，最后瘢痕收缩。相关的细胞成分开始为血小板，继之为单核细胞、巨噬细胞、白细胞、成纤维细胞、内皮细胞和平滑肌细胞。各种生长因子和细胞因子都被激活，以协同整个愈合过程[21]。合成材料随后将导致所有的伤口都出现瘢痕挛缩和网片皱缩。如果将网片取出放入胶原酶溶液，瘢痕组织将从网片间隙溶解出来，网膜又会恢复到原来的大小。

严重低蛋白血症、维生素C缺乏、持续低血容量、血黏度增加、血栓形成、低温引起的血管收缩以及慢性应激都会对伤口愈合速度和最终的抗张力恢复产生负面影响。低氧、某些药物、放射线和其他因素也对伤口愈合极为不利。在外科医师看来，最重要的因素是要使缝线保持足够的张力以维持伤口良好对合，直至胶原合成良好；愈合过程中切口部位适当锻炼也可加快整个愈合过程[14,22-24]。

近来，由于合成网片的使用、疝开放手术中最新缝线材料的应用和腹腔镜手术中固定装置的普及，伤口愈合问题已经变得不那么突出了。在疝修补术中常规植入合成材料的外科医师，在伤口愈合成熟期结束前就会鼓励患者开始恢复正常的活动。无论接受开放式或腹腔镜疝修补术的患者，通常有望在术后2～3周后就恢复日常活动。

缝 合

1957年Aird通过观察认为缝合材料也许不那么重要（图6-2）[25]。这个引证已经过去了50年，在这段时间里，伤口愈合动力学已有定论，改良已超出了疝外科的缝线及方法学范畴[26]。在缝合问题上，现代外科医师根据患者的生物学数据来采取个体化治疗，并将患者的不同生物特性与外科技术结合起来。丝线、亚麻线和肠线等天然材料缝线在疝外科中已经被淘汰，当前已开始选择合成纤维[27]。

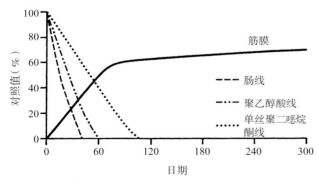

图6-2 腱膜伤口的抗张强度恢复程度与伤口愈合程度的关系。可吸收线无法维持到足以保证伤口稳定性的时间。聚二噁烷酮线的效果介于传统肠线和可吸收聚酯线与不可吸收线之间

过去的医师选择缝线材料时往往是有什么就用什么，或者根据个人的经验，直到近年来，外科医师才开始重视缝线材料的机械特性，但也较少注意到缝线和所缝组织间的交互作用。在研究缝线和

组织的机械与生物关系时需想到以下3个原则[28]：

• 缝线至少要像所缝合的组织一样结实。

• 如果随着时间的推移因组织的愈合而减小了缝线的张力，那么缝线失去张力的速度需要和伤口恢复张力的速度相匹配。

• 如果缝线改变了伤口愈合的生物学特性，则这个改变的影响值得重视。

要把这些原则应用到伤口愈合过程中，外科医师就需要得到以下信息：人体组织的正常强度、伤口组织张力恢复的速度、缝线的张力、缝线缝入组织后失去张力的速度、伤口和缝线间的相互作用。只有考虑到这些因素，外科医师才能进一步把握好打结特性、缝线"记忆"、消毒等问题，并赋予缝线生命力。

在1920年外科学大会的开幕式上，Berkeley Moynihan先生提出了可以留在伤口内缝线的必要条件[29]。这些材料应该能理想地具备的条件包括：① 达到自身目的，即能够充分地对合组织或阻断血管等。② 在伤口愈合后能够迅速消失。③ 避免感染。④ 没有刺激。这些原则至今仍然适用。

由于现代高分子聚合物化学的蓬勃发展，使天然材料或合成材料制成的可吸收线或不可吸收线之间的区别变得越来越模糊。

由胶原、筋膜、腱膜构成的组织愈合较慢，3个月才能使张力恢复到原来的50%，因此早期由天然或合成材料制成的可吸收线通常无法维持到机体结构完整重建的时刻。不过，从这些组织的愈合曲线可以看出，伤口愈合初期的胶原沉积特别迅速，因此，除非施加了咳嗽等巨大的外力，用可吸收线尤其用更新一代合成材料制成的可吸收线关闭的腹壁筋膜或腱膜切口有足够的张力防止切口裂开。反之，那些胶原不多的结构组织愈合和张力恢复速度更快。最典型的例子就是肠道[30]。

缝线材料必须在足够长的时间内保证切口的对合，并等待可靠的组织愈合。腱膜切口需要使用不可吸收线或慢吸收线。不可吸收线的内在缺陷是容易引起脓肿、组织不良反应或窦道形成，迫使一些外科医师在疝修补术中寻找折中的方法。

表6-1列出了天然或合成缝线材料的特性。

表6-1 疝修补术中常用的缝线类型

缝　线	原材料	类　型	体内抗张强度保留时间	商品名
平肠线	羊黏膜下组织	可吸收	5～6日内失去67%的张力	
铬肠线	羊黏膜下组织	可吸收	10～14日内失去67%的张力	
聚卡普隆25线	乙醇酸和E-己内酯的聚合物	可吸收	14日内失去70%～80%的张力	单乔®
聚乙醇酸线	聚乙醇酸	可吸收		地克松®
聚乳酸羟基乙酸910线	丙交酯和乙醇酸的聚合物	可吸收	21日内失去60%的张力	薇乔®
加聚乳酸羟基乙酸370涂层的聚乳酸羟基乙酸910线	涂层是丙交酯和乙醇酸及硬脂酸钙的聚合物,内芯是丙交酯和乙醇酸的聚合物	可吸收	21日内失去60%的张力	保护薇乔®
聚二氧杂环乙酮线	聚对-二噁烷酮聚酯	可吸收	28日内失去50%的张力	普迪丝®
丝线	家蚕幼虫	不可吸收	1年后失去张力	泛乔®
尼龙线	聚酰胺聚合物	不可吸收	每年失去15%～20%的张力	爱惜良®
不锈钢缝线	不锈钢	不可吸收	1年后疲劳性折断	
编织尼龙线	聚酰胺聚合物	不可吸收	每年失去15%～20%的张力	妞儿龙®
聚丙烯线	聚丙烯聚合物	不可吸收	2年以上	普理灵®
聚酯线	聚对苯二甲酸乙二醇酯	不可吸收	无限期	慕丝灵®
涂层聚酯线	带特殊涂层的聚对苯二甲酸乙二醇酯	不可吸收	无限期	爱惜邦®
膨化聚四氟乙烯线	聚四氟乙烯	不可吸收	无限期	戈尔特斯®

合成的可吸收缝线

1960年杜邦研究实验室合成了第一种聚合物,具有可靠的物理和生物性能,它是由聚左旋乳酸构成的编织聚酯缝线。1971年生产了第一种商业性可吸收合成缝线,即编织聚乙醇酸(PGA,地克松线)。1974年生产了另一种乳酸和乙醇酸的共聚物——编织聚乳酸羟基乙酸910线(薇乔线)[31]。

这些聚合物和它们最终分解产物的基本成分是乳酸和羟基乙酸或者两者的复合物。与肠线或胶原缝线相比,这些可降解的高分子聚合物缝线有一些有趣的生物特性。肠线和胶原缝线均可被细胞酶消化,因此会引起强烈的细胞反应,从而可延长伤口愈合的迟滞期。这种新的聚合物线的降解依靠的是水解作用,因此不会激发细胞反应。体外实验证实,这些缝线中加入缓冲液后置于人体温度环境就会出现类似的水解作用,因此不会延迟伤口愈合。由于是在严格条件控制下生产的合成物质,该缝线的直径和抗张强度相对于生物来源的天然纤维要一致得多,也容易预测。

尽管聚合物线与肠线或胶原缝线相比抗张力更大、更均一,但也有其自身的缺点,纤维更粗糙、僵硬,缝线必须进行编织以获得较好的可操作性,在打第一个结时必须更加小心以防止松脱。聚合物线比较僵硬的特点使得只有特别细的单丝线才可用于手术中,用途限定在显微外科及眼科手术。

为了克服合成纤维粗糙的缺点,改善打结质量,带涂层的聚合物缝线就应运而生了,涂层减少了缝线穿过组织时造成的牵扯,也允许打结时适当滑动,以便更好地控制松紧度。

聚二噁烷酮线(PDS,普迪丝线)是1981年发明的更柔韧的新型聚合材料,和地克松线及微乔线相比更柔韧,因此其单丝即可应用于临床。它也是通过水解降解的,组织反应极小。不过它的降解速率更慢,大鼠肌肉组织内的普迪丝线大约需要180日左右才能降解,而薇乔线只需60～90日,地克松线也只需120日左右。普迪丝线在体内维持张力的时间比其他合成可吸收线要长得多:4周时两者维持的抗张力分别为58%和1%～5%,8周时分别为

14%和0%[32,33]。

疝手术中使用何种合成可吸收线尚不清楚。早期有用地克松线关闭腹壁切口取得良好效果的报道。1976年Irvine等[34]采用随机对照临床研究比较了地克松线、薇乔线和普理灵线,发现各缝线之间的差别甚微。该实验样本量不大,161例患者被随机分配到任一缝线组,薇乔线组切口裂开率为5.8%,地克松线组为9.6%,普理灵线组为8.8%。切口裂开率和伤口感染紧密相关[34]。另一项地克松线与尼龙线的对照研究中,尼龙线的切口裂开率是4.7%,而地克松线的切口裂开率是12.5%。基本可以得出结论,用可吸收材料关闭腹壁切口是不尽合理的[35]。薇乔线尤其是普迪丝线相对于地克松线能更长时间地维护组织的完整性,因而更适合关闭腹壁切口,普迪丝线的表现更接近于不可吸收线[36]。现代实践中更提倡关闭腹壁切口使用尼龙线或普迪丝线。在开放式腹股沟疝修补术中合成网片的固定问题上,建议应用慢吸收可吸收线,尤其是薇乔线,或者使用单丝线如普理灵线。在腹腔镜疝修补术中,网片固定初期采用的是不可吸收的金属钉。这种固定方法后来逐渐被可吸收钉、纤维蛋白胶或干脆不固定等方法取代。

不可吸收缝线

对于腱膜或筋膜层的缝合,选择易于打结的柔韧性较好的不可吸收单丝线是缝合的金标准。不锈钢线能提供极大的抗张力和确保打结的安全性,关闭胸壁切口时通常使用它。不锈钢线尽管在组织中反应很小,但它可操作性很差,限制了它在疝修补术中的应用。多年来,丝线都是标准的不可吸收线,得到了最广泛的应用。Halsted和Whipple都推荐使用丝线[35,37]。

就抗张强度和打结的安全性而言,丝线不如其他的很多材料,临床工作中使用丝线经常发生组织反应有关的窦道和肉芽肿。在20世纪40年代第二次世界大战期间,丝线非常匮乏,棉线被用于手术中。棉线的强度和丝线相仿,但棉线的可操作性差,形成肉芽肿及窦道的概率很高。亚麻线和棉线有很多相似之处。

1943年杜邦公司生产出了尼龙线,并成为丝线的替代物。和丝线相比,尼龙线有明显的优势:可以以单丝形式使用;打湿后强度下降不明显(尼龙线强度下降15%,而丝线强度下降25%),尼龙线更坚韧,组织反应性更小。但尼龙线不够柔软,较难操作,不容易打结,打好的结容易松开。单丝尼龙线被拉伸时同时表现出可逆与不可逆的延展性。当尼龙线承受5 kg的力量时就会伸长22.5%,而且其中6.9%是不可逆的。当使用尼龙线缝合腱膜切口并施加5 kg力来压迫对合切口时,尼龙丝则会伸长27.7%[38]。这种不可逆性延展对关闭筋膜切口有很大影响。除非尼龙线结打得足够紧,否则当患者呼吸或者运动时,尼龙线就会延长,导致切口两边对合不良,最终引起已缝合的切口裂开。

聚丙烯单丝线是尼龙线的一种替代物,它的可操作更好,柔韧性更强,它也比尼龙线更易打结[39,40]。但由于聚丙烯单丝线的"记忆"性,使它在某些环境中使用受限。

编织的不可吸收线在可操作性和便于打结方面确实比单丝线更有优势,但它在缝合腱膜和修复疝时的效果欠佳。最主要的问题是继发感染,并发生经久不愈的窦道,故应该杜绝使用编织线。假如编织线缝合的伤口出现炎症,那就应毫不犹豫地拆除编织线。如果应用的是单丝线,炎症就可能被控制,不一定要拆除缝线。其他学者也证明了在疝手术中不宜使用不可吸收编织线[41]。

腹部伤口缝合的机械因素

伤口的大小并不是一成不变的,而是随伤口愈合逐渐变化的。不只是伤口自身在变化,伤口覆盖着的深层组织也发生着变化,这些变化使伤口的大小差异很大。

伤口愈合过程中会出现水肿,接着出现一条愈合嵴,成纤维细胞开始增殖,胶原纤维沉积增多。伤口水肿使伤口体积增大,引起每根缝线的张力增大。如果缝线的结最初打得很紧,可能造成伤口缝线断裂、线结脱落或组织切割等情况。上述情况也

表6-2　腹部膨隆所造成的腹围增大及剑耻间距增加 (引自：Jenkins，1976年)

尺寸增加的百分比			
与下述有关的腹部膨隆	测量类型	平均值（%）	最大值（%）
深吸气容积（n-18）	腹　围	6	11
	剑耻间距	12	18
孕期增大体积（n-27）	腹　围	18	94
	剑耻间距	15	36
肠占位、麻痹、梗阻（n-5）	腹　围	27	53
	剑耻间距	37	67

可能出现于缝线底部机体腔室容积发生变化时，此种情况尤其多见于腹部手术后。在深呼吸、孕期、腹部膨隆等情况下，腹围平均各增加6%、18%和27%，相应的剑突与耻骨联合之间的距离各增长12%、15%和37%（表6-2）。腹部伤口总体上将增加大约30%的长度。

腹部手术伤口在愈合过程中长度的变化对于选择缝合技术有很大的影响。Jenkins曾分析过此类数据[42]并得出这样一个结论：缝线长度（SL）与伤口长度（WL）的比例对于腱膜修复十分重要。

SL∶WL为4∶1时是最理想的；如果SL∶WL低于2.5∶1，伤口裂开的概率显著增大。当SL∶WL接近1∶1时，伤口裂开几乎不可避免。数据分析结果（Jenkins定律）后来被临床实验所证实。这些发现在30年后再次被Israelsson所验证[43,44]。Israelsson于1989～1991年及1991～1993年期间的两组超过1 000例病例的研究，都证实了SL∶WL在4∶1以下是引起伤口缝合失败及后期切口疝的最高危险因素，相比年龄、肥胖、切口感染等因素要严重得多。手术操作者在术后切口疝的发生中也是重要的影响因素，不同手术者发生切口疝的概率波动于5%～26%。有趣的是，尽管体重指数＞25的肥胖患者术后12个月切口疝的发生率高达15%，但如果SL∶WL能维持于4.0～4.9，切口感染率就不会增加。

然而，在实际手术操作中，手术者在选择理想的腹部切口筋膜缝合方法时，依然更依赖于传统经验而非高质量的I类证据[45]。Hodgson和他的同事做了一项系统回顾和数据分析，想明确什么缝合材料和缝合技术能减少术后切口疝的发生。他们仅对Jadad质量评分3分以上的随机对照研究进行分析（Jadad质量评分是唯一被证明适合于评价随机对照实验的工具）。由两个独立的分析员在不清楚研究地点、作者、杂志和研究日期等信息的情况下进行的盲法分析，结果显示如下：

（1）使用不可吸收线的手术切口疝发生率较低。

（2）缝合技术更倾向于使用不可吸收线、连续缝合技术。

（3）使用可吸收线的手术出现窦道和伤口疼痛的概率较小。

（4）不同缝合方法和不同缝合材料之间术后切口裂开率和切口感染率没有明显区别。

腹部筋膜用不可吸收线进行连续缝合，术后切口疝发生率非常低。连续缝合技术是理想的。这些实验数据引用自13个随机对照试验，包含了5 145例病例，使用了9种不同的缝线材料，采取的是连续或间断缝合，大部分是正中纵行切口。这些meta分析结果为手术医师选择腹部筋膜缝合技术提供了强有力的证据。

在过去10年里，疝修补的方法层出不穷，本章无法一一叙述。单纯的组织修复被迅速淘汰，目前估计只用于直径＜2 cm的小脐疝和脐旁疝。2008年欧洲疝协会（EHS）推荐对所有有症状的成年男性（年龄＞30岁）腹股沟疝患者均应该采用网片修补。循证医学研究提示，对原发性单侧腹股沟疝建议采用开放式Lichtenstein术或腹腔镜疝修补术。若选择不使用网片修补的方法，建议采用Shoudice

技术。对传统开放式疝修补术后的复发疝，建议采用腹腔镜疝修补术[5]。

然而，前腹壁疝的认识还不是很明朗。需要注意的是，由于描述前腹壁缺损的术语缺乏一致性，外科文献现在已经很难描述前腹壁疝了。为了便于比较和描述，欧洲疝协会在2008年举行了一次共识会议。尽管欧洲疝协会没有实现明确的切口疝分类，原发腹壁疝和腹壁切口疝的亚型名称已经得到规范。这些切口疝的分类方法为切口疝的登记提供了足够的信息，也可应用于切口疝治疗和预后的对照研究[46]。

植入任何合成网片时应该遵守一些原则，稳妥地固定网片非常重要，以保证在愈合过程中网片不会移动，不会或很少发生变形。不应该将合成网片放在感染区域，因为网片在此时会成为机体异物并导致慢性脓肿，往往需要移除网片。新型的可被完全吸收的生物网片可以应用于感染区域，此时需经常进行伤口处理，比如负压吸引装置。

打 结

线结是缝线最脆弱的部分，有效地打结是缝合技术最重要的一环。常规打结会致除尼龙线（可能还包括聚丙烯线）以外的缝合材料的强度下降40%，自动锁定的线结能保证缝线的尾部埋在结的里面，可以吸收一些能量，从而避免这些能量传递到线结，导致线结断开[47]。自动锁定的线结体积相对于常规线结要小些，从而可以减少感染和窦道形成的风险[48,49]。为了避免关闭切口时头端有线结而发明了环线，缝针只需简单地穿过线环就完成了第一个线结。现在还发明了全长都有微钩的缝线，根本不需要打结。

缝线的处理

通常我们都很少考虑缝合时如何使用缝线或如何将缝线植入组织。现在大多数合成材料缝线都能适用于各种外科操作。但外科医师应该认识到缝线夹在持针器、组织钳、止血钳中时局部会被

磨损而变得脆弱。有时外科医师并没有意识到这个新的薄弱点。这可以引起缝线材料的早期裂痕而不再完好，用这根缝线缝合会引起组织愈合不良。如果用这根缝线来固定网片，就可以导致复发疝。因此，外科医师应该义不容辞地小心进行缝合操作，从而避免因此出现新疝或复发疝。

皮肤缝合

传统的切口缝合方式是把缝线穿进皮肤并在皮肤表面打结。其他方法有皮内缝合，以及不用穿进皮肤全层的皮钉缝合、粘贴在皮肤上的塑料胶带和纤维蛋白胶。

皮肤缝合的要求是要让皮肤对合足够长的时间，以便皮肤很好地愈合。要促进愈合速度，皮缘之间不能有相对移动，且张力要小，以避免坏死。缝合要细致，防止引起脓肿。最后，或许对患者最重要的一点是，很好的美观效果。

清洁和污染手术的伤口处理方案是有所不同的。一个古老的手术原则是，明显污染的伤口应该保持开放；估计可能发生早期血肿的伤口应该延迟缝合；如果可能发生局部感染，建议采取间断缝合伤口，以便早期引流。这些都是伤口处理的传统习惯。现在的择期疝修补术都是清洁手术，我们在寻找最佳的功能恢复、美观的和没有并发症的快速愈合方案。因此，我们应该回顾关闭切口的众多方法，使皮肤尽可能地愈合良好。

传统的皮肤缝合技术确实有不足之处，缝针穿过两边的皮肤，携带皮肤碎片和皮肤结构进入针道和皮下组织。相对于不用缝合的关闭切口技术，传统的皮肤缝合技术增加了伤口的感染率。若使用的是编织线，且伤口边缘的张力太大，缝线感染的并发症就会比较严重。缝合技术不佳和接下来的组织水肿会引起局部缺血，并且看起来很不美观。

皮钉避免了引起缝合深部感染的问题。Michel皮钉缝合技术会引起局部张力过大而导致局部坏死，除非在24～48 h内把皮钉拿掉，否则局部缺血会引起组织坏死和出现永久的美观问题。在外科现在已经很少用到Michel皮钉缝合技术了，目前常

用的是拥有矩形结构的皮钉缝合。虽然皮肤上的针孔在一定程度上降低了美观效果，但它可以达到良好的愈合效果。皮肤粘合带可以达到出色的愈合效果[50-52]。

一项随机对照临床试验对比了剖腹切口用单丝尼龙线进行垂直褥式缝合以及皮钉缝合的效果，结果证明不用皮肤缝线的方法有显著的优势。341 例连贯病例的伤口中，182 例用的是缝线缝合，159 例用的是皮钉缝合，缝线缝合的伤口感染率是 17%，而皮钉缝合的感染率是 6.3%（$P<0.01$）[53]。医师、护士和患者可能最喜欢采用皮下可吸收线缝合。在一项随机对照试验中，选取了用大隐静脉进行冠脉搭桥的患者，共用了 4 种不同的关闭大腿部伤口的方法[6]：应用尼龙线的连续垂直褥式缝合、应用可吸收地克松线的连续皮下缝合、金属皮钉缝合和皮肤粘合带。经过评估它们的愈合效果得出了这样的结论：地克松线皮下缝合法的愈合情况要好于皮肤钉合法及尼龙褥式缝合法；地克松线皮下缝合法的美容效果也优于褥式缝合法及皮肤钉合法，且与皮肤粘合法效果相当。皮下可吸收缝线不需要移除，因此也比较经济[54]。开放式腹股沟疝修补术的皮内缝合法推荐使用普迪丝线或薇乔线。使用这些缝线的手术效果极好，并且不需要术后拆除缝线，伤口愈合快捷。更重要的是，没有穿透皮肤的缝线，消除了术后切口疼痛，且使切口感染率下降了 2%～3%。关闭腹腔镜套管穿刺点皮肤可以使用皮下薇乔线、普迪丝线、纤维蛋白胶和（或）皮钉缝合。

放置合成材料的技术

以往文献详述了许多使用合成网片修补腹壁缺损的方法，技术上的不同主要与放置网片的解剖平面有关[55-58]：① 腱膜上－皮下平面（on-lay 技术）；② 和 ③ 腱膜下和腹膜外或腹膜下平面（sub-lay 技术）；④ 腱膜下和腹腔内平面（图 6-3）。另外，腹腔内（或腱膜下）放置网片时可加用腱膜上网片支撑加固（图 6-4）。应该指出的是，开放式疝修补术使用网片之前应该首先考虑是否遵守了第一法则，那

就是，关闭腱膜缺损边缘应成为第一目标，必要时可以使用诸如组织分离技术等特殊方法。关闭筋膜缺损通常是可以做到的。

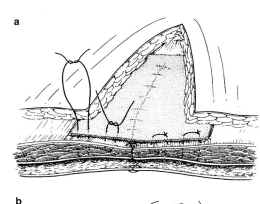

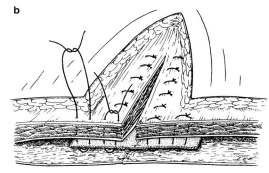

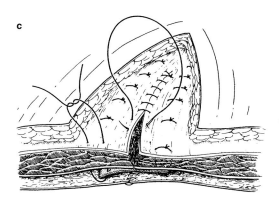

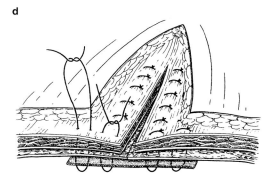

图 6-3 腹壁缺损的合成网片修补。合成材料可以放置在腱膜上或皮下 (a)；腱膜下、腹膜外或腹膜前，片表面保持腱膜缺损开放 (b)；腱膜下并关闭腱膜缺损 (c)；或腹腔内 (d)

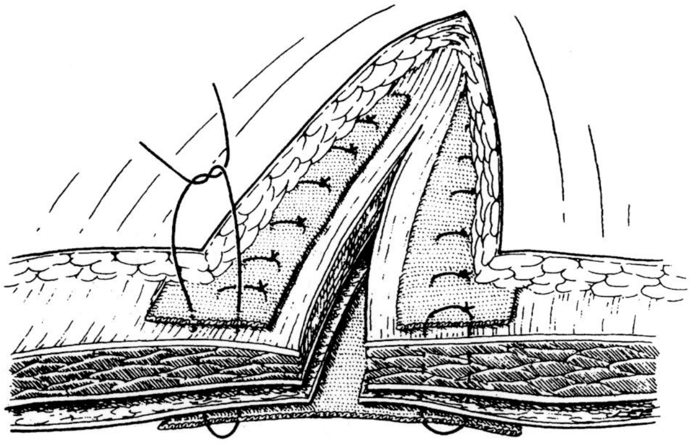

图6-4 腹腔内放置网片时可以在腱膜上放置网片支撑加强

腹腔镜手术则有所不同,多数病例并未关闭筋膜缺损,而是使用合成网片桥接筋膜缺损。这种技术需特别强调网片与其下方的筋膜要建立足够的重叠。在腹腔镜手术中,合成网片总是位于腱膜下层。在腹股沟疝修补术中,通常使用经腹腹膜前入路或全腹膜外入路将网片放置在腹膜前间隙。腹腔镜修补切口疝或腹壁疝时植入网片方法就不一样,合成材料通常被置于腹腔内。不过,在某些前腹壁疝中(比如半月线疝和Pfannenstiel切口疝),目前的技术已经可以通过经腹入路将合成网片放置在腹膜前间隙了。

现在已经设计出了各种各样的预成形或制作网片装置用于修补腹股沟疝。这些网片有些已经用于修补部分切口疝或其他腹壁疝病例。网片种类众多,方法学各异,这些将在第7章中详细讨论。必须强调的一点是,所有的网片都是通过各自独有的技术被放入体内的。背离这些方法将增加患者的并发症率或疝复发率。

总结:建议

• 实施任何手术前,必须做好适当的术前准备,(急诊患者)必要时做好充分的复苏。

• 必须明确筋膜缺损边缘,并回纳疝内容物。

• 关闭筋膜缺损的方法必须能够维持组织强度3个月以上(除非是使用腹腔镜腹腔内技术)。

• 关闭主要缺损时首选单股不可吸收合成缝线,例如聚丙烯线或尼龙线。

• 打结要很小心,避免器械损伤缝合材料。

• 关闭皮下脂肪层时,建议使用组织反应小的可吸收线,薇乔线或普迪丝线比较适合。

• 可能发生血清肿或血肿的部位可以使用闭式负压引流。

• 关闭皮肤切口时,尽量保证不缝合皮肤边缘,这样组织反应小,感染率低,窦道形成可能性小。建议的材料包括薇乔线、普迪丝线、皮肤黏合带或皮钉。

• 建议绝大多数的疝修补术中使用恰当的合成网片。

◇参◇考◇文◇献◇

[1] Mcgugan E, Burton H, Nixon S, Thompson A. Deaths following hernia surgery: room for improvement. J R Coll Surg Edinb. 2000; 45(3): 183−186.

[2] Buck N, Devlin HB, Lunn JN. The report of a confidential enquiry into perioperative deaths. London: Nuffield Provincial Hospital Trust and the King Edwards Hospital Fund for London; 1987.

[3] Nilsson H, Stylianidis G, Haapamäki M, Nilsson E, Nordin P. Department of Surgery, Sahlgrenska University Hospital/Ostra, Gothenburg, Sweden mortality after groin hernia surgery. Ann Surg. 2007; 245(4): 656−660.

[4] Sanchez-Manuel FJ, Lozano-García J, Seco-Gil JL. Antibiotic prophylaxis for hernia repair. Cochrane Database Syst Rev. 2007; 18(3): CD003769.

[5] Simons M, Aufenacker T, Bay-Nielson M, et al. European guidelines on the treatment of inguinal hernia in adult patients. Hernia. 2009; 13(4): 343−403.

[6] Angelini GD, Butchart EG, Armistead SH, Breckenridge IM. Comparative study of leg wound skin closure in coronary artery bypass graft operations. Thorax. 1984; 39: 942−945.

[7] Gilbert AI, Felton LL. Infection in inguinal hernia repair considering biomaterials and antibiotics. Surg Gynecol Obstet. 1993; 177: 126−130.

[8] Devlin HB, Gillen PHA, Waxman BP, Macnay RA. Short stay surgery for inguinal hernia: experience of the Shouldice operation 1970−1982. Br J Surg. 1986; 73: 123−124.

[9] Glassow F. Is post-operative wound infection following simple inguinal herniorrhaphy a predisposing cause of recurrent hernia? Can Med Assoc J. 1964; 91: 870−871.

[10] Howes EL. Effects of suture material on the tensile strength of wound repair. Ann Surg. 1933; 98: 153−155.

[11] Howes EL. The strength of wounds sutured with catgut and silk. Surg Gynecol Obstet. 1933; 57: 309.

[12] Douglas DM. The healing of aponeurotic incisions. Br J

Surg. 1952; 40: 79–82.

[13] Douglas DM, Forrester JC, Ogilvie RR. Physical characteristics of collagen in the later stages of wound healing. Br J Surg. 1969; 56: 219–222.

[14] Mason ML, Allen HS. The rate of healing of tendons: an experimental study of tensile strength. Ann Surg. 1941; 113: 424.

[15] LeBlanc KA, Bellanger DE, Rhynes KV, Baker DS, Stout R. Tissue attachment strength of prosthetic meshes used in ventral and incisional hernia repair: a study in the New Zealand white rabbit adhesion model. Surg Endosc. 2002; 16(11): 1542–1546.

[16] Ellis H, Gajraj H, George CD. Incisional hernias, when do they occur? Br J Surg. 1983; 70: 290–321.

[17] Hamlin JA, Kahn AM. Herniography in symptomatic patients following inguinal hernia repair. West J Med. 1995; 162: 28–31.

[18] Van Winkle W, Hastings JC, Barker E, Hines D, Nichols W. Effect of suture materials on healing wounds. Surg Gynecol Obstet. 1975; 140: 7–12.

[19] Rath AM, Chevrel JP. The healing of laparotomies: review of the literature. Part 1. Hernia. 1998; 2: 145–149.

[20] Klinge U, Prescher A, Klosterhalfen B, Schumpelick V. Origin and pathophysiology of abdominal wall defects. Chirurg. 1997; 68: 293–303.

[21] Hunt TK, Goodson WH III. Wound Healing. In: Way LW, editor. Current surgical diagnosis and treatment, 9th ed. Norwalk: Appleton and Lange; 1991. p. 95–108.

[22] Forrest I. Current concepts in soft connective tissue wound healing. Br J Surg. 1983; 70: 133–140.

[23] Sandblom P. The tensile strength of healing wounds: an experimental study. Acta Chir Scand Suppl. 1944; 891–1088 +.

[24] Schilling JA. Advances in knowledge related to wounding, repair and healing: 1885–1984. Ann Surg. 1985; 201: 268–277.

[25] Aird I. Companion in surgical studies. 2nd ed. Edinburgh: Churchill Livingstone; 1957.

[26] Artandi C. A revolution in sutures. Surg Gynecol Obstet. 1980; 150: 235–236.

[27] Sanchez-Montes I, Deysine M. Spigelian hernias. Arch Surg. 1998; 133: 670–672.

[28] Van Winkle WJR, Hastings JC. Considerations in the choice of suture materials for various tissues. Surg Gynecol Obstet. 1972; 135: 113–126.

[29] Moynihan BGA. The ritual of a surgical operation. Br J Surg. 1920; 8: 27–35.

[30] Andrew DR, Williamson KM. Meckel's diverticulum — rare complications and review of the literature. J R Army Med Corps. 1994; 140: 143–145.

[31] Tagart REB. The suturing of abdominal incisions. A comparison of monofilament nylon and catgut. Br J Surg. 1967; 54: 952–957.

[32] Lerwick E. Studies of the efficacy and safety of polydioxanone monofilament absorbable suture. Surg Gynecol Obstet. 1983; 156: 51–55.

[33] Ray IA, Doddi N, Regula D, Williams JA, Melveger A. Polydioxanone (PDS) a novel monofilament synthetic absorbable suture. Surg Gynecol Obstet. 1981; 153: 497–507.

[34] Irvin TT, Koffman CG, Duthie HL. Layer closure of laparotomy wounds with absorbable and non-absorbable suture materials. Br J Surg. 1976; 63: 793–796.

[35] Halsted WS. The radical cure of hernia. Bull Johns Hopkins Hosp. 1889; 1: 12–13.

[36] Leaper DJ. Laparotomy closure. Br J Hosp Med. 1985; 33: 317–322.

[37] Whipple AO. The use of silk in the repair of clean wounds. Ann Surg. 1933; 98: 662–671.

[38] Mayer AD, Ausobsky JR, Evans M, Pollock AV. Compression suture of the abdominal wall: a controlled trial in 302 major laparotomies. Br J Surg. 1981; 68: 632–634.

[39] Herman RE. Abdominal wound closure using a new polypropylene monofilament suture. Surg Gynecol Obstet. 1974; 138: 84–86.

[40] Herrman NIB. Tensile strength and knot security of surgical suture materials. Am Surg. 1971; 37: 209–217.

[41] Jones DJ. Braided versus monofilament sutures in inguinal hernia. Br J Surg. 1986; 73: 414.

[42] Jenkins TPN. Incisional hernia repair: a mechanical approach. Br J Surg. 1980; 67: 335–336.

[43] Israelsson LA, Jonsson T. Overweight and healing of midline incisions: the importance of suture technique. Eur J Surg. 1997; 163: 175–186.

[44] Israelsson LA. The surgeon as a risk factor for complications of midline incisions. Eur J Surg. 1998; 164: 353–359.

[45] Hodgson NCF, Malthaner RA, Ostbye T. The search for an ideal method of abdominal fascial closure: a meta-analysis. Ann Surg. 2000; 231: 436–442.

[46] Muysoms F, Miserez M, Berrevoet G, et al. Classification of primary and incisional abdominal wall hernias. Hernia. 2009; 13(4): 407–414.

[47] Paterson-Brown S, Dudley HAF. Knotting in continuous mass closure of the abdomen. Br J Surg. 1986; 73: 676–680.

[48] Pelosa OA, Wilkinson LH. The chain stitch knot. Surg Gynecol Obstet. 1974; 139: 599–600.

[49] Trimbos JB. Factors relating to the volume of surgical knots. Int J Gynecol Obstet. 1989; 30: 355–359.

[50] Eaton AC. A controlled trial to evaluate and compare sutureless skin closure technique (op-site skin closure) with conventional skin suturing and clipping in surgery. Br J Surg. 1980; 67: 857–860.

[51] Pearse HE. Strangulated hernia reduced en masse. Surg Gynecol Obstet. 1931; 53: 822–828.

[52] Taube M, Porter RJ, Lord PH. A combination of subcuticular suture and sterile micropore tape compared with conventional interrupted sutures for skin closure. Ann R Coll Surg Engl. 1983; 65: 164–166.

[53] Pickford IR, Brennan SS, Evans M, Pollock AV. Two methods of skin closure in abdominal operations: a controlled clinical trial. Br J Surg. 1983; 70: 226–228.

[54] Ramshaw BJ, Escartia P, Schwab J, et al. Comparison of laparoscopic and open ventral herniorrhaphy. Am Surg. 1999; 65: 827–832.

[55] Larson GM, Harrower HW. Plastic mesh repair of incisional hernia. Am J Surg. 1978; 135: 559–563.

[56] Larson GM, Vandertoll DJ. Approaches to repair of ventral hernia and full thickness loss of the abdominal wall. Surg Clin North Am. 1984; 64: 335–350.

[57] Usher FC. The repair of incisional and inguinal hernias. Surg Gynecol Obstet. 1970; 131: 525–530.

[58] Usher FC. New technique for repairing incisional hernias with Marlex mesh. Am J Surg. 1979; 138: 740–741.

第7章
疝修补术假体补片产品

Prostheses and Products
for Hernioplasty

Kari A. LeBlanc

李绍杰　胡星辰　黄磊　译

引 言

现在全世界使用假体生物材料修补腹壁疝已非常普遍。在美国和欧洲超过90%的腹股沟疝和腹壁疝都是使用假体材料或装置来修补的,但在世界其他一些地方则不完全这样。限制这些产品使用的原因是,患者不愿意将异物放进原发疝凸出部位,以及这些产品的价格昂贵。但是从澳大利亚布卢登茨医院外科腹股沟疝修补术的经验来看,这种情况正在迅速改变。1993年,他们医院39%的疝修补术采用的是Bassini术式和Shouldice术式,而到了1996年,只对18%的患者使用这两种传统方法,这正是由于使用假体产品来修补腹股沟疝的病例大幅增加所致[1]。这种改变目前在全世界已很普遍。

大约13%的剖腹手术切口会形成切口疝。如果术后发生感染,则形成疝的风险增高5倍。另外一些容易导致筋膜缺损的因素包括吸烟、肥胖、营养不良以及使用类固醇药物等。虽然有些因素可被避免,但是疝患者复发疝的可能性很高,常会给临床治疗带来困难。不使用假体材料的患者疝复发率高达51%[2],而使用人工合成材料患者的疝复发率降至10%～24%[3]。

最初采用腹腔镜手术修补切口疝和腹壁疝是在1991年,然后在1993年被推介,当时使用的是Gore公司制造的软组织补片(美国,特拉华州,埃尔克哈特)[4]。最近的文献中所报道的疝复发率从0到11%不等,平均约为5.5%。"完美"的假体补片

产品还有待发现。目前已经开发了许多材料用于满足内镜修补术的要求,当然这其中有很多材料也同样适用于开放手术。事实上,这些补片经过改良,使得许多用于内镜手术的产品也能被运用于开放手术,反之亦然。本章将会详述这些作用和讲述目前市场上各种生物材料的性能特点,并进一步探讨腹壁疝的开放式修补术和内镜修补术中材料选择的基本原理。

可用于修补腹股沟疝、腹壁疝、切口疝以及其他类型疝的产品有好几百种。在以下所列的产品中,有许多缺乏已发表的文献来证实厂商所介绍的效果。鉴于此书出版时的事实情况,我们建议读者参考相关期刊文献来鉴别这些材料的使用效果。本章中讨论的许多相关资料都直接来源于厂家。

使用假体材料的适应证

外科医师应当认识到使用这些材料的主要目的是要修补腹壁的筋膜缺损。使用这些材料的主要适应证见表7-1。

表7-1　假体补片的适应证

替代由以下原因所致的肌筋膜组织缺失
创伤
外部因素
内部因素
感染
加强本体薄弱组织
老化(组织松弛)
神经损伤(去神经支配)

很多因素都会导致肌筋膜强度丧失。最常见的当然是外部因素导致的腹壁薄弱，如剖腹手术或其他大于内镜套管针直径5 mm的腹部切口（虽然如此小的切口形成疝的可能性很小）；另一个例子就是创伤如枪伤之后的组织缺失。体重显著增加会导致腹内压升高，是造成腹壁肌肉组织薄弱的内因之一。营养不良或蛋白质营养不良也是造成肌肉组织薄弱的一个因素。其他致病因素如吸烟人群中的肺气肿或慢性支气管炎，会因为频繁咳嗽而导致腹内压持续增加。危及生命的感染如筋膜炎或坏疽会导致组织大面积坏死和缺失。更常见的是术后伤口感染，会导致疝形成的风险增高5倍。而事实上，大约30%术后切口感染的患者最终都会形成切口疝[5]。

老年患者的衰老和组织愈合能力下降会导致筋膜的完整性缺失，这在腹股沟直疝中较常见，在腹白线扩大的患者中也会见到，被称为腹直肌分离。后者会逐渐增大并偶尔会产生症状而需要修补。吸烟导致的胶原蛋白破坏也有同样的效应（即转移性肺气肿）。

最常见的由去神经现象导致的缺损发生在腰胁部切口手术后，如肾切除术、腰交感神经切除术或用于治疗椎间盘退变性疾病的前入路腰椎椎体间融合术等。在这些情况中，常常不会像前腹壁缺损那样有明确的筋膜边缘，这是由于去神经的肌肉组织范围很大，虽然有完整的筋膜，但缺乏健康肌肉组织的加固。

假体材料的变迁

使用材料修补疝的历史可以追溯至古代。据说Heliodorus在公元25年就曾使用含有棉花或亚麻的纤维素植入物置于腹股沟区域形成瘢痕来治疗疝。使用银作为一种合成假体报道于1900年[6]。金属的生物材料还包括钽网补片和不锈钢补片的使用。这些材料都由于其相关的并发症而没有得到广泛应用。这些并发症包括缺乏柔软度、血清肿形成、伤口感染、反复应力断裂、断裂部位疝形成、不规则瘢痕形成、粘连、结构完整性缺失以及过敏反应等。对这些患者再次进行手术会特别困难。

在使用银丝网片后不久生物材料就被用做肌筋膜的替代物[7]。其他被使用过的材料见表7-2。

这些材料在有些病例中效果很好，但由于其稀少和价格昂贵，限制了它们的广泛使用。另外，还要考虑病毒传播的风险，曾有一例使用硬脑膜同种移植物的患者发生了Creutzfeld-Jacobs病。其他更接近于理想材料的合成材料的发展加速了这些生物产品的终结，但在最近几年我们看到这些产品中的一些被再次使用起来。加工这些产品的新方法使得其安全性和有效性都得到了改善，并扩展了其使用范围。

一系列的非金属合成假体材料也被用于疝修补术（表7-3、表7-4）。和金属材料一样，这些材料也有很明显的缺点，包括感染、窦道形成、产品在体内变化以及与自身组织不融合等。炭化纤维由于其潜在致癌性因而从未在患者身上尝试过（虽然在实验模型中效果相当不错）。随着制造工艺的更加现代化，新的疝修补产品已经再次使用了其中的部分材料。

合成材料可以被分为可吸收和不可吸收产品。最近引入了一种非合成的生物材料用于疝修补术，通常被称为"生物产品"。这些产品是基于使用猪、牛或人类尸体组织来制造一种胶原蛋白基质。所有这些产品都不是真正可吸收的，因为它们被设计成一种支架，供自身纤维母细胞融合胶原蛋白以修复筋膜缺损。这些产品的目标是利用患者的自身组织来修补疝缺损，因为这些材料会随着时间的推移而被降解或取代。

合成的不可吸收材料有许多类型、大小和形状。这些产品在腹股沟疝修补术中较普遍使用。最近的几年中使用假体补片进行无张力切口疝修补术已经得到了广泛的认可。除了很小的疝之外，每个内镜疝修补术都会使用补片。使用合成的或更常见的生物材料进行疝修补术是一种越来越明显的趋势，即使在伴随胃食管反流病的食管裂孔疝中也能被使用。

下文所介绍的材料是随机排列的，且可以获得的信息都是准确的。但我们仍努力将这些产品分类，把类似的产品分在一个组。我们尝试在本书完成时对所有用于世界大部分地区的产品进行描述，其中有些材料要么没有关于其临床性能特征的已发表的临床数据要么只有极少的数据。因此，虽然已经尽我所能来呈现它们，但是有些产品和（或）细节的疏漏在所难免。由于产品的大小差异非常大，因此关于这些产品大小的评述会很少。读者可以参考它们各自厂商的介绍来了解这些细节。另外，如果一种产品或产品的图片未被显示，则可能是由于厂家未提供那些方面的信息。还应当注意的是，不是所有的产品在所有国家都有提供。厂家可能限制了许多产品在某些国家地区发布，或者在写本文时某些产品并没有得到政府许可来投入临床使用。总之，可以肯定的是并非所有的现存产品都包含在本文中，许多公司非常小或生产能力有限。因此如果有未被包括在内的产品，这不是因为故意遗漏，而是缺乏可得到的信息。

表7-2　生物补片产品

自体皮肤移植物	全层皮肤移植物
真皮胶原同种移植物	猪的真皮胶原
自体筋膜异种移植物	冻干主动脉同种移植物
保存的硬脑膜同种移植	牛心包膜

表7-3　非金属合成产品"理想手术"材料

福蒂森织物（纤维素）	聚四氟乙烯
聚乙烯海绵	聚丙烯补片/明胶膜
聚乙烯布	聚酯加强的硅胶片
尼龙补片	硅橡胶
炭化纤维	聚酯（作为实心板）
硅-丝绒复合物	炭化纤维

表7-4　理想的外科合成产品的临床特点

腹壁的永久修补（即没有复发）
向内生长使组织修复和愈合的常规模式
不改变腹壁肌肉组织的顺应性
无黏附倾向
容易剪切且没有磨损
廉价
无疼痛或瘘管形成等长期并发症

引自：Cumberland[10]和Scales[11]

可吸收的假体生物材料

可吸收材料的共同目的是暂时替代缺失的组织（表7-5）。这些材料的强度和不持久性决定了它们中有些补片不适合疝的永久性修补。

表7-5　可吸收产品

Dexon补片，Davis & Geck外科股份有限公司，美国，康涅狄克州，诺瓦克
Safil补片，Braun手术器械公司，德国
TIGR补片，Novus科技公司，新加坡
TephaFLEX补片，Tepha公司美国，马萨诸塞州，列克星敦
Vicryl（针织）补片，Ethicon公司，美国，新泽西州，萨莫维尔
Vicryl（编织）补片，Ethicon公司，美国，新泽西州，萨莫维尔

Bio-A、TephaFLEX和TIGR补片代表了不同类型的补片产品。这些产品代表了新一代的材料，可以弥补目前的需要。这些产品的临床性能特征介于生物材料和合成材料之间。这些产品用于修补组织缺损的确切用途目前还有待明确。Bio-A（图7-1）产品设计为平面补片，其材质是3-亚甲基碳酸酯和聚乙醇酸。在植入后21日，它还能维持大约70%的抗张强度。它的使用范围很广，主要用于替代生物产品，作为一个支架被纤维母细胞浸润，最终被患者自身的胶原蛋白所替代。

Safil补片（图7-2）是聚乙醇酸材质，植入后第20日时，它可以保持50%的强度，不能作为组织的永久修补材料。它被用于关闭腹壁和胸壁。该图片也显示了这种材料被做成袋子的形状用于脾保存。

TephaFLEX补片（图7-3）由4-聚羧基丁酸（P4HB）构成。它可以被水解和水解酶促过程所降解。该材料的吸收在植入第26周后降至最低，并在第52周左右基本完成。

TIGR基质外科补片（图7-4）由两种不同的合成可吸收纤维编织而成，它们是聚乙醇酸和聚乳酸（PLA）。它的基质是用一种专有的方式经编的，使其能够随着时间的推移而逐渐增加其降解。它的强度在植入后最初的6～9个月和传统补片相当。第一种纤维（聚乙醇酸）似乎在2周之内就失去了抗张功能,而第二种纤维(PLA)能维持其强度至大约9个月。

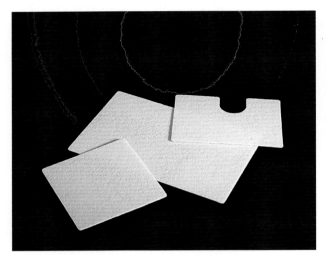

图7-1　Bio-A平面补片和食管裂孔疝补片

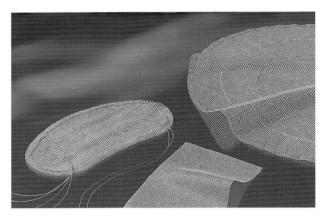

图7-2　Safil 补片

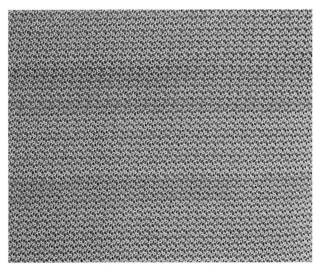

图7-3　TephaFLEX 补片

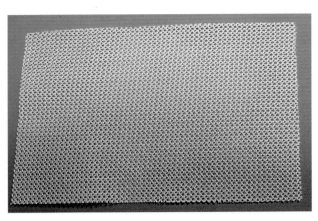

图7-4　TIGR 基质外科补片

Vicryl 和 Dexon 补 片 的 主 要 材 料 是PLA(图7-5)。它们可以被缝线直接固定在筋膜上,却没有足够的强度来修补缺损。大部分情况下,它们被用于为腹部感染切口的暂时关闭提供支撑,或被用于腹内脓毒症或腹腔间隔室综合征的患者。它们还可被用于治疗分期修补的复杂疝或巨大疝。在这种情况下,该产品先以桥接的方法被植入,患者在一段时间后再次手术进行最终修补。

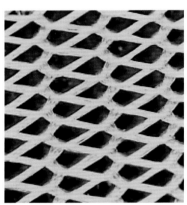

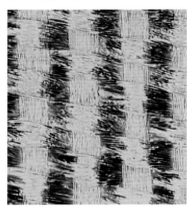

图7-5　Vicryl补片,针织的（上）和编织的（下）

生物产品

如前所述，这些产品不代表疝修补术的新概念。它们是20世纪早些时候所发明材料的改良型产品。制作方法是将取下的胶原蛋白基质加工成组织工程材料补片，然后用于修补腹壁缺损。这些材料修补缺损的原理是生物材料可容许患者自身的纤维母细胞迁移其上，以便胶原沉积而形成"新的筋膜"。有研究显示，这些材料形成的细胞外基质支架降解速度很快，使组织重建的强度超过自身组织[8]。大多数情况下它们都用于开放手术，但也有一些用于内镜手术，尤其是食管裂孔疝修补术。

所有的生物产品都有相似之处。它们都取自活体的有机组织。取材的来源决定了材料的尺寸，而且在大部分情况下决定了产品的厚度。几乎所有产品的厚度都是不固定的。有些厂家发明了创新性方法来增加现有材料的大小。所有的产品都经过处理以清除所有的细胞或细胞核物质以及朊粒，然后有一些要经过其他处理使胶原蛋白在分子水平交联（讨论见下文），最后的步骤是对材料进行灭菌处理。这些处理超过了本章讨论的范畴，在这里无法详述所有细节。但应当注意在使用这些材料时，加工过程对产品的性能特征以及其植入后的临床表现具有重要的影响。

通常，生物产品都被用于存在感染的情况，如合成补片感染，但建议创面不应有大量的脓液，这是因为有些细菌和炎性细胞的胶原酶可以降解这些产品。这些产品也能用于很复杂的非感染疝的修补。值得注意的一点是，如果患者有胶原蛋白缺乏症，这些生物补片的重构会出现异常，最终导致修补失败。在过去的几年中还发现，如果这些产品直接和某种有血管的组织接触的话效果最好。感觉上，如果这些生物支架按预期被纤维母细胞浸润而出现胶原蛋白沉积，那么这些细胞的血供建立会更快。因此如果采用桥接法将生物补片与筋膜边缘进行修补的话，那么失败的概率会较高。

取材于尸体的产品

取材于人类尸体的产品已经有较长的历史（表7-6）。这些产品的共同之处在于它们都不会有非

常大的尺寸，每种产品在植入时和植入后被拉伸的程度存在很大的差异，应当在植入前就加以考虑。这些产品不是相互交联的，使用前需要再水化处理。它们常常被运用于食管裂孔疝的修补。

表7-6 来源于尸体的生物假体补片

Alloderm 补片，LifeCell 公司，美国，新泽西州，布兰斯堡，（图7-6）
AlloMax 补片，Davol 公司，沃里克，罗得岛州，美国（图7-7）
DermaMatrix 补片，Synthes CMF 公司，美国，宾夕法尼亚州，西赤斯特
Flex HD 补片，Ethicon 公司，美国，新泽西州，萨莫维尔（图7-8）

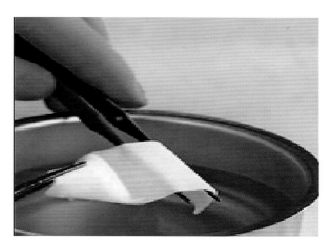

图7-6　AlloDerm 补片

牛源性产品

牛源性产品来自牛的皮肤、心包膜或肌腱（表7-7），只有 SurgiMend 补片（图7-9）是牛犊的（真皮）组织。有一个很独特的产品，Easy Prosthesis（聚丙烯膜/胶原）补片，是由牛肌腱的胶原蛋白和聚丙烯（PP）组成的（见下文中图7-116）。这些内容在名

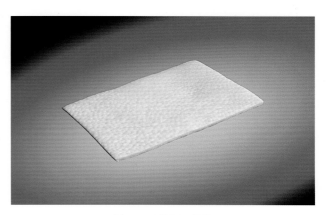

图7-7　AlloMax 补片

为"用于切口疝和腹壁疝含可吸收成分的补片"的下文中有探讨。所有这些产品由于来源问题,可得到的补片大小将会受到限制。

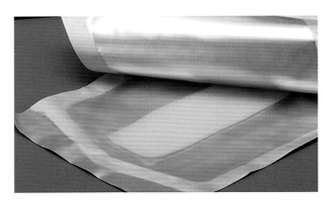

图7-8 FlexHD补片

表7-7 牛的生物假体补片

Easy Prosthesis(聚丙烯膜/胶原)补片,善释医疗科技有限公司,中国,北京
SurgiMend补片,TEI生物科学公司,美国,马萨诸塞州,波士顿
Tutopatch补片,RTI生物制剂公司,美国,佛罗里达州,阿拉楚阿
Tutomesh补片,RTI生物制剂公司,美国,佛罗里达州,阿拉楚阿
Veritas补片,Synovis手术创新公司,美国,明尼苏达州,圣保罗

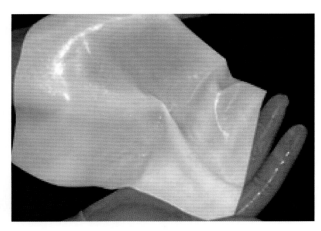

图7-9 SurgiMend补片

这些都是平面补片。Tutopatch(图7-10)和Tutomesh(图7-11)补片的取材(心包膜)和加工过程是相同的,但是Tutomesh补片是有孔的(与其他3种产品不同)。所有这些牛源性补片产品通常被限于切口疝的修补,但现在用于食管裂孔疝的修补越来越多,偶尔也被用于腹股沟疝。Veritas补片的取材也来自心包膜。

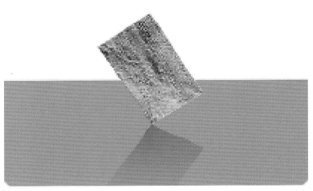

图7-10 Tutopatch补片

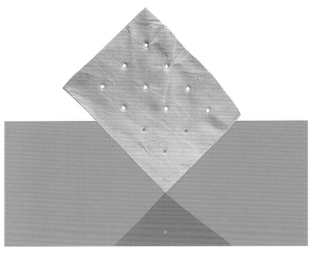

图7-11 Tutomesh补片

猪源性产品

有许多这类产品可供选择使用(表7-8)。不同的厂家所有的产品有不同的大小、形状和结构,有些是薄片状的,有些是交联的,有些是有孔的,有些需要再水化处理,而另一些则不需要。这些对于每个产品是特异的,我们推荐使用者按照每个产品提供的说明来使用。

表7-8 猪的生物假体补片

CollaMend FM补片,Davol公司,美国,罗得岛州,沃里克
Fortagen补片,Organogenesis公司,马萨诸塞州,坎顿镇
Permacol补片,Covidien公司,美国,马萨诸塞州,曼斯费尔德
Strattice补片,LifeCell公司,美国,新泽西州,布兰斯堡
Surgisis补片,Cook Surgical公司,印第安纳州,布鲁明顿
XenMatrix补片,Davol公司,美国,罗得岛州,沃里克
XCM生物组织基质,Synthes CMF公司,美国,宾夕法尼亚州,西赤斯特

CollaMend FM 补片（图 7-12）是一种来源于猪真皮交联而成的产品。所有的交联产品都在分子水平与许多不同化学物质中的一种相结合而成。交联的程度在每个产品都不同，并且会影响体内基质交联的寿命。一般来说，交联产品在完整状态下能存在的时间更长，如此它们更像是合成材料而不是可吸收材料。但是最后它们都会被再吸收。这种产品需要再水化，并且是有网孔的。

FortaGen 补片（图 7-13）和下面介绍的 Surgisis 补片一样来源于猪小肠黏膜下层。FortaGen 补片的材料由交联程度较低、允许细胞浸润和结构重塑的 3～5 层结构组成。Permacol 补片（图 7-14）是一种来源于真皮胶原的产品，有交联，不需要再水化。由于胶原纤维的交联，这种产品也能存在很长时间。生物设计疝 Surgisis 补片（图 7-15、图 7-16、图 7-17）是 3 类产品，分别用于修补特定的疝：腹壁疝、腹股沟疝和食管裂孔疝。它们都来源于猪小肠黏膜下层。它们是层压的、被缝在一起并带有网孔的补片。这是生物产品市场上一种比较陈旧的产品。

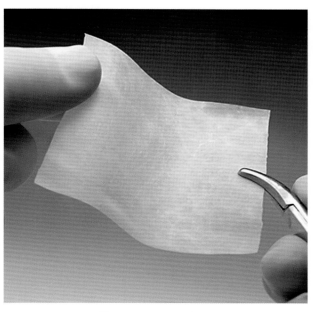

图 7-13　FortaGen 补片

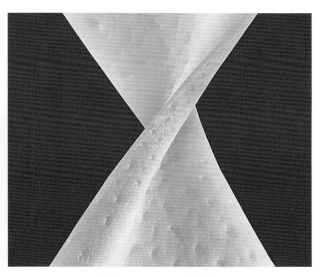

图 7-14　Permacol 补片

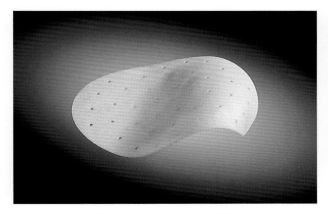

图 7-12　CollaMend FM 补片

Strattice 补片有两种厚度供使用，一种坚固较厚，另一种柔软较薄，由真皮制成。最近更新的一种进入生物市场的产品是 XenMatrix 补片（图 7-18），实际上，它已经投入市场许多年，只是最近才被更广泛地使用。它来源于真皮，而且不交联，它不需要再水化或冷藏，和其他许多生物材料一样，它的厚度不尽相同。XCM 生物组织基质（图 7-19）也是一种非交联的猪真皮产品，不需要再水化处理。

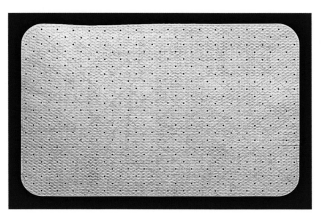

图 7-15　生物设计疝 Surgisis 补片

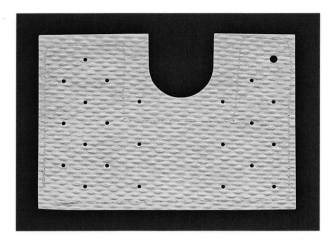

图7-16 生物设计食管裂孔疝Surgisis补片

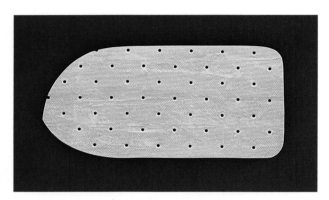

图7-17 生物设计腹股沟疝Surgisis补片

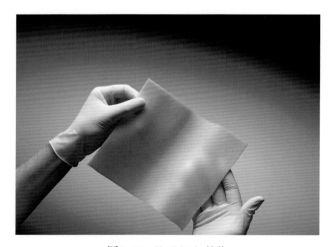

图7-18 XenMatrix补片

假体生物材料平面补片

目前可使用的产品有聚丙烯(PP)、聚酯(POL)、聚四氟乙烯(PTFE)、膨体聚四氟乙烯(ePTFE)或凝聚聚四氟乙烯(cPTFE)。所有产品大小不一,并且能被剪成所需要的尺寸。如今由于市场上的产

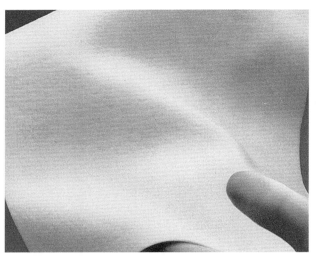

图7-19 XCM生物组织基质

品很多,因此很难精通所有这些材料。事实上,这些材料的相似性可能会导致人们将它们中的许多类型认为是一种产品的"商业"型,于是只有材料的价格才会影响其使用。最流行和常用的是聚丙烯材料补片(表7-9),被广泛应用于开放手术或内镜手术。由于网孔大小的区别以及每种材料聚丙烯膜、重量和形状的不同,本章无法将所有材料详尽说明。读者可以参考厂家说明书以获取这些产品的精确密度、重量以及网孔大小等信息。

表7-9 平面型聚丙烯产品

Basic 补片,Di.pro 医疗设备公司,意大利,托里诺
Basic 改良版补片,Di.pro 医疗设备公司,意大利,托里诺
Bard 补片,Davol 公司,美国,罗得岛州,沃里克
Bard 软补片,Davol 公司,美国,罗得岛州,沃里克
Biomesh P1,Cousin 生物科技公司,法国,南韦尔维克
Biomesh P8,Cousin 生物科技公司,法国,南韦尔维克
Biomesh P9,Cousin 生物科技公司,法国,南韦尔维克
Combi Mesh Pro,Angiologica 公司,意大利,圣马蒂诺西科马里奥
DynaMesh PP(标准),FEG Textiltechnik mbH公司,德国,亚琛
DynaMesh PP(轻质),FEG Textiltechnik mbH公司,德国,亚琛
Easy Prosthesis,善释医疗科技有限公司,中国,北京
Easy Prosthesis(轻质),善释医疗科技有限公司,中国,北京
Hertra 0,HerniaMesh,S.R.L. 公司,意大利,托里诺
Hermesh 3、4、5、6、7、8,HerniaMesh,S.R.L.公司,意大利,托里诺
HydroCoat Mesh,Promethean 手术器械公司,美国,康涅狄格州,东哈特福德

续 表

Lapartex, Di.pro 医疗设备公司, 意大利, 托里诺
Optilene, B. Braun Melsungen AG 公司, 德国, 梅尔松根
Optilene LP, B. Braun Melsungen AG 公司, 德国, 梅尔松根
Optilene Elastic, B. Braun Melsungen AG 公司, 德国, 梅尔松根
Parietene, Covidien plc 公司, 爱尔兰, 都柏林
Parietene（轻质）, Covidien plc 公司, 爱尔兰, 都柏林
Premilene, B. Braun Melsungen AG 公司, 德国, 梅尔松根
Prolene, Ethicon 公司, 美国, 新泽西州, 萨默维尔
Prolene（软质）, Ethicon 公司, 美国, 新泽西州, 萨默维尔
Prolite, Atrium 医疗公司, 美国, 新罕布什尔州, 哈德逊
Repol Angimesh 0、1、8、9, Angiologica 公司, 意大利, 圣马蒂诺西科马里奥
Restorelle, Mpathy 医疗设备公司, 马萨诸塞州, 莱茵汉姆
Surgimesh 1、2、XLight, Aspide 医疗公司, 法国, 圣·艾蒂安
Surgimesh WN, Aspide 医疗公司, 法国, 圣·艾蒂安
Surgipro Monofilamented, Covidien 公司, 爱尔兰, 都柏林
Surgipro Multifilamented, Covidien 公司, 爱尔兰, 都柏林
Surgipro Open Weave, Covidien 公司, 爱尔兰, 都柏林
TiMESH, GfE Medizintechnik 公司, 德国, 纽伦堡
Trelex, Meadox 医疗公司, 美国, 新泽西, 奥克兰
VitaMESH, Proxy 生物医疗有限公司, 爱尔兰, 戈尔韦

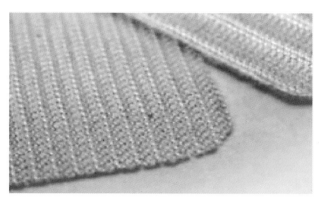

图 7-20　Basic 补片

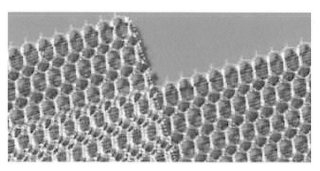

图 7-21　Basic 改良版补片

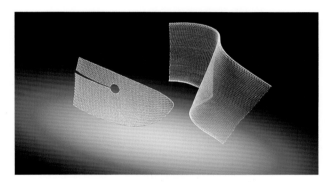

图 7-22　Bard 补片

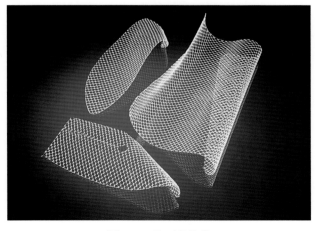

图 7-23　Bard 软补片

Basic 补片（图 7-20）是一种轻质补片。Di.pro 公司已发明了一种被称为 Basic 改良型补片的超轻质补片（图 7-21）。虽然其大部分的市场在欧洲，但这种材料在全球都能获取。Bard 补片（图 7-22）可能是最早的重质聚丙烯平面补片，在 20 世纪 60 年代早期就被投入市场。这种补片现在仍有使用，且和其他产品一样，已经发展出了一种轻质产品，即 Bard 轻质软补片（图 7-23）。Biomesh P1、P3 和 P9（图 7-24、图 7-25 和图 7-26）产品在材料重量方面各不相同。Combi Mesh Pro（图 7-27）是一种复合型产品，也能用于切口疝和腹壁疝的修补。它由一层薄的聚丙烯膜与一层薄的聚氨酯片结合而成。图中加入的有色线条是为了帮助区分聚氨酯层。产品植入后很容易被取出。虽然这种产品的设计是为了用于内镜修补术，但公司也描述了它在开放手术中的使用情况。

DynaMesh（图 7-28）有两种重量，标准型是轻

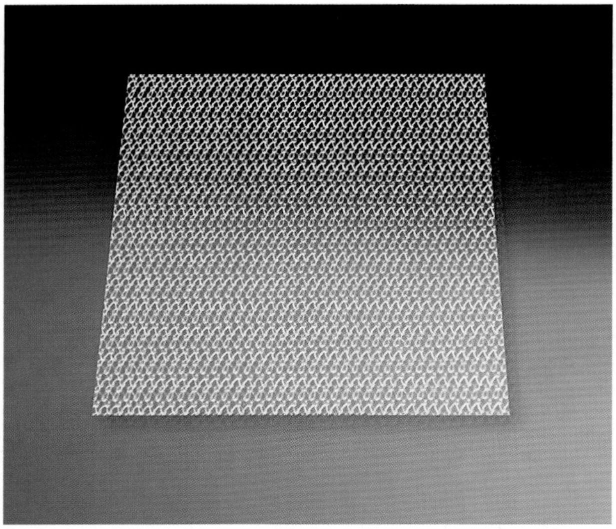

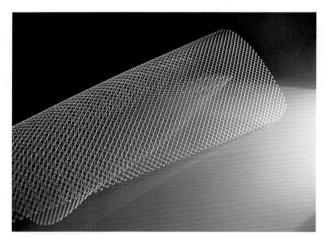

图7-24 Biomesh P1

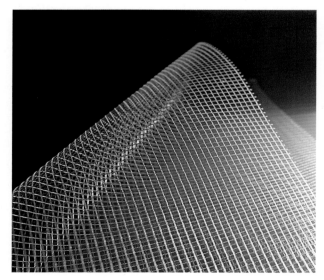

图7-25 Biomesh P3

图7-26 Biomesh P9

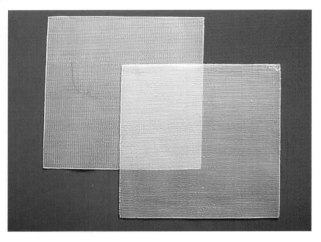

图7-27 CombiMesh Pro

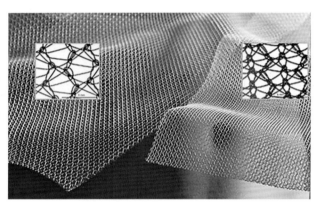

图7-28 DynaMesh轻质和标准补片

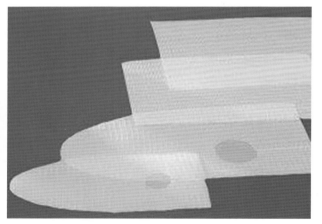

图7-29 Easy Prosthesis补片

质产品重量的两倍。Easy Prosthesis（图7-29）的材料有聚丙烯膜（中质）和聚丙烯酸甲酯（轻质），后者更轻薄。Easy Prosthesis Lightweight（图7-30）是这些产品中最轻的。Hertra 0补片用于腹股沟疝开放修补术，而不是内镜手术，尤其适用于Trabucco

修补术。Hermesh 3~8可用于开放式或内镜修补术（图7-31），它们的重量是渐进的，从最重的Hermesh 3到最轻的Hermesh 8。HydroCoat Mesh是一种新型产品，最近才获得政府许可在临床上使用。它的材料是聚丙烯，表面覆有聚氨酯，有各种不同的结构配置，如厚度和微孔结构的不同。现在还不知道它能否被放置在腹腔内。Lapartex补片（图7-32）比其他材料更重。

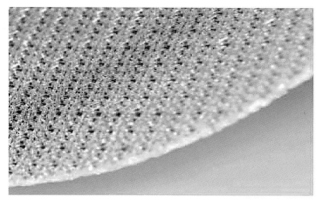

图7-32　Lapartex 补片

Optilene产品按重量不同从最重的到更轻质的Optilene LP和Optilene Elastic（弹力型）等产品，Optilene Elastic补片非常轻并且比其他材料的网孔更大（图7-33、图7-34和图7-35）。与其他有些补片不同的是，Optilene补片中的蓝线不表示可吸收成分。Parietene和Parietene LIGHT产品是平面补片。Premilene（图7-36）是Braun公司平面补片产品系列中重量最沉的一种。Prolene（图7-37）补片材料也属于重质材料，它是现存的运用历史悠久的产品之一。它所对应的轻质产品，Prolene软补片（图7-38），与最初的补片相比网孔更大，有蓝线来帮助区分这两种产品。Prolite补片（图7-39）是最早作为轻质材料引进的补片之一。较新的Prolite Ultra补片（图7-40）比以往补片的重量都轻。

Restorelle补片最近才获得政府许可，因此它被运用于疝修补术的历史很短。Repol Angimesh

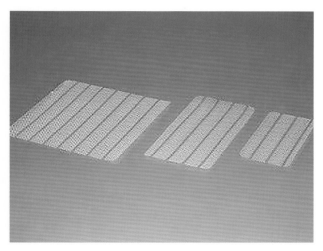

图7-30　Easy Prosthesis 轻质补片

图7-31　Hermesh 各种补片

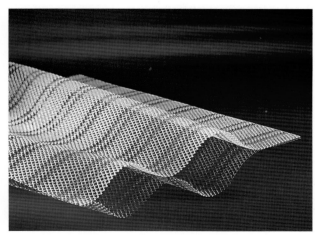

图7-33　Optilene 补片

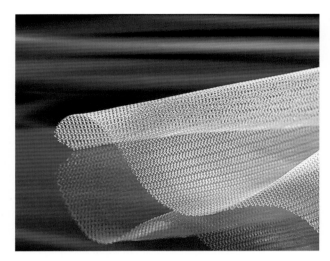

图7-34　Optilene LP 补片

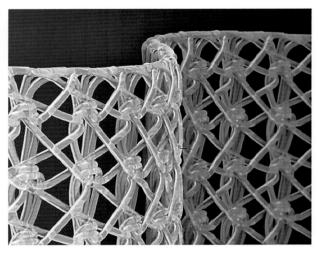

图7-37　Prolene 补片

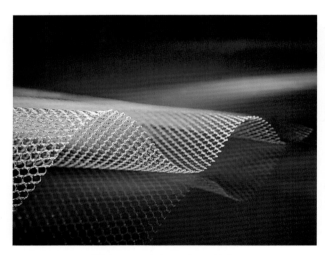

图7-35　Optilene Elastic 补片

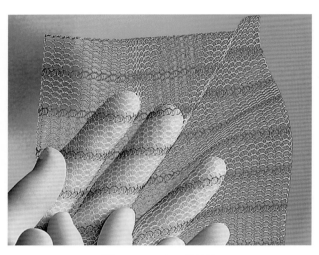

图7-38　Prolene 软补片

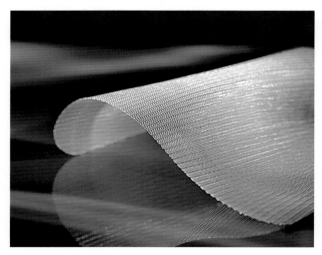

图7-36　Premilene 补片

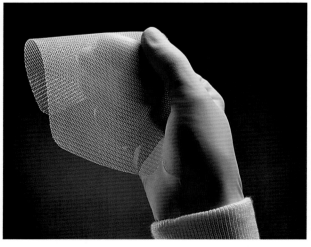

图7-39　Prolite 补片

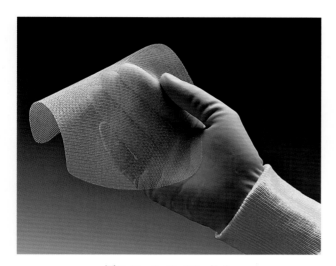

图7-40　Prolite Ultra 补片

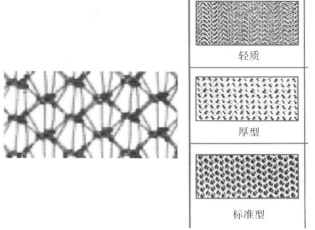

图7-41　Repol 0，1，8，9 补片

0、1、8和9补片（图7-41）都较相似，只是在重量和编织方法上有些差异。0号是最轻的，9号是最重的。Surgimesh 1和2以及XLight是聚丙烯型产品，特点和其他聚丙烯产品相似。而Surgimesh WN（图7-42、图7-43）是一种非纺织的微纤维聚丙烯产品，重量极轻，且其显微结构和本章中所列出的其他材料不同。Surgipro 最初作为一种多纤丝补片面世（图7-44）。由于对单丝产品的需求（图7-45），第二代产品已经发布。多纤丝材料比单丝材料要柔软得多。现在又出现了一种稀松编织的产品，称为Surgipro Open Weave（图7-46）。

TiMESH（图7-47）和轻质材料类似，但它运用了纳米技术将一层钛结合在聚丙烯纤维上，这一点和其他材料都不同（图7-48）。这样的设计是为了使补片以灵活的方式内向生长，同时抑制瘢痕形成。Trelex补片是一款老产品，材料也较重。VitaMESH是一种单一的轻质材料产品，主要用于内镜腹股沟疝修补术。

从这些图片中能很容易地看出补片的外表差异。这些材料的网孔大小以及产品的厚度对产品的坚硬度影响很大。这些因素会影响组织内瘢痕形成的程度。另外，网孔大小在各个产品中差异很大。自从这本书的最后一个版本出版后，更轻质的产品已显著影响了疝补片修补术。目前的观点是，在大多数情况下轻质材料、大网孔的补片使

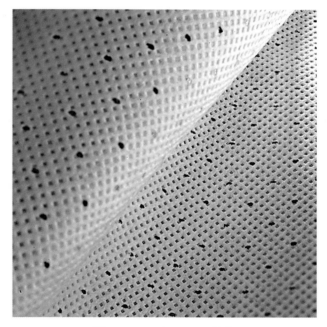

图7-42　SurgiMesh WN 补片

患者疼痛更轻、瘢痕形成更小。在有些情况下，补片可能会变得"太薄"，曾有关于补片破裂引起疝复发的个案报道。一般来说，这些补片在腹股沟疝修补术中的效果已经得到了普遍认可，但是在进行腹壁疝和切口疝修补时应当确保这些产品有足够的强度。

以往聚酯材料在欧洲比在美国更获得认可（表7-10）。目前，由于更新产品的开发，在世界各地它们较以往更多地被使用。和聚丙烯材料一样，这些所列出的平面补片可用于腹股沟疝和腹壁疝

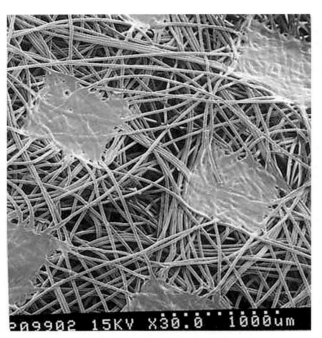

图7-43　SurgiMesh WN补片（电镜下视图）

修补，并且同样适用于开放手术或内镜手术。目前可使用的大部分聚酯产品都被制成不同的形状，且大多都有某种涂层。因此，这些产品被列在本章的其他地方介绍。

表7-10　平面型聚酯产品

Angimesh R2，Angiologica公司，意大利，圣马蒂诺西科马里奥
Mersilene，Ethicon公司，美国，新泽西州，萨莫维尔
Parietex（平面），Covidien有限公司，爱尔兰，都柏林
Parietex（轻质），Covidien有限公司，爱尔兰，都柏林

这些平面补片包括已被使用多年的Mersilene补片（图7-49）和Angimesh R2补片（图7-50）。Parietex平面补片有二维或三维编织型，而Parietex轻质补片（图7-51）则是单丝产品。

膨化聚四氟乙烯（ePTFE）平面补片（表7-11）已

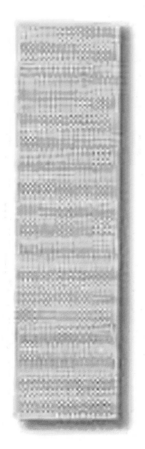

图7-44　Surgipro多纤丝补片

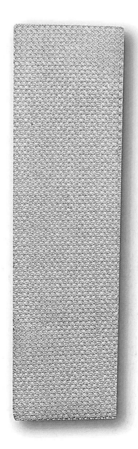

图7-45　Surgipro单丝补片

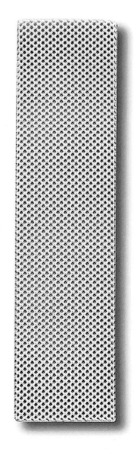

图7-46　Surgipro Open Weave补片（稀松编织）

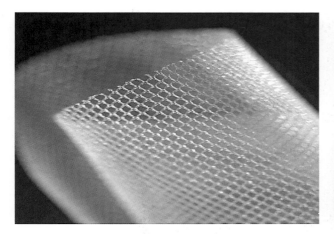

图7-47　TiMESH 补片

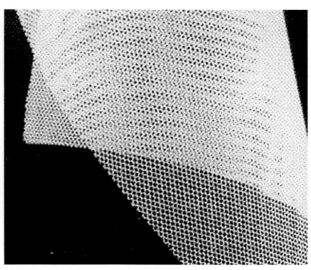

图7-50　Angimesh R2 补片

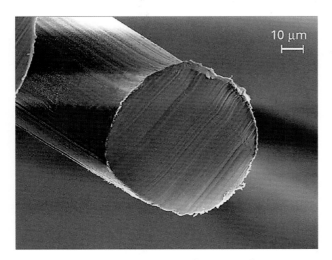

图7-48　TiMESH 补片（电镜下视图）

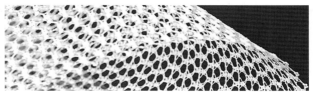

图7-51　Parietex 轻质补片

经面世很多年。事实上，最早用于腹腔内切口疝修补术的产品就是ePTFE材料。由于其结构特点，除非添加了抗生素涂层，它们一般都是致密的白色结构。

表7-11　膨体聚四氟乙烯产品

DualMesh，Gore 联营公司，美国，特拉华州，埃尔克哈特
DualMesh Plus，Gore 联营公司，美国，特拉华州，埃尔克哈特
DualMesh Plus（有孔），Gore联营公司，美国，特拉华州，埃尔克哈特
Dulex，Davol 公司，沃里克，罗得岛州，美国
MycroMesh，Gore 联营公司，美国，特拉华州，埃尔克哈特
MycroMesh Plus，Gore 联营公司，美国，特拉华州，埃尔克哈特
Soft Tissue Patch，Gore 联营公司，美国，特拉华州，埃尔克哈特

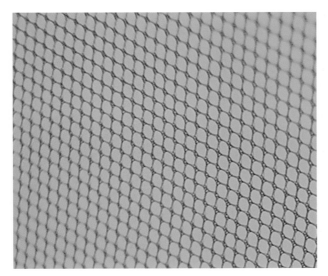

图7-49　Mersilene 补片

　　目前的DualMesh产品在结构上十分相似（图7-52），这是该材料的第二代产品。它们都有两种完全不同的表面，一面非常平滑且有3 μm的间隙，而另一面外表像灯芯绒，"点对点"之间的距离大概为1 500 μm。这种补片是为腹腔内植入而设计的。因此平滑的一面应面对腹腔脏器，以最大限度地减少潜在的粘连形成；粗糙的一面面对腹

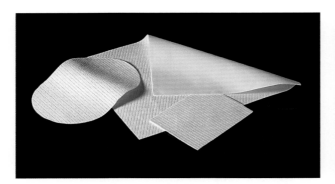

图7-52　DualMesh补片

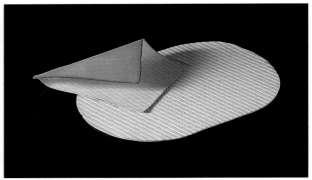

图7-53　DualMesh Plus补片

壁,使得腹壁组织能最大限度地长入。DualMesh产品的厚度都是1 mm。DualMesh Plus产品可以浸渍或不浸渍银和氯己定(图7-53),只有内部添加了抗菌剂的DualMesh Plus的厚度才是2 mm。这两种化学物质是抗菌剂,添加它们是为了降低感染的风险,并且由于有银的存在,"Plus"产品为棕色。目前这种产品是唯一浸渍了各种类型抗菌剂或杀菌剂的产品。有孔的DualMesh Plus(图7-54)和DualMesh的结构一样。这些产品的厚度为1.5 mm。加入这些网孔的目的是为了使更多的纤维母细胞和其他细胞通过。另外,也可减少血清肿的形成。

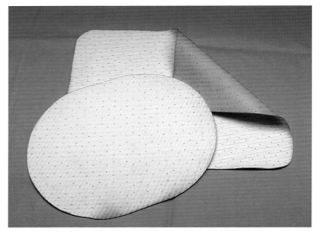

图7-54　有孔的DualMesh Plus补片

表7-12　网塞合成补片和厂家

INFINIT补片,Gore联营公司,美国,特拉华州,埃尔克哈特
MotifMesh,Proxy生物医药有限公司,爱尔兰,戈尔韦
MotifMesh组织工程生物材料,Proxy生物医药有限公司,爱尔兰,戈尔韦
Omyra,B. Braun Melsungen公司,德国,梅尔松根
REVIVE,Fremont Biomerix公司,美国,加利福尼亚州

　　Dulex补片(图7-55)由层压的ePTFE制成。材料的一面镶有大量的外剪毛,在电镜下相距约400 μm,因此这种产品的外形像砂纸。这层砂纸般的表面是为了附着更多的纤维母细胞,随后胶原沉积也更多。当在腹腔内使用时,平滑的一面可以接触肠管。

　　MycroMesh(图7-56)也是一种双面有孔的补片,一面孔径为3 μm,另一面孔径为17～22 μm,后者的表面有织纹。这种材料上孔的用途与DualMesh Plus上孔的用途类似。该补片只有1 mm厚。MycroMesh Plus(图7-57)是浸渍了抗菌剂银和氯己定的补片,它并不设计用于腹腔内。

　　最早植入的这种ePTFE产品是Soft Tissue Patch(图7-58)。最近几年可供使用的产品型号虽然增多了,但因为其他同类产品(表7-12)的出现,使得其使用反而减少了。和MycroMesh一样,软组织补片在使用时也不能接触腹腔脏器。

其他平面补片产品

　　有更新的聚四氟乙烯(PTFE)产品(表7-12)。最新的一种是INFINIT补片(图7-59)。它是纯PTFE材料被加工成大网孔的合成补片,质地非常柔软。不推荐将其用于腹腔内。另外两种合成补片由凝聚聚四氟乙烯(cPTFE)制成,为用于接触肠管而设计。MotifMesh(图7-60)和Omyra(图7-61)补片在外观上相似。MotifMesh组织工程生物材料(图7-62)是基于cPTFE技术制成的,但对于其性能

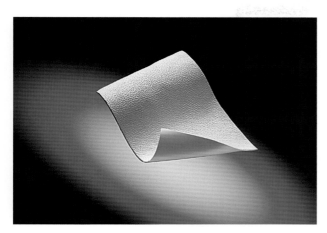

图 7-55　Dulex 补片

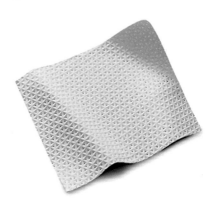

图 7-57　MycroMesh Plus 补片

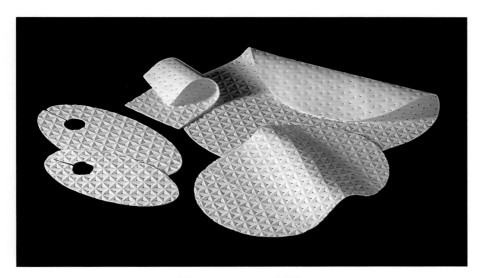

图 7-56　MycroMesh 补片

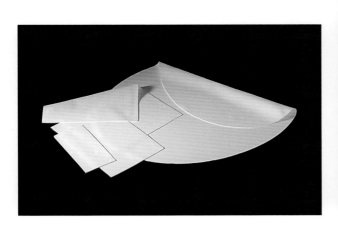

图 7-58　Soft Tissue Patch

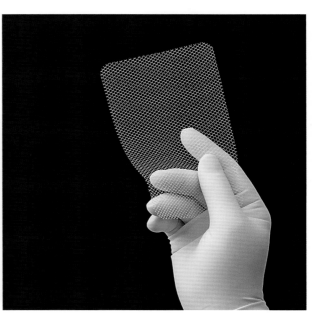

图 7-59　INFINIT 补片

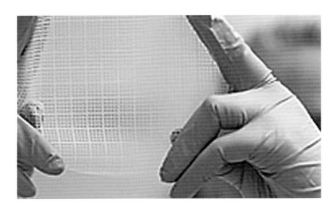

图7-60　MotifMesh补片

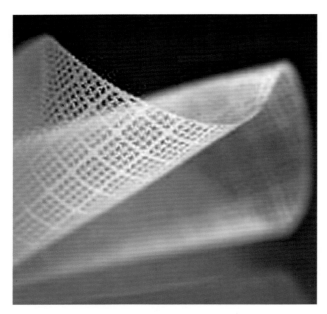

图7-61　Omyra补片

特点和适应证知者甚少。销售时它被介绍为一种"能通过引导组织再生而制造出可控的细胞外基质（ECM）"的产品。

上表列出的产品中有一种是和其他所有产品都不同的有意思的产品，它就是REVIVE补片（图7-63）。它由获专利的Biomerix生物材料制成，这种材料由一种交联的网状聚碳酸酯型聚氨酯尿素组成。它是一种三维的大孔径结构。因为它刚获得政府许可运用于临床，因此在撰写本书时尚没有临床资料。

用于腹股沟疝修补术的平面补片

以上所述的合成补片的形状经过了许多改进。在大部分情况下，表7-13所列出的补片都是永久性材料，它们是有圆角边的预成形补片，合并有裂缝或无，有孔隙或无，用于开放式腹股沟疝修补术。有些开孔位于补片的长轴，而其他则位于短轴。如果有较大的不同，则会在下文中介绍。

表7-13　平面补片装置

Angimesh Pre 5、8、9，Angiologica公司，意大利，圣马蒂诺西科马里奥
Angimesh Pre 5D、8D、9D，Angiologica公司，意大利，圣马蒂诺西科马里奥
Bard补片，Davol公司，美国，罗得岛州，沃里克
Bard软补片，Davol公司，美国，罗得岛州，沃里克

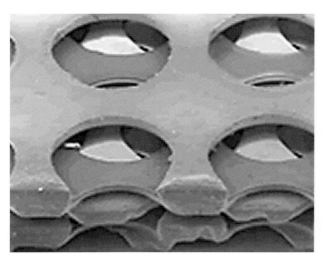

图7-62　MotifMesh组织工程生物材料

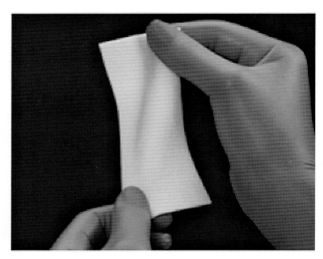

图7-63　REVIVE补片

续 表

Biomesh A2，Cousin 生物科技有限公司，法国，南韦尔维克
EaseGrip，Covidien 有限公司，爱尔兰，都柏林
Easy Prosthesis，善释医疗科技有限公司，中国，北京
Folded mesh A5 A5-XCO、A9-XCO，Angiologica 公司，意大利，圣马蒂诺西科马里奥
HydroCoat Mesh，Promethean 手术设备公司，美国，康涅狄格州，东哈特福德
MycroMesh，W.L.Gore 联营公司，美国，特拉华州，埃尔克哈特
Optilene mesh，B. Braun，Melsungen 公司，德国，梅尔松根
P3 补片，Di.pro 医疗设备公司，意大利，托里诺
P3 进化版补片，Di.pro 医疗设备，意大利，托里诺
SurgimeshPET，Aspide 医疗公司，法国，圣埃蒂安
SurgiMesh WN，Aspide 医疗公司，法国，圣埃蒂安
T4 预形网带 Hertra 补片，HerniaMesh，S.R.L. 公司，意大利，托里诺
T5 预形网带 Hertra 补片，HerniaMesh，S.R.L. 公司，意大利，托里诺
TiPATCH，GfE Medizintechnik GmbH 公司，德国，纽伦堡

产品，有孔隙以容许开放手术中精索通过，并且设计了活瓣以覆盖补片的裂缝。SurgiMesh WN（图7-42 和图 7-43）有两种不同的厚度。TiPATCH（图7-69）和 TiMESH（图 7-47、图 7-48）的材料一样，但它有两个重叠的部分，在腹股沟疝修补时覆盖在精索后方。

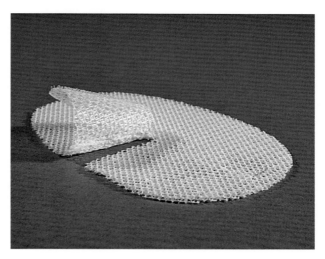

图 7-64　EaseGrip 补片

EaseGrip（图 7-64）由 Parietex 补片（见上文）的三维聚酯（POL）构成，按左、右侧制成不同的补片。它呈椭圆形，在补片一侧的中间有颜色标记，以显示缝合固定于耻骨结节的位置。有一个能自动扣紧的活瓣设计使补片可与组织重叠贴合，在补片上预制孔隙使精索通过。这个活瓣的下面应朝向腹股沟管方向。厂商建议应当在精索结构的下方关闭腹外斜肌腱膜，以防止精索和聚酯织物直接接触。

P3 补片（图 7-65）根据聚丙烯含量的多少（PPM）分为轻质、中质和重质，其产品分为男用和女用两类。"男式"补片产品有一个孔隙以供精索通过，而"女式"产品没有该孔隙。只有"男式"补片有重质补片。P3 进化版补片（图 7-66）和 P3 补片相似，但是超轻质的。Folded Mesh（图 7-67）有两个连接的聚丙烯补片，大的一块置于腹股沟管间隙内，较小的一块与较大块重叠以覆盖腹股沟内环。SurgiMesh PET（图 7-68）是一种三维聚酯（POL）

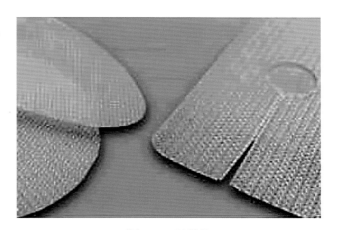

图 7-65　P3 补片

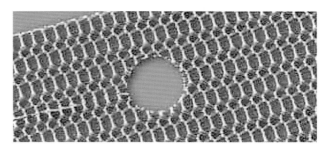

图 7-66　进化版 P3 补片

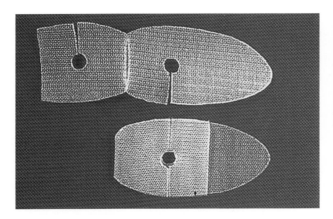

图7-67　FoldedMesh 补片

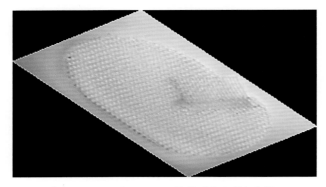

图7-68　SurgiMesh PET 补片（用于开放手术）

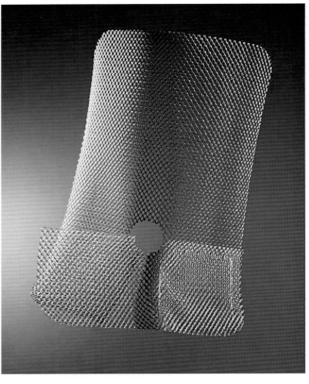

图7-69　TiPATCH 补片

用于疝修补术的混合型合成平面补片

这组产品由一部分永久性材料和一部分可吸收材料组成，这类补片不能接触任何内脏组织（表7-14）。

Adhesix（图7-70）、Parietene ProGrip 和 Parietex ProGrip（图7-71）补片中都有自我黏附的成分，所以一旦置于组织表面，就会自己固定住。这些"扣紧的部分"是可吸收的。Adhesix 和 Parietene ProGrip 补片的永久性成分由聚丙烯制成，而 Parietex ProGrip 补片的永久性成分由聚酯（POL）制成。Adhesix 补片有一面涂有聚乙烯吡咯烷酮和聚乙烯醇成分。这层涂层在接触热和潮湿时会变成一种黏附胶。两种 ProGrip 产品都包含由 PLA 制成的倒刺，这在图7-71中可明显看到。这些产品都能被用于开放手术或内镜手术。因为 Adhesix 补片上面是凝胶涂层而不是倒刺，所以需要时能更轻易地复位。

表7-14　混合型产品

Adhesix，Cousin 生物科技有限公司，法国，南韦尔维克
Easy Prosthesis Ⅱ，善释医疗科技有限公司，中国，北京
Parietene ProGrip，Covidien 有限公司，爱尔兰，都柏林
Parietex ProGrip，Covidien 有限公司，爱尔兰，都柏林
Vypro，Ethicon 公司，美国，新泽西，萨莫维尔
Vypro Ⅱ，Ethicon 公司，美国，新泽西，萨莫维尔
Ultrapro，Ethicon 公司，美国，新泽西，萨莫维尔

Easy Prosthesis Ⅱ（图7-72）是一种部分可吸收产品。它由聚丙烯和多聚（乙交酯-结合己内酯）（PGCL）单丝混合而成。PGCL 成分会在90～120日内被完全吸收。Vypro 和 Vypro Ⅱ（图7-73）的材料实际上是聚丙烯和可吸收的高分子聚二噁烷酮（PDO）的结合。这些材料的结合导致产品非常柔韧且可塑性强。一旦 PDO 被吸收，残留下来的聚丙烯（PP）有非常大的间隙，容许纤维母细胞和胶原沉积。这些产品由于残留的聚丙烯量很少，其作用是为了提高腹壁顺应性，使其功能更健全。Ultrapro（图7-74）补片的作用与之类似，它由大约

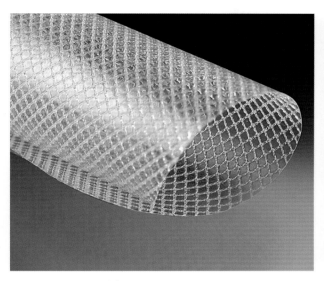

图7-70　Adhesix 补片

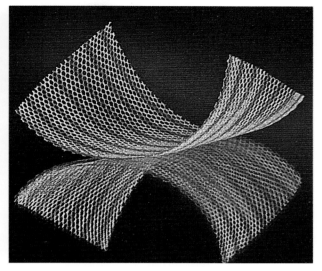

图7-72　Easy Prosthesis Ⅱ 补片

同等分量的可吸收聚卡普隆-25单丝纤维和不可吸收的轻质聚丙烯制成。聚丙烯材料的一部分被染色。可吸收成分在84日左右基本被全部吸收。

用于开放式疝修补术的预成形补片

最近几年人们开始大量关注使用预成形补片来修补腹股沟疝和股疝。这些补片的厂家开发出了几种特制的产品来满足需求。除了 Parietex Plug 外，其他的所有产品都是聚丙烯生物材料产品（表7-15）。现在有些医师已开始更多关注如何使用这些装置来修补其他疝，如脐疝和腹壁疝。

第一种成功用于商业的产品是 PerFix Plug 网塞和补片。用这种产品修补腹股沟疝较简单，只需把塞子通过腹横筋膜缺损置入腹膜前间隙，然后将其固定至腹横筋膜边缘。另外，还将另一张补片覆盖在其上层以完成修补。这些产品的结构不同，因此每种修补方法的理念也不一样。有些外科医师还在置入补片之前通过改良这些网塞的形状以更好地保护腹膜前间隙。

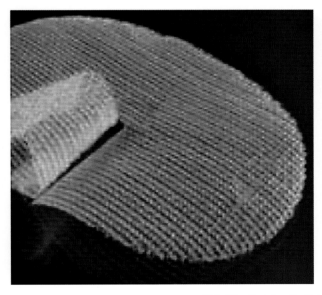

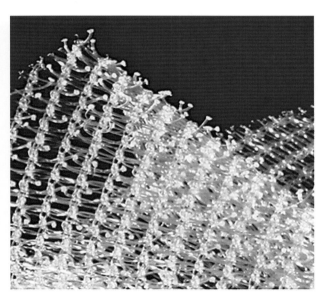

图7-71　Parietex ProGrip 补片，右图显示倒刺特征

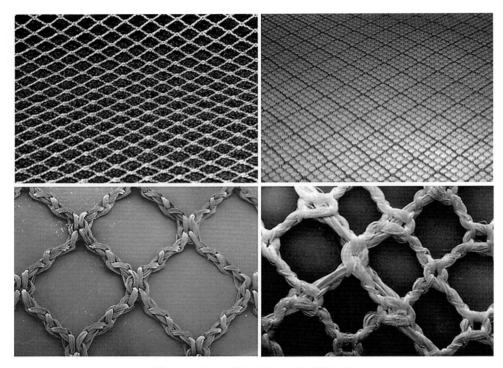

图7-73 Vypro（左）和Vypro Ⅱ（右）补片

表7-15 插入式产品

Basic plug, Angiologica公司, 意大利, 圣马蒂诺西科马里奥
Easy Prosthesis Plug, 善释医疗科技有限公司, 中国, 北京
4D Dome, Cousin生物科技有限公司, 法国, 南韦尔维克
Parietex Plug, Covidien有限公司, 爱尔兰, 都柏林
PerFix Plug, Davol公司, 美国, 罗得岛州, 沃里克
Perfix Light Plug, Davol公司, 美国, 罗得岛州, 沃里克
Premilene Mesh Plug, B. Braun Melsungen AG公司, 德国, 梅尔松根
Proloop Plug, Atrium医药公司, 美国, 新罕布什尔州, 哈德森
Repol Plug Cap, Angiologica公司, 意大利, 圣马蒂诺西科马里奥
Repol Plug Flower, Angiologica公司, 意大利, 圣马蒂诺西科马里奥
Self-Forming Plug, Atrium医疗公司, 美国, 新罕布什尔州, 哈德森
SurgiMesh EasyPlug标准型, Aspide医疗公司, 法国, 圣埃蒂安
SurgiMesh WN EasyPlug, Aspide医疗公司, 法国, 圣埃蒂安
SurgiMesh WN EasyPlug "不接触"型, Aspide医疗, 法国, 圣埃蒂安
T2 Plug, HerniaMesh, S.R.L.公司, 意大利, 托里诺
T3 Plug, HerniaMesh, S.R.L.公司, 意大利, 托里诺
TEC Evolution plug, Di.pro医疗设备公司, 意大利, 托里诺
TiLENE plug, GfE Medizintechnik公司, 德国 WEB, 纽伦堡
TP plug, Di.pro医疗设备公司, 意大利, 托里诺
TiPLUG, GfE Medizintechnik公司, 德国 WEB, 纽伦堡
Ultrapro Plug, Ethicon公司, 美国, 新泽西州, 萨莫维尔

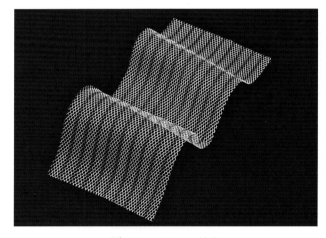

图7-74 Ultrapro补片

有几种"自成形"的网塞。它们有平的、圆的和无孔的，而不是预先被制成某种形状，如真正塞子模样的产品。Basic plug就是其中的一种（图7-75）。这些产品的制造者认为这是一种"一个尺寸能适应所有大小"的设计，因为它们能够被用于任何大小的腹壁缺损。其他与之相似设计的产品有Self-Forming Plug（图7-76）和SurgiMesh EasyPlug标准型（图7-77），以及Parietex Plug。Self-

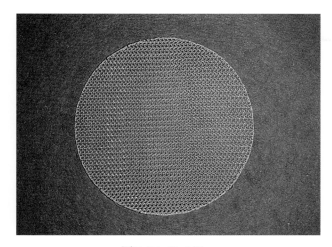

图 7-75　BasicPlug

Forming Plug 和其他两种单层产品不同，因为它是由 Atrium 补片构成的 3 张圆形平面补片所组成的。它们被结合在一个平面，这样可以通过镊子夹住这个位置而方便放置。这种补片柔软且易弯曲，因此能适应缺损的形状而不用将其强行放入。它有不同的大小可供选择。

　　Easy Prosthesis Plug（图 7-78）是一种传统设计的网塞，内部有瓣片。如果需要，这些都可以根据外科医师的选择而被改良。4D Dome（图 7-79）与其他所有的网塞型产品不同。它是一种单层的聚丙烯材料，但是被做成圆形，而不是尖型。它们的

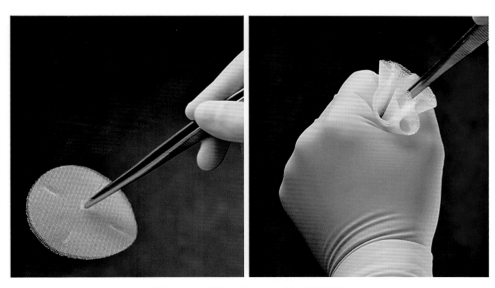

图 7-76　Self-formingPlug（自成形塞子）

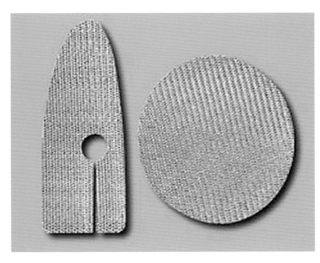

图 7-77　SurgiMesh EasyPlug 标准型

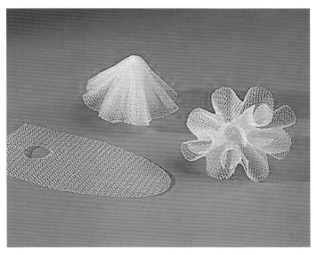

图 7-78　Easy Prosthesis Plug

放置和固定与传统的网塞是一样的。

　　PerFix Plug（图7-80）有4种不同的大小类型。这是此类产品中最成熟的一种。由于使用更轻的聚丙烯材料是目前疝修补术的趋势，因此它也有轻质产品，如PerFix Light Plug（图7-81）。这些产品容许外科医师对网塞进行修改，因为它们可以在植入时去除内部的瓣片。有些医师曾报道，在腹膜前间隙完全打开这些瓣片有较好的结果[9]。另外一些也有凹槽但不容许修改的产品有Premilene Mesh Plug（图7-82）和Repol Flower（图7-83）。Proloop Plug（图7-84）是一种尖状的网塞，但它没有任何内部结构，所以不能被修改。如图中所示，这种产品在外观上与其他网塞型产品有很大的不同。虽然被预制成圆柱形，但它很柔软且能适应将要置入的缺损。

　　Repol Plug Cap代表了一种结合一小块聚丙烯平面补片和一个锥形网塞的理念（图7-85）。同样的产品还有T2 Plug和T3 Plug。这些产品也和所有其他网塞有显著的差别。T2 Plug（图7-86）为一块圆形的平面补片，在它上面贴有一个圆形凸起的网塞，而T3 Plug（图7-87）下面贴有一块矩形的补片。根据缺损大小的不同，有各种型号可供选择。使用这3种产品时，医师可以将网塞部分插入腹膜前间

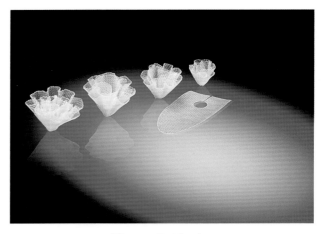

图7-80　PerFix Plug

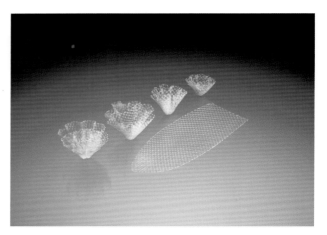

图7-81　PerFix Light Plug（轻质）

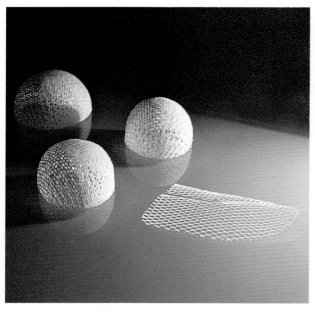

图7-79　4D Dome

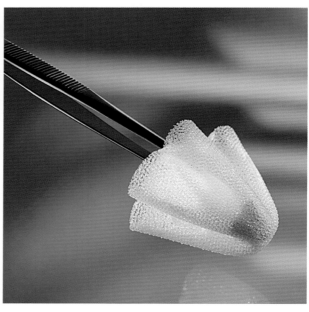

图7-82　Premilene Mesh Plug

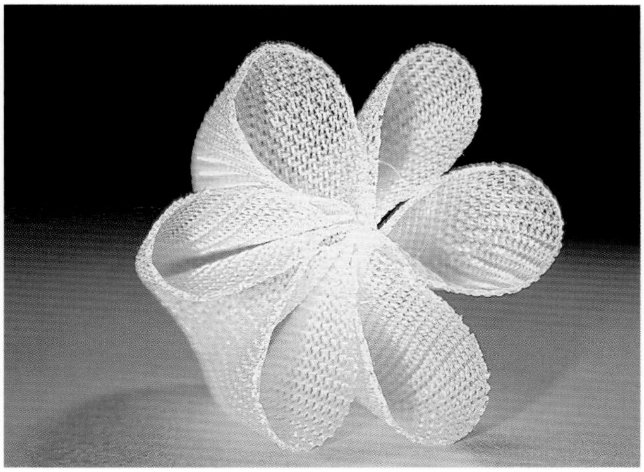

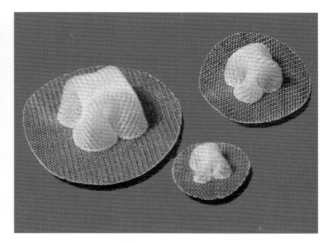

图 7-83 Repol Flower

图 7-86 T2 Plug

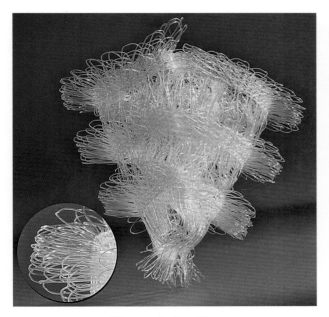

图 7-84 Proloop Plug

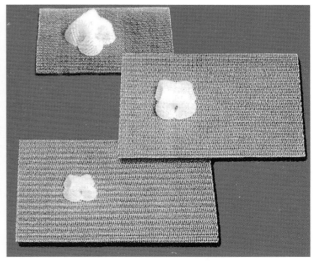

图 7-87 T3 Plug

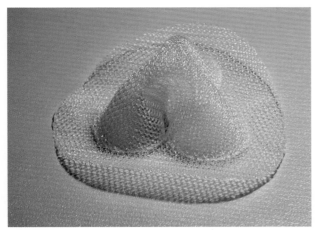

图 7-85 Repol Plug Cap

隙,并将平面补片缝合至腹横筋膜边缘,就好像是运用嵌入或底衬技术那样。

SurgiMesh WN EasyPlug(图 7-88)有几个不同的特点:由非编织的聚丙烯材料组成,有两根条带使其能更容易固定。SurgiMesh WN EasyPlug "不接触"型补片(图 7-89)是一种预制的尺寸多变的网塞,可以随着缺损的大小而调节。这种产品配有一个敷贴器来置入这个 "不接触"型补片。这种产品上还有一个荷包,以帮助给网塞定型。

TEC 改良版网塞补片(图 7-90)和大多数网塞一样被做成圆锥形且有凹槽,但其为超轻质的聚丙烯材料。TEC 改良版网塞补片还有另一种设计(图 7-91),含有轻质的瓣片和一个标准重质的基

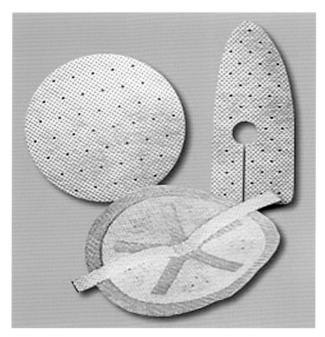

图7-88　SurgiMesh WN EasyPlug

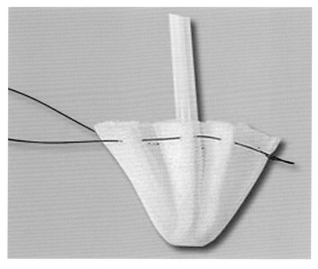

图7-89　SurgiMesh WN EasyPlug "不接触"型

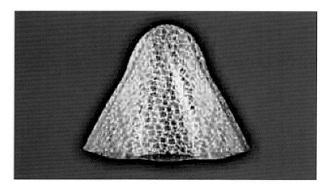

图7-90　TEC改良型网塞补片

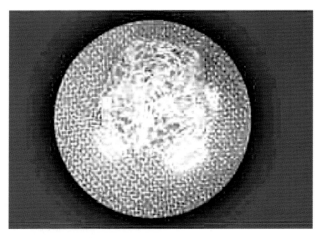

图7-91　TEC改良型（二次设计）

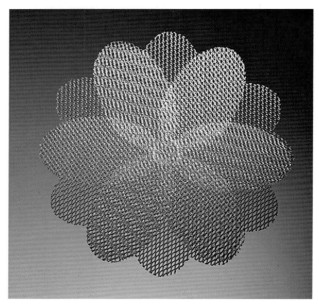

图7-92　TiLENE Plug

底。TiLENE Plug（图7-92）是之前介绍的TiMesh产品的一种。它是一种平面产品，在置入疝环时会自动撑开以适应疝环缺损的大小。瓣片的外层是标准重质聚丙烯材料，内层是更轻质的聚丙烯材料。TP网塞是一种圆形的补片，偏心孔可有可无，孔对应部位裂隙可有可无。TiPLUG（图7-93）也由TiMesh制成。它有一个活瓣可以使索状结构通过，因此，它和所列出的其他所有网塞补片都不同。Ultrapro Plug（图7-94）由之前介绍的Ultrapro补片制成，其可吸收部分和不可吸收部分被可吸收的聚卡普隆-25纤维连接起来。

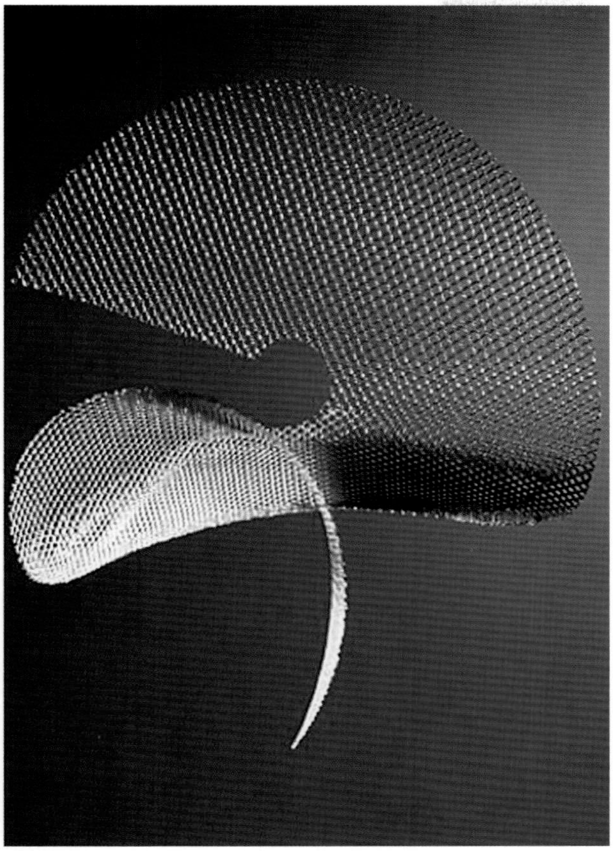

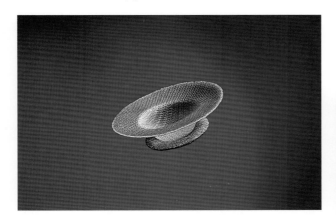

图7-93 TiPLUG

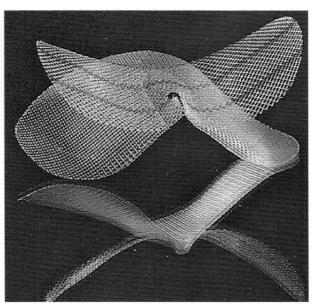

图7-94 Ultrapro Plu

用于开放式腹股沟疝修补术的腹膜外假体装置

开放式腹股沟疝后壁修补术是基于补片置入腹膜前间隙的方法。在这个间隙使用预制的假体补片，类似于Stoppa修补术和Wantz内脏疝囊的巨大补片修补术。但是采用这种理念生产出来的产品却不是"巨大的"补片（表7-16）。

表7-16 平面补片及其厂家

Easy Prosthesis（自成形），TransEasy 医疗科技有限公司，中国，北京
Easy Prosthesis（腹膜前），TransEasy 医疗科技有限公司，中国，北京
Kugel 补片，Davol 公司，美国，罗得岛州，沃里克
Kugel 补片（改良型），Davol 公司，美国，罗得岛州，沃里克
Polysoft 补片，Davol公司，美国，罗得岛州，沃里克
Prolene 疝修补装置，Ethicon公司，美国，新泽西州，萨莫维尔
Prolene 3D 补片，Ethicon公司，美国，新泽西州，萨莫维尔
Ultrapro 疝修补装置，Ethicon公司，美国，新泽西州，萨莫维尔

Easy Prosthesis（自成形）疝修补补片（图7-95）有两个结合的聚丙烯层。腹股沟疝修补术中，一层放置在腹膜前间隙，另一层和肌前放置一样。Easy Prosthesis（腹膜前）疝修补补片（图7-96）也有一个下置的部分，但不是聚丙烯材料的平面型，而是有瓣片可被缝合至疝环的筋膜缘。这和网塞补片修补类似，因为这种产品的上置部分被放置在腹外斜肌腱膜的下面。

Kugel补片（图7-97）由两个椭圆形的Bard平面补片组成。其中一个补片有裂孔，使得在放置补片时可以插入一个手指来帮助摆放。补片边缘有一个聚酯环，使产品在置入腹膜前间隙后能保持形状。这种产品和那些圆形结构的产品都有

图7-95 Easy Prosthesis（自成形）疝修补补片

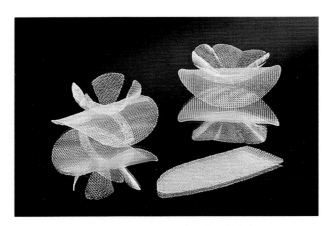

图7-96 Easy Prosthesis腹膜前疝修补补片

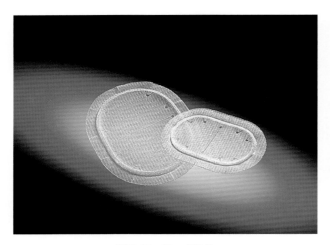

图7-97 Kugel补片

体形和疝的位置。它们也能被用于脐疝和腹壁疝。Ultrapro疝修补装置(UHS)(图7-101)是一种混合型产品,其形状和PHS一样,由Ultrapro平面补片制成,同时表面有聚卡普隆-25涂层。聚卡普隆-25包裹聚丙烯纤维,并制成薄膜使这种产品的放置更轻松。Ultrapro补片的这种可吸收成分会留下非常轻质的PPM来修补疝。

Prolene 3D补片(图7-102)是一种三维产品,

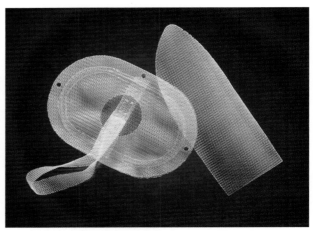

图7-98 Kugel补片(改良型)

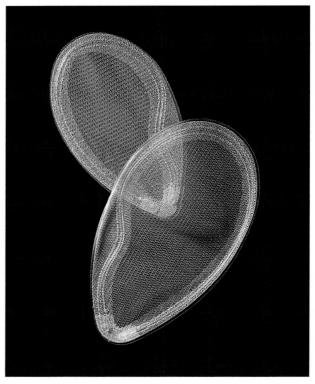

图7-99 PolySoft补片

好几种规格。Kugel补片(改良型)(图7-98)加上了一条聚丙烯带以帮助产品放置。另外,这个条带还能在腹股沟平面被缝合在疝环的边缘。这个补片同时还包括一块可被放置在腹内斜肌腱膜上的聚丙烯材料的平面补片。Polysoft补片(图7-99)和Kugel补片类似,因为它被设计专门放置于腹膜前间隙。它的形状和腹腔镜修补术用的3D Max补片十分相似(图7-109)。现在它仅在欧洲使用。

Prolene疝修补装置(PHS)(图7-100)和Easy Prosthesis补片(图7-95)类似,因为它被设计成和传统无张力修补术一样,将补片放置在腹膜外平面和腹股沟平面上。这两种产品的区别在于较旧的PHS有一个连接块,能将圆形的下置部分和椭圆形部分连接起来。PHS有中、大和超大型3种。大、小型号的选择取决于缺损的大小和类型,以及患者的

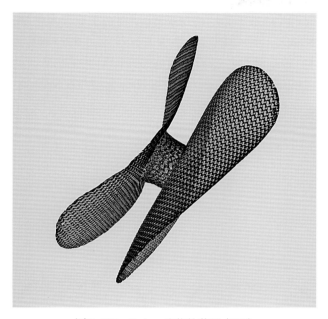

图7-100　Prolene 疝修补装置 (PHS)

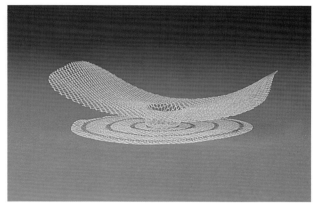

图7-101　Ultrapro 疝修补装置 (UHS)

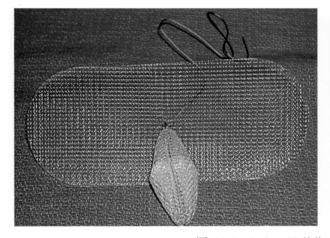

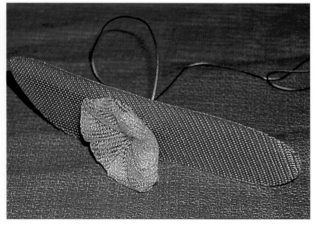

图7-102　Prolene 3D 补片，置入前 (左) 和置入后 (右)

由两种不同的部分组成。菱形部分被置入腹膜前间隙，牵拉补片上的缝线可使它在腹横筋膜下面变平；上置部分像在无张力修补术中一样被固定。可供使用的有两种大小的菱形部分，预成形上置部分可有可无。

用于腹腔镜腹股沟疝修补术的预成形产品

以往腹腔镜修补腹股沟疝会使用一种或几种平面补片。这些补片依然是该手术中使用最多的假体产品（表7-10、表7-11和表7-12）。但也有很多新产品被设计用于这种手术（表7-17）。这些产品更方便覆盖耻骨肌孔，或其形状更符合修补部位的解剖

平面。这些产品的置入方式可以经腹膜前（TAPP）植入，或完全腹膜外（TEP）植入。有一些产品被设计成不必使用任何类型的扣件就可固定。

表7-17　用于腹腔镜腹股沟疝修补术的预成形产品

CLAP，Di.pro 医疗设备公司，意大利，托里诺
Parietex 解剖补片，Covidien 公司，爱尔兰，都柏林
带线的 Parietex 可折叠补片，Covidien 公司，爱尔兰，都柏林
回弹 HRD，Minnesota 医疗发展公司，美国，明尼苏达州，普利茅斯
SurgiMesh WN，Aspide 医疗公司，法国，圣埃蒂安
SurgiMeshPET，Aspide 医疗公司，法国，圣埃蒂安
SurgiMesh XD，Aspide 医疗公司，法国，圣埃蒂安

续表

3D Max,Davol公司,美国,罗得岛州,沃里克

3D Max(轻质型),Davol公司,美国,罗得岛州,沃里克

Visilex,Davol公司,美国,罗得岛州,沃里克

C-LAP(图7-103)轻质聚丙烯补片被设计用于腹腔镜腹股沟疝修补术。它是一种聚丙烯产品,有裂缝和弧度,且形状符合腹股沟平面。这些产品有男式和女式两种类型,男式产品分为直疝和斜疝设计,女式产品则是单一设计。Parietex解剖补片(图7-104)和其他Parietex产品一样,底部是由POL材料编织而成的三维结构,这种补片底部柔软且被设计成可放在血管上。放在腹股沟平面后方的补片部分为更坚硬的二维编织设计,可方便操作。这种补片通常在使用时会加以固定,但有些外科医师认为不需要固定。该补片的设计有左右之分。带缝线可折叠补片(图7-105)被设计成可变换成圆柱形的平面聚酯补片。在腹腔镜修补术中,为了方便补片在腹膜前间隙插入和放置,补片上有缝线交织穿过;当缝线拉紧时,补片会变为一个小圆柱形;然后将补片放进腹膜前间隙,剪断缝线,使补片回复原来的形状。这样,补片就能被放置在适当的位置。这种产品还有一种带裂孔的设计,若需将精索结构放入裂孔的话可以用到这种设计。

回弹的HRD补片(图7-106)是疝修补术中一种很独特的理念。这种补片边缘一圈添加了可自行膨胀的镍钛合金框架,可以在植入腹膜前间隙后仍

保持产品的形状。在此图片中也显示了一个引导管。此补片与众不同之处在于它是大网孔的cPTFE材料,将一种聚乙烯编织线编织在框架上。这种产品也能用于开放手术。由于镍钛合金的存在,这是唯一一种能在术后被影像学检查看到的补片。

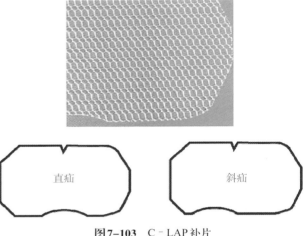

图7-103　C‑LAP补片

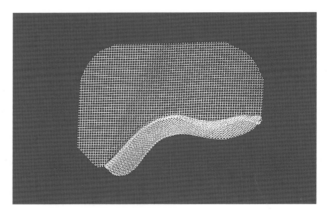

图7-104　Parietex 解剖学补片

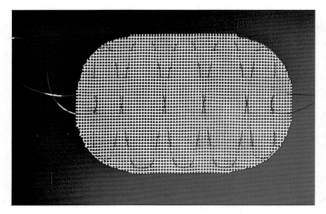
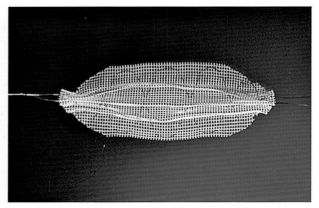

图7-105　带缝线可折叠补片,展开(左)和折叠(右)

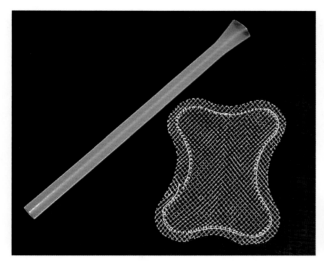

图7-106 HRD 补片（回弹型）

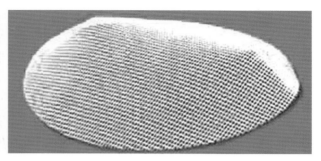

图7-107 SurgiMesh PET 补片（用于腹腔镜手术）

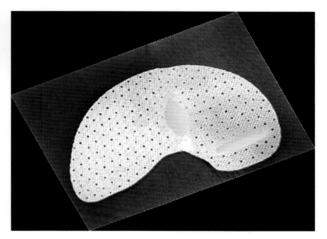

图7-108 SurgiMesh XD 补片

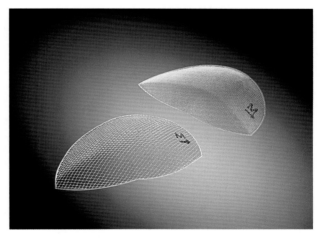

图7-109 3D Max 补片，轻质型（左）和普通型（右）

SurgiMesh WN（图7-42和图7-43）和之前列表中的大部分SurgiMesh产品有同样的结构。用于腹腔镜手术的产品有两种。一种是单纯平面矩形补片，其中一个角被剪成圆弧形，用于放置在Cooper韧带后下方；另一种产品有一个裂孔和一个活瓣，产品被放置在腹股沟管后壁，精索结构可以通过裂孔穿出，活瓣再覆盖裂孔以封闭此处补片的缺损。SurgiMesh PET 补片（图7-107）是一种POL材质的产品，符合解剖形态且只需少量固定。二维设计的结构（不是三维）是为腹腔镜手术而设计的。SurgiMesh XD 补片（图7-108）含有两种不同类型的聚丙烯材质。在腹腔镜手术中，它的形状可容许被放置在腹股沟平面。如图所示，该产品大多数有裂孔，且由非机织、非针织的聚丙烯材料组成。产品中的光滑面是针织的聚丙烯。垂直面对齐精索，水平面对齐Cooper韧带。

3D Max 和 3D Max 轻质（图7-109）产品的形状和大小（中、大和超大）类似。它们的差别在于聚丙烯的含量不同。前者是重质Bard补片，后者是轻质Bard软补片。两种补片都在内侧标注一个"M"和一个箭头，以提示补片的摆放位置。这些补片呈弧形，以适应骨盆的形状。由于这种曲线形状，产品分为左、右型。在产品的下方还有一个压痕以提示髂血管的位置。Visilex（图7-110）是一种Bard平面补片，其边缘更硬，这种设计能帮助在腹膜前间隙更好地摆放补片。

用于切口疝和腹壁疝含有可吸收成分的补片

开发这类产品最初的推动力是腹腔镜技术的普及。但一般来说，所有这些补片都能用于或已被用于开放式和腹腔镜切口疝修补术。所有这些产品的共同目的是修补疝并防止粘连及其伴随并发症，这些并发症将导致愈合过程受影响。这些产品通常被称为"组织分离"补片，因为它们在不可

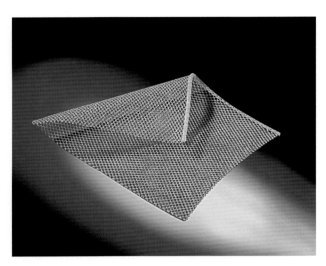

图7-110 Visilex补片

吸收材质和脏器之间添加了一层可吸收屏障（表7-18）。

表7-18 带有可吸收成分的假体补片

Adhesix，Cousin生物科技公司，法国，南韦尔维克

Biomerix复合外科补片，Biomerix公司，加利福尼亚州，弗里蒙特

CA.B.S. 'Air SR，Cousin生物科技，法国，南韦尔维克

C-QUR，Atrium医疗有限公司，美国，新罕布什尔，哈德森

C-QUR EDGE，Atrium医疗有限公司，美国，新罕布什尔，哈德森

C-QUR Lite，Atrium医疗有限公司，美国，新罕布什尔，哈德森

C-QUR OVT Mesh，Atrium医疗有限公司，美国，新罕布什尔，哈德森

C-QUR V-Patch，Atrium医疗有限公司，美国，新罕布什尔，哈德森

Easy Prosthesis (PPM/胶原)，TransEasy医疗科技有限公司，北京，中国

Parietene Composite (PPC)，Covidien公司，爱尔兰，都柏林

Parietex Composite (PCO)，Covidien公司，爱尔兰，都柏林

Parietex Composite (PCO)带裙补片，Covidien公司，爱尔兰，都柏林

Parietene ProGrip，Covidien公司，爱尔兰，都柏林

Parietex ProGrip，Covidien公司，爱尔兰，都柏林

PHYSIOMESH，Ethicon公司，美国，新泽西州，萨莫维尔

Proceed，Ethicon公司，美国，新泽西州，萨莫维尔

PVP，Ethicon公司，美国，新泽西州，萨莫维尔

SepraMesh IP，Davol公司，美国，罗得岛州，沃里克

Ventralex ST，Davol公司，美国，罗得岛州，沃里克

Ventrio ST，Davol公司，美国，罗得岛州，沃里克

可吸收的材质被吸收以后留下了一层永久性补片，这层补片会融入患者的组织。这种理念受到争议的原因是，植入合成生物材料后多年与粘连相关的问题都会表现出来。因此，必须进行多年的随访以验证这些产品的远期效应。但是从目前来看，这些补片是符合期望值的。

Adhesix补片和表7-14中列出的产品相同。厂家介绍能用于腹膜前、腹直肌后，或作为一种肌前放置法，但不能接触腹腔脏器。因此它和所有列在表7-18中的其他产品都不相同。Biomerix复合外科补片是3种产品的复合物，包括Biomerix生物材料、REVIVE（在"其他平面补片"中曾描述过）、聚丙烯和一种可吸收的丙交酯-己内酯薄膜（图7-63）。

CA.B.S. 'Air SR补片（图7-111）包含25%不可吸收轻质聚丙烯成分和75%可吸收聚左旋乳酸（PLLA）成分。它和其他所有产品的不同之处在于它有两根带针的不可吸收缝线，还有一个球囊分离装置，在下文有描述（图7-123）。这种产品被设计用于脐疝的修补。手术时，将整个产品置入，使用球囊分离组织，然后取走球囊，并用补片上附带的缝线将留下的补片固定。

C-QUR补片（图7-112）是将ω-3脂肪酸（O3FA）融入轻质聚丙烯材料里面和表面而制成的产品。这些脂肪酸呈交联凝胶状，覆盖材料的两面，并赋予材料特有的深黄色。O3FA会在3~6个月之后被吸收。C-QUR EDGE（图7-113）在产品上加入了一个质硬的边缘以提高固定的稳定性以及使用的便利性。C-QUR精简版（图7-114）和C-QUR相似，但其含有一层更薄的O3FA，因此，它的涂层只能持续约30日。C-QUR OVT是和C-QUR相似的涂层产品，但在产品中又加了一层涂层，在开放式疝修补术中便于裁剪、铺平和固定。C-QUR "V"形补片（图7-115）为脐疝修补而设计，但是在小型切口疝修补术中也能用到。它含有一个由O3FA做成的加固垫圈，使产品变硬而易于插入。将固定条带缝合在疝环缺损边缘，剪除多余的条带。

Easy Prosthesis（PPM/胶原蛋白）（图7-116）是

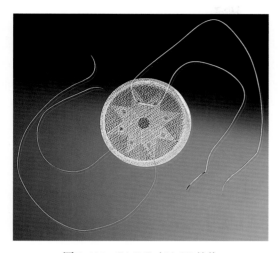

图7-111 CA.B.S.'Air SR 补片

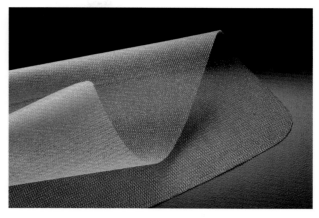

图7-114 C-QUR Lite 补片

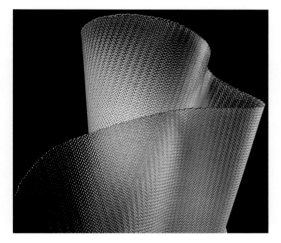

图7-112 C-QUR 补片

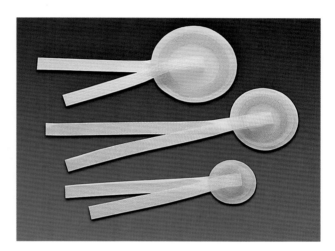

图7-115 C-QURV "V" 形补片

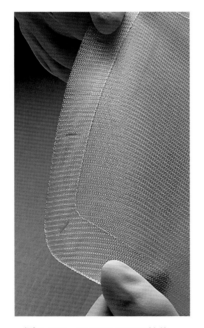

图7-113 C-QUR EDGE 补片

现在非常独特的一个理念。牛肌腱被安装并粘合在聚丙烯上。在写本书时尚没有其他可供使用的混合型生物和（或）合成补片，有几种正处于研究阶段。这层胶原蛋白在植入 1 h 后变成连续的凝胶。据说它能最大限度地减少脏器粘连，因此能被用于腹腔内。目前对这种产品的临床结果所知甚少。如图所示，它有几种规格和形状，且还能用于造口旁疝和食管裂孔疝修补。

　　Parietene 复合补片不十分被熟知，它由之前描述的表面覆盖有亲水性胶原的聚丙烯和更为熟知的 Parietex 复合补片中的其他物质组成，Parietex 复合补片在下文中有介绍。Parietex 复合补片（图7-117）和本章之前介绍过的 POL 生物材料相同。它有一层融合的亲水层，这层亲水层由氧化的 I 型胶原蛋白、聚乙二醇和甘油混合而成，可以被吸收。

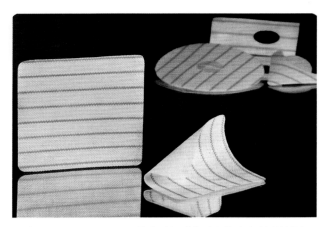

图7-116 Easy Prosthesis补片（聚丙烯/胶原复合物外科补片）

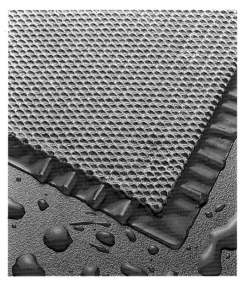

图7-117 Parietex复合补片

还有一种Parietex带裙边复合补片（图7-118）。裙边是置于大补片上的第二层，可使置入固定装置更容易，该固定装置被用来在开放手术中将产品固定于前腹壁。Parietene ProGrip和Parietex ProGrip（图7-71）的区别还在于：前者是聚丙烯材料，而后者是POL材料。它们都含有PLA材料的倒刺（本章前面介绍过），所以不需要进行固定。

PHYSIOMESH可弯曲复合补片（图7-119）由层压在两层未染色的聚卡普隆-25薄膜之间的大孔聚丙烯制成，此薄膜是可吸收的。再用另一种PDO薄膜将这3层粘合在一起，其中加入了一块染色的PDO薄膜标记方向。Proceed（图7-120）由氧化再生纤维素（ORC）织物和Prolene 软补片组成，再用一块PDO聚合物封装并将其粘合在一起。其中ORC织物作为一个分离聚丙烯与组织的屏障，在4周内会被吸收。使用这个产品时要注意使用说明书上应已标明"Proceed Mesh有ORC成分，不能在未控制的和（或）活动性出血时用，因为纤维蛋白性渗出物会增加粘连形成的概率"。PVP或Proceed Ventral 补片（图7-121）有一层ORC朝着肠组织，用来保护肠组织不受到PPM的损伤。在这个产品中有一层额外的PDO聚合物薄膜和一个记忆弹力环。Vicryl补片（聚合物910）被放在PDO的上面，且被一层PDO薄膜封装。图中可见的缝线是聚酯产品。

SepraMesh（图7-122）是一个单层的聚丙烯补片，由羧甲基纤维素和透明质酸钠的混合物覆盖作为屏障。它被聚乙醇酸纤维和水凝胶粘合在一起。它是本章中唯一需要在使用之前将其短暂浸

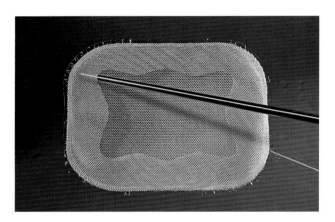

图7-118 Parietex带裙边复合补片

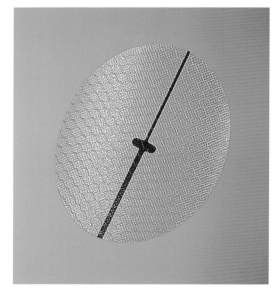

图7-119 PHYSIOMESH补片

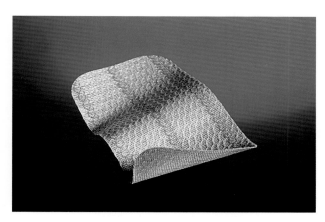

图7-120 Proceed 补片

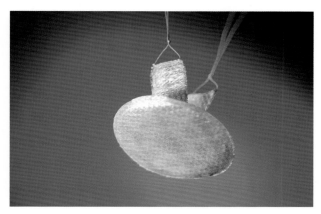

图7-121 Proceed Ventral 补片（腹壁补片）(PVP)

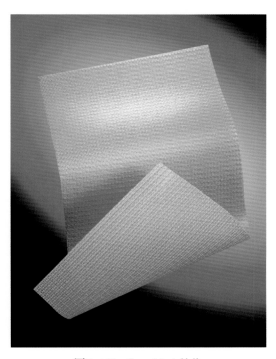

图7-122 SepraMesh 补片

泡在生理盐水中以激活凝胶的产品。这个水凝胶在植入后会膨胀，以覆盖所使用的固定装置。产品的这个部分据介绍能持续大约4周，4周后被吸收。"Sepra"技术被延伸应用于Ventralex（图7-135）和Ventrio（图7-136）产品。ePTFE表面被组织分离水凝胶所取代，这种水凝胶用于SepraMesh补片上。这些产品被称为Ventralex ST和Ventrio ST补片。

用于切口疝和腹壁疝修补术的复合型永久材料

自从本书上一版本出版后，出现了很多可用于开放式和（或）腹腔镜手术修补切口疝和腹壁疝的永久性产品（表7-19）。所有下表中列出的这些产品都是单一产品的组合，由两种不同排列方式加工而成，但更常见的是由两种不同的产品组合而成。每个厂家产品的固定方式都不一样。其中有些已在之前单一产品中介绍过，这里不再赘述（表7-11）。所有这些假体材料都存在防粘连的屏障，且腹壁接触面的网片允许组织长入，以有效地修补疝缺损。

表7-19 完全永久性材料的腹壁疝修补产品

CA.B.S. 'Air, Cousin 生物科技公司, 法国, 南韦尔维克
ClearMesh 复合物 (CMC), Di.pro 医疗设备公司, 意大利, 托里诺
Combi Mesh, Angiologica 公司, 意大利, 圣马蒂诺西科马里奥
Composix E/X Mesh, Davol 公司, 美国, 罗得岛州, 沃里克
Composix Kugel (CK) 补片, Davol 公司, 美国, 罗得岛州, 沃里克
Composix L/P 补片, Davol 公司, 美国, 罗得岛州, 沃里克
DynaMesh IPOM, FEG Textiltechnik mbH 公司, 德国, 亚琛
IntraMesh T1, Cousin 生物科技公司, 法国, 南韦尔维克
IntraMesh W3, Cousin 生物科技公司, 法国, 南韦尔维克
IntraMesh PROT1, Cousin 生物科技公司, 韦尔维克
Omyra Mesh, B. Braun Melsungen AG 公司, 德国, 梅尔松根
MotifMESH, Proxy 生物医疗有限公司, 爱尔兰, 戈尔韦
回弹 HRD V, Minnesota 医疗发展公司, 美国, 明尼苏达, 普利茅斯
Relimesh, HerniaMesh 公司, 意大利, 托里诺
SurgiMesh XB, Aspide 医疗公司, 法国, 圣埃蒂安
SurgiMesh TintraP, Aspide 医疗公司, 法国, 圣埃蒂安
TiMesh, GfE Medizintechnik 公司, 德国, 纽伦堡
Ventralex (ST), Davol 公司, 美国, 罗得岛州, 沃里克
Ventrio (ST) 疝补片, Davol 公司, 美国, 罗得岛州, 沃里克

CA.B.S. 'Air 补片（图 7-123）和上文描述过的 CA.B.S. 'Air SR（图 7-111）补片相似。它们都由两种材料制成，且在一个气囊分离装置的辅助下置入，之后再将气囊取走（图 7-124）。CA.B.S. 'Air SR 补片采用的是部分可吸收材料，而 CA.B.S. 'Air 补片采用的是完全永久性材料。这些材料为腹壁接触面的聚丙烯和内脏接触面的 ePTFE。它有 3 种大小的型号，带有 2～4 处缝线。该产品主要适用于脐疝修补术，但毫无疑问的是，其他类型的疝也适用这些装置。

ClearMesh 复合物（CMC）是一种纯聚丙烯补片（图 7-125）。它由一侧带织纹的面和另一侧防粘连的面组成，前者由单丝大网孔织物构成，后者由无孔光滑的聚丙烯薄膜构成。它可被置于腹腔内。2P 是椭圆形的而 2P-C 是圆形的。Combi Mesh 与之前腹股沟疝修补中曾描述的 Combi Mesh Pro 几乎是一样的产品（图 7-27），唯一的区别是它们的型号更大。这种产品被设计用于置入腹腔内，使其聚氨酯层面对脏器。Composix E/X 补片（图 7-126）的一面是 Bard 平面网片，而另一面是 ePTFE 材料。这种椭圆形产品的边缘是密封的，以防止脏器接触聚丙烯。这是一种轻质椭圆形网片，最适合于腹腔镜疝修补术。Composix Kugel（CK）补片（图 7-127）是一种自成形产品，与 Composix E/X 和 L/P 产品一样，一面是 Bard 平面网片，另一面是 ePTFE 材料。它带有一个额外的 POL 环，可使其置入腹腔后恢复形状，以帮助固定。与本书之前版本相比，这个产品的 POL 环直径更小，焊接得更好。Composix L/P（图 7-128）和 Composix E/X 补片非常相似，不同的是，前者使用的是更轻的 Bard 软网片，而不是 Bard 普通网片。它是为腹腔镜手术专门设计的，而且有一个可选择使用的特殊的置入工具。所有这 3 种假体产品的两层补片都用 ePTFE 缝线缝合在一起。

腹膜内置网修补法使用的 DynaMesh（图 7-129）是类似于之前描述的 DynaMesh 的聚丙烯织物，但它比后者稍轻。它交织有聚偏二氟乙烯（PVDF），也是一种单丝。由于存在 PVDF 组织分离成分，它能被置于脏器上。IntraMesh T1 补片（图 7-130）和 Composix 系列产品的相似之处在于它由第一层的聚丙烯和第二层的 ePTFE 构成，产品上用

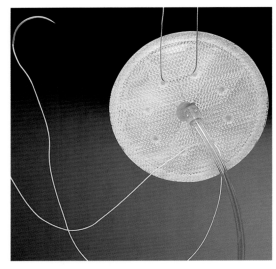

图 7-123　CA.B.S. 'Air 补片

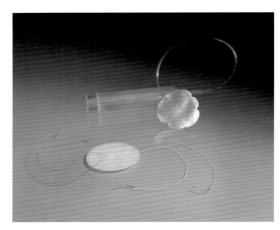

图 7-124　CA.B.S. 'Air 和气囊分离装置

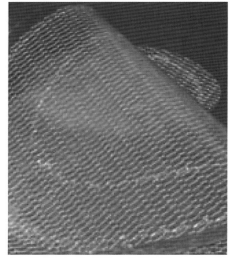

图 7-125　ClearMesh 复合物（CMC）

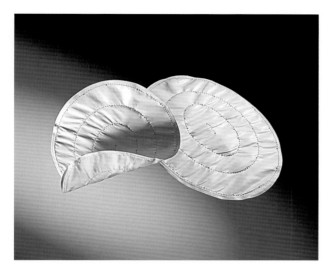

图 7-126　Composix E/X 补片

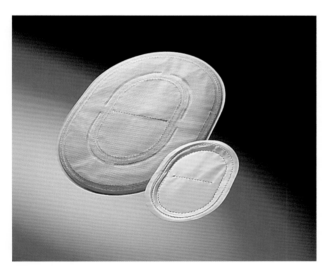

图 7-127　Composix Kugel(CK) 补片

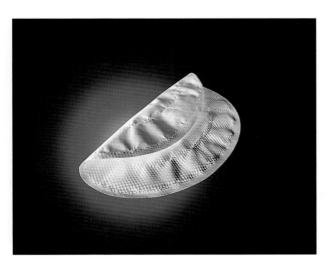

图 7-128　Composix L/P 补片

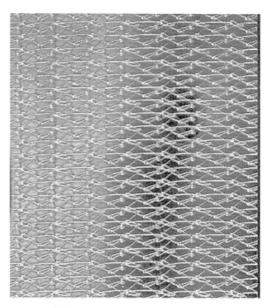

图 7-129　DynaMesh IPOM 补片

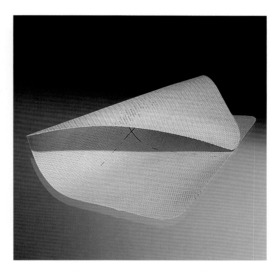

图 7-130　IntraMesh T1 补片

线条来指示每一面的中间部分，以帮助腹腔镜手术中的定位。IntraMesh W3 补片（图 7-131）和其他 IntraMesh 产品一样，可放置在腹膜内。这个补片也有标记，该标记是用 POL 材料制成的。它的腹壁接触面由一层非编织的带微孔的聚对苯二甲酸乙二醇酯材料制成，脏器接触面则由二甲基硅氧烷材料制成。IntraMesh PROT1 补片（图 7-132）是另外两种 IntraMesh 产品的复合体。它是由两层聚丙烯和 ePTFE 组成的圆形补片。另外，如图所示，它还有一层二甲基硅氧烷的设计，用来加强固定点。Cousin 生物科技有限公司还出产一种"补片滚轴"，这种装

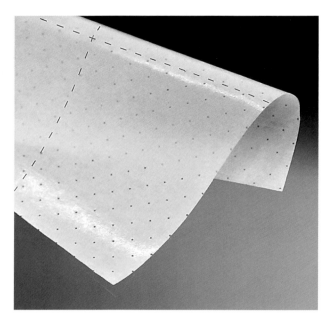

图7-131 IntraMesh W3补片

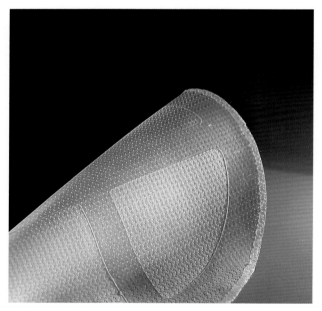

图7-132 IntraMesh PROT1补片

置用来卷起这些补片,并协助通过套管针置入补片。

MotifMESH(图7-60)和Omyra Mesh(图7-61)已在"其他平面补片"中讨论过(表7-13)。Omyra Mesh据说是一种抗菌防粘连补片,和W. L. Gore联营公司的产品不同,它没有添加抗微生物或抗菌物质,而是由轻质的cPTFE构成。

回弹HRD V和上文介绍过的回弹HRD概念相同。补片呈椭圆形,边缘有一个镍钛合金环。这

种补片产品是cPTFE材质的,可被置于腹膜内。Relimesh补片(图7-133)是另一种结合了一面聚丙烯和一面ePTFE材料的产品,能与腹腔脏器相接触。和其他疝补片产品相比,它的重量更轻,因此,可被卷起并通过套管针置入。

SurgiMesh XB补片(图7-134)和之前描述过的SurgiMesh WN补片一样是一种非编织结构。它有一层额外的硅树脂涂层,以容许和脏器接触,并且带有微孔结构。SurgiMesh TintraP是一种类似产品,但它呈圆形且被用于修补更小的疝,如套管针穿刺孔疝和脐疝。它有条带,可以将产品固定至筋膜边缘。另外,这种产品可通过一个"预载入"的引导器,帮助其在腹膜前间隙放置。TiMesh补片(图7-47和图7-48)和本章几处描述过的材料相同。钛化的PPM可用于腹膜内放置(按照厂家说明书)。

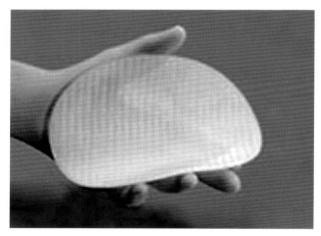

图7-133 Relimesh补片

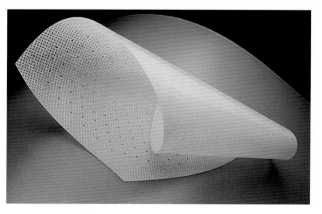

图7-134 SurgiMesh XB补片

Ventralex 补片 (图 7-135) 是一种自成形的聚丙烯装置 (由于其外圈的 POL 环), 呈圆形, 一面有 ePTFE 层以容许与脏器接触, 与上文描述过的 Composix 较大的产品相比更小。它被用于较小的腹壁缺损修补, 如套管针穿刺孔疝或脐疝。它有一个口袋可以容纳一指插入以帮助放置。它附有两个长条带, 用于固定于筋膜。该补片非常长, 因为这种产品可通过腹腔镜套管针置入, 故可预防套管针穿孔疝形成。Ventrio 疝补片 (图 7-136) 由两层补片产品组成。聚丙烯材料被缝在 ePTFE 层上, 其中 ePTFE 是防粘连的。在聚丙烯表面有"管状结构"(和 Composix Kugel 补片类似), 其裹有可吸收的 PDO 单丝环, 以赋予补片坚硬度, 方便补片放置和固定。紫色的 PDO 环在 6 ~ 8 周被吸收。将要上市的第二代产品表层的聚丙烯将由一种更轻质的聚丙烯构成, 同时还有一些外科医师注意不到的小区别。

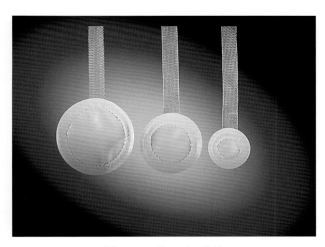

图 7-135 Ventralex 补片

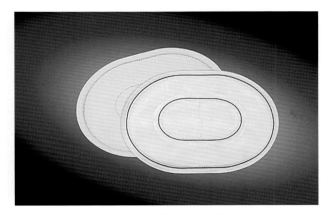

图 7-136 Ventrio 疝补片

造口疝的预防和修补产品

任何部位的造口疝都会影响接受某种造口术患者的生活质量, 传统上通过重做造口或直接缝合等方法来修补这类疝。现在认识到这种方法在大部分情况下会失败, 因此使用假体材料来修补这类疝几乎成了金标准。实际上, 最近的趋势显示在造口时使用某种类型的补片可能是要被提倡的办法。预防成了研发新型补片的努力方向 (表 7-20)。和本章所讨论的其他许多产品一样, 它们一般都能被用于开放式或腹腔镜修补术。

表 7-20 造口疝修补产品

结肠造口补片, HerniaMesh 公司, 意大利, 托里诺
CK 造口旁疝补片, Davol 公司, 美国, 罗得岛州, 沃里克
DynaMesh-IPST, FEG Textiltechnik mbH 公司, 德国, 亚琛
Easy Prosthesis (PPM/Collagen), TransEasy 医疗科技有限公司, 中国, 北京
Parietex 复合材料 (PCO) 造口旁疝补片, Covidien 公司, 爱尔兰, 都柏林
Stomaltex, Di.pro 医疗设备公司, 意大利, 托里诺
2P-ST, Di.pro 医疗设备公司, 意大利, 托里诺
TiLENE Guard, GfE Medizintechnik 公司, 德国, 纽伦堡

结肠造口补片 (图 7-137) 是一层单一的聚丙烯产品。它中间有一个 5 cm 的孔, 在造口时可容纳肠管通过。当然, 若用于修补造口旁疝, 这种补片可被裁剪。它有一种"硬质"和"半硬质"的构造。CK 造口旁疝补片 (图 7-138) 被用于修补已存在的造口旁疝。和其他 CK 产品一样, 它有一个 POL 记忆弹力环, 且由聚丙烯和 ePTFE 制成。它含有一个预制的裂缝和一个圆孔以容许肠管通过, 开口周围用 ePTFE 材料加强以防止开口被拉伸。另外, 它还有 ePTFE 活瓣可以在补片植入结束后面向肠管。

DynaMesh-IPST 补片 (图 7-139) 和其母体材料一样, 由 PVDF 和聚丙烯制成。它是预成形的三维结构。Easy Prosthesis (PPM/胶原) (图 7-116) 在之前的"用于切口疝和腹壁疝含有可吸收成分的补片"中讨论过。如图所示, 它的形状和许多设计成用于造口旁疝预防和修补的产品类似。Parietex 复合材料造口旁疝补片和之前描述过的产品是同一种材料。它提

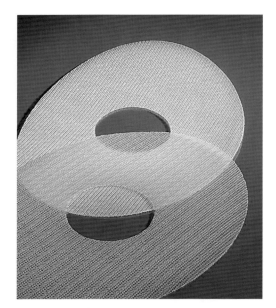

图7-137 结肠造口补片

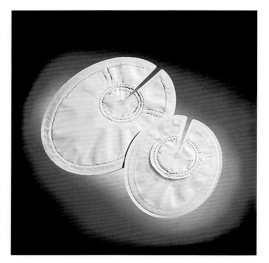

图7-138 CK造口旁疝补片

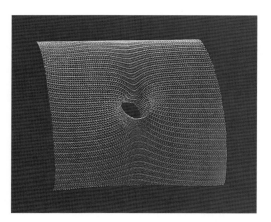

图7-139 DynaMesh-IPST补片

供两种大小型号，有带孔的（图7-140）和不带孔但有一个中央带的（图7-141）两种形状。孔的开口一般是3.5 cm或5.0 cm。

Stomaltex（图7-142）是一种大孔重质聚丙烯产品，和上文"其他平面PPM补片"中描述的Basic平面补片类似（图7-20）。它不包含任何防粘连材料。2P-ST补片由"保护性"的CMC材料制成，和其他用于腹膜内的平面产品类似。它的中心有一个直径为3 cm或5 cm的孔。TiLENE Guard（图7-143）是钛化的聚丙烯材料补片（图7-48），带有一个活瓣，在肠管置入中心孔之后关闭。它有轻质和双重质型（轻质和中质）两种类型的补片。有一种包含TiLENE补片的套装，作为一种"三明治"技术被应用于修补或预防造口部位疝形成。

食管裂孔疝修补产品

使用永久材料补片修补食管裂孔疝已经普及应

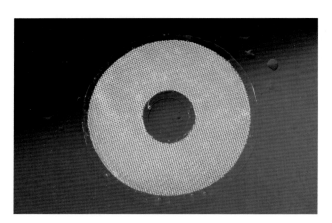

图7-140 有孔Parietex复合材料造口旁疝补片

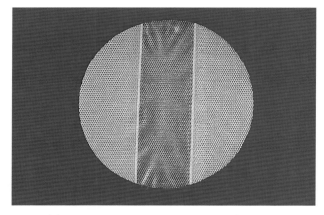

图7-141 无孔Parietex复合材料造口旁疝补片

用了许多年。需担心的是产品对食管的腐蚀或永久性产品导致的感染,生物产品的引进使得这个部位永久性产品的使用减少。当使用了如无保护的聚丙烯或POL材料的平面补片后,这些担心减少了(表7-21)。

CruraSoft 补片(图7-144)由两种材料制成,一面是 PTFE 材料,促进组织渗透和向内生长;另一面是 ePTFE 材料,用来接触脏器并减少粘连。它含有一个额外的 ePTFE 活瓣覆盖食管,以降低粘连和侵蚀的风险。这种补片可被放置在开放的裂孔

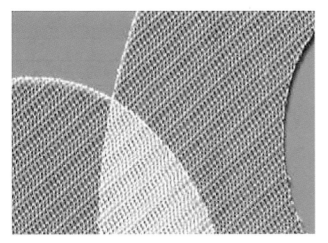

图7-142　Stomaltex 补片

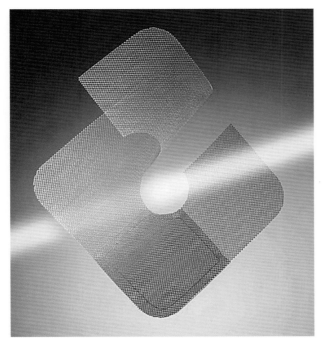

图7-143　TiLENE Guard 补片

或膈裂孔脚上,之后采用无张力修补术。它有两种大小规格,可以被缝合或钉合在合适的位置。Easy Prosthesis(PPM/胶原)(图7-116)在之前的"用于切口疝和腹壁疝含有可吸收成分的补片"中讨论过。如图所示,它的形状和上文中的 CruraSoft 补片类似,用于膈裂孔脚处的修补。

表7-21　永久性食管裂孔疝修补产品

CruraSoft, Davol 公司,美国,沃里克,罗得岛州
Easy Prosthesis (PPM/胶原), TransEasy 医疗科技有限公司,北京,中国
Parietex 复合材料(PCO) 食管裂孔疝补片, Covidien 公司,爱尔兰,都柏林
TiSURE, GfE Medizintechnik公司,德国,纽伦堡

Parietex 复合材料食管裂孔疝补片(图7-145)由与母系 PCO 产品相同的材料制成。它含有一个稍微偏心的"U"形缺损,用于置于食管下。产品的两腿将被放在裂孔脚上。它也有两种大小规格可供使用。

TiSURE(图7-146)是一种矩形补片,中间有一个裂孔和 TiMESH 材料的活瓣(图7-47)。它和其他所列出产品的不同之处在于它的活瓣可以完全包裹食管,可以用纤维蛋白胶或缝线固定。不推荐使用金属固定装置来固定这个产品,因为这些装置会有发生并发症的风险。

固定装置

早在腹腔镜疝修补技术发展之前固定装置的运用就已很普遍了。早期的产品是10 mm或12 mm的钉,其中有些现在还在使用。更常见的是5 mm的产品,是现在使用最为广泛的。最近,人们认识到这些钉应当临时植入体内,因此开发出了可吸收产品。目前可供选择的用于固定疝修补术中补片的产品很多,不管是用于腹股沟疝或腹壁疝,也不管是开放手术还是腹腔镜手术(表7-22),使用哪种固定钉取决于外科医师的喜好和所植入补片的类型。选择时应当考虑这些扣件的总长度,因为穿透的深度取决于疝修补补片的厚度。例如,一个5 mm的扣件用于固定1 mm厚的补片时,不可能提供超过4 mm的组织穿透力。

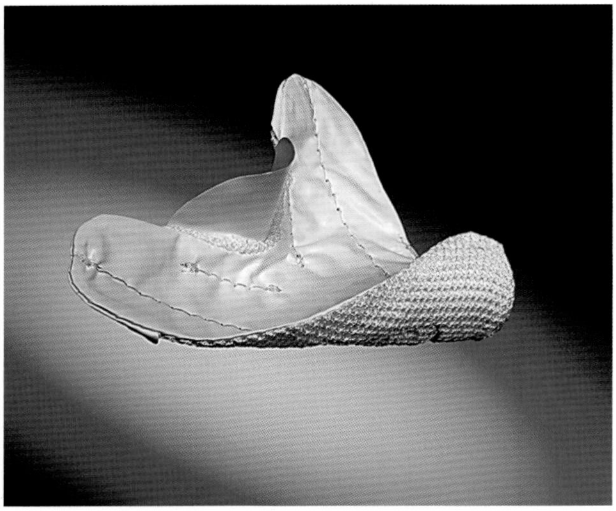

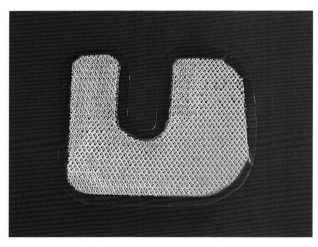

图7-144　CruraSoft补片

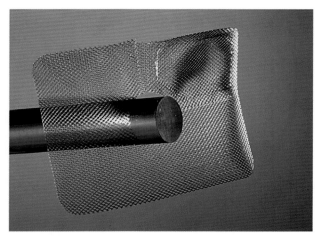

图7-145　复合材料食管裂孔疝补片

图7-146　TiSURE补片

表7-22　疝修补的固定装置

AbsorbaTack，Covidien公司，爱尔兰，都柏林
Amid Stapler，SafeStitch Medical公司，美国，福罗里达州，迈阿密
Endo Universal Stapler，Covidien公司，爱尔兰，都柏林
Multi fire Endo Hernia Stapler，Covidien公司，爱尔兰，都柏林
Multi fire VersaTack Stapler，Covidien公司，爱尔兰，都柏林
PermaFix，Davol公司，美国，罗得岛州，沃里克
PermaSorb，Davol公司，美国，罗得岛州，沃里克
ProTack，Covidien公司，爱尔兰，都柏林
SecureStra，Ethicon公司，美国，新泽西州，萨莫维尔
SorbaFix，Davol公司，美国，罗得岛州，沃里克
Stat Tack，Covidien公司，爱尔兰，都柏林
Tacker，Covidien公司，爱尔兰，都柏林

　　AbsorbaTack（图7-147）是一种5 mm的固定装置，内含螺丝样扣件，该扣件是可吸收的，由乳酸和乙醇酸的聚酯聚合体制成。扣件的长度为5.1 mm。该装置提供10或20枚钉。钉会在3～5个月内大部分被吸收，1年内完全吸收。Amid疝修补钉合器（图7-148）用于固定Lichtenstein修补术中的补片，可能也能用于其他类型的疝修补术。它包含17枚"箱式"钛钉。它也能在手术结束时钉合关闭皮肤切口。

　　普通腹腔镜钉合钉（图7-149）通过一个10 mm或12 mm的套管针插入。它提供一种"箱式"钛钉，且可被旋转360°，有65%活动度的关节，能用于4种不同的位置。多发疝专用腹腔镜钉合器（图7-150）通过一个12 mm的套管针置入。它有"箱式"钉，击发后可以钉入并固定补片。多发疝VersaTack钉合钉（图7-151）被设计用于开放手术。它也能被旋转360°。这3种吻合钉能够与可替换的一次性装载部件一起使用，这些部件包含4.0 mm或4.8 mm的钉针，且能提供10枚钉针。这些钉针通常可以接受高达3T的MRI和NMR检查。

　　PermaSorb装置（图7-152）可击发一种消旋聚乳酸（PDLLA）的扣件，其末端带有两个倒刺。它们通过一个套管针置入。这个产品有5或12两种长度的枪管，后者更长，最适合于腹腔镜手术，而前者适合于开放手术。这些扣件通常会在16个月内

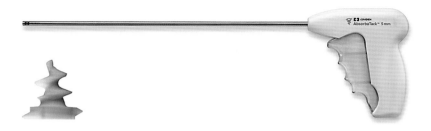

图 7-147　AbsorbaTack

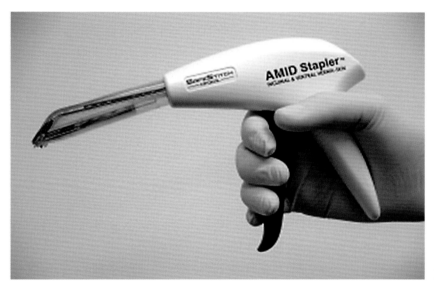

图 7-148　Amid 疝修补钉合器

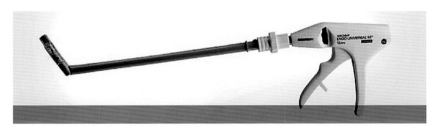

图 7-149　普通腹腔镜钉合钉

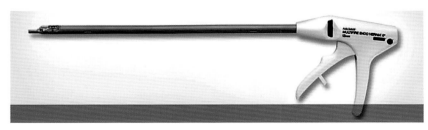

图 7-150　多发疝专用腹腔镜钉合器

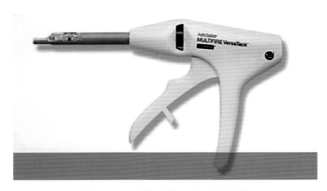

图7-151　多发疝VersaTack钉合器

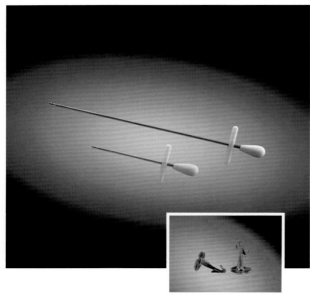

图7-152　PermaSorb装置

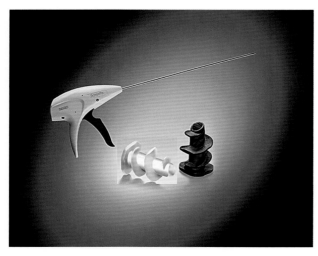

图7-153　SorbaFix装置带SorbaFix（紫色）和PermaFix（灰色）扣件

完全吸收。PermaFix和SorbaFix装置（图7-153）提供同样大小（6.7 mm）的螺丝型扣件，它们的置入装置相同，都有一个引导尖端和同心轴。这两种扣件有15枚钉或30枚钉两种装置，通过一个5 mm的套管针置入。Sorba Fix和PermaSorb的材料相同，为紫色，而Perma Fix由灰色造型的永久聚合物制成，因此不可吸收。

ProTack（图7-154）是早期产品之一，可以通过一个5 mm的套管针置入，击发扣件。它是一种螺旋形永久钛扣件，提供30枚钉子，是最早的可在X线平片上看见的固定产品。其总长度为3.9 mm。

SecureStrap（图7-155）是一种新型的5 mm的腹腔镜疝修补术固定装置。它是可多发的一次性使用装置，预先装有25个可吸收扣带。这些条带由PDO和左旋乳酸以及乙交酯混合而成，并用D&C紫色2号染色。这种产品不旋进组织，而类似于订书钉，有两条腿，两点之间的距离是3.5 mm。这些扣带的末端有倒刺以帮助固定。整个装置的长度为6.7 mm，固定深度为4.9 mm（"紧扣"时）。

Stat Tack（图7-156）和Tacker（图7-157）装置都有螺旋形钛钉，几乎和ProTack（图7-154）的一样。前者更短，且适用于开放疝修补术，只提供15枚钉。Tacker较长，适用于内镜手术，且在一次性装置里提供30枚钉。Tacker提供一种多用把手，可以安装20枚钉。这是固定产品中一种独一无二的理念。可反复使用的产品比一次性产品的导管更短。

补片置入装置

在撰写本书时，已经有一些装置被开发出来用于协助腹腔镜疝修补术中补片的置入，主要用于切口疝和腹壁疝。这些装置包括Surgical Structure公司（Moshav Herev Le' Et，以色列）的网片定位装置和腹腔镜下补片导引装置（Davol公司，美国，罗得岛州，沃里克），以及PatchAssist（Polytouch医疗公司，特拉维夫，以色列）。Davol公司最近购买了网片GPS定位产品，可能会改名为Echo。但目前还不确定。

网片GPS定位装置由三种部件组成：一个可

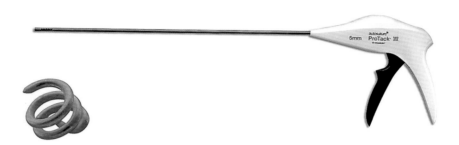

图 7-154　ProTack

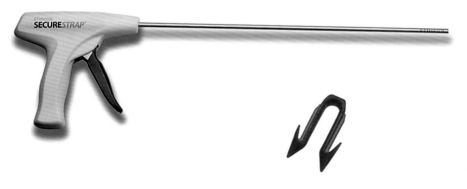

图 7-155　SecureStrap 和其
皮带扣件

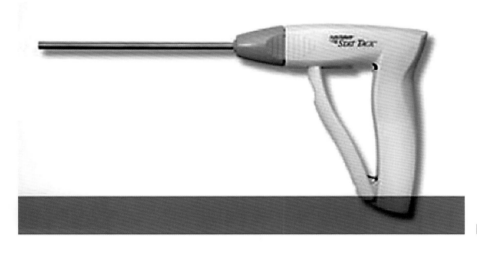

图 7-156　StatTack

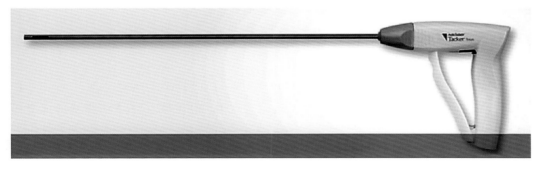

图 7-157　Tacker

充气的伸展气囊，一个转接器和一个吹气装置和（或）泵。它们联合起来协助疝修补术中补片的伸展和放置。PrecisionPass腹腔镜补片置入装置将补片卷成管状，以通过腹腔镜套管针置入（图7-158）。PatchAssist（图7-159）将补片固定在自身，使其能被卷成管状并置入。置入补片后，这个装置被打开，展开补片并将补片保持在腹壁上，以帮助摆放和固定。

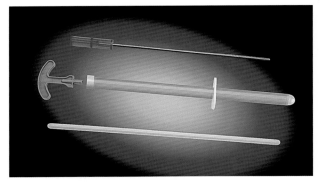

图7-158 PrecisionPass腹腔镜补片置入装置

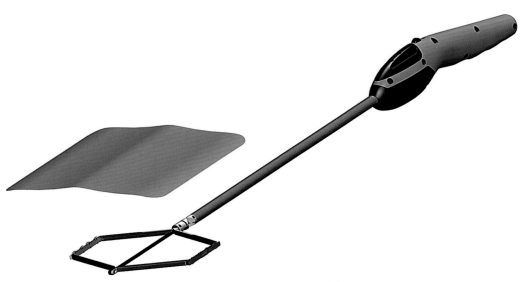

图7-159 PatchAssist

总 结

使用假体材料进行所有疝修补术都是有规范准则的，而不是一个单独的事件。本章的目的是为了识别和区分这些被用于疝修补术的产品。我们已尽可能地将现阶段所有的产品都囊括在内，但毫无疑问的是到本书印刷的时候，肯定会出现其他产品。外科医师们应当谨慎地选择。

相信理想化的材料到目前为止还没有开发出来。但在上文讨论过的产品中有很多产品的效果确实非常好，不管是对医师还是患者而言。也许在将来，基因工程的使用，可以制造出一种源于患者本身蛋白质的产品，使得患者可以将"天然的"和"自身的"产品融合至自身组织，而不用担心感染或粘连。将来寻求完美生物材料的办法可能会被发现。

致谢 感谢以下公司为本章所提供的宝贵图片：Atrium Medical Inc., Davol, Inc., Ethicon Inc., W.L. Gore & Associates。

◇ 参 ◇ 考 ◇ 文 ◇ 献 ◇

[1] Scheyer M, Arnold S, Zimmermann G. Minimally invasive operation techniques for inguinal hernia: spectrum of indications in Austria. Hernia. 2001; 5: 73–79.

[2] Hesselink VJ, Luijendijk RW, de Wilt JHW, Heide R. An evaluation of risk factors in incisional hernia recurrence. Surg Gynecol Obstet. 1993; 176: 228–234.

[3] Luijendijk RW, Hop WCJ, van den Tol P, et al. A comparison of suture repair with mesh repair for incisional hernia. N Engl J Med. 2000; 343(6): 393–398.

[4] LeBlanc KA, Booth WV. Laparoscopic repair of incisional abdominal hernias using expanded polytetrafluoroethylene: preliminary findings. Surg Laparosc Endosc. 1993; 3: 39–41.

[5] Bucknall TE, Cox PJ, Ellis H. Burst abdomen and incisional hernia: a prospective study of 1129 major laparotomies. Br Med J. 1982; 284: 931–933.

[6] Goepel R. Uber die verschliersung von bruchpforten durch einleilung gerflochtener fertiger silberdrahtnetze. Verh Deutsch Ges Pathol. 1900; 29: 4.

[7] Kirschner M. Die praktischen Ergebnisse der freien Fascien-Tranaplantation. Arch Klin Chir. 1910; 92: 888–912.

[8] Badylak S, Kokini K, Tullius B, Whitson B. Strength over time of a resorbable bioscaffold for body wall repair in a dog model. J Surg Res. 2001; 99: 282–287.

[9] Millikan K. Doolas. "A Long-Term Evaluation of the Modified Mesh-Plug Hernioplasty in Over 2, 000 Patients". Hernia. 2008; 12(3): 257–260.

[10] Cumberland O. Ueber die Verschliessung von Bauchwunden und Brustpforten durch Bersenkte Siberdragrnetze. Zentralbl Chir. 1900; 27: 257.

[11] Scales JT. Discussion on metals and synthetic materials in relation to soft tissues: tissue reactions to synthetic materials. Proc R Soc Med. 1953; 46: 647.

第8章
假体材料的生物学特性
Biology of Prosthetics

Bruce Ramshaw and Sheila Grant

江道振　刘晟　译

疝补片的历史

疝补片的材料学研究最早始于19世纪末。Marcy率先尝试使用多种动物如鲸、公牛和鹿等的肌腱作为修补材料。1887年，他还使用了袋鼠的肌腱作为缝合材料。然而，这些材料都存在明显的人体组织异物反应的问题。20世纪早期，外科医师尝试使用各种金属类材料如银、钽和不锈钢等作为疝修补材料，但是不久也被淘汰了。直到1935年Carothers发现并使用了合成塑料，才奠定了现代疝补片材料应用的基础。

1958年，Francis Usher使用聚丙烯作为疝修补材料，标志着现代疝手术时期的到来[1]。在此之前，单纯的组织缝合修复一直被作为标准的疝手术术式，而这种带有张力的缝合必然导致疝复发风险增加。疝补片在手术中扮演了一种无张力桥接缺损组织或加固组织的角色。人工合成补片的应用明显降低了疝术后复发率。丹麦的一项研究表明，疝补片的应用使得疝术后复发率下降至少一半。一些针对切口疝的随机对照研究同样提示疝补片的应用能取得更好的手术疗效[2]。相对于高达63%复发率的传统缝合疝修补术，运用人工合成补片的手术术后复发率仅为32%[3]。此外，更大范围的覆盖以及更牢靠地固定疝补片还能让手术成功率进一步提高[4]。

早期认为，重质补片对于防止补片破裂和疝复发更有利。重质聚丙烯补片能诱导纤维组织增生

和炎症反应，被认为是有益的。其形成的更多的瘢痕组织将使腹壁更加牢固，疝复发率更低。而近年来，这一观点受到了挑战，新的理论认为，较厚瘢痕层的形成可能导致腹壁顺应性以及补片性能的改变，从而导致患者术后疼痛及复发率增加。

经过40余年的发展，聚丙烯（Marlex网片、聚丙烯单丝补片、聚丙烯纺织纤维补片以及双股聚丙烯补片）已成为疝修补的主要补片材料。但是，由于前面提到的对重质补片临床治疗效果的质疑以及疝补片日益扩大的市场（将近10亿美元/年），近年来，越来越多其他材料的合成补片被用于疝手术。

除了聚丙烯外，其他材料的疝补片在多年前就已经出现了。比如膨体聚四氟乙烯补片早在20世纪70年代就已上市；在法国应用广泛的多股聚酯补片也早在20世纪90年代被引入了美国市场，虽然至今仍未被广泛使用。此外，一些可吸收的人工补片，如大孔薇乔补片，同样已被用于临床。新型可降解的补片正在研发中，一类商品名为BioA和TIGR的可降解补片已经上市。这类补片的材料是典型的可降解的高分子聚合物（如聚乳酸或聚乙醇酸），一段时间以后可被吸收，最终被胶原蛋白所取代。理论上其在组织内的存留时间不超过1年，并通过加强组织以防止疝复发。尽管可吸收补片在动物模型中取得成功，但由于担心复发，医学界对可吸收补片的接受程度仍然不高。

尽管重质聚丙烯补片被证明有一定的副作用，

临床上,仍然在使用重质或者改进型聚丙烯补片治疗疝,比如,中质和轻质聚丙烯补片于1998年第一次面市(商品名为Vypro)。其设想是,更少的异物可能会引起更轻的组织异物反应。将聚丙烯或其他聚合物补片的表面进行特殊材料包裹处理后也将降低组织纤维化和瘢痕形成,尤其是防止腹腔脏器粘连。如今补片的表面包裹材料种类繁多,包括胶原蛋白、金属钛、透明质酸、ω-3脂肪酸和其他可降解聚合物等。有些将材料(如TiMesh的钛纤维)逐根包裹在补片纤维上,而有些则将材料附着在大孔补片的脏器接触面上,以防止补片与内脏组织粘连。尽管所有的新型补片都得到了FDA的认证批准,绝大部分补片无论是否经过表面材料的处理,依然由最基础的聚丙烯、聚四氟乙烯或者聚酯类材料制成。

合成补片的设计

聚丙烯

聚丙烯是由单体丙烯通过加成反应聚合而成的。由于其碳骨架具备了甲基侧基结构,使得聚丙烯具有疏水性,同时还能耐受许多化学溶剂以及酸和碱的腐蚀。此外聚丙烯还是热塑性聚合物,能被再次熔化和塑形。

医用疝补片是将半晶型的聚丙烯纤维压制并编织成单股或多股的网片而成。最近,多微孔非编织型的聚丙烯纤维补片也问世了。然而不幸的是,聚丙烯在体内会被氧化降解,其结构中碳氢键断裂后,释放出的自由基与氧原子相结合,发生了氧化反应。结构链的断裂和(或)交叉链接将使聚丙烯脆化从而改变其理化特性。例如,聚丙烯补片的硬化和(或)皱缩所导致的部分患者术后疼痛以及疝复发(图8-1)。

密集小孔径重质聚丙烯补片指的是补片材料的质量大于90 g/m² 且孔径 < 5 mm的补片。临床数据显示,重质聚丙烯补片将导致较厚的瘢痕层形成,并产生严重的异物反应。虽然瘢痕组织可能加固修补效果,但是诸如补片异物反应、伤口化脓、对腹腔脏器的侵蚀、顽固性血清肿和肠瘘都被

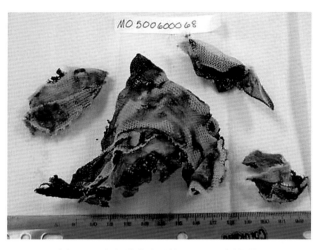

图8-1 取出并清洗后的重质聚丙烯补片

认为与重质聚丙烯补片相关。为了减少这些不良反应,轻质补片和表面附有涂层的补片应运而生。新型的中质和轻质补片相对于重质补片具有更轻薄、孔径更大等特点。更大的补片孔径和更少的异体材料都能够缓解组织的不良反应。研究证实聚丙烯补片孔径的增大以及质量的减轻能够减轻异物反应[5,6]。另外,众多上市的聚丙烯补片也不约而同地采用了各种可降解或不可降解材料进行表面涂层处理,以此来减轻组织的炎症反应,减少纤维组织形成及补片皱缩等问题[7]。如前文提及的TiMesh(Biomet, Inc.)钛涂层纤维聚丙烯补片就被用以减轻人体对聚丙烯产生的组织反应。最近的一款通过专有合成聚氨酯水凝胶涂层(STS)处理并经FDA认证的疝补片获得了可喜的体内研究结果。诸如ω-3脂肪酸涂层的聚丙烯网片(C-Qur,Atrium)等天然材料涂层补片已上市,试图改善疝修补效果。尽管表面涂层材料可能减轻起初机体炎症反应的影响,但是就远期效果而言,补片的稳定性则更为重要。临床证据显示,一些表面涂层材料会随着时间的推移变得不稳定甚至彻底分解,从而使聚丙烯材料暴露,导致其更易降解。

聚对苯二甲酸乙二醇酯

聚对苯二甲酸乙二醇酯(Polyethylene terephthalate,PET)是聚酯家族中的一员,因此在医疗市场上通常被称为"聚酯补片"(图8-2)。与聚丙烯不同,PET是通过缩合反应合成的,其起始单体 β 羟基对苯二甲酸

二甲酯（bis-β-hydroxyterephthalate）既能通过酯化反应（副产物为水）又能通过酯基的转移反应（副产物为甲醇）合成。和聚丙烯一样，PET 也是热塑性聚合物，因此能够被再熔化和再塑形，但是其疏水性较聚丙烯低。PET 还能被压制为合成纤维从而满足编织成特殊形状补片的要求。此外，PET 能以一种非晶型（透明）或者半晶型材料形式存在，这取决于其制作和热处理方法。

聚酯降解的机制包括水解、热和热氧化。对于植入的 PET 补片而言，水解是其降解的主要机制。PET 的降解将引起一些理化性质的改变，包括变色、分子链断裂导致的分子量降低、降解产物乙醛的形成和交联结构的形成。此外，由于其开放大孔型的设计，组织增生长入补片间隙这一重要炎症反应的产生将导致不同程度的瘢痕形成。为了减轻炎症反应以及接触内脏时引起的组织增生长入，可以将 PET 补片进行表层涂层处理，例如，Parietex 复合补片（Covidien）表层涂有胶原蛋白以防止腹腔脏器粘连以及组织增生长入。

聚四氟乙烯

另一种普遍使用的补片材料是聚四氟乙烯（PTFE），这是一种基于碳氟化合物的聚合物。PTFE 由聚四氟乙烯自由基聚合而成。该反应使得碳基主链上每个碳原子与两个氟原子成比例存在。PTFE 是一种高度晶体化，极度疏水，并且是目前市场上聚合物中化学惰性最高的材料。其化学惰性或者说是稳定性是缘于其分子结构中高强度的氟-碳键。膨化聚四氟乙烯（ePTFE）同样经常被用于制作疝补片，它由 PTFE 加热、拉伸而成，同时形成微孔结构。因为 PTFE 和 ePTFE 的许多理想性能，除了疝补片外，还应用于动脉移植材料、导管、缝线和重建手术材料等。

DualMesh® 是由 W.L. Gore 联营公司销售的 ePTFE 疝补片。其拥有双面设计，一面是封闭光滑的结构（防止粘连），另一面是粗糙的或称为"灯芯绒"（微孔）的结构，可以让组织长入（图 8-3）。另一种产品 Dulex（Davol 公司制造），同样是一种具有光滑和粗糙双面设计的全 PTFE 材料疝补片。因为 PTFE 的化学惰性高，其微孔结构导致了较差的组织整合性和（或）组织相容性（如组织瘢痕的形成），容易导致补片皱缩，从而引起疝复发。

另外介绍两种大孔型聚四氟乙烯补片。一种是具有开放型大孔设计和更好组织融合性的单丝 PTFE 补片（INFINIT®，由 W.L. Gore 联营公司营销）；另一种是商品名为 MotifMESH 的大孔型补片（Proxy Biomedical）。前者主要用于腹腔外疝修补术，后者则主要用于腹腔内疝修补术。

特殊手术的疝补片

一些疝补片的设计主要应用于某类特殊的手术，例如，有一类补片主要用于诸如腹腔镜腹壁疝

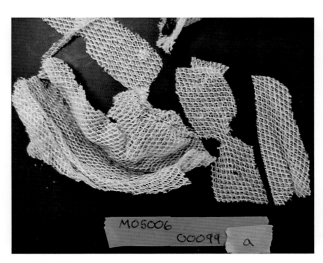

图 8-2　取出并清洗后的 PET 补片

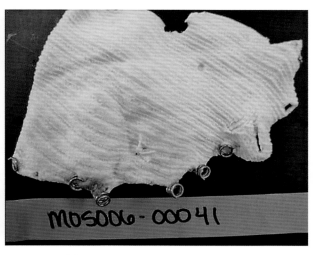

图 8-3　取出并清洗后的 ePTFE 补片

修补和其他微创腹壁重建的腹腔内植入手术。设计这类补片的目的主要是防止肠道等腹腔脏器与补片接触时向补片内生长。为了防止粘连，可以在各种聚丙烯和聚酯补片上添加表面涂层，如牢固的不可吸收材料（PTFE）或者可吸收的各种材料，而这一类由多种材料组合而成的补片被统称为复合补片（图8-4）。同样有双面设计的PTFE补片，一侧粗糙面（朝向腹壁侧），一侧平滑面（朝向脏器侧）。这些植入腹腔或者可能与腹腔脏器接触的补片均有一侧防止脏器组织向补片内生长的设计，从而预防因脏器粘连生长而导致的脏器侵蚀以及肠梗阻、瘘管形成等并发症。而另一侧是促进补片与腹壁融合生长的，如"粗糙的" PTFE，重、轻质聚丙烯和聚酯材料。对于任何没有表面涂层的大网孔补片而言，都有导致腹腔致密粘连和组织长入的可能，这将可能引起肠梗阻、瘘管形成，乃至将来再次腹部手术并发症率的升高。

设计参数

最近的研究进展显示，所有的补片都会诱发机体异物反应，并在体内产生某种反应［化学的和

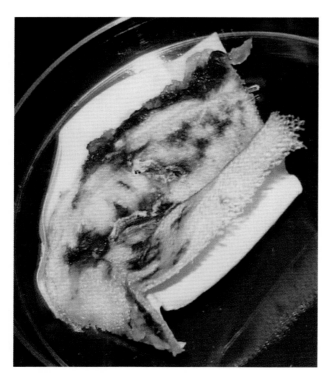

图8-4 取出并清洗后的复合补片（重质聚丙烯补片/PTFE）

（或）生物的］。为了改善这些机体反应，同时还要达到补片植入的最初目的，即提供机械性支撑防止疝复发，补片合成材料的设计需要进一步优化。优化补片设计是为了产生适当的组织反应，因此材料参数如补片重量、编织方法以及孔径大小等是应该被考虑在内的。然而不幸的是，极少有证据表明通过对补片材料参数的优化直接改善了临床治疗效果，如良好的组织融合性等。举例来说，补片有一个重要的标准是必须具备一定的拉伸强度，以承受咳嗽时约170 mmHg的腹腔最大压力[8]。为了达到所需的强度，重质小孔径补片应运而生。然而事实上这些具有很高拉伸强度和抗爆破力的补片对大多数人而言可能都是过度设计。此外，由于小孔径补片会引起肉芽肿桥接，直接导致了手术区形成僵硬的瘢痕层。依据这些临床发现，中轻质、大孔径（＞1 mm）单丝补片面世，其不但能够承受腹腔内压力还使得每平方米使用的材料更少，从而减少了组织的异物反应和肉芽肿桥接[9]。然而尽管大部分轻质补片确实改善了组织异物反应，临床证据依然显示补片纤维周围有肉芽组织和瘢痕形成，因此补片区域无法生成正常组织，例如，新生组织结构中Ⅰ/Ⅲ型胶原蛋白比例较低。此外，一些新型的具有更轻质和更大孔径设计的补片可能由于移位或破裂等原因而过早失效，这些均强调需要进行更多的研究开发[10]。

一个常常被忽视的设计参数是编织方法，而编织方式决定了补片的整体机械性能、孔径大小以及异物反应。尽管补片的编织方式有很多种，如六边形孔、方形孔、三角形孔等，但是很少有研究证实哪种编织方法临床效果更好。补片的编织方法还决定了其在承受压力时产生的应力是各向同性的还是各向异性的。各向同性补片在承受不同方向压力时表现相同的机械属性，而各向异性补片则会根据压力的不同方向表现不同的机械属性。各向异性补片的编织方法导致了补片在某一方向比在其他方向更加牢固，因而也引起了组织产生不同的复杂的异物反应。此外，补片的编织方法还决定了当补片承受压力（如咳嗽和跳跃）时是否能够跟随机体组织一起产生显著的形态改变，而这种改变将引

起更加严重的炎症和异物反应。因此,结合腹壁生物力学进行补片编织的设计可能会更好。

合成补片的不良事件

许多补片材料只要通过FDA 510 K认证就可以进入市场,在患者身上使用之前并没有进行相关的临床研究,因此我们只能从一些患者身上逐步了解补片所带来的某些问题。生物材料的定义是"能与生物组织系统相互作用的不具备独立存活能力的医疗用途材料"[11],而生物兼容性则指"植入材料在特殊条件下引起宿主恰当生物反应的能力"[11]。虽然FDA已经批准了合成补片材料的应用,但是大多数这些材料并不能产生很好的生物兼容性。如前所述,这种反应通常是一种纤维化的异物反应,会导致Ⅰ/Ⅲ型胶原蛋白比例异常,从而引起补片部分皱缩、术区疼痛和(或)疝复发。更何况大多数合成补片的生物学和(或)化学性质并不是一成不变的。

补片的取出主要发生在出现补片相关并发症的患者身上,这为研究这些材料在患者体内这段时间究竟发生了怎样的变化提供了机会。意大利都灵的Coda团队不仅对取出的补片进行了研究,还对暴露于水、生理盐水、血液、甲醛(福尔马林)以及漂白剂中的补片进行了研究分析。他们不仅观察到补片的孔径变化,还看到补片表面的一些有趣的电子微观图,这证明了补片表面的剥落以及裂痕[12]。作者所在的团队则做了更进一步的研究,通过扫描电子显微镜和材料分析等方法证明了补片在体内确实是会变化的[13-15]。

聚丙烯、聚酯以及聚四氟乙烯能引起体内生物学和(或)化学反应。自然损伤修复过程和异物反应引起的水解和氧化反应能产生强力的氧自由基,比如过氧化氢和次氯酸。补片持续暴露于这样的离子环境中,不断遭受炎性细胞攻击,从而导致一些患者体内的部分补片结构被破坏。不同患者补片的不同反应,甚至同一患者补片不同部位的反应差异都说明了这个问题的复杂性。

美国FDA医疗器械和放射健康中心(CDRH)的资料表明,聚合物补片比其他普通外科材料更容易发生不良事件。因聚合物补片而引发的死亡人数已从2000年的2例猛增至2008年的40例。除此之外,2008年因补片产生的不良反应导致的损害也比2000年翻了10余倍。值得注意的是,这类报道相对不受控制,因此也没有科学性。例如,一旦患者诉讼医疗机构和(或)疝补片公司,律师往往录入的是与患者相关的那部分数据资料。

以上种种问题导致了补片材料Ⅰ型和Ⅲ型的召回计划。比如,2007年就因Davol Composix Kugel补片发动了一次召回,其原因是该产品的记忆弹力环容易断裂,可能导致肠穿孔和(或)慢性肠瘘;2006年,Ethicon公司首次主动召回了PROCEED补片,理由是聚丙烯外科补片在某些疝修补术中出现分层现象。在召回频发的那段时期,这些补片的不良事件报道几乎占据了医疗器械报道(MDR)的75%。

1990年颁发的医疗器械安全法令(1995年11月11日由联邦认证最终确立)要求用户机构(指医疗器械的使用者)需将器械相关的死亡数据上报给FDA和(或)制造商。严重的不良反应需上报给制造商,然后由制造商上报至FDA。然而目前的条款对于器械的物理损坏并没有明文规定。虽然FDA鼓励将问题器械退还给制造商,但并没有专门对退还器械进行评估的法律条文[16]。制造商们对被退还的疝补片如何研究,我们也不得而知。

为了提高医疗器械的后期市场监管,FDA还提供了另一种上报方式。与MDR不同的是,它是一种被称为MedWatch的自主上报程序[17]。这种基于网络的方式允许消费者以及医学专家将不良事件直接上报至FDA。CDRH也在研究如何提高强制性上报率以及后期市场监管力度。2002年医疗产品安全网(MedSun)开展了试点项目,共有约350家医院和疗养院注册在网,它们可通过一个安全的互联网上报系统将医疗器械的不良事件上报[18]。在MedSun关于疝补片不良事件的最新总结报告中,仅有来自30个患者的30张补片的29例记录报告。因为多数报告都是主动上报的,所以并发症的上报数很可能远低于实际数字。在2007年2月至2009年4月之间,只有20家医院上报了相关数据[19]。疝补片最常见的不良事件将导致患者需要二次手术。这些患者多数都需要将补片取出，但对取出的补片是否进一步研究或怎样研究都未提及。尽管补片技术极大地降低了疝复发率，但仍有患者需经受一些严重的并发症。

皱缩和移位

大量的动物实验显示，重质聚丙烯补片比轻质聚丙烯和聚酯更容易发生皱缩。在复发疝的二次手术中，补片的皱缩和（或）移位经常被发现是疝复发的主要原因。疝补片，尤其是重质小孔径补片的皱缩最多能造成66%覆盖面积的减少[20]，且不同的补片材料的皱缩程度不同。一项对猪的研究表明，置于浅筋膜层的聚丙烯补片表面积从原100 cm² 平均皱缩至67 cm²，而相同大小的聚酯补片则平均皱缩至87 cm²[21]，而具有 ω–3脂肪酸涂层的补片(C–Qur Atrium)可以减少皱缩。在一项历时120日的体内研究中，研究者使用了41只新西兰大白兔以及7种补片材料，他们将C–Qur Atrium、Mesh ProLite Ultra、Composix、Parietex、Proceed、Sepramesh 和 DualMesh 7种补片均缝合固定在腹膜上。120日后，C–Qur补片的皱缩程度(3.3 ± 2.1)比其他材料都小，尤其是与DualMesh (39.0 ± 6.0)和Proceed (29.7 ± 12.5)这两种皱缩最明显补片的对照，有统计学差别($P<0.05$)[22]。

另一项最新的研究则是将脏层接触面涂有可吸收胶原的多丝聚酯补片（Parietex Composite）与涂有抗粘连的PVDF单丝聚丙烯补片（DynaMesh IPOM）相对比。将这些补片植入羊的腹腔内长达19个月后再对其皱缩率进行评估。结果显示，两种补片的皱缩性在所有的检测时间点（3、6、9、19个月）均有明显差异；在3个月的时候，PET补片皱缩了41%，而DynaMesh补片仅皱缩了20%[23]。

还有一项最新研究是关于探索补片皱缩率与固定方式之间关系的。将PET补片与腹横筋膜缝合固定和用金属螺旋钉固定法固定于腹腔内做比较。研究显示，虽然缝合法在术后6周内会引起更多的疼痛，但6个月后，相对于螺旋钉固定，其皱缩率更低[24]。这一结论也得到了另一项研究的证实，

这项研究认为连续缝合法能使补片四周获得更平衡的张力，从而降低其皱缩率[25]。

组织长入和粘连

对于所有的大孔合成补片来说，如果把它们植入腹腔，都可能使肠管及其他器官长入补片。这会导致紧密的粘连，从而增加日后腹部手术的困难，此外它还能引起瘘管形成、梗阻和（或）慢性疼痛。尽管理想的补片应当是防粘连的，但是对于目前植入腹腔的补片来说，能预防组织长入是该补片的重要特性。

Pierce 等[22]用新西兰大白兔研究了7种不同材料补片的体内粘连形成情况。他们发现，聚丙烯补片PROCEED无论在粘连程度还是在粘连覆盖面积上都是最严重的，但这也只是在与DualMesh (1.4%粘连覆盖率)和Sepramesh(1.0%粘连覆盖率)补片相比之后才得出的结论。所有的补片在其他方面并无显著差异。

更新型的补片设计已经考虑到这一问题，并且对补片植入腹膜后的粘连进行了测试。最近的一项研究对4种不同的合成补片(编织型聚丙烯、非编织型聚丙烯、ePTFE 和 cPTFE)进行了组织学和粘连形成评估。他们将这4种合成材料植入12只猪体内，90日后比较它们的组织学及粘连形成情况，发现最令人满意的是非编织型聚丙烯，其与腹膜融合得非常好，并且几乎没有粘连，而ePTFE 和 cPTFE也表现不错，粘连形成非常少。但是如果cPTFE补片四周未固定好的话，那么在其翘起的边缘还是会产生粘连[26]。

补片感染

所有的合成补片均有感染可能，而导致感染风险增加的原因之一则是腹壁疝修补手术时开放的切口。尽管有时补片，尤其是轻质大孔径补片的感染可以通过引流、使用抗生素或适当的伤口换药得到缓解，但通常还是必须将补片（尤其是小孔径补片）取出才能完全清除感染灶。

补片的罕见并发症

合成补片有时会发生罕见而且非常严重的不

良反应。一些患者在植入合成补片后会表现出全身性流感样症状。机体与补片持续发生反应，导致补片降解，从而可能使其失效。作者还遇见过由 PTFE 材料引起的罕见慢性血清肿。补片"伪腹膜"能刺激组织分泌炎症体液，使得患者表现为腹内压持续升高和腹围不断增大。作者曾尝试通过腹腔镜血清肿引流术来补救，并取得了一些成功的经验，但有些时候为了防止血清肿复发还是必须取出补片。

生物补片

在过去的10年里诞生了一种新型的基于异体和自体移植技术的补片，这种技术在其他外科，尤其是骨科已有应用。尽管人和动物组织来源的材料已被用于腹壁疝补片的制作，但关于这些产品的最佳用途仍存在诸多疑问。

生物补片往往首选于感染伤口的手术和因为存在潜在感染可能外科医师不愿选用永久合成补片的情况。根据外科医师的早期经验，生物补片通常被缝在筋膜缺损处的边缘，或桥接疝的缺损，但通常1年内都会失效(真性复发或补片膨出)。因此，目前大多数外科医师都不推荐使用生物补片来桥接组织缺损。

总的来说，生物补片已经可用于污染的伤口和有高感染风险患者的手术。然而，只有极其有限的临床经验和资料能证明这些产品对于患者和医疗系统的价值所在。如果生物补片可以用于复杂的腹壁重建的缺损关闭，同时医疗成本能因生物补片并发症较少而降低，那么其高昂的价格就合情合理了。鉴于患者及临床情况的复杂性，需要设计一些方法以分析生物补片对于患者和医疗系统的真正价值。

评估临床转归的新模型

为了评估和改善有关疝的临床转归，作者已经开始了一项全新的以患者为中心的队列模型研究。本着科学和提高临床质量的原则，所有的患者都被纳入正规的动态的临床路径。补片的种类通常由患者经过医师沟通后自行决定，而这也是评估中的可变因素之一。医疗质量、满意度和经济费用也都将被记录和评估。通过这种系统方法以及对补片进行分析所获得的信息，我们希望能通过不断修正临床路径以改善治疗效果。改善治疗效果的方法之一，就是根据患者和(或)临床情况的个体化来选择更合适的补片。对假体材料生物学的新的理解改变了追求理想补片的理念。正是因为临床患者情况的复杂性使得我们不断地探究个体化最适合的补片材料、产品设计和编织方法等。换言之，对每位患者来说总有更适合(或更不适合)的补片选择。

结 论

虽然合成补片的使用降低了疝手术的复发率，但通过对假体材料生物学认识的不断加深，将设计出更好的产品。对每个患者来说理想的补片能将自身强度及其引起的轻度炎症反应与腹壁的肌筋膜成分相融合，从而使宿主组织功能真实再现。临床上补片的选择必须基于患者的个体化需求、外科医师的意见以及医院材料的供给。但是可以预见，在不久的将来，某些特殊患者或者患者群体最佳的补片选择都将通过一个以患者为中心的临床质量改善模型来实现。

◇ 参 ◇ 考 ◇ 文 ◇ 献 ◇

[1] Read RC. The contributions of Usher and others to the elimination of tension from groin herniorrhaphy. Hernia. 2005; 9: 208–211.

[2] Kehlet H, Bay-Nielsen M. Denmark. In: Schumpelick V, Nyhus LM, editors. Meshes: benefits and risks. New York: Springer; 2004. p. 15.

[3] Burger JWA, Luijendijk RW, Hop WCJ, Halm JA, Verdaasdonk EGG, Jeekel J. Long-term follow-up of a randomized control trial of suture versus mesh repair of incisional hernia. Ann Surg. 2004; 240(4): 578–585.

[4] Heniford BT, Park A, Ramshaw BJ, Voeller G. Laparoscopic repair of ventral hernias nine years experience with 850

consecutive hernias. Ann Surg. 2003; 238(3): 391-400.

[5] Conze J, Rosch R, Klinge U, Weiss C, Anuroy M, Titkowa S, et al. Polypropylene in the intra-abdominal position: influence of pore size and surface area. Hernia. 2004; 8(4): 365-372.

[6] Klosterhalfen B, Junge K, Klinge U. The lightweight and large porous mesh concept for hernia repair. Expert Rev Med Devices. 2005; 2(1): 1-15.

[7] Scheidback H, Tamme C, Tannapfel A, Lippert H, Kockerling F. In vivo studies comparing the biocompatibility of various polypropylene meshes and their handling properties during endoscopic total extraperitoneal (TEP) patchplasty: an experimental study in pigs. Surg Endosc. 2004; 18(2): 211-220.

[8] Cobb WS, Burns JM, Kercher KW, Matthews BD, James Norton H, Todd Heniford B. Normal intraabdominal pressure in healthy adults. J Surg Res. 2005; 129: 231-235.

[9] Brown CN, Finch JG. Which mesh for hernia repair? Ann R Coll Surg Engl. 2010; 92: 272-278.

[10] Gemma Pascual G, Rodriguez M, Gomez-Giln V, Garcia-Honduvilla N, Bujan J, Bello JM. Early tissue incorporation and collagen deposition in lightweight polypropylene meshes: bioassay in an experimental model of ventral hernia. Surgery. 2008; 144(3): 427-435.

[11] Ratner BD, Hoffman AS, Schoen FJ, Lemons JE, editors. Biomaterials science: an introduction to materials in medicine. 2nd ed. London: Elsevier Academic Press; 2004.

[12] Coda A, Bendavid R, Botto-Micca F, Bossotti M, Bona A. Structural alterations of prosthetic meshes in humans. Hernia. 2003; 7: 29-34.

[13] Cozad M, Ramshaw BR, Grant DN, Bachman SL, Grant DA, Grant SA. Materials characterization of explanted polypropylene, polyethylene terephthalate, and expanded polytetrafluoroethylene composites: spectral and thermal analysis. J Biomed Mater Res B. 2010; 49B: 455-462.

[14] Costello CR, Bachman SL, Ramshaw BR, Grant SA. Materials characterization of explanted heavyweight polypropylene hernia meshes. J Biomed Mater Res B Appl Biomater. 2007; 83B: 44-49.

[15] Costello CR, Bachman SL, Grant SA, Cleveland DS, Loy TS, Ramshaw BR. Characterization of heavyweight and lightweight polypropylene prosthetic mesh explants from a single patient. Surg Innov. 2007; 14(3): 168-176.

[16] Lowe NS, W. L. Medical device reporting for user facilities. Center for Devices and Radiological Health 1996.

[17] Medwatch. 2012. http: //www. fda. gov/safety/medwatch/ default. htm . Accessed 3 Feb 2012.

[18] MedSun A. 2012. http: //www. fda. gov/MedicalDevices/ Safety/ MedSunMedicalProductSafetyNetwork/default. htm . Accessed 3 Feb 2012.

[19] FDA/CDRH. Medical Product Safety Network Newsletter #36 2009.

[20] Klinge U, Klosterhalfen B, Muller M, Ottinger AP, Schumpelick V. Shrinking of polypropylene mesh in vivo: an experimental study in dogs. Eur J Surg. 1998; 164: 965-969.

[21] Gonzalez R, et al. Relationship between tissue ingrowth and mesh contraction. World J Surg. 2005; 29(8): 1038-1043.

[22] Pierce RA, Perrone JM, Nimeri A, Sexton JA, Walcutt J, Frisella MM, et al. 120-day comparative analysis of adhesion grade and quantity, mesh contraction, and tissue response to a novel omega-3 fatty acid bioabsorbable barrier macroporous mesh after intraperitoneal placement. Surg Innov. 2009; 16: 46-54.

[23] Zinther NB, Wara P, Friis-Andersen H. Shrinkage of intraperitoneal onlay mesh in sheep: coated polyester mesh versus covered polypropylene mesh. Hernia. 2010; 14(6): 611-615.

[24] Beldi G, Wagner M, Bruegger LE, Kurmann A, Candinas D. Mesh shrinkage and pain in laparoscopic ventral hernia repair: a randomized clinical trial comparing suture versus tack mesh fixation. Surg Endosc. 2010; 25(3): 749-755.

[25] Sekmen U, Gurleyik G, Kayadibi H, Saglam A. The role of suture fixation on mesh contraction after abdominal hernia repair. J Invest Surg. 2009; 22: 117-121.

[26] Raptis DA, Vichova B, Breza J, Skipworth J, Barker S. A comparison of woven versus nonwoven polypropylene (PP) and expanded versus condensed polytetrafluoroethylene (PTFE) on their intraperitoneal incorporation and adhesion formation. J Surg Res. 2011; 169(1): 1-6.

第9章
麻　　醉

Anesthesia

Pär Nordin

俞建平　孙荣勋　译

腹股沟疝手术的麻醉

并不是所有的外科手术都像腹股沟疝开放手术一样,有三种麻醉方法可供选择。理想的麻醉方法必须满足以下要求:简单并尽可能安全,术后并发症率低;确保患者在手术过程中无痛,恢复快且无术后不良反应;性价比高。最后,必须记住的是作为一个成功的手术,应能让患者欣然接受。

背　景

腹股沟疝手术是普外科开展最广泛的手术之一。手术效果的评价通常聚焦于术后复发率和技术问题,但最近以来也开始关注疝修补术后的慢性疼痛[1]。不过,医护人员现在越来越注重高效和高性价比的手术,使得医疗模式发生改进,日间手术和门诊手术受到鼓励而被广泛采用[2]。在这种环境下,腹股沟疝修补术麻醉方法的选择成为决定手术费用、并发症、疼痛早期缓解以及术后恢复的关键因素。但在何种麻醉方法是最佳选择这一重要问题上,并没有达成一致。

麻醉方式的选择仍然是有争议的,目前的资料反映麻醉实践中存在着很大的差异。现今,只有在很少情况下才会判定患者完全不适合采用全身麻醉或区域麻醉。在疝修补术时采用局部麻醉在组织上、经济上和临床上具有显著的优势。

在一些对疝外科特别感兴趣的私立或公立医院中,几乎都使用局部麻醉[3-6]。大量的流行病学数据显示,苏格兰[7]、丹麦[8]、瑞典[9]的普外科疝手术时更倾向于采用全身麻醉,占病例的60%～70%,另外,区域麻醉占10%～20%,局部浸润麻醉约占10%。采用何种麻醉方法可能取决于手术团队的偏爱和技术水平,而不取决于该麻醉用于病例个体的可行性、术中和术后的疼痛控制、能否促进快速恢复、监护需要、术后并发症和费用。

麻醉技术

理想的腹股沟疝手术应采用简单和安全的麻醉技术,且被患者接受,并易于在普外科实践中掌握。这项技术还应并发症的发生率低且性价比高。腹股沟疝术后不良反应和住院日延长往往和麻醉方式有关。

超前镇痛

超前镇痛的概念长期以来一直在争论中。这个概念的设想是有效地缓解术后疼痛,不仅能使患者术后感觉舒适,而且还可以减轻自主神经和躯体神经的疼痛反射,而疼痛会影响术后恢复[10]。由此,该理论认为,有效地缓解急性疼痛有助于早期康复,而超前镇痛神经阻滞则可阻断中枢敏化和继发于组织损伤后的剧痛。在一个双盲随机临床试验中,对全身麻醉下行腹股沟疝修补术的病例采用布比卡因区域阻滞作为超前镇痛,一组病例在手术前麻醉诱导时阻滞，另一组在手术后麻醉结束之前进行阻滞，结果两组在术后7日内的疼痛评分和镇痛剂消耗量方面没有差异[11]。

理想的术后疼痛管理的进一步概念是平衡镇痛[12]。这个概念运用了多模式累加的协同作用，联合使用镇痛药物，包括术前使用非甾体消炎药、术中切口的局部麻醉、术后口服镇痛剂。这种方式使用低剂量的个体化药物作用于疼痛通路的不同位点，从而降低药物的副作用，并使镇痛效果最大化[13]。

全身麻醉

就患者的体位稳定性和肌肉松弛度来说，全身麻醉（GA）能为外科医师提供最理想的手术条件。全身麻醉能保障外科医师施行必要的手术，其在嵌顿性疝或怀疑肠道绞窄时更有优越性。

技术

采用短效药物联合局部浸润麻醉的现代全身麻醉具有安全性并能完全适用于日间手术[14]。可采用吸入性麻醉、静脉麻醉，或两者兼用。在大多数腹股沟疝修补术中，理想的全身麻醉应包括异丙酚诱导和七氟烷或异氟烷吸入维持。替代的选择是完全静脉麻醉，使用异丙酚和短效阿片类药物如瑞芬太尼，大多数病例均可快速恢复。

在麻醉过程中使用阿片类药物有不利之处，比如芬太尼和阿芬太尼，因其可能发生恶心和呕吐、窒息、偶尔的术中知晓以及肌肉强直。苯二氮䓬类药物在镇静方面效果显著，然而在全身麻醉期间静脉使用咪达唑仑（咪唑安定）时，恢复速度不及异丙酚。

全身麻醉的缺点是存在以下风险：气道并发症、呼吸功能障碍、心血管系统不稳定、恶心、呕吐和泌尿系统并发症。此外，全身麻醉患者从中枢抑制状态中恢复历时较长，因此这种方法并不总是适合日间手术。全身麻醉需要专业的麻醉人员和设备，需要麻醉后的监护设施，所以也会产生额外的费用。

最后，不应轻视全身麻醉的管理。与技术因素无关的副作用的发生有一定的概率，且可能持续达24 h，包括嗜睡、头痛、认知障碍、肌肉痛、恶心和呕吐。

现代全身麻醉可以让患者早期离床活动，早期离床活动促进快速恢复所带来的益处超过了其预防血栓形成的益处。

区域麻醉

腹股沟疝修补时的区域麻醉技术（RA）可以分为脊椎麻醉（蛛网膜下腔麻醉）、硬膜外麻醉以及不常用的椎旁麻醉[15]。

区域麻醉能确保良好的术中镇痛，如果需要，还可以使患者术中保持清醒状态。在绝大多数病例中，区域麻醉的施行相当简单，可以避免全身麻醉时可能出现的呼吸系统和消化系统的并发症。它的优势还包括术后恶心和呕吐发生率低、术后即刻无痛、麻醉用药少和设备要求低。

然而，区域麻醉技术也确实有缺点，发生麻醉深度不足的概率相对较高（虽然低）。双侧运动和交感神经阻滞可致术后排尿困难，从而导致术后恢复期延长。脊椎麻醉经常导致尿潴留，使术后恢复延缓[16-20]。同时，高位硬膜外交感神经阻滞也可能使患者存在心血管系统不稳定的风险。其他的缺点包括脊椎麻醉后头痛、非常罕见的由直接创伤导致的神经系统损害、感染和血管并发症。由硬脊膜穿刺导致的脊椎麻醉后头痛的发生率主要取决于患者的年龄和穿刺针的类型[21-23]。区域麻醉术中和麻醉后恢复期都需要麻醉医师在场。

技术

近年来区域麻醉技术的进步体现在使用更短效的局部麻醉药物和类似笔尖样的小型穿刺针。另外，脊椎麻醉时联合使用阿片类药物可以减少麻醉药物剂量，从而减轻术后副作用[21,24]。椎旁麻醉不仅可用于单侧手术，如乳房和胸壁手术，也可用于腹股沟疝修补术。

使用短效药物的脊椎麻醉是疝外科最常用的区域麻醉方法。虽然一些疝中心会采用短效硬膜外麻醉技术，但没提供具体的术中和术后数据[25]。由于目前关于硬膜外麻醉的数据寥寥无几，所以在得到更多的数据前,不予讨论或推荐这项技术。最近,椎旁神经阻滞仅用于研究[15,26],但这项技术的镇痛效果仅相当于传统的术中周围神经阻滞的效果。两项关于椎旁阻滞的临床随机试验发现其优于传统的脊椎麻醉[27,28]。在这些试验中,所有的病例都在术中接受了异丙酚静脉注射。

局部麻醉

局部麻醉(LA)几乎可以用于所有的成人原发易复性腹股沟疝开放手术[4,6,29],可分为局部浸润麻醉[30]、髂腹股沟神经和髂腹下神经阻滞麻醉,或两者联合使用(见下文)[31]。技术实施相当简单,但也需要培训。只有遇到操作轻柔、富有耐心、充分熟悉麻醉技术的外科医师,局部麻醉才会获得成功[30,32]。局部麻醉的优点包括简单、安全、术后延续镇痛、患者可早期活动、无麻醉后副作用和费用低。其所用的麻醉剂没有明显的中枢神经系统副作用,且对运动神经的阻滞很轻微,所以这种方法是日间手术的理想选择。

使用长效局部麻醉药物可以延长镇痛时间;局部麻醉溶液在组织间充盈继而达到一定水压分离组织平面的效果,易于医师术中辨析各解剖层次;而且,在术中测试和确定麻醉缺损部位的时候还可以让患者协助配合。上述这些都是局部麻醉的临床优势。这项技术对手术者有更高的要求,与给无意识的患者手术相比,医师必须操作更加精细和损伤组织更少。尤其重要的是,在手术完成后可以让患者咳嗽或紧绷腹部,这样可以立即发现任何手术缺陷。患者对局部麻醉完全无恐惧感,无麻醉恢复过程中的宿醉效应。在对照研究中发现,局部麻醉时获得满意镇痛效果所花费的时间和全身麻醉耗时相似[14,18]。

局部麻醉较少使用的部分原因可能是因为患者害怕疼痛,希望术中能入睡,也可能是因为麻醉实践中的传统习惯、医师偏好以及手术团队技术方面的原因。许多医师不十分愿意学习局部麻醉技术是因为他们发现在区域麻醉或全身麻醉下施行手术更加简单。

有一些病例不适合选择局部麻醉,尤其是非常年轻、焦躁、病态肥胖和怀疑疝有嵌顿或绞窄的病例。阴囊疝和肥胖患者是否适合局部麻醉完全取决于外科医师对局部麻醉技术掌握的熟练程度[32]。局部麻醉很少适用于腹腔镜腹股沟疝修补术。

历史

局部麻醉应用于腹股沟疝修补术有一段相当令人振奋的历史。1860年,Niemann 将可卡因作为纯生物碱从古柯属古柯树叶中分离出来。1884年,奥地利人 Karl Koller 拓展了它的应用,将其滴入兔子的眼睛。后者的发现部分归功于 Sigmund Freud,他做过可卡因的实验,却因为未婚妻而中途放弃了他的实验和实验报告[34]。Freud 后来写道:

> 在 1886 年秋天,我开始在维也纳行医,并与一位在远方小镇等了我 4 年多的姑娘结婚。现在我意识到,正是她的原因,使我在那段时间没有成名。1884 年,我对不为人知的古柯碱产生了浓厚的兴趣,Merck 将古柯碱提供给我,让我去研究它的生理特性。在这项工作期间,有一次去看望我两年未见的未婚妻的机会,我仓促地完成了我的可卡因实验。论文中,我认为即将能开发出可卡因的新用途。同时,我建议我的朋友,眼科医师 Konigstein,在眼疾患者中做一些可卡因的实验。当我度假归来的时候,我发现不是他而是我的另一个朋友 Karl Koller 完成了这个实验,我曾和他讲起过可卡因。Koller 在动物的眼睛上完成了他的研究,并在 Heidelberg 眼科学术大会上做了阐述。无疑,可卡因用于局部麻醉的发现,以及在小手术中的重要作用,此后就归功于 Koller 了。但是,我没有因为所失去的这些而抱怨妻子。

1885年,William Stuart Halsted 证明了可卡因能阻滞神经冲动,然而他自己却终身可卡因成瘾。在他成为约翰·霍普金斯大学外科主席之前,他曾因药瘾在疗养院接受治疗。但很显然他的药瘾没有真正治愈过,直到1922年去世前他仍持续每日服用可卡因。Halsted 的住院医师 Harvey Cushing[35]继续从事腹股沟疝修补术的局部麻醉研究,1900年他发表了关于腹股沟区神经解剖和腹股沟疝修补术中局部麻醉经验的原创权威论著。

最近，Glassow 和 Bendavid 报道了多伦多 Shouldice 诊所50余年超过25万例的经验，几乎全部使用局部麻醉[5,36]。Kark、Callesen、Barwell、Amid 以及其他人也报道了局部麻醉使用情况的类似结果[4,6,37,38]。Kingsnorth 等[39]描述了在一个专门的疝治疗机构，局部麻醉的使用率从78%增加到91%。

关于麻醉方法的选择仍然有分歧，当今的资料也反映了麻醉实践中的巨大差别。在大多数对疝修补有特殊兴趣的治疗中心，局部麻醉是首选的方式，然而在普外科实践中，局部麻醉仅占病例的5%~8%[7-9]。

局部麻醉药物

当今有一些安全有效的麻醉药物。在20世纪70年代利多卡因是首选，但是自20世纪80年代起，它已被长效药物取代，如布比卡因、左旋布比卡因和罗哌卡因。然而，一些外科医师喜欢联合使用药物以快速起效和获得更长的麻醉时间。肾上腺素与以上两类药物合用，可以延长药效持续时间。布比卡因有0.25%、0.50%和0.75%三种浓度，它的起效时间大约是20 min，半衰期为2~3 h。

利多卡因的最大安全剂量是3 mg/kg，其联合使用肾上腺素时的剂量是7 mg/kg。布比卡因的最大剂量是2 mg/kg，其联合使用肾上腺素时的剂量是4 mg/kg。

布比卡因比利多卡因的药效更强、作用时间更长，可以维持8~10 h的神经阻滞，更适合日间手术[40]。利多卡因和布比卡因在使用推荐的最大剂量后，仍有较宽的安全界限，这可以从药物达到最大推荐剂量后一系列的术后血药浓度中反映出来。比如，和肾上腺素合用时给予利多卡因最大剂量7 mg/kg，血液利多卡因峰值浓度变化范围是0.23~0.9 mg/L，而毒性阈值是5 mg/L[41]。单独给予0.5%布比卡因20 ml时，静脉血药浓度的峰值为0.07~1.14 mg/L，而当血药浓度高于4 mg/L时才会对心血管产生毒性[42]。

Barwell 报道了一项2 066例腹股沟疝病例研究，均使用0.5%利多卡因局部麻醉，未加用肾上腺素。他没有发现麻醉中毒病例，"偶尔发生区域阻滞注射部位血肿"也许是最严重的并发症[43]。Glassow 报道了多伦多Shouldice诊所的局部麻醉药物使用经验，推荐使用不添加肾上腺素的2%普鲁卡因150 ml[44]，而Wantz则推荐合用肾上腺素的利多卡因和布比卡因的混合液[45]。

新型局部麻醉药物有更好的安全性和相同的效价，已经在腹股沟疝手术中试用。在一项测试罗哌卡因麻醉效果的研究中，32例全身麻醉手术病例随机接受40 ml罗哌卡因或布比卡因的皮下浸润[46]，在术后疼痛和镇痛药物需求方面，两者无差异。Bay-Nielsen等比较了左旋布比卡因和布比卡因后，发现两者在术中和术后镇痛方面没有差别[47]。在一个双盲研究中，Kingsnorth等对66例选择性腹股沟疝修补术病例对照研究了左旋布比卡因和布比卡因的效果，结论是左旋布比卡因在术后早期的镇痛效果和布比卡因相同，并且认为左旋布比卡因的理论优势是其可以提高心脏毒性和神经毒性的安全阈值[48]。也许，因为布比卡因的心脏毒性，因此在需要大剂量浸润（超过40 ml）时罗哌卡因或左旋布比卡因应当作为首选。

在一些研究中，探索使用添加剂（主要是右旋糖苷）来延长麻醉药物被组织吸收的时间，从而延长局部麻醉的维持时间。目前，添加剂被证实没有优势，因而推荐采用局部麻醉药物单用或与肾上腺素合用的方法[49]。

Wantz认为，可以使用中和剂来消除因局部麻醉导致的烧灼样疼痛。将8.4%的碳酸氢钠溶液1 ml添加到9 ml局部麻醉药物中，可以使药物的pH达到令人舒适的7.5，同时还可以增强麻醉效果、减低药物用量。混有肾上腺素的局部麻醉药物的pH是4，因此需要使用2.5 ml的碳酸氢钠溶液来中和。

局部麻醉技术

局部麻醉有多种方式，最常用的是局部浸润麻醉[30]，还有髂腹股沟神经和髂腹下神经阻滞麻醉，也可两者结合使用（见下文）[31]。这两种麻醉最好都由手术医师施行，操作技术相当简单，但也需要培训。

局部麻醉时没必要由麻醉师进行麻醉后监护[6]，但在手术室里需配备一名麻醉护士，以便在需要时补充镇静剂或镇痛剂，使用麻醉监护时也需要护士在场。必要的情况下，如将局部麻醉转为全身麻醉或发生意外的并发症时，则需要麻醉师在场。局部麻醉需要的设备可以忽略不计。

推荐的局部麻醉药物是50∶50的布比卡因和利多卡因的混合液，如果可能的话可以加入1∶20万的肾上腺素。这种混合液既有利多卡因起效快，又有布比卡因麻醉维持时间长的优势。

在局部浸润时必须小心，避免直接注入血管，在该区域的大血管只有股静脉，它一般不在注射器针尖所及范围之内，因此误入血管的情况十分罕见。

在镇静状态下血氧饱和度通常会下降[51]，必须给患者供氧并用脉搏血氧饱和度仪监测动脉血氧饱和度。使用监护仪连续监测血氧饱和度和其他临床指标如心率、脉搏容积、血压和心电图[52]。在整个手术过程中，患者必须能对指令有响应，否则，说明镇静剂已经变成了麻醉剂。施行镇静技术（和区域麻醉）时，如果患者出现意识抑制、心血管和呼吸系统合并症，也需采用同样的监测标准。

静脉使用小剂量咪达唑仑（2～4 mg）能缓解患者的焦虑情绪，使其放松并给予配合。然而使用咪达唑仑后的恢复速度没有使用异丙酚快。事实证明，异丙酚可以减少局部麻醉药物的使用剂量[51]。在一些治疗中心，异丙酚几乎用于所有的病例，能使手术更容易。

局部麻醉应当按以下主要步骤进行：

（1）皮肤切口的麻醉。

（2）阻滞支配腱膜的神经，因为腱膜需被切开和处理。

（3）疝的壁层腹膜的麻醉，尤其是疝囊颈，此处相当敏感。

腹股沟区的解剖

要想取得充分的局部镇痛效果，必须掌握腹壁的生理学和涉及疼痛的神经解剖学基本知识。游离的神经末梢分布于整个皮肤；牵拉觉和疼痛觉感

受器存在于每一层腱膜和壁层腹膜上。皮肤和皮下组织对所有的有害刺激均敏感，针刺、压力、化学刺激（比如高渗溶液）都能使这些组织产生痛觉；壁层腹膜也对针刺、牵拉和化学刺激敏感。相反，脏层腹膜和空腔脏器对触碰、钳夹、刀割以及电灼均不敏感，但是支配这些脏器的动脉对它们却是敏感的。局部麻醉下处理脏器时患者是没有痛觉的，除非用钳子钳夹血管蒂。

腹股沟区主要由三根神经支配，它们都来自腰丛。髂腹下神经(L1)行于腹内斜肌和腹横肌之间，支配腹股沟韧带上方皮肤。髂腹股沟神经(L1)行于髂腹下神经下方并与其平行，在精索腹侧通过外环，支配邻近的皮肤和阴囊。生殖股神经(L1和L2)生殖支支配精索结构和阴囊前部，股支支配股三角区皮肤和皮下组织。前腹壁的所有神经相互交通，它们的皮肤分布区域互相重叠（图9-1）。自主神经纤维伴随精索行至睾丸。

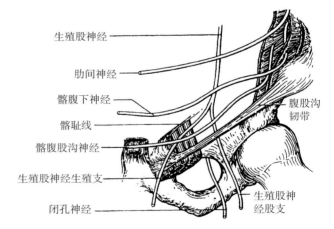

图9-1 支配腹股沟区、股区和闭孔区的感觉神经

腹股沟阻滞技术

腹股沟疝和股疝位于解剖结构简单的腹壁和解剖结构复杂的下肢之间的边缘区域。以下操作步骤能确保足够的区域麻醉。

（1）在髂前上棘上方1 cm处进针，刺入腹内斜肌和腹横肌之间，先阻滞髂腹股沟神经和髂腹下神经。操作要点：针头要垂直推进，注意感觉穿透腹外斜肌腱膜时的"弹性"突破感，其可以让我们容易地判断进针的深度。在此点注射20 ml局部麻醉药液（图9-2）。

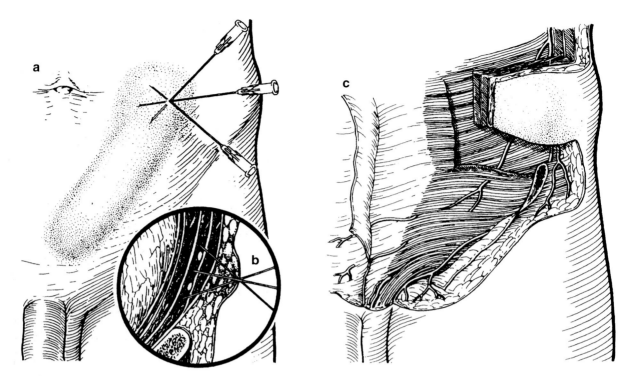

图9-2（a，b） 在所做皮丘的上端点，位于髂前上棘内上方大约1 cm处，向深部注射到腹外斜肌腱膜约3 ml麻醉药液。针尖推至感觉有抵抗力的坚固组织即为腹外斜肌腱膜。(c) 针尖穿透腹外斜肌腱膜，麻醉药液弥散并阻滞髂腹下神经和髂腹股沟神经。在此处，这两根神经行于腹外斜肌和腹内斜肌之间

（2）用长腰椎穿刺针沿切口线做皮丘。皮丘始于髂前上棘内上方2 cm，需要20 ml麻醉药液（图9-3）。

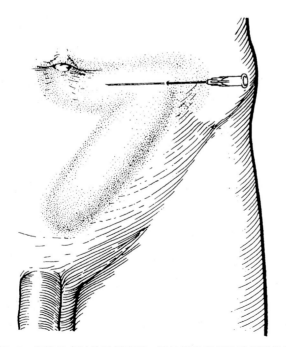

图9-3 疝修补术时的局部麻醉：用长腰椎穿刺针沿腹股沟切口做局部麻醉皮丘

（3）皮丘的斜内侧端用2 ml的麻醉药液做补充注射，应小心向下注射在耻骨结节以及腹直肌在耻骨的起始点上。

（4）针尖穿过皮肤、皮下脂肪组织、邻近腹膜囊的腹外斜肌腱膜，将最后的20 ml混合液从内环开始延精索行进的方向浸润。到达腱膜时（当针穿透腱膜感觉到弹性时，针尖已插入腱膜层内），回吸注射器确认内环标记处的皮肤、蔓状静脉丛没被刺破。轻柔地沿精索斜行向耻骨结节方向注射注射器内的麻醉药液，需包括耻骨结节。这些药液将麻醉深层组织，包括疝囊和生殖股神经生殖支（图9-4）。

（5）上述麻醉阻滞步骤通常在洗手、穿手术衣前，由外科医师或麻醉师在严格的无菌条件下操作完成。在实施麻醉阻滞、洗手、穿手术衣、备皮、铺巾的5或10 min内，药物浸润即可奏效。

（6）应告知患者如果有轻微的不适，可以追加局部麻醉药物。可能发生的术中不适是患者明显焦虑，而引起术前焦虑的根本因素是先前的麻醉经历[53]。

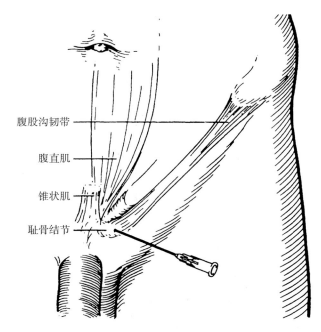

图9-4 在腹股沟斜切口皮丘的内侧端做补充注射,应向下注射至耻骨结节和腹直肌起点处

腹股沟韧带
腹直肌
锥状肌
耻骨结节

局部浸润技术

这个方法是基于在切开之前用药物浸润来预防疼痛以及实施局部麻醉时通常需轻柔无创的外科技术的支持。40 ml的50∶50的短效和长效药物混合液对于单侧疝手术来说通常是足够的。Amid等[30]详细描述了简单的逐步浸润过程,其并不包括区域阻滞,仅仅是局部浸润。这个方法包含以下步骤。

(1)皮下浸润:用10 ml溶液沿切口线浸润。

(2)深部皮下组织浸润:每隔2 cm分别垂直进针,将10 ml溶液注入深部脂肪组织。通常能用针尖感觉到腹外斜肌腱膜。

(3)这两步应在手术开始前5或10 min进行(在洗手、穿衣、消毒皮肤和铺巾前)。手术开始时,浸润的效果已经奏效。

(4)筋膜下浸润:将切口外侧端的脂肪组织切开一小口,用10 ml药液紧贴腱膜下注射。

(5)在切开其余脂肪组织的时候,所注射的药液充满了封闭的腹股沟管并麻醉了腹股沟区域的全部三根神经。当腱膜被切开时,这些药液也能将腹外斜肌腱膜和其下的髂腹股沟神经分离开。

(6)耻骨结节浸润:尽早用数毫升的药液浸润耻骨结节表面的软组织,这里是敏感区域。

(7)现在,精索可以被游离出来,围绕其起始部浸润。

(8)疝囊浸润:这是最后的浸润步骤,用数毫升的药液浸润至疝囊颈周围。

腹腔镜疝修补术

当疝手术需要腹腔内操作时,很少建议使用局部麻醉,局部麻醉几乎不能适合腹腔镜疝修补术。然而,一些医师还在探索局部麻醉联合镇静剂下行腹腔镜疝修补术,施行的麻醉技术难度相当大,需要极其丰富的经验。通常,外科手术如果采用腹腔镜修补术,应首选全身麻醉。

局部麻醉的并发症

最可能发生的严重并发症是过敏反应、中枢神经系统毒性、心律失常和由于误将局部麻醉药物注入血管而导致的循环衰竭。其实,所有这些局部麻醉的并发症都是罕见的,在大宗病例报道中从未描述过(Callesen、Amid、Kark、Bendvid)。可能发生的轻微并发症是一过性股神经阻滞,原因是注射过深或药液在筋膜层间扩散所致[54]。除此之外,这个技术被认为是极其安全的。麻醉前应询问患者先前局部麻醉时的药物副作用。

局部麻醉的并发症包括全身的和局部的两类。

1.全身并发症

(1)神经系统兴奋、神经质、恶心、抽搐,这些都很罕见;中枢神经系统毒性的早期征象是兴奋性增高和多语,脉搏增快和血压增高。

(2)心血管系统抑制导致的低血压和心律失常。

(3)对利多卡因和布比卡因罕见的超敏反应。

2.局部并发症

(1)瘀斑和青肿。

(2)肾上腺素在一处注射过多导致的局部缺血和组织坏死。

(3)以上这些局部并发症造成的伤口愈合延迟。

其他小腹壁疝的局部麻醉

同样的局部麻醉技术(区域阻滞联合局部浸

润）可以应用于小的切口疝、脐疝和上腹部疝。关键点是足够地浸润皮下层，尤其是预定切口部位的头侧；其次是充分麻醉肋间神经，其行于腹内斜肌腱膜和腹直肌鞘的深层，止于距离中线 2 cm 处。

肋间神经自肋间隙发出后，向前行于腹内斜肌和腹横肌之间，到达腹直肌鞘外侧缘。它们从后方进入腹直肌鞘，支配腹直肌，穿出前鞘，在皮下组织内分叉，支配邻近皮肤。每根肋间神经都在腋中线处发出外侧皮支，后者穿出扁肌进入皮下。在皮下，外侧皮支又立即分叉为前支和后支，支配皮肤和皮下组织。

下六根肋间神经的前支从各自肋间隙穿出后继续向前至前腹壁，T_{12} 神经（肋下神经）伴随肋间神经也进入前腹壁。

局部麻醉时要想获得神经阻滞成功，必须在外侧皮支发出前阻滞肋间神经。局部麻醉注射点选择在腋后线上，如果肋间神经阻滞点太靠前，外侧皮支的前支还会有感觉（图9-5）。

应当记住，在腹壁后三分之一，肋间神经隐藏在肋骨的下缘下方，在靠前位置，神经则位于肋间隙的中间部位（图9-6）。

当疝显露后，首要的是浸润疝囊颈（壁层腹膜），以确保对疝囊进行分离、切开、清空以及关闭时有足够的麻醉效果（不是单纯地将疝囊回纳入腹腔）。

如果疝手术时需要广泛分离、较多腹腔内操作、液体转移或者输血，则局部麻醉基本是不可取的，而且这项技术也极少适用于腹腔镜疝修补术[33]。

麻醉技术的术后转归

术后疼痛

疼痛将延缓患者术后恢复，有效地缓解术后疼痛能使患者术后期间感觉舒适，还能调整自主神经、躯体神经的疼痛反射，从而使患者受益。镇痛有助于早期康复[10]。术后第一日疼痛最严重，通常情况下，术后一周内患者会受到疼痛的困扰[55]。

长效麻醉药物（布比卡因、左旋布比卡因、罗哌

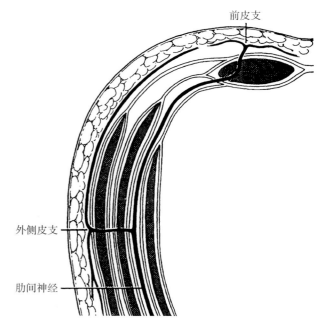

图9-5　腹壁横断面。肋间神经外侧皮支发出前支和后支；为了有效地麻醉腹壁，必须阻滞前支

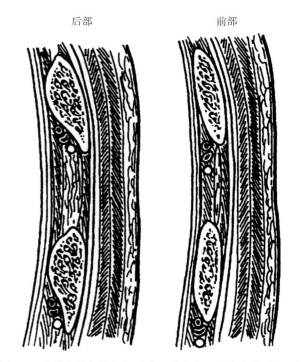

图9-6　肋骨和肋间神经相对位置的变化。在腋中线后部，肋间神经和血管隐藏于上一根肋骨下方，在腋中线前部，它们位于肋间隙中间

卡因）能持续药效 4 ~ 6 h，运用于局部麻醉时可以减轻术后早期疼痛。在大宗病例的对照研究中，比较了三种麻醉方式，证实局部麻醉的镇痛时间比区域麻醉和全身麻醉时间长[14,18]。更早的关于术后

疼痛的报道中，一篇文献认为不同的麻醉方法间无差异[56]，另五篇则报道局部麻醉病例的疼痛更轻[6,57-60]。而 Teasdale 等[61]的随机对照研究结果与上述不一致，他们发现局部麻醉患者比全身麻醉患者在术后需要更多的镇痛剂，也许是术中使用了短效麻醉药物的缘故。

全身麻醉下行腹股沟疝修补术时[62]，将长效麻醉药物滴入伤口的益处已被广泛证明，如果忽视了这个步骤，则会被认为是不完美的麻醉[63,64]。全身麻醉患者在皮肤切开前或切口关闭后进行腹股沟区域阻滞，在术后疼痛评分和镇痛药物使用剂量上无显著差异[65,66]。

对照研究显示疝修补术后服用非甾体消炎药是有效的[67-69]。非甾体消炎药和局部麻醉药联合使用时，由于它们作用于疼痛通路的不同位点，可以最大限度地发挥镇痛效果，同时可将阿片类药物的副作用降至最低。术前 1 h 使用双氯芬酸钠栓剂 100 mg，现今在很多领域已成为平衡镇痛方案的常规组成部分。然而，这个药物慎用于先前有胃肠道溃疡、哮喘、肾功能衰竭、心力衰竭和便血的患者。

术后一周常规口服对乙酰基酚，应被推荐作为术中伤口局部阻滞和术前使用双氯芬酸的补充。在世界的一些地方常规、频繁地使用阿片类药物。

早期并发症

据报道，发生尿潴留的风险通常约为 3%[17]。脊椎麻醉通常产生尿潴留，这延缓了术后恢复[16-20]。

大规模的流行病学调查、连续病例研究以及临床随机对照研究中发现，局部浸润麻醉后尿潴留的发生率最低，为 0 ～ 1%[4,6,17-20]，而且局部并发症也未增加。

血肿、感染和其他麻醉相关并发症发生的概率还没有被准确地阐明，但很可能是微不足道的，因为选择性腹股沟疝修补术其他方面并发症的发生率也不高。

恢复

腹股沟疝修补术术后副作用如恶心和呕吐、第一次进食时间延迟、日常活动能力降低通常都和麻醉有关。在 13 项局部麻醉与全身麻醉和（或）区域麻醉的随机对照研究中[14,18,20,58-61,70-76]，12 项研究证明局部麻醉患者的出院更早、短期恢复更快。同样，术后留院时间以及非计划的留院过夜率也是局部麻醉患者更低。主要的原因是区域麻醉和全身麻醉病例的术后疼痛更严重，需要使用阿片类药物镇痛，同时，相当多的病例尤其是区域麻醉的病例，还会发生严重的排尿困难，需要导尿。1 项研究并没有揭示任何差别[76]，背后的原因是，局部麻醉时使用大剂量的镇静剂以及在术中、术后早期使用的强效、长效阿片类药物经常会导致不必要的呕吐、镇静和不适。其他报道中涉及术后恢复的资料不多，但也显示了局部麻醉的优势[6,56]。

复发

虽然许多报道中，局部麻醉的并发症率低、疝复发率低，但很难说明麻醉方法与复发率直接相关，因为复发率受太多手术和技术因素的影响。总体认为，疝修补术的远期疗效和所使用的麻醉方法无关。然而，这个假设的证据基础正越来越不令人信服。有几项关于该课题的研究得出了互相矛盾的结果[29,77-80]，而且，大多数随机试验提供的资料是有限的，因为随访期相当短。

瑞典的一个注册研究记录了 59 823 例疝修补术[81]，发现在初发疝的修补术中，局部麻醉病例的复发率较其他麻醉病例稍微高些，复发疝的术后复发率则和麻醉方法无关。在一项关于吸烟对疝修补术后影响的研究中，Sorensen 等[82]意外地发现局部麻醉的复发风险高于全身麻醉和联合区域麻醉。相反，丹麦的一个前瞻性的全国注册研究中超过 5 万例病例的资料里没有发现类似的关系[29]。Kingsnorth 等[79]发现外科医师的个人经验是最能影响复发率的因素。

这促使我们强调在采用局部麻醉前进行专门培训的重要性，它是相当易学的，但只有在术者轻柔操作并富有耐心时才能成功。因为技术和经验对于局部麻醉是如此重要，所以如果外科医师没经过适当的培训就使用这种方法，则可能出现不尽如人意的结果。综上所述，潜在增加的疝复发风险不能归咎于局部麻醉本身。

患者满意度

大多数综述、病例分析以及临床随机试验显示，局部麻醉相对于全身麻醉和区域麻醉具有优势。一个手术要取得完全成功，患者应该对手术的各个方面都满意，但当他们认为自己承受了不必要的疼痛时，则很难满意。从临床随机研究中获得的资料表明，三种麻醉方法的患者满意度相似。局部麻醉病例总的满意度处于80%~96%[4,6,14,56,57,61,83-85]，其不满意的主要原因似乎是术中疼痛和不适。三种麻醉方法的患者中绝大多数均对他们的麻醉效果表示满意或很满意，愿意在将来继续选择相同麻醉方法的病例百分比，在三组中也是相近的[14,20,72,84,85]。

然而，在一个专门开展日间手术的机构里，开展无监护的局部麻醉下腹股沟疝修补术，术后给1 000例患者发放调查问卷[6]，问卷回收了940例，其中124例对局部麻醉、日间手术设置，或两者表示了不满。患者抱怨的最主要原因是术中疼痛（7.8%），这是一个较高的不满意率，提示局部麻醉护理方法在术中阶段仍有改进的空间。

在麻醉方法的选择上不能轻视患者的偏爱，而且只有当外科医师轻柔操作、富有耐心、完全熟悉局部麻醉技术的情况下才会成功[32]。在这些条件都完备的时候，外科医师应能给患者施行一个无痛的手术了。毫无疑问，有无疼痛是患者接受与否的决定因素。当局部浸润技术欠缺时，与之而来的便是患者明显疼痛、严重焦虑，此时更需补充镇静剂和镇痛剂[6]。100多年前Halsted和Cushing就指出，手术期间的疼痛完全取决于外科医师对这项技术掌握的熟悉程度，这个观点今天仍然有效[35]。然而，实施有效的局部麻醉的学习曲线并不长。

费用

理想的腹股沟疝修补术的麻醉实施应该是简单、安全的，能被患者接受，并容易被外科医师掌握。这项技术应该并发症率低，并且有良好的成本效益。成本效益迄今尚没有引起足够的重视，但是，通过仔细斟酌来确保合理利用有限的医疗资源却是极其重要的。

对各种麻醉方法的费用进行比较，已经得出了相似的结果。不管是术中的所有费用还是术后的费用，局部麻醉比区域麻醉和全身麻醉都有优势[14,86-89]。在三组随机对照临床试验中[14,76,89]，其中的两组发现了局部麻醉比全身麻醉和区域麻醉花费更少[14,89]，然而另一组研究没有观察到局部麻醉和全身麻醉病例花费的明显差别[76]。可能的解释是，试验（O'Dwyer）中所有的手术都是针对住院患者施行的，其平均住院日为3日。在腹股沟疝日间手术中，麻醉效应降低通常是术后留院时间延长的原因。由此可见，为了节省费用，避免这些副作用是极为重要的。局部麻醉时占用手术室时间更短，出院更早，另外，从某种程度上讲对麻醉设备的需求也更少，这些是导致总费用显著差异的主要因素。

结 论

不论是全身麻醉、区域麻醉还是局部麻醉对开放式腹股沟疝修补术都是适用的。目前的学术研究支持使用局部麻醉。大规模的临床随机研究对照了不同麻醉方法后，证明了局部麻醉的优势，如术后疼痛更轻、麻醉相关抱怨更少、排尿困难更少、出院更早、短期恢复更快、花费更便宜。但这些认识尚未贯彻到基层医疗机构中，目前的学术研究与临床实践之间似乎存在着矛盾，其部分原因也许是由于患者更偏爱全身麻醉，而不是区域麻醉或局部麻醉。

使用新型短效静脉药物（异丙酚、瑞芬太尼）的全身麻醉也许是替代单独局部浸润麻醉的一个有效方案，它还能联合术中局部浸润麻醉，后者可以帮助缓解术后早期疼痛。

区域麻醉对于腹股沟疝修补开放手术，特别是在使用了大剂量和（或）长效药物的时候，被证明是没有优势的，而且增加了尿潴留、恢复慢和出院延迟的风险。

◇参◇考◇文◇献◇

[1] Aasvang E, Kehlet H. Surgical management of chronic pain after inguinal hernia repair. Br J Surg. 2005; 92: 795−801.

[2] Kingsnorth A, LeBlanc K. Hernias: inguinal, incisional. Lancet. 2003; 362: 1561−1571.

[3] Amid PK, Shulman AG, Lichtenstein IL. Open tension-free repair of inguinal hernias: the Lichenstein technique. Eur J Surg. 1996; 162: 447−453.

[4] Kark AE, Kurzer MN, Belsham PA. Three thousand one hundred seventy-five primary inguinal hernia repairs: advantage of ambulatory open mesh repair in local anaesthesia. J Am Coll Surg. 1998; 186: 447−455.

[5] Bendavid R. Symposium on the management of inguinal hernias. 4. The Shouldice technique: a canon in hernia repair. Can J Surg. 1997; 40: 199−207.

[6] Callesen T, Bech K, Kehlet H. One thousand consecutive inguinal hernia repairs under unmonitored local anaesthesia. Anesth Analg. 2001; 93: 1373−1376.

[7] Hair A, Duffy K, Mclean J, et al. Groin hernia repair in Scotland. Br J Surg. 2000; 87: 1722−1726.

[8] Bay-Nielsen M, Kehlet H, Strand L, et al. Quality assessment of 26, 304 herniorrhaphies in Denmark; a nationwide questionnaire study. Lancet. 2001; 358: 1124−1128.

[9] Nilsson E, Haapaniemi S. Assessing the quality of hernia repair. In: Fitzgibbons Jr R, Greenburg AG, editors. Nyhus and condon: hernia. Philadelphia: Lippincott Williams & Wilkins; 2000.

[10] Wheatley RG, Samaan AK. Postoperative pain relief. Br J Surg. 1995; 82: 292−295.

[11] Gill P, Kiami S. Pre-emptive analgesia with local anaesthetic for herniorrhaphy. Anaesthesia. 2001; 56: 414−417.

[12] Kehlet H. Balanced analgesia: a prerequisite for optimal recovery. Br J Surg. 1998; 85: 3−4.

[13] Callesen T, Kehlet H. Post-herniorrhaphy pain. Anesthesiology. 1997; 87: 1219−1230.

[14] Song D, Greilich NB, White PF, Watcha MF, Tongier WK. Recovery profiles and costs of anesthesia for outpatient unilateral inguinal herniorrhaphy. Anesth Analg. 2000; 91: 876−881.

[15] Klein SM, Pietrobon R, Nielsen KC, et al. Paravertebral somatic nerve block compared with peripheral nerve blocks for outpatient inguinal herniorrhaphy. Reg Anesth Pain Med. 2002; 27: 476−480.

[16] Finley Jr RK, Miller SF, Jones LM. Elimination of urinary retention following inguinal herniorrhaphy. Am Surg. 1991; 57: 486−488.

[17] Jensen P, Mikkelsen T, Kehlet H. Postherniorrhaphy urinary retention — effect of local, regional, and general anesthesia: a review. Reg Anesth Pain Med. 2002; 27: 612−617.

[18] Nordin P, Zetterstrom H, Gunnarsson U, Nilsson E. Local, regional, or general anaesthesia in groin hernia repair: multicentre randomised trial. Lancet. 2003; 362: 853−858.

[19] Ryan Jr JA, Adye BA, Jolly PC, Mulroy MF. Outpatient inguinal herniorrhaphy with both regional and local anesthesia. Am J Surg. 1984; 148: 313−316.

[20] Sultana A, Jagdish S, Pai D, Rajendiran KM. Inguinal herniorrhaphy under local anaesthesia and spinal anaesthesia — a comparative study. J Indian Med Assoc. 1999; 97: 169−70, 175.

[21] Salinas FV, Liu SS. Spinal anaesthetics and adjuncts in the ambulatory setting. Best Pract Res Clin Anaesthesiol. 2001; 16: 195−210.

[22] Halpern S, Preston R. Postdural puncture headache and spinal needle design. metaanalyses. Anesthesiology. 1994; 81: 1376−1383.

[23] Kehlet H, Dahl JB. Spinal anaesthesia for inguinal hernia repair? Acta Anaesthesiol Scand. 2003; 47: 1−2.

[24] Gupta A, Axelsson K, Thörn SE, Matthiessen P, Larsson LG, Holmström B, et al. Low-dose bupivacaine plus fentanyl for spinal anesthesia during ambulatory inguinal herniorrhaphy: a comparison between 6 mg and 7, 5 mg of bupivacaine. Acta Anaesthesiol Scand. 2003; 47: 13−19.

[25] Robbins AW, Rutkow IM. Mesh plug repair and groin hernia surgery. Surg Clin North Am. 1998; 78: 1007−1023.

[26] Weltz CR, Klein SM, Arbo JE, et al. Paravertebral block anesthesia for inguinal hernia repair. World J Surg. 2003; 27: 425−429.

[27] Bhattacharya P, Mandal MC, Mukhopadhyay S, Das S, Pal PP, Basu SR. Unilateral paravertebral block: an alternative to conventional spinal anaesthesia for inguinal hernia repair. Acta Anaesthesiol Scand. 2010; 54(2): 246−251.

[28] Akcaboy EY, Akcaboy ZN, Gogus N. Ambulatory inguinal herniorrhaphy: paravertebral block versus spinal anesthesia. Minerva Anestesiol. 2009; 75(12): 684−691.

[29] Kehlet H, Bay NM. Anaesthetic practice for groin hernia repair — a nation-wide study in Denmark 1998−2003. Acta Anaesthesiol Scand. 2005; 49: 143−146.

[30] Amid PK, Shulman AG, Lichtenstein IL. Local anesthesia for inguinal hernia repair step-by-step procedure. Ann Surg. 1994; 220: 735−737.

[31] Heidemann Andersen F, Nielsen K, Kehlet H. Combined ileoinguinal blockade and infiltration anaesthesia for inguinal hemiorrhaphy. Br J Anaesth. 2005; 94: 520−523.

[32] Ponka JL. Hernias of the abdominal wall. Philadelphia: WB Saunders; 1980.

[33] Edelman DS, Misiakos EP, Moses K. Extraperitoneal laparoscopic hernia repair with local anaesthesia. Surg Endosc. 2001; 15: 976−980.

[34] Margotta R. An illustrated history of medicine. In: Lewis L, editor. English translation. Middlesex: Hamlyn; 1968.

[35] Cushing H. The employment of local anaesthetics in the radical cure of certain cases of hernia with a note on the nervous anatomy of the inguinal region. Ann Surg. 1900; 31: 1.

[36] Glassow F. Inguinal hernia repair using local anaesthesia. Ann R Coll Surg Engl. 1984; 66: 382−387.

[37] Barwell NJ. Results of conventional inguinal hernia surgery in England. In: Buchler MW, Farthmann EH, editors. Progress in surgery, vol. 21. Basel and London: Karger; 1996. p. 100−104.

[38] Amid PK, Lichtenstein IL. Long-term result and current status of the Lichtenstein open tension-free hernioplasty. Hernia. 2003; 2: 89−94.

[39] Kingsnorth AN, Porter C, Bennett DH. The benefits of a hernia service in a public hospital. Hernia. 2000; 4: 1−5.

[40] Armstrong DN, Kingsnorth AN. Local anaesthesia in inguinal herniorrhaphy: influence of dextran and saline solutions on duration of action of bupivacaine. Ann R Coll Surg Engl. 1986; 68: 207−208.

[41] Karatassas A, Morris RG, Walsh D, Hung P, Slavotinek AH. Evaluation of the safety of inguinal hernia repair in the elderly using lignocaine infiltration anaesthesia. Aust N Z J Surg. 1993; 63: 266−269.

[42] Kastrissios H, Triggs EJ, Sinclair F, Moran P, Smithers M. Plasma concentrations of bupivacaine after wound infiltration of a 0. 5 % solution after inguinal herniorrhaphy; a preliminary study. Eur J Clin Pharmacol. 1993; 44: 555−557.

[43] Barwell NJ. Recurrence and early activity after groin hernia repair. Lancet. 1981; 2: 985.

[44] Glassow F. Short stay surgery (Shouldice technique) for repair of inguinal hernia. Ann R Coll Surg Engl. 1976; 58: 133−139.

[45] Glassow F. Ambulatory hernia repair (a discussion with M.

Ravitch and G. Wantz). Contemp Surg. 1984; 24: 107–130.

[46] Erichsen CJ, Vibits H, Dahl JB, Kehlet H. Wound infiltration with ropivacaine and bupivacaine for pain after inguinal herniotomy. Acta Anesthesiol Scand. 1995; 39: 67–70.

[47] Bay-Nielsen M, Klarskov B, Bech K, et al. Levobubivacaine vs bupivacaine as infiltration anaesthesia in inguinal herniorrhaphy. Br J Anaesth. 1999; 82: 280–282.

[48] Kingsnorth AN, Porter CA, Cummings GC, Bennett DH. A randomized, double-blind study to compare the efficacy of levobupivacaine with bupivacaine in elective inguinal herniorrhaphy. Eur J Surg. 2002; 168: 391–396.

[49] Kingsnorth AN, Wijesinha SS, Grixti CJ. Evaluation of dextran with local anaesthesia for short stay inguinal herniorrhaphy. Ann R Coll Surg Engl. 1979; 61: 456–458.

[50] Wantz GE. Atlas of hernia surgery. New York: Raven Press; 1991.

[51] Charlton JE. Monitoring and supplemental oxygen during endoscopy. Br Med J. 1995; 310: 886–887.

[52] Association of Anaesthetists of Great Britain and Ireland. Recommendations for standards of monitoring during anaesthesia and recovery, revised edn. London: AAGBI; 1994.

[53] MacKenzie JW. Daycase anaesthesia and anxiety: a study of anxiety profiles amongst patients attending a day bed unit. Anaesthesia. 1989; 44: 437–440.

[54] Skinner PP, Raftery AT, Rosario DJ. Transient femoral nerve palsy complicating preoperative ilioinguinal nerve blockade for inguinal herniorrhaphy. Br J Surg. 1994; 81: 897.

[55] Callesen T, Bech K, Nielsen R, et al. Pain after groin hernia repair. Br J Surg. 1998; 85: 1412–1414.

[56] Young DV. Comparison of local, spinal, and general anesthesia for inguinal herniorrhaphy. Am J Surg. 1987; 153: 560–563.

[57] Peiper C, Tons C, Schippers E, et al. Local versus general anaesthesia for Shouldice repair of the inguinal hernia. World J Surg. 1994; 18: 912–915.

[58] Knapp RW, Mullen JT. Clinical evaluation of the use of local anaesthesia for the repair of inguinal hernia. Am Surg. 1976; 42: 908–910.

[59] Godfrey PJ, Greenan J, Ranasinghe DD, et al. Ventilatory capacity after three methods of anaesthesia for inguinal hernia repair: a randomized controlled trial. Br J Surg. 1981; 68: 587–589.

[60] Alsarrage SAM, Godbole CSM. A randomised controlled trial to compare local with general anaesthesia for inguinal hernia repair. J Kuwait Med Assoc. 1990; 24: 31–34.

[61] Teasdale C, McCrum A, Williams NB, et al. A randomised controlled trial to compare local with general anaesthesia for short-stay inguinal hernia repair. Ann R Coll Surg Engl. 1982; 64: 238–242.

[62] Spittal MJ, Hunter SJ. A comparison of bupivacaine instillation and inguinal field block for control of pain after herniorrhaphy. Ann R Coll Surg Engl. 1992; 74: 85–88.

[63] Dierking GW, Ostergaard E, Ostergard HT, Dahl JB. The effects of wound infiltration with bupivacaine versus saline on postoperative pain and opioid requirements after herniorrhaphy. Acta Anaesthesiol Scand. 1994; 38: 289–292.

[64] Tverskoy M, Cozacov C, Ayache M, Bradley Jr EL, Kissin I. Postoperative pain after inguinal herniorrhaphy with different types of anesthesia. Anesth Analg. 1990; 70: 29–35.

[65] Dierking GW, Dahl JB, Kanstrup J, Dahl A, Kehlet H. Effect of pre-vs postoperative inguinal field block on postoperative pain after hernoirrhaphy. Br J Anaesth. 1992; 68: 344–348.

[66] Møiniche S, Kehlet H, Dahl JB. A qualitative and quantitative systematic review of pre-emptive analgesia for postoperative pain relief: the role of timing of analgesia. Anesthesiology. 2002; 96: 725–741.

[67] Iles JD. Relief of postoperative pain by ibuprofen: a report of two studies. Can J Surg. 1980; 23: 288–290.

[68] Dueholm S, Forrest M, Hjortsö E, et al. Pain relief following herniotomy: a double-blind randomized comparison between naproxen and placebo. Acta Anaesthesiol Scand. 1989; 33: 391–394.

[69] Mentes O, Bagci M. Postoperative pain management after inguinal hernia repair: lornoxicam versus tramadol. Hernia. 2009; 13(4): 427–430.

[70] Kingsnorth AN, Bowley DMG, Porter C. A prospective study of 1000 hernias: results of the Plymouth Hernia Service. Ann R Coll Surg Engl. 2003; 85: 18–22.

[71] Özgün H, Kurt MN, Kurt I, et al. Comparison of local, spinal and general anaesthesia for inguinal hemiorrhaphy. Eur J Surg. 2002; 168: 455–459.

[72] Behnia R, Hashemi F, Stryker SJ, Ujiki GT, Poticha SM. A comparison of general versus local anesthesia during inguinal herniorrhaphy. Surg Gynecol Obstet. 1992; 174: 277–280.

[73] Friemert B, et al. [A prospective randomized study on inguinal hernia repair according to the Shouldice technique. Benefits of local anesthesia]. Chirurg. 2000; 71: 52–57.

[74] Gonullu NN, Cubukcu A, Alponat A. Comparison of local and general anesthesia in tension-free (Lichtenstein) hernioplasty: a prospective randomized trial. Hernia. 2002; 6: 29–32.

[75] Gultekin FA, et al. A prospective comparison of local and spinal anesthesia for inguinal hernia repair. Hernia. 2007; 11: 153–156.

[76] O'Dwyer PJ, et al. Local or general anesthesia for open hernia repair: a randomized trial. Ann Surg. 2003; 237: 574–579.

[77] Schmitz R, Shah S, Treckmann J, Schneider K. [Extraperitoneal, "tension free" inguinal hernia repair with local anesthesia — a contribution to effectiveness and economy]. Langenbecks Arch Chir Suppl Kongressbd. 1997; 114: 1135–1138.

[78] van Veen RN, et al. Spinal or local anesthesia in lichtenstein hernia repair: a randomized controlled trial. Ann Surg. 2008; 247: 428–433.

[79] Kingsnorth AN, Britton BJ, Morris PJ. Recurrent inguinal hernia after local anaesthetic repair. Br J Surg. 1981; 68: 273–275.

[80] Morris GE, Jarrett PEM. Recurrence rates following local anaesthetic day case inguinal hernia repair by junior surgeons in a district general hospital. Ann R Coll Surg Engl. 1987; 69: 97–99.

[81] Nordin P, Haapaniemi S, van Der Linden W, et al. Choice of anesthesia and risk of reoperation for recurrence in groin hernia repair. Ann Surg. 2004; 240: 187–192.

[82] Sorensen LT, Friis E, Jørgensen T, et al. Smoking is a risk factor for recurrence of groin hernia. World J Surg. 2002; 26: 397–400.

[83] Flanagan L, Bascom JU. Repair of the groin hernia. Outpatient approach with local anesthesia. Surg Clin North Am. 1984; 64: 257–267.

[84] Nordin P, Hernell H, Unosson M, et al. Type of anaesthesia and patient acceptance in groin hernia repair: a multicentre randomised trial. Hernia. 2004; 8: 220–225.

[85] Aasbø V, Thuen A, Ræder J. Improved long-lasting postoperative analgesia, recovery function and patient satisfaction after inguinal hernia repair with inguinal field block compared with general anesthesia. Acta Anaesthesiol Scand. 2002; 46: 647–678.

[86] Bay-Nielsen M, Knudsen MS, Christensen JK, Kehlet H. [Cost analysis of inguinal hernia surgery in Denmark]. Ugeskr Laeger. 1999; 161: 5317–5321.

[87] Callesen T, Bech K, Kehlet H. The feasibility, safety and cost of infiltration anaesthesia for hernia repair. Hvidovre Hospital Hernia Group. Anaesthesia. 1998; 53: 31–35.

[88] Kendell J, Wildsmith JA, Gray IG. Costing anaesthetic practice. An economic comparison of regional and general anaesthesia for varicose vein and inguinal hernia surgery. Anaesthesia. 2000; 55: 1106–1113.

[89] Nordin P, Zetterstrom H, Carlsson P, Nilsson E. Cost-effectiveness analysis of local, regional and general anaesthesia for inguinal hernia repair using data from a randomized clinical trial. Br J Surg. 2007; 94: 500–505.

第10章
疝常见并发症

Complications of Hernia in General

Morten Bay-Nielsen
董　谦　译

除了急性梗阻及绞窄坏死,疝本身的并发症还是比较少的。因此,关于疝常见并发症的描述主要来源于较早期基于个案或者系列病例的报道。对于这些报道的年代,就报道本身而言并无问题,但在某些方面可能与目前的患者群及现代的医疗技术、知识水平已经不相适应。然而现在志在研究疝常见并发症的设计完善的试验或样本分析并不多。

嵌顿、梗阻和绞窄

嵌顿是指腹外疝处于不能回纳至腹腔的状态(术语"不可回纳"有时用做嵌顿的同义词)。嵌顿是重要的,因为它意味着是继发梗阻和绞窄的高危因素。嵌顿的常见原因如下:① 狭窄的疝囊颈。② 疝内容物与疝囊内侧壁粘连——有时主要是由于先前缺血和炎症造成的。③ 嵌顿脏器的病理变化,比如嵌顿的结肠段合并结肠肿瘤或憩室炎。④ 受嵌顿结肠段内潴留排泄物的影响。

嵌顿是一个重要的提示,意味着外科医师需尽快采取手术治疗。如果进行疝手法复位,则需轻柔,切忌粗暴,否则会造成疝块的假性复位(详情见下文)。

如果缺乏足够血供的肠段回纳至腹腔,会形成肠襻间粘连与狭窄。而这种粘连与狭窄在一段时间后会导致肠梗阻[1,2]。因此对于嵌顿性疝最好的处理方式是及时手术治疗,并在术中检查疝内容物的活力。

腹股沟嵌顿性疝在英国是婴幼儿急性肠梗阻的最常见原因。对于成年人而言,导致肠梗阻的原因中有40%为术后粘连,30%为腹外疝,25%为肿瘤恶变。在热带非洲的研究中,在所有年龄对照组里,绞窄性疝是肠梗阻最常见的原因[3]。在非洲西部,绞窄性腹股沟疝是引起肠梗阻最常见的原因,而其中85%为腹股沟斜疝,15%为腹股沟直疝。在非洲的研究中,Richter疝(肠管壁疝)相对于斜疝更常见于直疝[4]。

对于有肠梗阻症状的患者需详细检查所有可能引起疝的潜在部位。按顺序依次为腹股沟疝、股疝、脐疝、切口疝、白线疝、闭孔疝以及会阴疝。

Richter疝是特别危险的一种疝,尤其对于婴幼儿(详情见下文)。Richter疝有其潜在致命性,而且作为腹腔镜术后的并发症,即在穿刺处形成的疝,它是很容易被忽略的[5,6]。

绞窄性腹外疝概述

绞窄性疝是腹外疝主要致命的并发症。绞窄性疝的疝内容物的血供是受影响的,主要原因是:首先疝囊颈的异常扭曲变形,导致静脉及淋巴回流障碍,疝内容物变得淤血水肿,引起毛细血管通透性增加;其次随着水肿程度的加重,阻断了动脉的血液供应,从而引起肠壁缺血性改变。

继而,肠道黏膜的保护作用被破坏,肠道内菌群增多,传入疝囊内,从而继发疝内容物感染。除非及时手术治疗各种原因引起的肠瘘,否则最终导致患者不可逆的致命的组织坏疽性坏死。而低血容量与感染性休克的出现则强烈提示需要术前充分液体复苏以保证手术成功进行[7]。

在英国,平均每年每10万个人中有13例绞窄性疝发作[8],尤其在冬季发病率更高(10月到第二年3月)[9]。

腹股沟疝绞窄

1991~1992年,根据英国国家机密围手术期死亡数据调查(NCEPOD)分析显示,腹股沟疝修补围手术期死亡病例有210例,股疝有120例[10]。这个调查主要关于手术质量、麻醉、围手术期监护,由专家顾问分析死亡患者的相关数据。数据显示,这330例病例大部分年龄较大(45例是80~89岁)而且体质虚弱多病;其中24例术前状况为ASA评分Ⅲ级,21例为ASA评分Ⅳ级。而他们术后死亡的主要原因是术前已经存在的心肺问题。Kjaergaard等报道了丹麦的一个全国范围内的调查,有158例急诊腹股沟疝修补术术后死亡的患者,在此次调查结果中同样发现这些患者的年龄较大(中位年龄为83岁)且体弱多病(大于80%患者有明确的疾病史),并且大部分患者没有得到及时诊断及治疗[11]。很显然对这些患者手术需要有经验的外科医师与麻醉师来操作,他们必须能够给予这类ASA评分等级的患者提供及时准确的相关症状的处理。而术后护理则最好在加护病房或特护病房内开展,因为必要时患者可被转移至适当的医院及部门进行治疗。对这些老龄、体弱多病,甚至濒临死亡的患者,治疗更需要从多方面因素考虑,从而得出明智的决定,采取人性化的治疗措施。如果必要甚至需要放弃手术治疗。

在这项研究中,40%股疝患者是作为嵌顿性疝或绞窄性疝而急诊治疗的,而腹股沟直疝患者中仅3%被诊断为绞窄性疝[12]。这个结果提示我们,当这些患者于门诊就诊时,对他们的就诊优先顺序需要一定的判断。腹股沟疝在其首次发作后3个月内发展为绞窄性疝的风险较高[13]。腹股沟疝首次发病后3个月内发展为绞窄性疝的累积可能性为2.8%,2年后上升为4.5%。股疝的危险性更高,一旦发病,3个月内发展为绞窄性疝的累积可能性为22%,而21个月内上升至45%。

也许由于肠系膜的解剖关系,右侧腹外疝发展为绞窄性疝较左侧更常见(图10-1)。

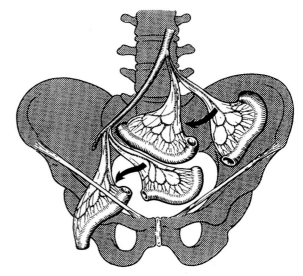

图10-1 肠系膜的解剖决定了右侧腹股沟疝、股疝和闭孔疝较左侧更易发生绞窄

近二三十年在英国和美国,腹股沟疝和股疝的年死亡率逐渐下降[14,15]。1975~1990年在英国,腹股沟疝与股疝的死亡率分别下降了22%~55%。在美国,每年每10万人中因疝及肠梗阻死亡的患者由1968年的5.1人下降至1988年的3.0人。对于引发肠梗阻的腹股沟疝,对88%的患者采取了手术治疗,而死亡率为0.05%。由此显示,选择性腹股沟疝的手术治疗明显降低了患者的死亡率。作为支持这一论点的证据,美国绞窄性疝的发病率低于英国,因为在美国对疝患者进行选择性手术治疗的比例是英国的3倍。尽管如此,同样也有数据显示1975~1990年在美国,对疝患者采用选择性手术治疗的比例从每10万人中358人下降至220人[14]。当然这个结果可能是由于样本采集原因造成的,并非真正的下降[16]。

Fitzgibbons等进行了一个随机对照试验,目的在于评估出一种治疗症状轻微的腹股沟疝的最好方式。多年来发现被随机分至随访观察组的患者中,急性疝症状发作的危险性平均1 000人中占了1.8人[17]。在另一个试验,O'Dwyer和他的同事们将没有明显疼痛症状的腹股沟疝病例随机分成随访组和手术治疗组,在80例随机分至随访组的患者中有2例急性疝症状发作[18]。在这些研究中,有很大部分原本采取保守治疗的患者最后因为临床症状而改为手术治疗。

在哥伦比亚的一个地方,选择性疝修补术没有真正意义上开展。Neuhauser对那里的人群进行了研究,结果发现每年由腹股沟疝发展为绞窄性疝的概率为0.29%[19]。

因此,在讨论无症状或症状轻微的疝患者的手术指征时,腹股沟疝急性发作的风险是需特别提及的。结合欧洲疝学会[20]的指南,腹股沟疝的治疗方案应该是,对于男性患者,症状轻微或没有症状的易复性腹股沟疝(平卧后疝消失)需进行急诊手术治疗的风险比较低,在某些情况下并非绝对要采取手术治疗;但也需提醒,一段时间后此类疝会产生临床症状,从而必须手术治疗。

而对于女性患者,治疗方式恰好相反。由于股疝的发病率较高,而且相对而言急性疝症状发作的危险性较高,所以对于女性腹股沟疝的治疗,更倾向于手术治疗[12,13]。

腹壁疝绞窄

针对腹壁疝的研究很少。在一个研究人群中大约只有5位男性的全国范围的试验中,2年期间一共有661位腹壁疝患者接受急诊手术治疗,其中69%是脐疝,22%为切口疝,3%为造口旁疝,2%是腹腔镜套管疝。发生率为每年每10万人中有6.6台急诊疝修补术[21]。对于切口疝手术指征的争论,与急性疝症状发作的风险相比较,可能需要更多地考虑症状的评估以及术后并发症的风险[22]。

其他疝绞窄

闭孔疝更容易转变为绞窄性疝,然而采用选择性疝修补术的很少。对于年长、消瘦有肠梗阻症状的女性患者尤其要警惕此类疝的发生。如果临床怀疑(Romberg-Howship征:下肢伸直或外展时,大腿内侧疼痛,症状阳性率达15%~25%)可结合术前CT检查,在部分情况下可在术前诊断

闭孔疝。闭孔疝患者即使手术成功,死亡率依然较高[23-26]。现在对于此类患者,可运用MRI检查进行鉴别诊断[27]。

绞窄的治疗

对于疝的诊断一般基于临床症状及必要的影像学表现。有固定疼痛,而且引起肠梗阻的绞窄性疝会导致腹绞痛、腹胀、呕吐、便秘。体检时会有肠梗阻的体征,以及出现不同程度的脱水,伴有或不伴有中枢神经(CNS)抑制,尤其见于那些有尿毒症的老年患者。股疝是很容易被忽略的,尤其是那些体型过胖的女性患者,所以为了做出正确的诊断,彻底的检查是必不可少的。当然仅仅靠体检无法完全准确地鉴别绞窄性股疝、淋巴结肿大和淋巴结脓肿。在这种情况下,可以选择影像学检查来协助诊断,比如超声检查或者紧急情况下采取的CT检查。

术前需完善相关实验室检查,血常规检查了解白细胞计数上升程度从而提示肠道坏死情况,了解血容量的变化判断脱水情况。血生化检查则提示脱水的程度,如电解质的紊乱,肌酐、尿素的上升等。一定时间的体液复苏是必要的,从而纠正指标异常,达到安全身麻醉醉的目的。对于老年患者,心电图及胸片是术前必须完善的检查,它们的结果可以提示是否有进一步术前监护的需要,如静脉血压监测、心肺压力监测。治疗先由胃肠减压、留置导尿以及静脉补液支持治疗开始,运用同时覆盖革兰阳性菌和革兰阴性菌的广谱抗生素。术前支持治疗的时间需仔细评估,要优化患者的水、电解质平衡以及心肺功能,避免由于未切除的坏死肠段所造成的患者全身各系统中毒的并发症。

对于麻醉方式的选择取决于患者的基本情况、患者的意愿以及外科医师及麻醉师的技术实力。当然,肠切除、肠吻合的手术在开腹的情况下进行更加安全,这种手术必须在全身麻醉下进行,也可以选择部分区域麻醉(硬膜外麻醉或脊麻),甚至极少数也可选择局部麻醉。由于绞窄性疝疝囊上覆盖的皮肤及皮下组织有炎症细胞浸润,因此pH较低,可能会影响局部麻醉的效果,在选择局部麻醉时需考虑到这点。

诊断明确后,对于手术切口的选择取决于疝的类型。如果诊断还不明确,可以取一侧耻骨支上2 cm的腹部做一个横切口,必要时可向旁边延伸,此切口可以涵盖所有类型的腹股沟疝与股疝。分离并暴露疝囊基底部,切开疝囊,暴露疝内容物,从而有利于明确疝内容物的活性。如果内容物坏死,则切口需改为开腹切口,解除狭窄的疝环的压迫,释放疝内容物,并予以手术切除,然后再吻合。另外,手术要保证腹膜腔内不被坏死的肠道及肠内容物污染。在多数病例中,一旦解除狭窄的疝环,嵌顿肠道的血供及活力随即恢复。而对于一开始颜色灰暗的未见明显蠕动的或者失去光泽的肠管,解除疝环压迫后,应及时用温热的湿纱布覆盖该段肠管一段时间,等待肠壁颜色转为红色。如果肠段完全失去活力,则应行肠段切除术。范围较小的Richter疝可导致有限的肠腔局部缺血,所以需要及时缝合浆膜层,关闭缺口,术中避免造成肠腔狭窄。

对腹腔镜医师而言,有效的切口径路改变可在诊断性腹腔镜下更容易探查腹股沟区域。如果是Richter疝同样也可以在腹腔镜下行缝合术。同时术中如果有必要可以改变手术方式为剖腹探查或开放手术。

对于婴幼儿绞窄性疝,一般很少需要切除肠段。一般切除肠段最常运用于绞窄性股疝或腹股沟复发疝,最少运用于绞窄性腹股沟疝。对于其他脏器,如膀胱或者网膜,如果需要则予以切除。待腹腔冲洗、腹膜切口关闭后,对腹股沟疝的缺损进行特殊修补术。运用合成补片修补时,避免将补片放置于污染的手术区域或者有极大伤口感染风险的部位。对于疝的修补需按照选择性疝修补术的基本原则来完成。必须牢记,尤其是对于那些术后死亡率很高的特别虚弱的老年患者,手术的主要目的是解除由于疝绞窄所造成的机体状况的恶性循环,其次才是对腹股沟缺损的修复。

肿块假性复位

肿块复位在西方国家目前已经非常少见了,这主要是因为选择性手术治疗成为他们治疗疝的首选,嵌顿性疝与绞窄性疝一般都在早期接受了手术治疗。肿块复位对于一个有经验的外科医师而言并不是疝的并发症,因此对于它的相关诊断经常被忽视。Pearse在1931年研究发现在手法回纳的绞窄性疝中有0.3%发生过假性复位[28]。

肿块假性复位(肿块复位)意为疝在外观上已回纳至腹腔,但在内部下坠的疝内容物依然嵌顿甚至绞窄。这些情况更常见于腹股沟疝和股疝,斜疝较直疝更常见此类情况。当然闭孔疝及其他类型疝也有类似案例报道[29]。

Barker和Smiddy在1970年回顾总结了此类议题,加深了我们对此的理解,更重要的是,他们同时描述了此类病例额外的临床体征,从而提高了诊断的准确性[30]。

肿块假性复位的本质不仅仅是一个解剖问题,至少会遇到3种不同情况[28],分别如下:

(1)疝内容物依然嵌顿的疝囊可以由于周围肌肉的作用被挤入腹膜腔内[28]。造成这种现象是因为:首先,这个疝的疝囊颈一定很小,有纤维组织构成,而且不易收缩,一旦难以回纳,一定要抓住疝内容物,防止其回纳至腹腔。其次,疝囊颈周围一定有一个薄弱的内环口,而且它们之间没有粘连(图10-2a)。患者及其家属的暴力操作可以强迫疝囊离开原来的位置且完整地回纳至腹腔。这种情况下的疝回纳会牵拉精索,从而导致睾丸回缩。此时,在髂窝依然可以触及回纳的肿块,而在同一侧的睾丸会回缩,较轻地牵拉睾丸和精索会引起疼痛——Smiddy征(图10-2b)[30]。

(2)疝囊虽然分离但是疝囊颈的缩窄环依然完整,即使在外观上疝已经回复至腹膜平面,但是嵌顿及梗阻依然存在。这种情况是最常见的报道类型,大约占所有报道病例的92.8%[28]。

(3)疝内容物可以由腹外被回纳至腹膜前相通的疝囊内,假如这样的疝囊存在的话。Moynihan向我们展示了一个病例:一个嵌顿性腹股沟疝的肿块回纳到腹膜前相通的疝囊内,与腹腔相连的疝囊颈处的梗阻依然存在。这种并发症只发生在有两个囊腔的疝。这种疝囊很少见,一般见于那些绑了很多年疝带,疝囊与腹股沟外环粘连的患者。所以,Moynihan的这

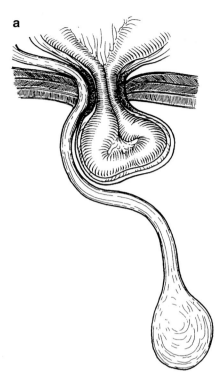 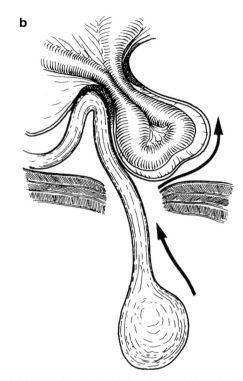

图10-2　肿块假性复位。(a) 拥有一个狭窄的、与内环没有牢固粘连的、不易收缩的疝囊颈的嵌顿性腹股沟疝，可以被强行回纳入腹部。(b) 肠腔仍然嵌顿，疝囊和内容物虽然"复位"至腹腔，但在该腹股沟区仍可触及质软的肿块。精索因为在内环处与疝囊颈粘连而被牵拉，引致睾丸回缩。尝试通过牵拉精索来使睾丸复位会引发疼痛 (Smiddy征)

种肿块假性复位目前已经很少见了[31]。

　　在所有的此类病例中，虽然外观上肿块回纳了，但是仍然可在原疝所在位置触诊到缺损的环口。通常疝环口周围组织可有压痛，周围腹部浅触诊可触及梗阻的成团状的内脏。更重要的是，因疝引起的梗阻症状依然存在。因此当出现以疝为中心的腹痛、进展性腹胀、呕吐、便秘、低血容量情况时，需引起主治医师的重视。腹部摄片可见肠梗阻的特点：扩张肠段及气液平。

　　选择经腹入路进入腹股沟区可以修补同时存在的疝，无论是腹股沟疝、股疝或者闭孔疝。当然术前运用CT检查可以筛选是否有选择经腹入路的必要性，而运用腹腔镜手术治疗，则不仅可以探查回纳的肠段情况，同时也可以行腹腔镜疝修补术。

Maydl疝与输入襻绞窄

　　1895年，Maydl[32]发现了一种"W"形疝，或称为双肠襻疝，即近端的与远端的肠段形成折叠的肠襻后，同时嵌顿于疝囊内，肠段的活性未丧失。但是在这种情况下，即使疝囊内的肠管没有坏死，另一侧腹腔内的中间肠襻也可坏死。如果发生不止一段肠襻坏死，这种情况更多发生在腹腔内的中间肠襻，而不是疝囊内的肠襻。迄今为止还未曾有只是疝囊内肠襻坏死，而腹腔内中间肠襻未坏死的病例报道（图10-3）。

　　Maydl疝常见于男性，常右侧发病。嵌顿的既可以是小肠也可以是大肠。Maydl首先报道疝囊内阑尾嵌顿坏死的病例（详情见下文）。在左侧，也有过疝囊内乙状结肠及横结肠嵌顿的病例报道[33]。曾经有一个病例，患者所有嵌顿的肠襻均源于大肠，由于盲肠、升结肠以及结肠肝曲都坏死，所以最后必须行右侧结肠切除术[34]。

　　在西方，绞窄性疝中Maydl疝的比例较少。Frankau回顾分析了由不列颠群岛各个中心提供的1 487例绞窄性疝病例，其中有654例腹股沟绞窄性疝病例，仅发现一例Maydl疝（0.6%）[35]。在西非，绞窄性疝是导致肠梗阻的最常见原因，而其中有

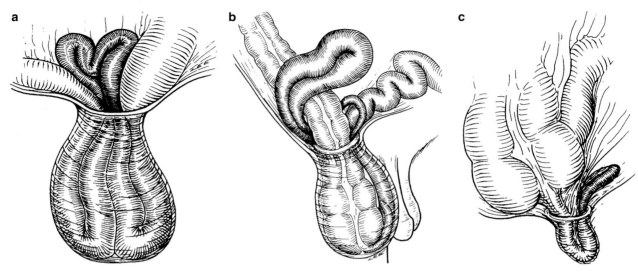

图10-3　(a) Maydl疝或"W"形疝或双肠襻疝。成团的腹腔内中间肠襻绞窄。在绞窄性疝手术中非常重要的就是要探查与疝囊内肠管相连的所有肠襻,以防遗漏。(b) 输入襻绞窄。这是有长期阴囊下垂史的非洲人的巨大腹股沟阴囊疝的常见并发症。疝囊内盲肠嵌顿,部分小肠从升结肠后方穿过并导致右侧结肠绞窄。这需要行常规的探腹手术。(c) 内容物为阑尾的Maydl疝是婴幼儿嵌顿性腹股沟疝的并发症

2%是Maydl疝[4,36]。

　　输入襻狭窄,是由于梗阻的腹股沟疝近端的腹腔内小肠肠襻绞窄性坏死造成的。在东非,它是右侧腹股沟疝梗阻引起的常见并发症。由于盲肠梗阻于腹股沟疝囊内,输入襻固定在被嵌顿的盲肠后方,由于盲肠嵌顿下坠且固定于疝囊内,回肠肠襻形成的腹内疝由盲肠内侧从后延长到另一侧。盲肠由于有回盲部的血供,保持循环,却组成了先前的狭窄,导致回肠襻嵌顿,影响了嵌顿回肠的肠旁血供。在进行解除嵌顿手术时,如果盲肠是下垂的游离的,并非滑动的,则需要检查近端1 m的回肠,明确有无坏死或缺血[37](图10-3)。

　　在非洲,Davey对于这种盲肠嵌顿在疝囊内导致的各种疝的变异特别关注。作为预防,手术医师要仔细检查疝囊内的肠襻,同时还需检查梗阻肠段远、近端1 m的肠段。对于此类患者运用腹腔镜技术可以详细检查这些病例相关肠段的活性。当患者出现腹股沟阴囊处非张力升高性水肿伴疼痛、下腹部质硬肿块、呈舟状的上腹部时,我们强烈怀疑是否可能发生了腹腔内中间肠襻或输入襻绞窄坏死的Maydl疝[3]。这时腹腔镜探查可以帮助确定是否有肠绞窄。

　　在婴幼儿,内容物为阑尾的Maydl疝可发生于疝囊颈小而紧的腹股沟斜疝中。行疝修补术时同

时行阑尾切除术是合适的手术方案[38](图10-3)。Maydl疝也可以发生在腹腔镜手术后,原腹腔镜穿刺处可形成内容物为小肠的Maydl疝[39]。

疝囊内阑尾绞窄

　　腹股沟疝与股疝的疝囊内常见到阑尾。阑尾绞窄(与阑尾炎相反)很少见。从临床和组织学角度区分这两种病并非难事。对于绞窄,炎症与静脉梗死是相伴的,病变累及阑尾全层,并且所有病变都限于嵌顿处近端[32]。而急性阑尾炎则开始于黏膜炎症,化脓,并向外播散,同时导致腹腔内脓性分泌物积聚。阑尾绞窄性疝临床上更像部分性肠管壁疝[40]。

Richter疝

　　肠管壁疝,又名Richter疝,并非Richter首先报道。在英美文献中它还有很多其他名字:被夹住的疝或被捏住的疝。而Frederick Treves对这个话题进行了精彩的概述,并提出了Richter疝这个概念。[41]

　　在肠管壁疝中,对系膜缘的小肠肠壁嵌顿于疝囊颈部,而未引起小肠肠管完全闭塞。(图10-4)

　　肠管壁疝最近又成了热议的话题,主要是由于肠管壁疝成为需长期门诊腹膜透析(CAPD)的肾

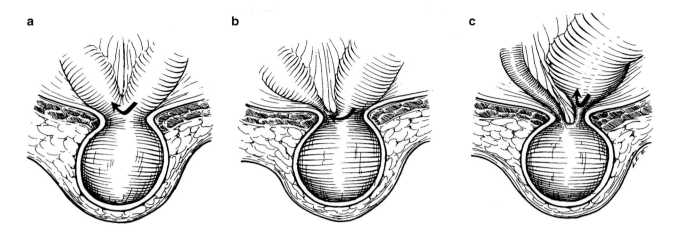

图10-4　Richter疝(肠管壁疝)。对系膜缘的肠襻首先被嵌顿于狭窄的疝囊颈部,往往是股疝或闭孔疝。病变进程从(a)部分肠壁受累,没有梗阻到(b)不完全梗阻到(c)完全梗阻和嵌顿肠襻的绞窄

功能不全患者的并发症[42],同时也成为曾行腹腔镜手术套管置管后患者的并发症[6]。在腹腔镜手术中,使用直径≥1 cm的套管的患者很容易术后并发此类疝。如果术中采用非切割的套管或膨胀性导管可降低此类并发症的发生,当然如果术后手术医师完整地缝合腹膜,则可以减少此类并发症发生。

由于病变的局限性以及疝形成和诱发的方式各异,所以临床现象及发展过程有很大的可变性。Steinke和Zellweger将此类疝分为4组:①梗阻组:该组患者早期获得诊断治疗可以有良好的预后。②危险组:该组患者症状不明显,会延误手术治疗时间,从而导致高死亡率。③坏死组:嵌顿的组织坏死穿孔形成肠外瘘(类似于1606年Fabricius描述的女患者的情况),肠瘘可以自愈("神奇的愈合力")或转变为慢性肠瘘。④"不幸运"的穿孔组:因为解剖问题,坏死后脓液感染其他部位,导致感染加重,形成巨大脓肿伴有脓血症和(或)毒血症,或引起腹膜炎;无论是哪一种情况都会导致高死亡率[41]。

婴幼儿腹股沟斜疝也会发生Richter疝,会出现腹绞痛和腹胀,但病程晚期才会出现完全性无排气、排便。呕吐并非常见症状。体检时可于疝处有压痛,不过无法扪及明显肿块。疝囊内肠壁很容易

嵌顿及坏死,导致疝囊内脏器穿孔而不伴有严重的急性腹膜炎。对于此类疝治疗的重点是,明确术中情况,以防将坏死的肠段回纳至腹腔。

Litter疝:Meckel憩室疝

1700年Alexis Littre报道了3例嵌顿性股疝,而疝囊中的内容物是回肠憩室。Littre认为回肠憩室是与疝环相关的继发现象,起因源于对侧肠段。

Meckel憩室是胃肠系统最常见的先天性异常,是由于卵黄管不完全分解所致。大约4% Meckel憩室患者会发生不同形式的并发症,Litter疝是最少见并发症之一[43]。一个偶然的机会发现了腹股沟疝中的Meckel憩室,当时被报道在一个发生嵌顿性腹股沟疝的婴幼儿病例中。Meckel憩室发生在婴幼儿身上大部分会与疝囊粘连,导致无法回纳。如果一名患儿右侧腹股沟疝经手法回纳后仍有部分疝无法回纳,则可以考虑该诊断[44]。

Meckel憩室也曾被报道发生于脐疝,这很正常,因为脐肠系膜管是胎儿正常脐的组成部分之一[45]。股疝合并Meckel憩室也曾经被报道,这是一个特例,憩室嵌顿形成小肠瘘,并发展成腹股沟区脓肿,借助瘘管,持续与外界相通[46](图10-5)。

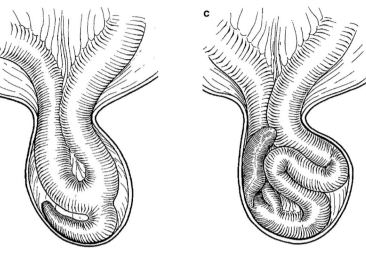

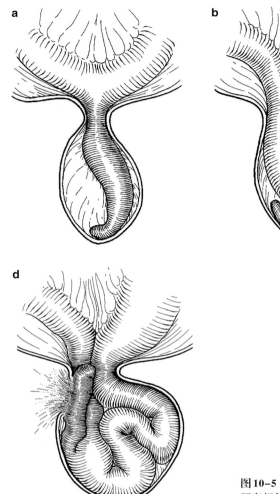

图10-5　疝囊内的Meckel憩室。疝囊内只有Meckel憩室(a)；进一步发展，还有相邻的回肠肠襻(b)。Meckel憩室可以黏附于疝囊(c)或形成瘘(d)

卵巢、输卵管、子宫形成疝

卵巢形成疝首次是在公元97年由以弗所的希腊内科医师Soranus报道。Watson报道了两个病例并评论说，子宫进入疝囊可能导致不孕，或妊娠期子宫进入疝囊，随着妊娠期的推进，子宫会无法回纳[38]。

卵巢与输卵管也可以进入疝囊，而且还有疝囊内异位妊娠发生[38]的报道。

同时代的研究中，小女孩的腹股沟疝中经常发现内生殖器。由于发生频率较高，所以手术中需谨慎打开每个疝囊，仔细检查，以排除生殖器进入的可能。

老年女性患者的输卵管与卵巢常常会成为腹股沟疝、股疝、闭孔疝的内容物，而且经常形成滑疝。病理变化会使疝内容物更复杂，比如输卵管积水就常见于无法回纳的腹股沟疝[47]。

有病例报道在一个有腹股沟疝的男性双性患者的腹中发现了子宫。应该在所有患腹股沟疝的男孩中开展常规阴囊内睾丸检查。如果在疝囊内发现睾丸发育异常，可以及时予以手术切除[48]。

泌尿系统并发症

膀胱较易形成腹股沟直疝和股疝的内侧壁（图10-6），而膀胱形成疝的现象很少见。膀胱的一小部分形成疝，那部分经常是膀胱憩室，通常与前列腺肥大有关[49]。膀胱部分形成疝一般术前很少

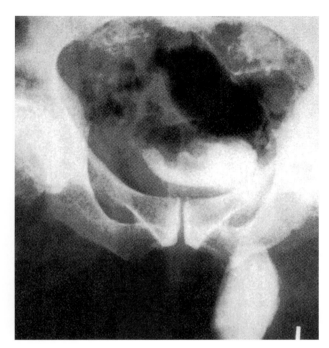

图 10-6　膀胱颈梗阻的男性患者的尿路造影检查显示膀胱的左侧壁在股疝的疝囊内

能诊断，不过如果怀疑，可以行膀胱造影术加以排除[50]。术中组织分离时膀胱很容易被识别，如果遇到困难，阻塞的脐动脉是重要的手术标志。如果膀胱靠近疝或疝的一部分，使用腹腔镜修复很容易造成膀胱损伤。这个问题在复发疝修补术中更成问题。如果对腹腔镜操作没有经验则不要采用这种难度较高的手术方式，而应向患者告知，并转为开放式疝修补术。在男孩，膀胱组成腹股沟斜疝的内侧壁非常常见。

　　术中仔细操作可以避免膀胱损伤。如果膀胱损伤则需要用双层可吸收线缝合关闭，并留置导尿 1 周。

　　输尿管形成疝的概率比较低，而且很容易被误诊，也会有严重的手术并发症。有两种输尿管形成腹股沟疝的形式：腹膜旁型（比较常见，为后天的，表现为腹膜疝囊，一般与其他腹部组织疝形成有关）和腹膜外型（较少见，为先天的，没有一个真正腹膜疝囊，一般仅由输尿管组成[51]）。腹膜旁型主要出现在巨大腹股沟滑疝的外侧壁。为了避免伤及输尿管需要对此充分认知，要保持警惕和仔细操作。术中要仔细辨别输尿管，仔细分离

并保护其血供，回纳至腹腔。如果损伤了输尿管或者其血供出现了问题，最好的处理方法是在输尿管里留置 "J" 管一段时间[52]。对于巨大腹股沟阴囊疝患者，建议术前完善静脉尿路造影检查以及膀胱排泄摄片检查，排除泌尿系统的并发症或疝囊内膀胱憩室[53]。

　　曾有报道，替代膀胱的回肠下垂会形成腹股沟斜疝[54]。患者主要表现为无尿以及造瘘口缺血。回肠襻绕着远端的固定点（造瘘口）扭转下降至疝囊。

睾丸绞窄

　　当一个质硬绞窄性疝从腹腔下降至阴囊的过程中压迫了睾丸，会导致睾丸的血供受累。这可能发生以下 3 种情况：

　　（1）对于患有腹股沟嵌顿性疝的男性婴幼儿，由于僵硬的外环口，会使静脉回流受阻。这在婴幼儿嵌顿性疝并发症中并不少见。

　　（2）有病例报道，自发性睾丸坏死发生于巨大腹股沟阴囊疝[55]。

　　（3）在非洲，报道了绞窄性腹股沟斜疝患者由于内环口处血管阻塞，引发睾丸坏死，术中只能将睾丸切除[55]。

　　这些病例中导致血管损伤的部位在婴幼儿期是外环，而在成年人为内环。需强调的是，这些部位在男性青春期前后其解剖结构是不一样的。当然同样重要的是，需将此类疾病与睾丸扭转鉴别。无论结果如何，都需要手术治疗。

自发性疝破裂及创伤性疝破裂

　　自发性疝破裂（裂开）较容易诊断，但非常少见。Helwig 发表了一篇文章，报道了 47 例自发性疝破裂伴内容物脱出，其中 17 例为切口疝，剩余的为腹股沟疝、股疝、脐疝、上腹壁疝或它们的复发疝[56]。脐疝自发破裂伴内脏脱出比较少见。由于此类疾病的并发症较少，所以不会影响已经接受的原先治疗婴幼儿脐疝的保守的手术方式[57]。

自发性疝破裂在英国发生了4例,在印度发生了1例。其中有两例没有直接原因[58,59],一例在疝破裂和内脏脱出前有严重的咳嗽[60],另一例是由于表面皮肤外伤及创伤造成的[61],剩下的一例则与脐部脓肿有着莫大的关系[62]。发生时,所有患儿的年龄都小于4个月。英国的4例病例都没有发生肠段损伤,且经过肠段回纳以及标准的脐疝修补术后都康复了。

一例特殊的自发性脐疝破裂发生于失代偿性肝病及腹水患者。为了避免腹水渗漏,建议采取经门静脉肝内门腔静脉分流术(TIPS)减少腹水产生后,行限期疝修补术[63]。

自发性疝破裂常见于下腹部、腹股沟及切口,且多数隐匿性进展,常无明显疼痛,裂开一段时间后在急诊被发现。其他的则是由于外力作用或者咳嗽。疝破裂通常表现为一个退行性变化的过程,因为疝囊相对缺血且壁薄,逐步伸展后,局部缺血加重,最终破裂。而某些情况如穿紧身服或擦伤引起的皮肤溃疡以及皮肤感染可加快过程的进展。

奇怪的是,自发性疝破裂患者的死亡率很低,仅在偏远,得不到及时医疗的山区有潜在的致命性[64]。原因是腹膜腔内未受污染,疝囊颈很紧,防止了疝囊内容物及大部分污染物进入腹膜腔。

Cheselden发现自发性疝破裂会导致瘘,然后"自愈"[65]。还有一个更特别的病例,Stock曾报道一个患右侧腹股沟嵌顿性疝的7周大小的中国小男孩,疝内容物已经无法回纳10日,最后发展为盲肠瘘而自行好转[66]。

男性患者受伤后导致难复性疝内肠破裂并不特别少见,在19世纪曾报道因此病导致死亡的病例[67]。除了曾经报道一例滑疝疝囊内结肠破裂外,基本上在腹腔内发现的都是小肠穿孔。钝挫伤导致的小肠破裂与腹股沟疝之间存在着一定的联系。疝下坠时或者腹股沟阴囊处巨大嵌顿性疝发生创伤时,容易发生小肠破裂[68]。

如果创伤的外力直接作用于疝囊导致局部肠损伤,这非常容易解释,因为小肠在疝囊中完全没被保护。又或者,一部分外力作用于出入疝囊处的肠段,导致肠段封闭,因而产生的压力可导致中间肠管管腔内压力增大,一旦达到一定值,创伤性穿孔随即发生[69]。当发生腹部钝挫伤时,游离肠段可通过蠕动分散外力;而固定肠段发生外伤风险就很高,所以十二指肠与末端回肠会经常受损。下坠的疝囊使得肠段固定无法移动,从而引发严重的外伤。

曾有很多腹膜透析(CAPD)患者发生突发性腹股沟斜疝破裂伴肠脱出的报道[70]。所以,建议腹股沟疝合并长期腹膜透析的患者无论疝是否有症状都应在透析疗程开始前行疝修补术。

病程发展中疝囊损坏

结节状间质细胞增生和间皮瘤

反复机械性创伤后,腹膜会反应性发生肠上皮化生,形成乳突状凸出、假性腺泡、鳞状上皮细胞巢,甚至软骨结节[71]。肝硬化腹水与胶原血管疾病与显著间皮细胞增生有关。疝囊可发生间质结节状增生,尤其是由于创伤引起的疝囊。疝带可能是引发因子。结节状间质细胞增生常见于婴幼儿疝囊,且在这些病例中,与反复发作嵌顿和绞窄有关。Partrick等分析了1 077名患儿共1 494例腹股沟疝囊的病理变化[72],发现间质结节状增生是少见和偶发的,且并不影响临床治疗。

病理变化主要发生在直径>1 cm的疝囊细胞结节中。这些结节由源于腹膜的含淡嗜酸性胞质的细胞组成。这些细胞表现为中度至重度多形性,游离在细胞间液时多数呈圆形,当和周围细胞相挤时则呈多形性,由此形成特有的结节。结节可能结合在一起形成如同假黏液瘤的囊性空间[73]。

如果持续有一定强度的力量损伤疝囊,结节状间质细胞增生可能会超过单纯再生的变化从而产生类似恶性细胞特点。需要警惕的是,间皮细胞具有刺激肿瘤生长的能力,因此病理医师需仔细地在显微镜下对疝囊进行读片[73]。

结节状间质细胞增生在婴幼儿中更常见,而且具有最旺盛的能力。该病情是完全良性的,不需要行根治性手术,而且随访数据显示该类增生的无害性。所以需诊断明确,以防无谓的有潜在危险的治疗。Ordonez 等建议将结节状间质细胞增生术语替换为结节状组织细胞增生,因为损伤后首先发生反应性组织细胞增殖,且发生在除了浆膜层以外的所有部位。由于对这些组织增生细胞的核分裂活性及细胞异型性的诊断有怀疑,可以行角蛋白或组织因子 CD68 染色。通过这些方法可以区分表现为高核分裂的细胞活性与恶性细胞[74]。

另一种情况是,疝囊内发现真正的腹膜间皮瘤[75]。间皮瘤是偶然被发现的,或患者表现为疝囊壁肿块。既然间皮瘤一般出现在大部分腹膜腔内,那么它可以源自疝囊本身、脊髓或者鞘膜。如果间皮瘤源于脊髓结构,或其残留的间质细胞,加之肿块形成,患者会有明显的阴囊水肿。

有报道发现未有石棉接触史患者的疝囊发生了恶性间皮瘤,进一步的证据证明了局部创伤与间质细胞增生之间的关系。Grove 等描述了 3 例在组织学及免疫组织化学法方面记录详尽的睾丸鞘膜及疝囊的间皮瘤[76]。根据对这 3 例病例的分析与随访,以及先前 30 例病例报道的总结显示,这是一个多变和无法预料的临床病程。基于临床和病理结果,他提出了一个对高度恶性及低度恶性肿瘤的分类。高度恶性肿瘤,可产生腹膜内沉积并导致肠梗阻及其他并发症[75]。

单发纤维瘤(solitary fibrous tumor, SFT)是一种间质来源的肿瘤,为纤维瘤的变异,被发现病发于腹壁疝囊[77]。腹膜 SFT 也被称为纤维间质瘤,来源于间皮下的间质细胞。Lee 等报道了两例由疝囊原发的含有大量黏液物质的肿瘤,酷似腹膜假黏液瘤。这种疾病的治疗方案采用局部广泛切除术,而它的切除程度是预测预后的主要因素。

癌变是疝囊的并发症之一

腹股沟疝囊相关的恶性肿瘤虽然不常见但也不罕见,所以外科医师应随时保持警惕,尤其是面对最近曾有腹股沟疝发作的老年患者[78, 79]。如果发现疝囊壁增厚或术中疝囊内见腹水,则疝囊需行组织学检查,腹水需行全面的细胞学检查。疝囊是唯一可以行腹膜活检的部位,千万不要遗漏。如果

在疝修补术中对疝囊癌变有所怀疑,可以行快速冷冻切片检查以明确病理诊断,同时通过疝孔进行手指触诊也可以对病情有多一份的了解。对于老年男性患者,尤其是曾经行结直肠癌手术治疗的患者,更要警惕疝囊肿瘤的发生[80]。对于此类情况,不建议立即行开放手术;建议先修复疝缺损,并充分做好肠道准备及进行预防性抗生素治疗,然后择期早期手术治疗。

Lejars[81] 将腹股沟疝囊相关的恶变分为 3 种情况:囊外、疝囊、囊内。虽然这个分类很有价值,但是却不能契合当今的病理及手术概念。相对而言,我们更倾向于以下分类:

1. 原发癌变　发生于囊外以及囊内。

2. 继发癌变　主要发生于囊内,源于肺、乳腺、胃、结肠、子宫及其他腹部脏器的癌转移。

疝囊外癌可以是产生于滑入直疝疝囊内侧壁的膀胱或膀胱憩室,也可以是结肠,病变成为滑疝的一部分,并产生癌变。这种癌变可能导致梗阻,因此会被误诊为绞窄性疝发作。询问术前详细的病史可以预防误诊。类似的病例报道有 6 例,这几例病例的疝囊均较大,进入阴囊,而且在出现肠梗阻症状前相当长的一段时间内疝内容物就已经发生癌变且无法回纳了[82]。癌变肿块较大,伴局部进展,且在疝囊中可被触及,但没有像疝囊中绞窄的小肠那样明显[83]。曾经有报道脊髓来源的脂肪肉瘤侵入邻近的腹股沟疝囊,说明不是所有腹股沟疝的恶变都是源于腹腔的[79]。

疝囊内恶变是长期嵌顿于疝囊内内脏的原发恶变,最多见于结肠癌与盲肠癌,当然疝囊内阑尾恶变也时有发生[84]。

疝囊内肿瘤常表现为局部固定的、进展的肿块。这并不能代表可以顺利地行局部广泛切除术。疝囊内肿瘤也可发生在白线疝、脐疝及切口疝的疝囊内。

对于疝囊不建议常规行组织学检查。Kassan 等常规检查了 1020 例术后疝囊,在这些样本中,意外地发现隐匿性肿瘤的概率为 1 020 分之一(0.098%),而每例未预料的发现却导致了 49 041 美元的额外花费,这唯一一例反常的未预料到的发现

是1例非典型性脂肪瘤[85]。如果术中疝囊的外观不正常，或者异常增厚，需要行组织学检查。对于一个外观正常的疝囊进行组织学检查，患者并没有明显获益。当然在某些地方（尤其是美国），术后疝囊会被送去进行病理学检查，并把它作为法医学组织进行存档。

妇科肿瘤：子宫内膜异位症以及平滑肌瘤

子宫肌腺瘤在剖宫产引起的切口疝中并不少见，这同样也可以发生在腹股沟疝及股疝的疝囊中。典型的周期性疼痛有助于术前诊断。疝囊内子宫内膜异位是此病唯一的征象，同时也可以导致类似于嵌顿性疝发作的症状[86,87]。

子宫肌瘤来源的平滑肌瘤也可以发生在女性腹股沟疝、股疝、闭孔疝[88]以及脐疝[89]的疝囊内。

急性炎症：疝囊并发症之腹膜炎及阑尾炎

腹腔内炎症会产生脓液，表现为疼痛的增大的疝囊，这是一个很重要的区别于绞窄性疝的诊断；在这种情况下，疝就像是腹腔脓性分泌物的隐窝。Zuckerkabdl在1891年首先描述了此类症状。他的患者是一位55岁的男性患者，患右侧腹股沟疝，无法回纳6日，并伴有疼痛感。术中见疝囊内只有脓性分泌物，腹腔内探及穿孔的阑尾位于疝囊上方。患者的阑尾并没有被切除，而患者也痊愈了[90]。Cronin和Ellis报道了牛津的5例病例，这几例病例的疝囊内全是脓性分泌物，使得手术医师术前将其误诊为绞窄性疝[40]。这种内容物为脓性分泌物的疝较常为右侧腹股沟疝[91]，接着是右侧股疝[92]、左侧腹股沟，较少发生于左侧股疝[93]。上腹部疝及脐疝也曾有此类病例发生。此类病例伴随潜在的病理变化包括急性阑尾炎（最常见）、消化道溃疡穿孔、肺炎球菌性腹膜炎、急性输卵管炎、急性胰腺炎及胆汁性腹膜炎[40,94]。

在急性阑尾炎病例中，阑尾可以包含于疝囊内。Ryan在1937年收集分析了537例病例，其中疝囊内并发急性阑尾炎的发病率为0.3%[95]。可见虽然阑尾下坠至腹股沟疝或股疝疝囊内常见，但是很少炎症感染。De Garengeot首次报道了股

疝疝囊内并发阑尾炎[96]。Doolin报道了1例股疝，其疝囊内有脓性分泌物以及末端坏疽的阑尾。在这例病例腹股沟韧带上方的腹部没有任何异常发现[97]。疝囊内阑尾炎较常发生于右侧腹股沟疝及右侧股疝[98]，如果阑尾炎穿孔则经常被误诊为腹股沟绞窄性疝[99,100]。在1736年，Claudius Amyand，一个胡格诺教徒、抗天花接种的先驱者、伦敦圣乔治医院内George二世的主治医师成功地完成了1例右侧腹股沟疝内阑尾切除术[101]：阑尾在右侧腹股沟引发瘘，然后在此处用针刺破，以右侧腹股沟疝的形式将阑尾拖出。绝大多数引发阑尾炎的报道发生于绝经后女性的股疝以及从6周岁到88岁各个年龄段的男性腹股沟疝患者。当然阑尾炎也会出现在左侧腹股沟疝[102]、脐疝[103]、闭孔疝以及切口疝[102,104]中。

在现代影像学检查运用之前，疝内并发急性阑尾炎很少被术前诊断[105]。Luchs等报道了两例Amyand疝，临床考虑为嵌顿性疝，但是通过术前CT检查诊断为Amyand疝[106]。由此显示，急性腹腔及盆腔CT检查可以做出先前未预料到的诊断，并且及时让患者得到适当的治疗。腹腔镜作为可选择的诊断手段，优势在于诊断后可以及时转为阑尾切除术和疝修补术等治疗[107]。此类患者的病史往往提示是伴有局部腹膜炎症状的绞窄性疝，还是肠管壁疝或网膜绞窄。这两种病情无论哪一种，疼痛性质都是典型持续的贯穿痛，而阑尾炎早期则是典型的脐周痛[108]。

手术是主要的治疗方式，如果可能可以在行疝修补术的同时通过疝囊行阑尾切除术。在布里斯托尔与埃克塞特（英国英格兰城市）提供的7例病例中，4例是股疝，3例是腹股沟疝，无一例外术前都被诊断为绞窄性疝，而没有怀疑是阑尾炎。对这些病例都施行了疝修补术，并同时由此切口行阑尾切除术。术后所有的患者都康复，但是有3例伤口感染引发术后并发症。追问病史，术前虽然只有3例有右侧髂窝痛，但是疼痛均持续超过24 h[104]。疝囊内急性阑尾炎需与疝囊内阑尾急性绞窄区别[109]。对于阑尾炎患者，在行通过疝孔的疝修补术时，避免使用补片。

◇ 参 ◇ 考 ◇ 文 ◇ 献 ◇

[1] Magnus R. Late bowel obstruction due to kinking of the damaged loop following reduction of a strangulated hernia. Br J Surg. 1965; 52: 121−122.

[2] Moore CA. Hypertrophic fibrosis of the gut causing chronic obstruction: a sequel to a strangulated hernia. Br J Surg. 1913; 1: 361−365.

[3] Davey WW. Companion to surgery in the tropics. Edinburgh: Livingstone; 1968.

[4] Badoe EA. Acute intestinal obstruction in Korie Bu Teaching Hospital, Accra: 1965−1969. Ghana Med J. 1970; 9: 283−287.

[5] Krug F, Herold A, Wenk H, Bruch HP. Incisional hernias after laparoscopic interventions. Chirurg. 1995; 66: 419−423.

[6] Tonouchi H, Ohmori Y, Kobayashi M, Kusunoki M. Trocar site hernia. Arch Surg. 2004; 139: 1248−1256.

[7] Vowles KDJ. Intestinal complications of strangulated hernia. Br J Surg. 1959; 47: 189−192.

[8] Quill DS, Devlin HB, Plant JA, Denham KR, McNay RA, Morris D. Surgical operation rates: a twelve year experience in Stockton on Tees. Ann R Coll Surg Engl. 1983; 65: 248−253.

[9] Andrews NJ. Presentation and outcome of strangulated external hernia in a district general hospital. Br J Surg. 1981; 68: 329−332.

[10] Campling EA, Devlin HB, Hoyle RW, Lunn JN. The report of a national confidential enquiry into perioperative deaths 1991/1992. London: NCEPOD; 1993.

[11] Kjaergaard J, Bay-Nielsen M, Kehlet H. Mortality following emergency groin hernia surgery in Denmark. Hernia. 2010; 14: 351−355.

[12] Dahlstrand U, Wollert S, Nordin P, Sandblom G, Gunnarsson U. Emergency femoral hernia repair: a study based on a national register. Ann Surg. 2009; 249: 672−676.

[13] Gallegos NC, Dawson J, Jarvis M, Hobsley M. Risk of strangulation in groin hernias. Br J Surg. 1991; 78: 1171−1173.

[14] Milamed DR, Hedley-Whyte J. Contributions of the surgical sciences to a reduction of the mortality rate in the United States for the period 1968 to 1988. Ann Surg. 1994; 219: 94−102.

[15] Williams M, Frankel S, Nanchalal K, Coast J, Donovan J. Hernia repair: epidemiologically based needs assessment. Health care evaluation unit. Briston: University of Bristol Print Services; 1992.

[16] Rutkow IM, Robbins AW. Demographic, classificatory, and socioeconomic aspects of hernia repair in the United States. Surg Clin North Am. 1993; 73: 413−426.

[17] Fitzgibbons Jr RJ, Giobbie-Hurder A, Gibbs JO, Dunlop DD, Reda DJ, McCarthy Jr M, et al. Watchful waiting vs repair of inguinal hernia in minimally symptomatic men: a randomized clinical trial. JAMA. 2006; 295: 285−292.

[18] Chung L, Norrie J, O'Dwyer PJ. Long-term follow-up of patients with a painless inguinal hernia from a randomized clinical trial. Br J Surg. 2011; 98: 596−599.

[19] Neuhauser D. Elective inguinal herniorrhaphy versus truss in the elderly. In: Bunker JP, Barnes BA, Mosteller F, editors. Costs, risks and benefits of surgery. New York: Oxford University Press; 1977. p. 223−229.

[20] Simons MP, Aufenacker T, Bay-Nielsen M, Bouillot JL, Campanelli G, Conze J, et al. European Hernia Society guidelines on the treatment of inguinal hernia in adult patients. Hernia. 2009; 13: 343−403.

[21] Helgstrand F, Rosenberg J, Bay-Nielsen M, Friis-Andersen H, Wara P, Jorgensen LN, et al. Establishment and initial experiences from the Danish Ventral Hernia Database.

Hernia. 2010; 14: 131−135.

[22] Lauscher JC, Rieck S, Loh JC, Grone J, Buhr HJ, Ritz JP. Oligosymptomatic vs. symptomatic incisional hernias-who benefits from open repair? Langenbecks Arch Surg. 2011; 396(2): 179−185.

[23] Yokoyama T, Munakata Y, Ogiwara M, Kamijima T, Kitamura H, Kawasaki S. Preoperative diagnosis of strangulated obturator hernia using ultrasonography. Am J Surg. 1997; 174: 76−78.

[24] Gilliam A, Wai D, Perry EP. Ultrasonic diagnosis of strangulated obturator hernia. Eur J Surg. 2000; 166: 420−421.

[25] Green BT. Strangulated obturator hernia: still deadly. South Med J. 2001; 94: 81−83.

[26] Rodriguez-Hermosa JI, Codina-Cazador A, Maroto-Genover A, Puig-Alcantara J, Sirvent-Calvera JM, Garsot-Savall E, et al. Obturator hernia: clinical analysis of 16 cases and algorithm for its diagnosis and treatment. Hernia. 2008; 12: 289−297.

[27] Toms AP, Dixon AK, Murphy JM, Jamieson NV. Illustrated review of new imaging techniques in the diagnosis of abdominal wall hernias. Br J Surg. 1999; 86: 1243−1249.

[28] Pearse HE. Strangulated hernia reduced en masse. Surg Gynecol Obstet. 1931; 53: 822−828.

[29] Levack JH. In masse reduction of strangulated hernia. Br J Surg. 1963; 50: 582−585.

[30] Barker AK, Smiddy FG. Mass reduction of inguinal hernia. Br J Surg. 1970; 57: 264−266.

[31] Moynihan BGA. Retroperitoneal hernia. London: Bailliere; 1899.

[32] Maydl C. Über retrograde Incarceration der Tuba ond des Processus Vermiformis in Leisten und Schenkelhernien. Wien Klin Rund. 1895; 8: 17−35.

[33] Ganesaratnam M. Maydl's hernia: report of a series of seven cases and review of the literature. Br J Surg. 1985; 72: 737−738.

[34] Moss CM, Levine R, Messenger N, Dardik I. Sliding colonic Maydl's hernia: report of a case. Dis Colon Rectum. 1976; 19: 636−638.

[35] Frankau C. Strangulated hernia: a review of 1, 487 cases. Br J Surg. 1931; 19: 176−191.

[36] Bayley AC. The clinical and operative diagnosis of Maydl's hernia: a report of fi ve cases. Br J Surg. 1970; 5: 687−690.

[37] Philip PJ. Afferent limb internal strangulation in obstructed inguinal hernia. Br J Surg. 1967; 54: 96−99.

[38] Watson LF. Hernia: anatomy, etiology, symptoms, diagnosis, differential diagnosis, prognosis and the operative and injection treatment. 2nd ed. London: Harry Kimpton; 1938.

[39] Bender E, Sell H. Small bowel obstruction after laparoscopic cholecystectomy as a result of a Maydl's herniation of the small bowel through a trocar site. Surgery. 1996; 119: 480.

[40] Cronin K, Ellis H. Pus collections in hernial sacs; an unusual complication of general peritonitis. Br J Surg. 1959; 46: 364−367.

[41] Steinke W, Zellweger R. Richter's hernia and Sir Frederick Treves: an original clinical experience, review, and historical overview. Ann Surg. 2000; 232: 710−718.

[42] Engeset J, Youngson GG. Ambulatory peritoneal dialysis and hernial complications. Surg Clin North Am. 1984; 64: 385−392.

[43] Andrew DR, Williamson KM. Meckel's diverticulum-rare complications and review of the literature. J R Army Med Corps. 1994; 140: 143−145.

[44] Baillie RC. Incarceration of a Meckel's inguinal hernia in an

infant. Br J Surg. 1959; 46: 459−461.

[45] Castleden WM. Meckel's diverticulum of an umbilical hernia. Br J Surg. 1970; 57: 932−934.

[46] Leslie MD, Slater ND, Smallwood CJ. Small bowel fistula from a Littre's hernia. Br J Surg. 1983; 70: 244.

[47] Van Meurs DPP. Strangulation of the ovary and fallopian tube in an obturator hernia. Br J Surg. 1945; 32: 539−540.

[48] Binns JH, Cross RM. Hernia uteri inguinalis in a male. Br J Surg. 1967; 54: 571−575.

[49] Carrieri P, Nardi S, Basuku GC, Vitali A, Nistri R. The involvement of the urinary tract in inguinal hernias. Ann Ital Chir. 1998; 69: 795−797.

[50] Garcia AA, Perales NJ, Schiefenbusch ME, Marquez JL, Polo HE, Cacha LG. Inguinal bladder hernias: a report of two cases. Actas Urol Esp. 1999; 23: 625−628.

[51] Giglio M, Medica M, Germinale F, Raggio M, Campodonice F, Stubinski R, et al. Scrotal extraperitoneal hernia of the ureter: case report and literature review. Urol Int. 2001; 66: 166−168.

[52] Percival WL. Ureter within a sliding inguinal hernia. Can J Surg. 1983; 26: 283, 286.

[53] Pollack HM, Popky GL, Blumberg ML. Hernias of the ureter— an anatomic-roentgenographic study. Radiology. 1975; 117: 275−281.

[54] Ramayya GR. Volvulus of an ileal conduit in an inguinal hernia. Br J Surg. 1984; 71: 637.

[55] Mabogunje OA, Grundy DJ, Lawrie JH. Orchidectomy in a rural African population. Trans R Soc Trop Med Hyg. 1980; 74: 749−751.

[56] von Helwig H. Uber sogennante Spontonrupturen von Hernien. Schweiz Med Wochenschr. 1958; 27: 662−666.

[57] Maniatis AG, Hunt CM. Therapy for spontaneous umbilical hernia rupture. Am J Gastroenterol. 1995; 90: 310−312.

[58] McLean A. Spontaneous rupture of an umbilical hernia in an infant. Br J Surg. 1950; 37: 239.

[59] Strange SL. Spontaneous rupture of an umbilical hernia in an infant. Postgrad Med J. 1956; 32: 39.

[60] Bain IM, Bishop HM. Spontaneous rupture of an infantile umbilical hernia. Br J Surg. 1995; 82: 35.

[61] Hartley RC. Spontaneous rupture of incisional herniae. Br J Surg. 1962; 49: 617−618.

[62] Chatterjee SK. Spontaneous rupture of umbilical hernia with evisceration of small intestine. J Indian Med Assoc. 1972; 59: 287.

[63] Telem DA, Schiano T, Divino CM. Complicated hernia presentation in patients with advanced cirrhosis and refractory ascites: management and outcome. Surgery. 2010; 148: 538−543.

[64] Ogundiran TO, Ayantunde AA, Akute OO. Spontaneous rupture of incisional hernia — a case report. West Afr J Med. 2001; 20: 176−178.

[65] Cheselden W. The anatomy of the human body. 12th ed. London: Livingston, Dodsley, Cadell, Baldwin and Lowndes; 1784.

[66] Stock FE. Faecal fistula and bilateral strangulated hernia in an infant. Br Med J. 1951; 1: 171.

[67] Aird I. The association of inguinal hernia with traumatic perforation of the intestine. Br J Surg. 1935; 24: 529−533.

[68] Masso-Misse P, Hamadiko, Yomi, Mbakop A, Yao GS, Malonga E. A rare complication of inguinal hernia. Evisceration by rupture of the scrotum secondary to blunt trauma of the abdomen. J Chir (Paris). 1994; 131: 212−213.

[69] Reynolds RD. Intestinal perforation from trauma to an inguinal hernia. Arch Fam Med. 1995; 4: 972−974.

[70] Ralph-Edwards A, Maziak D, Deitel M, Thompson DA, Kucey DS, Bayley TA. Sudden rupture of an indirect

[71] Ackerman LV. Tumours of the retroperitoneum mesentery and peritoneum. Atlas of tumour pathology. Washington, DC: Armed Forces Institute of Pathology; 1954. p. 134−135.

[72] Partrick DA, Bensard DD, Karrer FM, Ruyle SZ. Is routine pathological evaluation of pediatric hernia sacs justified? J Pediatr Surg. 1998; 33: 1090−1092.

[73] Rosai J, Dehner LP. Nodular mesothelial hyperplasia in hernia sacs: a benign reactive condition simulating a neoplastic process. Cancer. 1975; 35: 165−167.

[74] Ordonez NG, Ro JY, Ayala AG. Lesions described as nodular mesothelial hyperplasia are primarily composed of histiocytes. Am J Surg Pathol. 1998; 22: 285−292.

[75] Brandt WE. Unusual complications of hernia repairs: large symptomatic granulomas. Am J Surg. 1956; 92: 640−643.

[76] Grove A, Jensen ML, Donna A. Mesotheliomas of the tunica vaginalis testis and hernial sacs. Virchows Arch A Pathol Anat Histopathol. 1989; 415: 283−292.

[77] Lee JR, Hancock SM, Martindale RG. Solitary fibrous tumors arising in abdominal wall hernia sacs. Am Surg. 2001; 67: 577−581.

[78] Ficarra BJ. Hernia: masquerader of surgical disorders. Surg Clin North Am. 1971; 51: 1401−1414.

[79] Roslyn JJ, Stabile BE, Rangenath C. Cancer in inguinal and femoral hernias. Am Surg. 1980; 46: 358−362.

[80] Matsumoto G, Ise H, Inoue H, Ogawa H, Suzuki N, Matsuno S. Metastatic colon carcinoma found within an inguinal hernia sac: report of a case. Surg Today. 2000; 30: 74−77.

[81] Lejars F. Neoplasmes herniares et peri-herniares. Gaz Hop Civ Mil. 1889; 62: 801−811.

[82] Lees W. Carcinoma of colon in inguinal hernial sacs. Br J Surg. 1966; 53: 473−474.

[83] Griffiths JC, Toomey WF. Large bowel obstruction due to a herniated carcinoma of sigmoid colon. Br J Surg. 1964; 51: 715−717.

[84] Nayak IN. Malignant mucocele of the appendix in a femoral hernia. Postgrad Med J. 1974; 50: 246−249.

[85] Kasson MA, Munoz E, Laughlin A, Margolis IB, Wise L. Value of routine pathology in herniorrhaphy performed upon adults. Surg Gynecol Obstet. 1986; 163: 518−522.

[86] Quagliarello J, Coppa G, Bigelow B. Isolated endometriosis in an inguinal hernia. Am J Obstet Gynecol. 1985; 152: 688−689.

[87] Yuen JS, Chow PK, Koong HN, Ho JM, Girija R. Unusual sites (thorax and umbilical hernial sac) of endometriosis. J R Coll Surg Edinb. 2001; 46: 313−315.

[88] Lung NG, Kit HK, Collins REC. Leiomyoma of the broad ligament in an obturator hernia presenting as a lump in the groin. J R Soc Med. 1986; 79: 174−175.

[89] Coetzee T, Phillips WR. Torsion of a myomatous uterus incarcerated in an umbilical hernia. Br J Surg. 1960; 48: 342−344.

[90] Zuckerkandl M. Hernia inflammata in Folge Typhilitis des Wormfortsatzes in einem Leistebruche. Wien Klin Wochenschr. 1891; 4: 305.

[91] Bennett C. Appendiceal pus in a hernia sac simulating strangulated inguinal hernia. Br Med J. 1919; 2: 75.

[92] Garland EA. Femoral appendicitis. J Indiana State Med Assoc. 1955; 48: 1292−1296.

[93] Watkins RM. Appendix abscess in a femoral hernial sac — case report and review of the literature. Postgrad Med J. 1981; 57: 306−307.

[94] Ekwueme O. Strangulated external hernia associated with generalized peritonitis. Br J Surg. 1973; 60: 929−933.

[95] Ryan WJ. Hernia of the vermiform appendix. Ann Surg.

inguinal hernial sac with extravasation in two patients on continuous ambulatory peritoneal dialysis. Can J Surg. 1994; 37: 70−72.

1937; 105: 135.

[96] De Garengeot RJC. Traite des operations de chirurgie. 2nd ed. Paris: Huart; 1731. p. 369−371.

[97] Doolin W. Inflamed appendix in a hernial sac. Br Med J. 1919; 2: 239.

[98] Lestor R, Burke JR. Strangulated femoral hernia containing appendices. J R Coll Surg Edinb. 1979; 24: 102−103.

[99] Logan MT, Nottingham JM. Amyand's hernia: a case report of an incarcerated and perforated appendix within an inguinal hernia and review of the literature. Am Surg. 2001; 67: 628−629.

[100] House MG, Goldin SB, Chen H. Perforated Amyand's hernia. South Med J. 2001; 94: 496−498.

[101] Orr KB. Perforated appendix in an inguinal hernial sac: Amyand's hernia. Med J Aust. 1993; 159: 762−763.

[102] Carey LC. Acute appendicitis occurring in hernias: a report of 10 cases. Surgery. 1967; 61: 236−238.

[103] Doig CM. Appendicitis in umbilical hernial sac. Br Med J. 1970; 2: 113−114.

[104] Thomas WE, Vowles KD, Williamson RC. Appendicitis in external herniae. Ann R Coll Surg Engl. 1982; 64: 121−122.

[105] Gray HT. Lesions of the isolated appendix vermiformis in the hernial sac. Br Med J. 1910; 2: 1142−1145.

[106] Luchs JS, Halpern D, Katz DS. Amyand's hernia: prospective CT diagnosis. J Comput Assist Tomogr. 2000; 24: 884−886.

[107] Bamberger PK. Revisiting Amyand's hernia in the laparoscopic era. Surg Endosc. 2001; 15: 1051.

[108] Cope Z. The early diagnosis of the acute abdomen. 4th ed. London: Oxford University Press; 1972.

[109] Johnson CD. Appendicitis in external herniae. Ann R Coll Surg Engl. 1982; 64: 283.

第11章
儿童腹股沟疝

Inguinal Hernias in Children

Aly Shalaby and Joe Curry

冯寿全 译

历 史

儿童腹股沟疝的处理自古以来就有记载，在古代纸莎草纸上就有"腹壁表面肿胀"这样的描述，并且早先的亚历山大医师用拉紧的绷带来治疗。公元176年，Galen描述了那些异常睾丸鞘突导致的先天性腹股沟疝（斜疝）或鞘膜积液，如同"下腹壁大网膜囊的一个小侧袋"[1]。

公元1世纪，罗马的Celsus发表了最早的儿童疝修补术的相关文章[1]，建议通过阴囊的切口切除疝囊和睾丸。这种睾丸切除术作为疝治疗的基本部分直到12世纪（1210～1277年）才被William de Salicet摒弃。

疝病学建立于文艺复兴期间（15～17世纪）。最伟大的贡献者是Pierre Franco，这位瑞士的外科医师，在1556年设计了用带槽沟的器具作引导，将绷紧的筋膜切开，从而可以把绞窄性疝束紧的环分开，并且避免损伤肠道[2]。在远端腹股沟环处结扎疝囊是由Stromayr提出的，他区分了直疝和斜疝，并且提出在斜疝的情况下可切除睾丸，而Purman（1649～1711年）则提倡保留睾丸。与此同时，Pare认为儿童被发现腹股沟疝就应该治疗。而1756年，Pott首次对这个问题进行了更详细、确切的阐述。

当Bassini、Halsted和Shouldice描述了如何修补和加固成人疝时，1912年Turner报道，对大多数儿童来说，腹股沟疝的治疗不需要修补，只需要做疝囊高位结扎[3]。

在腹腔镜运用于治疗成人腹股沟疝后不久，腹腔镜疝修补术在儿童中也得到了广泛应用。在Shouldice和Lichtenstein对成人腹股沟疝"组织修补"技术受到青睐的时候[2]，儿童疝的修补技术也得到了持续的发展。

正如1938年Herzfield首先描述的那样，目前儿童腹股沟疝修补术是一个门诊的基础手术。而在1941年，由Ladd和Gross首创[3]在婴儿期施行的早期修补技术则得益于新生儿学和麻醉学的进步。

胚胎学和解剖学

胚胎学

胚胎发育至5～6周时，性腺由泌尿生殖脊发源[4]。间充质的核心细胞从外胚层的表皮（将来的阴囊）向性腺尾端延伸并形成一个索状结构：睾丸引带。腹股沟管围绕引带形成腹壁的肌肉并开始分化。

在胚胎第2个月末，腹壁的底部是水平的，随着它逐渐垂直，脐动脉向上牵拉形成一个腹膜皱襞，由此形成腹膜裂隙的内侧边缘。这个裂隙称为腹膜鞘突或侧腹股沟裂隙。它的下端沿着睾丸引带突向腹股沟管，形成睾丸鞘突（processus vaginalis，PV）（图11-1）[4]。有些研究人员认为睾丸鞘突是由于腹内压力所致，而另一些学者则相信

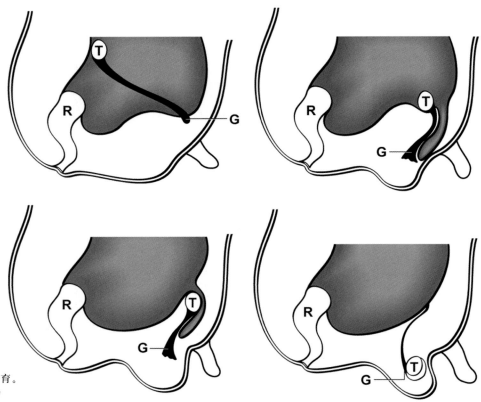

图11-1 睾丸鞘突的胚胎期发育。
T：睾丸，G：睾丸引带，R：直肠

这是一个主动的过程[5]。

在男性，突起的远端内含睾丸，形成睾丸鞘膜。而紧贴精索的近端部分则慢慢闭锁，通常只留下纤维条索。腹膜鞘突也存在于女性，向腹股沟管延展（有时也被称为Nuck管），正常情况下也是完全闭锁的。

睾丸鞘突闭塞的机制目前还不清楚。有些学者相信是内分泌因素控制了睾丸下降的最后步骤，如雄激素、降钙素基因相关肽（CGRP）、人胰岛素样因子3（INSL3），这些激素或许也控制了随后的睾丸鞘突的关闭[4,6]。然而，对于女性的卵巢下降至盆腔而非腹股沟管这一现象，至今不太清楚。

研究表明，外源性降钙素基因相关肽在器官的生长中，通过上皮间质细胞的移行转化而使未闭的睾丸鞘突（也称为PPV）融合。与之相似的是，肝细胞生长因子（HGF）也被证明可以导致睾丸鞘突融合，如同可以让胚胎腭裂融合一样。不管怎样，已被证明睾丸鞘突闭合整个过程远比此前的认识要复杂得多[7]。

睾丸鞘突具体的闭合时间也同样不确定。研究指出，大多数婴儿出生时就存在睾丸鞘突未闭[5]，闭合时间大约在出生后6个月左右。此后，未闭率在3~5岁时会渐渐下降并趋于稳定。而闭合过程的开始部位究竟是在近端、中段或远端，也同样未知[5]。

儿童腹股沟管的解剖

儿童腹股沟的基础解剖和成人相同。但是，婴儿的和成人的还是有些不同的。与成人相比，婴儿期和儿童期腹股沟管的长度，与个体大小更相关。婴儿期，长1~1.5 cm。当婴儿耻骨分离（膀胱和泄殖腔外翻）或有巨大疝时，腹股沟外环被极度拉伸，内环和外环几乎重叠。如果Scarpa筋膜发育非常好，外科医师可能会把它误认为是腹外斜肌的腱膜。其实，在深筋膜和腱膜之间可能有一层脂肪，如果能解剖到这层脂肪，就说明腹外斜肌腱膜还未到达。

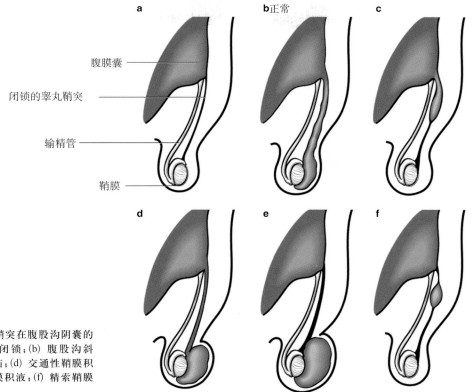

图11-2 睾丸鞘突在腹股沟阴囊的变异。(a) 正常闭锁；(b) 腹股沟斜疝；(c) 腹股沟疝；(d) 交通性鞘膜积液；(e) 睾丸鞘膜积液；(f) 精索鞘膜积液

图中标注：腹膜囊、闭锁的睾丸鞘突、输精管、鞘膜

病因学和临床诊断

病因

睾丸鞘突未闭可导致一系列腹股沟阴囊的异常（图11-2），这些异常如下：

（1）持续未闭导致腹股沟阴囊斜疝（图11-2b）。

（2）远端闭合而近端未闭可导致腹股沟疝（图11-2c）。

（3）完全闭锁并伴有内环的狭窄开口会引起交通性鞘膜积液（图11-2d）。

（4）近端闭合而远端未闭导致睾丸鞘膜积液（非交通性），如果发生在女孩则称为Nuck管积液（图11-2e）。

（5）近端和远端均闭合但是伴有中段未闭则引起精索鞘膜积液（图11-2f）。

睾丸鞘突未闭是形成腹股沟疝的前提条件，但这并不意味着一定会形成疝。但在早产儿中，由于存在睾丸的生理性下降和睾丸鞘突闭合的不完全性，因此腹股沟疝的发生率是高的。有无

表11-1 儿童腹股沟疝的易患因素

年龄（早产）
家族史
泌尿生殖系统
隐睾
耻骨联合分离
腹内压增高
脐疝形成或腹裂畸形的修复
腹水
脑室腹腔分流
腹膜透析
胎粪性腹膜炎
慢性呼吸系统疾病
囊性纤维病
结缔组织疾病
先天性髋关节脱位
Ehlers-Danlos综合征
Hunter-Hurler综合征
马方综合征
黏多糖增多症

家族史（见临床表现）和一些其他因素（表11-1）也和儿童腹股沟疝相关联。腹股沟疝与一些基因类疾病之间的关联也曾有文献报道（即结缔组织疾病）[8]。

临床诊断

发病率

据报道，儿童腹股沟疝的发病率约为5%[1]。在早产儿发病率有所提高，为11%[9]~25%[1]。

通常男孩比女孩易发，发病率是女孩的3~10倍[1,5]。60%的腹股沟疝发生在右侧，这和右侧睾丸较晚下降且右侧睾丸鞘突延迟闭合有关[1,3,10]；25%的腹股沟疝发生于左侧[3]；还有15%发生于双侧[3]。双侧腹股沟疝的发病率在早产儿和低体重儿分别提高至44%和55%[9]。

女孩和男孩一样，右侧腹股沟疝也比左侧常见，这个机制目前还未明了，不能用与男孩相同的睾丸下降机制来解释。女孩的腹股沟疝不能光看表象，外科医师始终应怀疑患儿是否存在雄激素完全不敏感综合征（CAIS）[11]，并且在术前给予合适的评估，在术中仔细地探查。

11.5%的患儿有明显的家族史[12]，并且双胎患儿的发病率上升，男性双胎患儿为10.6%，女性双胎为4.1%[5]。

临床特征

典型的腹股沟疝表现为腹股沟、阴囊或阴唇处的间歇性肿胀。很多情况下，通常看护者是第一发现人，经常在洗澡或孩子哭闹的时候察觉，儿科医师在常规检查时也可能发现。

腹股沟疝的首次表现可能是一次急性发作，肿胀处有张力和触痛，并且患儿可能有肠梗阻的表现。这种特殊的表现将在以后嵌顿性疝章节中详细论述。

体格检查

许多儿童腹股沟疝的诊断基于在腹股沟外环处有间歇性反复肿胀的确切病史。就诊时父母会明确指出这个部位。和成人一样，有小肠梗阻表现的患儿应该彻底检查两侧疝环口，这也是至关重要的。

体格检查经常无显著异常，但是有些体征可以作为支持诊断的依据。对腹股沟疝的检查，应在温暖的房间里，患儿脱去衣服，仰卧于检查床上，检查者首先观察腹股沟有无不对称和可见的包块，双侧睾丸应被确认是否位于阴囊内，区分真正的腹股沟肿胀是睾丸回缩还是隐睾。如果肿块还是不明显，那么睾丸鞘突未闭可以用"丝带征象"来确定。方法：在耻骨联合水平，两个手指轻放于精索，并且轻轻地左右滑动。阳性体征是当手指滑动时，睾丸鞘突的两面有相互摩擦抵抗感，即为睾丸鞘突未闭。但是必须和正常的无表现的另一侧做比较，不过这种方法是主观征象。

鉴别诊断

在婴儿和儿童，仅有少数疾病容易和腹股沟疝混淆，但这些在鉴别诊断中是很重要的（表11-2）。

表11-2 腹股沟肿块的鉴别诊断

鞘膜积液
精索积液（Nuck管囊肿）
隐睾
淋巴结

由于引起腹股沟疝和鞘膜积液的原因是相同的，因此区分两者非常重要，因为会影响后续的治疗（见下文的鞘膜积液）。透光试验阳性是鞘膜积液特有的体征。鞘膜积液时睾丸被隐藏，因此较难摸到。相反如果是腹股沟疝的话，睾丸通常可被触及。巨大的鞘膜积液与嵌顿性疝可能较难鉴别。

体格检查时，如果睾丸不在阴囊内，就可诊断隐睾或睾丸回缩。阴囊向一侧偏位可能是发育不良。

腹股沟淋巴结则表现为单个的肿胀，不能被压缩，不会变小，而且解剖位置离外环较远。可触及的腹股沟淋巴结肿大不是一个普通病症，可

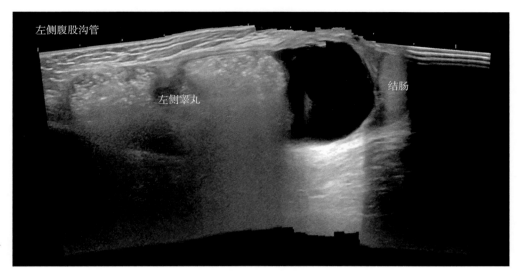

图11-3 超声图像显示一患儿腹股沟管内的结肠襻

能会发现附近有一个局灶性的感染源,检查者应进一步触摸其他的淋巴结,发现有无全身淋巴结肿大。

辅助检查

对于手术来说,典型的临床病史对于小儿外科医师已经足够。历史上,对儿童腹股沟疝的处理,辅助检查并无必要。辅助检查被用于那些疑似的罕见病例,也可用于评估对侧腹壁或者怀疑疝复发。

疝囊造影检查曾被使用,但现在已经放弃,因为使用了更微创的检查方法。

在过去的10年中,超声检查被广泛应用。它具有快速、无创和无并发症的优点。Chen等[13]和Erez等[14]的研究报道,超声检查是一种可靠的工具,可用于术前单侧疝的双侧腹股沟评估。腹股沟管的直径上限为4 mm,当测量值达到4.9 ± 1.1 mm时,与睾丸鞘突未闭相关;当测量值达到7.2 ± 2.0 mm,或更宽(图11-3),就应考虑为疝。对于有经验的超声医师,超声检查同样可用于鉴别女孩的单侧或双侧疝和雄激素完全不敏感综合征之间的区别。

腹腔镜现在既可作为探查方法又可作为治疗的工具[11]。更进一步的讨论请看下文(异时性疝)。

治 疗

儿童腹股沟疝的治疗

当了解了导致儿童腹股沟疝的解剖原因后,我们非常清楚地认识到这个疝是不会自愈的。因此,外科手术是唯一的解决方法。此外,与疝相关并发症的高发率[15,16]使得保守治疗从未被提倡。由嵌顿引起的并发症可能导致肠梗阻和(或)绞窄性肠梗阻。由于疝囊内充满肠管,使得血管长期受压将发生性腺萎缩的风险。不能回纳的嵌顿性疝是引起小肠梗阻的最大风险。Rescorla和Grosfeld曾报道这种情况的发生率达9%[17]。长时间的嵌顿性疝会致小肠被切除,估计发生率为3% ~ 7%[17]。有些学者报道在嵌顿性疝男性患儿中有1/3会发生睾丸缺血,其他学者甚至更强调这个问题[18]。由于嵌顿性疝引起的继发性性腺梗死在小于3个月的患儿[19]中比年龄稍长的患儿[9]更常见,故诊断明确后手术必须在短时间内施行。有些学者指出,绝大多数的并发症都能通过修补术来避免。

麻醉方法因人而异。包括全身麻醉、区域麻醉或局部麻醉,选择依据这几个因素:患儿的年龄、有无明显的合并症。大多数患儿接受气管内插管或喉管全身麻醉。

术后观察

除非婴儿需要延长观察,大多数患儿父母会选择在手术当日出院。依据相关制度,有呼吸窘迫风险的早产儿需要延长观察时间,或留院观察[20];与之相似,广泛应用的腹腔镜手术也要求患儿住院治疗。当麻醉清醒后也可以使用口服药物。在《术后和术中疼痛的有效控制》[21]读本中了解到最好的措施是术后镇痛。术后第3日可以洗澡。稍大一点的儿童,至少1个月内禁止骑自行车、游泳或者其他剧烈体育活动[3]。然而,最近有证据表明只要术后疼痛一旦缓解,应尽早恢复正常活动。

并发症

在术中最严重的并发症是精索血管和输精管损伤,尽管少见。大多数输精管损伤是由于受挤压或缺血所致[1,22],这些也许是在术中不经意间发生的。无论如何,如果输精管断离,那必须用7-0或8-0单股丝线间断缝合。有经验的手术者会利用适当的放大倍率来使修复技术更加精细。而输精管和血管损伤的潜在危险应该列入术前的知情同意书,告知患儿家属。

术中出血也是常见的并发症,只在腹股沟管底部很薄且需要修补时发生。对血管的针刺伤若发生在股静脉,通常可直接缝合和压迫控制出血。

选择性疝手术的术后并发症率总体上大约为2%,但是在嵌顿性疝,并发症率上升至19%[1,16,23]。因此,早期的择期手术是治疗疝的首选。比较常见或重要的并发症详述如下。

在大多数儿科中心伤口感染率是很低的(1%~2%)[3],而在嵌顿性疝病例感染率会比预期增加。

术后鞘膜积液归因于远端疝囊未完全切除,也许可以通过远端疝囊部分切除的方法避免。而术后阴囊鞘膜积液经常会自愈,很少需要抽吸。更为少见的是,如果发生长时间持续的鞘膜积液,就可能需要进行完整的鞘膜积液囊肿切除术[24]。

医源性睾丸未降或"活动受限的睾丸"可在疝修补术后发生,也许是由于修补术中未将睾丸正确放置在阴囊中,或者由于随后的睾丸回缩,因此手术时同时进行睾丸固定术是必需的。上述两种情况的发生率较低,大约为0.2%,但是也有些学者提出,这个发生率可能被低估了[5]。

在儿童中,疝复发相对是不常见的并发症(表11-3)。在随访中无并发症的疝修补术后复发率最高为0.8%[1,5,35],但是在早产儿上升至15%,在嵌顿性疝上升至20%[1,26]。在这些复发病例中,80%在术后第一年出现。有人认为由于缺乏长时间的随访,这个复发率会被低估。

表11-3 儿童腹股沟疝复发病因学

儿童复发性腹股沟疝的主要原因[1,5,25]
嵌顿
遗漏疝囊或腹膜撕裂未被发现
疝囊颈部结扎线断裂
巨大腹股沟内环修复失败
腹股沟管底部损伤导致直疝
严重伤口感染
腹内压增高
结缔组织疾病
存在耻骨联合分离条件

有趣的是,统计学显示,尽管操作失误必然会引起复发,但是外科医师的技术水平与复发率并不是相关因素[5]。

择期疝修补术后的睾丸萎缩非常少见,而且实际发生率至今未知[1,24]。睾丸萎缩经常发生于嵌顿性疝患儿,据报道达至20%[15]。术中或术后早期对睾丸的评估是无意义的[27],因为术中的睾丸缺血常常可以改善,所以除非看到了睾丸明显坏死[5],否则不建议切除睾丸。睾丸是否萎缩也许要等到青春期才能明确[27]。

术后不育不常见,但是据记载术中输精管损伤率达0.13%[28],而术后切除的疝囊送检结果显示输精管损伤率上升至0.23%[29]。由于疝囊通常不送检做组织病理学检查,输精管损伤可能因为受挤压、牵拉或仅仅是被钳夹造成[1],故其真正的损伤率很可能被低估。生育能力低下[30]、阻塞性无精症[31],以及继发性精液自凝集抗体[32,33]产生和儿童腹股沟疝修补术相关。除非是双侧损伤,否则最终的不育结果可能无从证实。

文献报道,择期腹股沟疝手术的患儿死亡率是0.1%[34],嵌顿性疝患儿则上升至3.0%[34]。死亡率也与同时存在的风险因素相关,例如,心脏疾病、早产[24],或漏诊的易被忽略的罕见病例[35]。其他可见的危险因素包括年龄小于6个月、缺乏小儿外科和(或)小儿麻醉的经验[36]。

组织学

儿童疝囊由单层间皮覆于结缔组织,包括纤维、脂肪和肌肉。大量脂肪会使外科医师误诊为脂肪瘤。而在女孩,通常圆韧带也能被解剖到[22]。

根据各个医院的规则,对儿童疝囊常规进行组织病理学检查的价值存在争议和变化。除外经济原因,成人的标本送检也许没什么价值,但是对于儿童是完全有理由送检的,因为疝囊可以反映一些隐蔽的疾病和畸形[22]。从这个方面来说,病理医师会比外科医师更强烈地支持将疝囊送检[22]。然而,主要的争议是从疝囊中发现隐性疾病的检出率很低,因此考虑到性价比,不推荐常规进行病理学检查[22,28]。

儿童疝处理的特殊情况

嵌顿性疝

嵌顿既是一些腹股沟疝的首要表现,也是一些择期疝手术儿童的进展表现(图11-4)。嵌顿的发生率为9%～31%,大多数发生于1岁以下的患儿[1,3,9,18,25],常发生于6个月以内的新生儿,相对少见于超过5岁患儿。有报道3个月内的患儿其发生率上升至31%[1,3,9,18,25],6个月患儿下降至24%[1],而18岁成人则下降至15%[3]。早产儿嵌顿性疝的发生率相对较低,为13%～18%,

也许是由于腹股沟管伸展性较大的缘故[1]。Grosfeld(1989年)曾经报道,经过4组的对照研究,提出较小患儿比较大患儿嵌顿的发生率要高2～5倍(表11-4)。

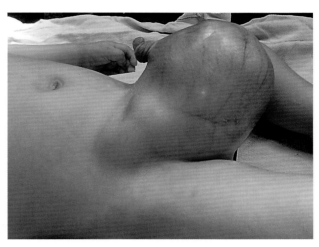

图11-4 嵌顿的腹股沟疝

表11-4 嵌顿和年龄的相关比例

作　者	年　龄	病例数	嵌顿病例数(％)
De Boer(1957年)	0～17岁	2 100	380(18.1)
Rowe and Clatwotthy(1970年)	0～16岁	2 764	351(12.7)
Puri et al.(1984年)	<1岁	511	158(31.0)
Rescrola and Grosfeld (1984年)	<2月	100	31(31.0)

引自:Grosfeld[9]。

嵌顿性疝是在腹股沟处边界清晰的张力性肿块,可延伸至阴囊。肿块有触痛,不会自行回纳。肿块透光试验很少呈阳性,透光试验用于鉴别张力性精索鞘膜积液。超声检查也可用于鉴别。小肠梗阻可能会表现为呕吐和腹部膨胀。由于绞窄引起的缺血会使疼痛加剧,体温升高,同时小肠梗阻更明显的表现是胆汁性呕吐和便血。患儿局部表面皮肤和睾丸会肿胀和触痛。腹部X片显示明显小肠梗阻征象,并且在阴囊嵌顿的肠襻内可见气体。

虽然儿童嵌顿性疝通常可以安全地回纳,但当其急性发作时需立即手术,如果有条件可以进行择期手术。回纳婴儿疝的成功率超过70%[1,3,9,18,25],因此,对起初未发生绞窄的嵌顿性疝可以不施行急症手术[25]。疝回纳的3个基本要求是：安定的环境、充足的复苏条件和镇痛。镇痛可选用吗啡，剂量0.1 mg/kg，婴儿静脉给药；对于超过6个月的患儿剂量0.2 mg/kg，口服给药；早产儿一般剂量需减少至0.025 mg/kg；对于年龄较大的患儿，也可以加用咪达唑仑0.1 mg/kg，必须监测呼吸和脉搏。在给患儿充足的时间安置后，有时候嵌顿性疝会自发性回纳。若未回纳，双手轻柔地按压也常常可以奏效。让患儿同侧髋关节外旋屈曲，有助于回纳。按压必须轻柔并且持久，一种"咕咕"的感觉将会提示肠腔的排空和随后的回纳。择期疝修复术可以安排在24~48 h后[1,18,25]。期间可以消肿，使解剖难度大大降低并且可降低并发症的风险。

疝回纳失败是立即手术的指征。手术步骤是按照选择性手术程序，但是必须确保腹股沟外环松解，以便回纳疝内容物，更进一步的手术则由肠管的活力来决定。如果嵌顿的肠管还有活力，可以回纳入腹腔并且高位结扎疝囊。如果肠管不再有活力，则应该切除，可以通过疝囊，也可以通过同一皮肤切口内的另一途径进入腹腔。儿童嵌顿性疝在手术技术上较为困难而且有较高的并发症率，因为疝囊明显水肿和脆弱。睾丸血管和输精管由于水肿和解剖困难容易受损。但对有经验的外科医师来说还是能保证这些操作安全的。

曾经报道，嵌顿性疝患儿的并发症率为11%~31%[18]。能回纳的嵌顿性疝的并发症率为4.5%，而回纳失败选择急诊手术病例的并发症率为33%[9]。Rescorla和Grosfeld(1984年)[9]曾指出2个月内极低体重儿嵌顿性疝手术的并发症率有轻微增高。

卵巢嵌顿

对无症状难复性卵巢嵌顿的治疗尚不明确。Levitt 等(2002年)在一项对腹股沟疝治疗和修补技术的多样性调查中发现，对非触痛性卵巢嵌顿的治疗方法各异，50%病例尽早手术，28%病例一周内手术，10%病例作为急诊当日手术[37]。嵌顿的卵巢和输卵管由于嵌顿或扭转而引起血管损伤。据报道，在难复性卵巢嵌顿绞窄的发生率高

达32%[5]。因此我们的观点是：由于卵巢嵌顿存在的风险确实很明显，所以必须急诊处理。

异时性疝

观察单侧疝修补术后的患者，发现在其对侧会有1%~31%的病例发生隐匿疝[38]。对无症状侧的探查可检测到睾丸鞘突未闭或无临床表现的疝。辨别这两种状况的目的在于避免再次麻醉，尽量减少父母和患者的不便，避免嵌顿发生，降低费用。无论如何，并不支持对一个单侧腹股沟疝，并且对侧腹股沟正常，无任何症状的患儿，对对侧进行检查[39,40]。尤其在嵌顿的情况下是不进行对侧探查的[9]。

2007年，一项关于对侧隐匿腹股沟疝(MCIH)发生风险的回顾性系统分析指出："对侧探查成功与否，并不由关闭了多少睾丸鞘突未闭来评估，而是由预防了多少隐匿性腹股沟疝来判定。"[41]这项关于隐匿腹股沟疝风险的回顾调查显示，在所有接受开放式疝修补术的患儿中，发生隐匿疝的风险是7.2%。总之，双侧探查14例病例可以预防1例隐匿疝。在小于2岁的男孩中，这个比例更高[41]。

腹腔镜在关闭偶然发现的睾丸鞘突未闭很有优势。有趣的是，在腹腔镜手术中判断为对侧睾丸鞘突闭合的病例，在随后的时间内也发展成了腹股沟疝(作者经验)。

早产儿

许多文献记载早产儿是腹股沟疝的高发人群，并且发病往往是双侧的。越是早产的婴儿，腹股沟疝的发病率越高。早产儿在疝修补术后发生危及生命的呼吸窘迫的风险增加[20,42]。不像有些年长的儿童可以进行日间手术，对这些高风险的婴儿建议术后监护12~24 h[20]。

对于这些新生儿，何时实行外科修补术是有争议的。对于早产婴儿，手术技术更难，并伴有更高的死亡率，尤其是早产儿，麻醉风险更高。对于已在新生儿监护室的婴儿，出院前建议接受疝修补术[1]，但是这是一个过于单纯的建议。合并症等许多因素必须加以考虑，例如，胎龄、出生时体重、实

际体重、肺功能情况和嵌顿病史，以便形成一个合适的手术时间的外科个体化方案[25]。对于出院的婴儿，特别是预计需要呼吸支持或有间歇性呼吸困难和（或）心动过缓的患儿，出院后择期手术通常延迟至受孕后 44 ~ 60 周[17]。

先天性鞘膜积液

对于先天性鞘膜积液的婴儿，睾丸鞘突通常是闭合的，并且鞘膜积液会在 1 岁内吸收。建议处理方法是短期避免手术，除非不能排除疝。2 岁以后，鞘膜积液不再自行吸收，需要手术治疗。推荐的手术方法是：如同处理疝一样高位结扎睾丸鞘突，并引流远端鞘膜液。没有必要剥离、翻转或切除远端囊壁，而且有时会引起术后血肿。液体很少会再次积聚于鞘膜囊内，不过即便有，通常也会自行吸收。

没有任何证据表明鞘膜积液会演变成疝，尽管在理论上有这个可能。有时较年长的孩子虽无明显的鞘膜积液，但在病毒感染时，也会表现为阴囊肿胀。

滑疝

滑疝儿童可能会有较多的组织受累，婴儿的膀胱也许会被牵入。另外，盲肠或阑尾或许可以成为疝囊的右侧壁。在女孩，输卵管或输卵管系膜也能成为共同囊壁。

切除前仔细辨别疝囊颈部，避免损伤任何上述组织。另外，出于安全考虑，必须开放疝囊，并从内检查，然后进行荷包缝合关闭。

直疝

直疝的发生是由于腹横筋膜薄弱，表现为腹股沟区中部膨出，儿童少见，并且常常会被误诊为腹股沟斜疝。通常情况下，患儿在麻醉时，直疝不太明显，而且疝囊会回纳，如同复发性腹股沟疝。如果是这种情况，采取在腹股沟韧带和联合腱之间，用不可吸收线间断缝合进行修补。补片修补可用于大龄儿童。因此，如果典型的睾丸鞘突未闭不能被明确或者是复发疝病例，应怀疑直疝。

手术技术

腹股沟区入路（图 11-5）

在腹股沟皱褶最低处做切口，切开 Scarpa 筋膜后沿腹股沟外环辨别腹外斜肌腱膜。在外环处，精索既可以在外环出口处被探见，也可以切开腹外斜肌在腹股沟管内被探见。如果应用后一种途径，在腹外斜肌腱膜的内侧面，须清晰辨认腹股沟内的神经，以防结扎时损伤。

打开提睾肌暴露精索（图 11-5a），这时需小心不要钳夹输精管和血管。明确辨认疝囊后，才能处理疏松结缔组织。因此，要用一把无齿钳抓住疝囊并且钝性推开精索（图 11-5b）。在男孩，通常不必在切口内暴露睾丸。

一旦剥离出输精管和血管，用血管钳夹住疝囊，并从疝囊近端解剖至腹股沟内环水平之上（图 11-5c），以出现腹膜前脂肪为标志。回纳疝囊内容物，横断疝囊并关闭近端（图 11-5d），远端疝囊开放，并不鼓励进一步分离远端疝囊。

在男孩，手术最后必须确认睾丸在阴囊内正常位置。与成年人不同，婴幼儿疝并不需要另外的修补来加固，除非患儿伴有胶原性疾病[8]或是复发疝。

用可吸收线间断缝合关闭腹外斜肌腱膜（若打开的话）和 Scarpa 筋膜。用可吸收线在皮下缝合皮肤。

在女孩，因精索结构缺失使修复更为简单。外科处理疝囊的路径相同，常规打开疝囊仍很重要。对 21 %[43]的滑疝，除了雄激素完全不敏感综合征（图 11-6），采取近端疝囊解剖至内环水平，横断并结扎，切口关闭的方法仍取标准方法（如上所述）。

经阴囊高位切口"Bianchi"入路

1989 年，Bianchi 和 Squire[43]提出可以通过可触及隐睾的阴囊途径来替代腹股沟切口。高位阴囊切口可以暴露精索。疝囊用常规方法解剖，向上牵拉并在疝囊颈部结扎。但是这种方法可能受到年龄的限制，儿童年龄越大，越必须向上牵拉以

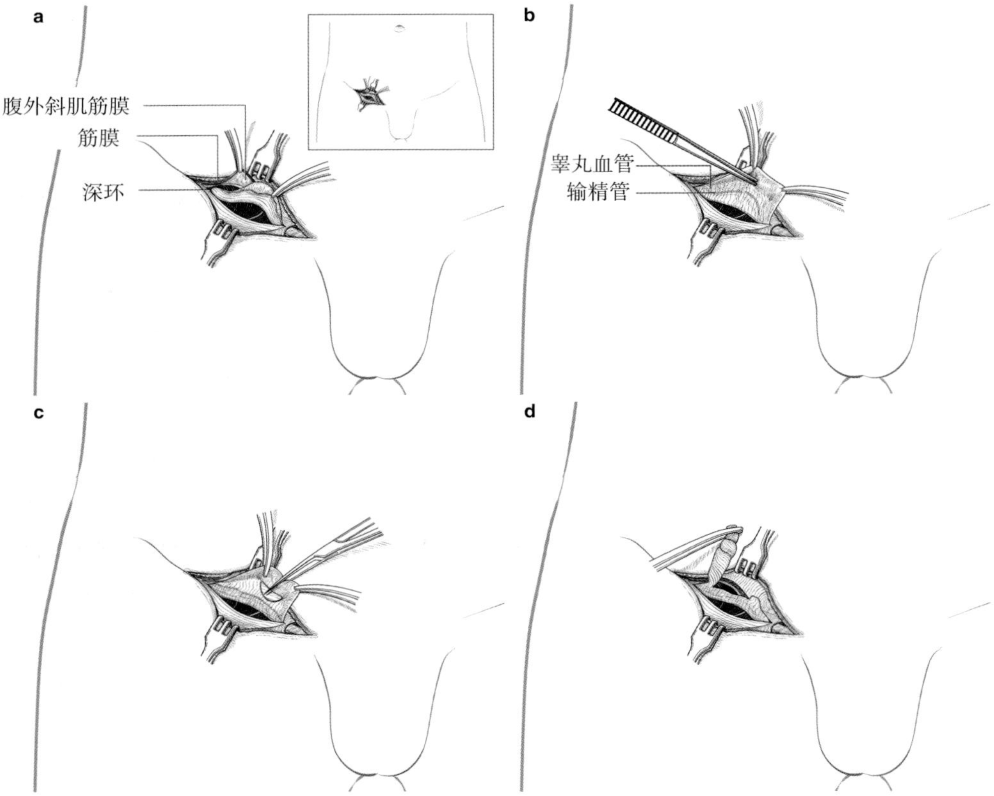

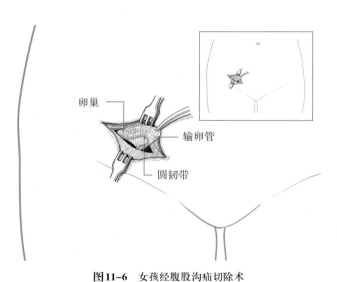

腹外斜肌筋膜
筋膜
深环

睾丸血管
输精管

卵巢
输卵管
圆韧带

图11-6 女孩经腹股沟疝切除术

图11-5 经腹股沟切口疝切除术。(a) 打开提睾肌暴露精索。(b) 用无齿钳夹住疝囊，并钝性推开精索结构。(c) 夹住疝囊，在腹股沟内环水平之上游离疝囊近端。(d) 回纳疝内容物，横断疝囊并关闭近端

暴露疝囊颈部。已公布的资料并不鼓励采取这种方法[44-46]。

腹腔镜下缝合修补

腹腔镜最早应用于儿童腹股沟疝是为了评估双侧是否存在睾丸鞘突未闭[37,47-49]，并用于确诊腹股沟疝[47,48]。

用开放技术经脐部插入0°镜，操作钳分别从右下腹和左下腹插入。对操作钳来说，穿刺器并不是必需的。荷包缝扎内环，避免损伤输精管和血管。相对而言，这种缝合似乎不会引起睾丸坏死[50]。一些学者建议切开侧腹膜以降低机械性张力，但是这样做的优点尚有待讨论[47,48]。其他一些研究小组也曾报道采用细镜技术，用1~2个侧穿刺器来辅助经皮腹膜外内环结扎[49,51]，缝线材料的选择（可吸收或不可吸收，单股线或多股线）因外科医师的偏爱而不同[47,48]。腹腔镜下缝合修补的支持者认为，在手术时间方面可以和开放手术相媲美，术后并发症率则相似[25,47]。

除了美观外，腹腔镜途径为外科医师提供了更易检查双侧腹股沟并且修复疝的能力。不大于2 cm的孔洞（针刺隧道）一般不易造成疝，故有些专家是让它开放的[48]。腹腔镜在处理疝囊内可移动内容物上也很有优势。

直疝和股疝在儿童中少见，腹腔镜手术也能更

快地对其诊断和修补[47,48]。对于开放手术后存在的并发症，腹腔镜手术也有相当的优势[25]，可以让外科医师避开前次手术的组织创面并且有效地降低输精管和血管受损的风险。气腹可以扩张内环帮助减少嵌顿性疝的发生[52]，如果需要的话，可以便捷地评估肠管的活力和给予定位。此外，即时修复可以避免组织水肿，以及因嵌顿而延迟修复带来的并发症上升[52]。

腹腔镜修补术作为腹腔内手术也存在着更高的费用、更长的手术时间（据报道手术时间为25～74 min[49]）和更长的学习曲线。慢性刺激引起的腹膜增厚可能会妨碍精索结构的识别，并有误判的风险，神经误判也是有可能的[53]。长时间气腹对人体的影响还未被充分阐明。

腹腔镜技术的进展

腹膜翻转术

腹膜翻转术是指从侧腹膜分出一片腹膜，翻转并稳固地盖住疝囊开口[54]。最初报道这项技术不

尽如人意的主要原因是术中并发症率（输精管损伤、片状腹膜撕脱）和术后复发率较高。

腹腔镜反向结扎术

腹腔镜反向结扎术（LIL）是指将疝囊回纳入腹腔，颈部用腔内圈套器结扎。

这项技术只应用于女孩，因为该技术会把输精管和血管结扎于其中（图11-7）。研究发现，241例手术患者只有2例复发[5,55]。

Reverdin*针技术

Reverdin针是一种在滑动时可用开关调节针眼的外科缝针。它改变了缝线的进出，创新了体外打结的方式（图11-8），显著降低手术时间和技术难度[56]。

*JaquesL.Reverdin，瑞士外科医师，1842～1929年。

腹腔镜经皮腹膜缝合术

日本Saitama Municipal 医院的小儿外科设计了一种腔内缝针[57]，这种特殊设备的头部有两个

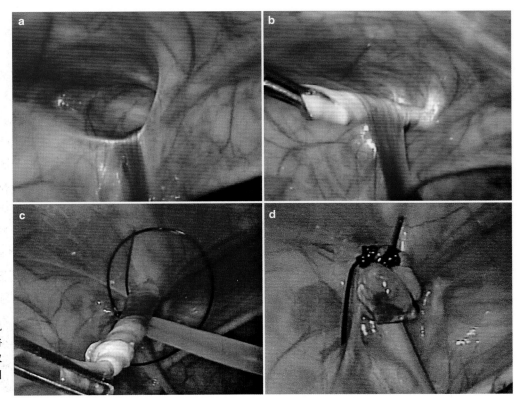

图11-7　腹腔镜反向结扎术。(a) 分辨出疝囊。(b) 将腹膜反折。(c) 旋转并行双道结扎。(d) 横断疝囊（引自：Lipskar 等[53]）

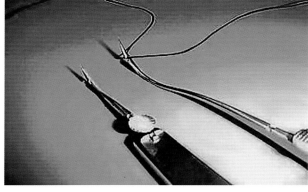

图11-8 组成Reverdin针的两个部分,可见配套的缝线(引自: Shalaby[56])

线圈可用来固定缝线,沿内环做荷包缝合,并行体外打结[58](图11-9)。

经皮内环缝合术

内置缝线的空心针经皮进入腹膜,穿过内环两边,抓出缝线到体外打结并且拉至表皮。Patkowski等(2006年)报道了一些术中和术后的并发症,最严重的是发生肠较窄而需要切除和吻合。106例儿童中有3例复发[59]。

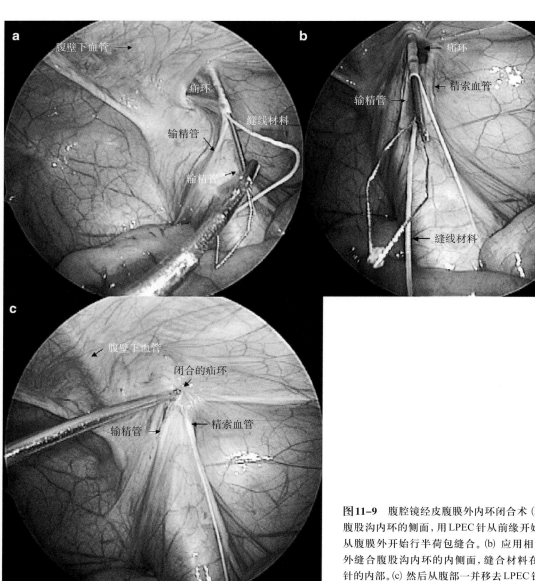

图11-9 腹腔镜经皮腹膜外内环闭合术(LPEC)。(a)在腹股沟内环的侧面,用LPEC针从前缘开始向后缘延伸,从腹膜外开始行半荷包缝合。(b)应用相同技术在腹膜外缝合腹股沟内环的内侧面,缝合材料在缝合器LPEC针的内部。(c)然后从腹部一并移去LPEC针和缝合材料。在体外荷包缝合(引自:Takehara等[58])

皮下经内镜辅助结扎疝囊内环（图 11-10）

用一根钩针经皮穿入，在腹膜外到达内环的一侧，空心针也经皮插入至内环的对侧。两针配合使缝线越过输精管和血管，并且最大限度地包绕内环，然后钩针退至皮下，完成一个圈，原路退出，进

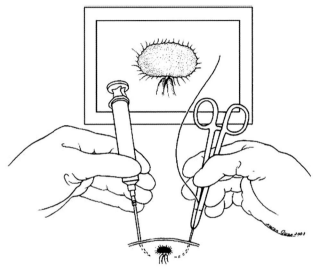

图 11-10 皮下经内镜辅助结扎疝囊内环（SEAL）（引自：Harrison 等[60]）

行体外结扎[60]。

组织粘合剂

组织粘合剂用于粘合和闭合儿童腹股沟疝尚处实验阶段。在文献中提及的密封剂包括电凝器、云母[49]和胶水[49,61]。最初关于腹股沟疝修补术组织粘合剂的应用，Kato 等（2005 年）曾报道，仅仅在腹腔镜下注射氰基丙烯酸辛酯（Dermabond，多抹棒）是有效的和无瘢痕的，有趣的是也并未影响生育[62]。据我们所知，目前没有一种密封剂或粘合剂被证明能用于人类疝囊的闭合。

结　论

儿童腹股沟疝的修复，首先需要明确诊断，一旦确诊，有很多方法可以修补。在大多数情况下，儿童与成年人不同，不需要应用补片。远期影响如不育症要直到成年才会被发现，有鉴于此，精细的外科技术是必要的。

◇参◇考◇文◇献◇

[1] Lloyd DA. Inguinal and femoral hernia. In: Ziegler M, Azizkhan R, Weber T, editors. Operative pediatric surgery. 1st ed. New York: McGraw-Hill; 2003. p. 543-554.

[2] Lau WY. History of treatment of groin hernia. World J Surg. 2002; 26: 748-759.

[3] Grosfeld JL. Hernias in children. In: Spitz L, Coran AG, editors. Rob & Smith's pediatric surgery. 5th ed. London: Chapman & Hall Medical; 1995. p. 222-227.

[4] Collins P. Embryology and development. In: Williams P, Bannister L, Berry M, et al. , editors. Gray's anatomy. 38th ed. New York: Churchill-Livingstone; 1995. p. 212-213.

[5] Glick PL, Boulanger SC. Inguinal hernias and hydroceles. In: Grosfeld JL, O'Neill Jr JA, Fonkalsrud EW, Coran AG, editors. Pediatric surgery, vol. 2. 6th ed. Philadelphia: Mosby Eslevier; 2006. p. 1172-1192.

[6] Kolon TF, Patel RP, Huff DS. Cryptorchidism: diagnosis, treatment, and long-term prognosis. Urol Clin North Am. 2004; 31: 469-480.

[7] Ting AYS, Huynh J, Farmer P, Yong EXZ, Hasthorpe S, Fosang A, King S, Deshpande A, Hutson J. The role of hepatocyte growth factor in the humoral regulation of inguinal hernia closure. J Pediatr Surg. 2005; 40: 1865-1868.

[8] Barnett C, Langer JC, Hinek A, Bradley TJ, Chitayat D. Looking past the lump: genetic aspects of inguinal hernia in children. J Pediatr Surg. 2009; 44(7): 1423-1431.

[9] Grosfeld JL. Current concepts in inguinal hernia in infants and children. World J Surg. 1989; 13(5): 506-515.

[10] Rowe MI, Clatworthy HW. The other side of the pediatric inguinal hernia. Surg Clin North Am. 1971; 51(6): 1371-1376.

[11] Deeb A, Hughes IA. Inguinal hernia in female infants: a cue to check the sex chromosomes? BJU Int. 2005; 96(3): 401-403.

[12] Czeizel A, Gardonyi J. A family study of congenital inguinal hernia. Am J Med Genet. 1979; 4(3): 247-254.

[13] Chen KC, Chu CC, Chou TY, Wu CJ. Ultrasonography for inguinal hernias in boys. J Pediatr Surg. 1998; 33(12): 1784-1787.

[14] Erez I, Rathause V, Vacian I, Zohar E, Hoppenstein D, Werner M, et al. Preoperative ultrasound and intraoperative findings of inguinal hernias in children: a prospective study of 642 children. J Pediatr Surg. 2002; 37(6): 865-868.

[15] Stylianos S, Jacir NN, Harris BH. Incarceration of inguinal hernia in infants prior to elective repair. J Pediatr Surg. 1993; 28(4): 582-583.

[16] Fette AM, Höllwarth ME. Special aspects of neonatal inguinal hernia and herniotomy. Hernia. 2001; 5(2): 92-96.

[17] Rescorla FJ, Grosfeld JL. Inguinal hernia repair in the perinatal period and early infancy: clinical considerations. J Pediatr Surg. 1984; 19(6): 832-837.

[18] Niedzielski J, Król R, Gawlowska A. Could incarceration of inguinal hernia in children be prevented? Med Sci Monit. 2003; 9(1): 16-18.

[19] Sloman JG, Mylius RE. Testicular infarction in infancy: its association with irreducible inguinal hernia. Med J Aust.

1958; 45(8): 242−244.

[20] Walther-Larsen S, Rasmussen LS. The former preterm infant and risk of post-operative apnoea: recommendations for management. Acta Anaesthesiol Scand. 2006; 50(7): 888−893.

[21] Howard R, Carter B, Curry J, Morton N, Rivett K, Rose M, et al. Good practice in postoperative and procedural pain. Paediatr Anaesth. 2008; 18 suppl 1: 1−78.

[22] Taylor GP. Pathology of the pediatric regio inguinalis: mysteries of the hernia sac exposed. Pediatr Dev Pathol. 2000; 3(6): 513−524.

[23] Phelps S, Agrawal M. Morbidity after neonatal inguinal herniotomy. J Pediatr Surg. 1997; 32(3): 445−447.

[24] Davies BW, Fraser N, Najmaldin AS, Squire BR, Crabbe DC, Stringer MD. A prospective study of neonatal inguinal herniotomy: the problem of the postoperative hydrocele. Pediatr Surg Int. 2003; 19(1−2): 68−70.

[25] Lau ST, Lee YH, Caty MG. Current management of hernias and hydroceles. Semin Pediatr Surg. 2007; 16(1): 50−57.

[26] Steinau G, et al. Recurrent inguinal hernias in infants and children. World J Surg. 1995; 19(2): 303−306.

[27] Walc L, Bass J, Rubin S, et al. Testicular fate after incarcerated hernia repair and/or orchiopexy performed in patients under 6 months of age. J Pediatr Surg. 1995; 30: 1195−1197.

[28] Partrick DA, Bensard DD, Karrer FM, et al. Is routine pathological evaluation of pediatric hernia sacs justified? J Pediatr Surg. 1998; 33: 1090−1092.

[29] Steigman CK, Sotelo-Avila C, Weber TR. The incidence of spermatic cord structures in inguinal hernia sacs from male children. Am J Surg Pathol. 1999; 23: 880−885.

[30] Matsuda T, Horii Y, Yoshida O. Unilateral obstruction of the vas deferens caused by childhood inguinal herniorrhaphy in male infertility patients. Fertil Steril. 1992; 58: 609−613.

[31] Jequier AM. Obstructive azoospermia: a study of 102 patients. Clin Reprod Fertil. 1985; 3: 21−36.

[32] Friberg J, Fritjofsson A. Inguinal herniorrhaphy and sperm-agglutinating antibodies in infertile men. Arch Androl. 1979; 2(4): 317−322.

[33] Parkhouse H, Hendry WF. Vasal injuries during childhood and their effect on subsequent fertility. Br J Urol. 1991; 67(1): 91−95.

[34] Jona JZ. Letter: the neglected inguinal hernia. Pediatrics. 1976; 58: 294−295.

[35] Harper SJ, Bush GH. Deaths in children with inguinal hernia. Br Med J (Clin Res Ed). 1988; 296(6616): 210.

[36] Callum KG, Gray AJG, Hoile RW et al. Extremes of age: the 1999 report of the national confidential enquiry into peri-operative deaths. 1999. Available at: http: //www. ncepod. org. uk/1999ea. htm.

[37] Levitt MA, Ferraraccio D, Arbesman MC, Brisseau GF, Caty MG, Glick PL. Variability of inguinal hernia surgical technique: a survey of North American pediatric surgeons. J Pediatr Surg. 2002; 37(5): 745−751.

[38] Miltenburg DM, Nuchtern JG, Jaksic T, et al. Meta-analysis of the risk of metachronous hernia in infants and children. Am J Surg. 1997; 174: 741−744.

[39] Ballantyne A, Jawaheer G, Munro FD. Contralateral groin exploration is not justified in infants with a unilateral inguinal hernia. Br J Surg. 2001; 88(5): 720−723.

[40] Nassiri SJ. Contralateral exploration is not mandatory in unilateral inguinal hernia in children: a prospective 6-year study. Pediatr Surg Int. 2002; 18: 470−471.

[41] Ron O, Eaton S, Pierro A. Systematic review of the risk of developing a metachronous contralateral inguinal hernia in children. Br J Surg. 2007; 94(7): 804−811.

[42] Sale SM. Neonatal apnoea. Best Pract Res Clin Anaesthesiol.

2010; 24(3): 323−336.

[43] Goldstein IR, Potts WJ. Inguinal hernia in female infants and children. Ann Surg. 1958; 148(5): 819−822.

[44] Bianchi A, Squire BR. Transscrotal orchidopexy: orchidopexy revised. Pediatr Surg Int. 1989; 5: 189−192.

[45] Gökçora IH, Yagmurlu A. A longitudinal follow-up using the high trans-scrotal approach for inguinal and scrotal abnormalities in boys. Hernia. 2003; 7(4): 181−184.

[46] Fearne C, Abela M, Aquilina D. Scrotal approach for inguinal hernia and hydrocele repair in boys. Eur J Pediatr Surg. 2002; 12(2): 116−117.

[47] Schier F. Laparoscopic inguinal hernia repair-a prospective personal series of 542 children. J Pediatr Surg. 2006; 41(6): 1081−1084.

[48] Schier F, Montupet P, Esposito C. Laparoscopic inguinal herniorrhaphy in children: a three-center experience with 933 repairs. J Pediatr Surg. 2002; 37(3): 395−397.

[49] Ozgediz D, Roayaie K, Lee H, Nobuhara KK, Farmer DL, Bratton B, Harrison MR. Subcutaneous endoscopically assisted ligation (SEAL) of the internal ring for repair of inguinal hernias in children: report of a new technique and early results. Surg Endosc. 2007; 21(8): 1327−1331.

[50] Schier F, Turial S, Huckstadt T, et al. Laparoscopic inguinal hernia repair does not impair testicular perfusion. J Pediatr Surg. 2008; 43: 131−135.

[51] Shalaby R, Desoky A. Needlescopic inguinal hernia repair in children. Pediatr Surg Int. 2002; 18: 153−156.

[52] Kaya M, Huckstedt T, Schier F. Laparoscopic approach to incarcerated inguinal hernia in children. J Pediatr Surg. 2006; 41(3): 567−569.

[53] Lipskar AM, Soffer SZ, Glick RD, Rosen NG, Levitt MA, Hong AR. Laparoscopic inguinal hernia inversion and ligation in female children: a review of 173 consecutive cases at a single institution. J Pediatr Surg. 2011; 45: 1370−1374.

[54] Hassan ME, Mustafawi AR. Laparoscopic flip-flap technique versus conventional inguinal hernia repair in children. JSLS. 2007; 11(1): 90−93.

[55] Zallen G, Glick PL. Laparoscopic inversion and ligation inguinal hernia repair in girls. J Laparoendosc Adv Surg Tech A. 2007; 17(1): 143−145.

[56] Shalaby R, Fawy M, Soliman S, Dorgham A. A new simplified technique for needlescopic inguinal herniorrhaphy in children. J Pediatr Surg. 2006; 41(4): 863−867.

[57] Endo M, Ukiyama E. Laparoscopic closure of patent processus vaginalis in girls with inguinal hernia using a specially devised suture needle. Ped Endosurg Innov Tech. 2001; 5(2): 187−191.

[58] Takehara H, Yakabe S, Kameoka K. Laparoscopic percutaneous extraperitoneal closure for inguinal hernia in children: clinical outcome of 972 repairs done in 3 pediatric surgical institutions. J Pediatr Surg. 2006; 41(12): 1999−2003.

[59] Patkowski D, Czernik J, Chrzan R, Jaworski W, Apoznanski W. Percutaneous internal ring suturing: a simple minimally invasive technique for inguinal hernia repair in children. J Laparoendosc Adv Surg Tech A. 2006; 16(5): 513−517.

[60] Harrison MR, Lee H, Albanese CT, Farmer DL. Subcutaneous endoscopically assisted ligation (SEAL) of the internal ring for repair of inguinal hernias in children: a novel technique. J Pediatr Surg. 2005; 40: 1177−1180.

[61] Esposito C, Damiano R, Settimi A, De Marco M, Maglio P, Centonze A. Experience with the use of tissue adhesives in pediatric endoscopic surgery. Surg Endosc. 2004; 18(2): 290−292.

[62] Kato Y, Yamataka A, Miyano G, Tei E, Koga H, Lane GJ, Miyano T. Tissue adhesives for repairing inguinal hernia: a preliminary study. J Laparoendosc Adv Surg Tech A. 2005; 15(4): 424−428.

第12章
婴幼儿脐疝

Umbilical Hernia in
Babies and Children

Anjili Khakar and Simon Clarke
董 建 廖芝伟 李 琪 译

引 言

脐疝是腹腔内容物由腹膜组成的疝囊包裹通过脐环凸出,是小儿外科的最常见疾病之一(图12-1)。目前对于脐疝的疾病史、手术前处理及其嵌顿发生率仍存在争议。

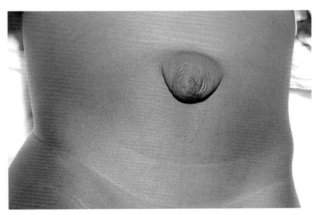

图12-1 脐疝

脐疝处理的历史

有关小儿脐疝的处理要追溯到公元1世纪,Celsus描述了一种针对脐疝的"结扎"手术,而Soranus(98～117年)建议,"将脐带对折、卷曲盘绕,并放置于脐部的中间"[1]。

1884年Erichsen报道,"小的脐疝从不引起绞窄,从不导致患儿死亡,并且在大于10岁的人群中很罕见"[2]。Woods发现婴儿脐疝从未有绞窄的报道,而捆绑治疗实际上反而可能延迟脐疝的自愈,甚至可能加重病情。

如果脐疝没有自愈或出现并发症,进行外科手术关闭是目前可行的治疗手段[3-9]。最近的研究提示无论是否出现绞窄,脐疝嵌顿的发生率较以往认为的要多得多。

小儿脐部病理学

脐部疾病是小儿外科常见疾病之一,主要表现为脐部的流脓、疼痛、肿块。主要病因是胚胎或生理发育异常。脐疝归属于先天腹壁缺陷(表12-1)。

表12-1 先天性脐部疾病

正常生理缺陷		脐带脱落延迟
		脐肉芽肿
先天性	腹壁缺陷	脐带疝
		脐膨出(腹裂)
		脐疝
	其他	皮样囊肿
		血管畸形
胚胎遗留	卵黄管遗留	脐息肉
		卵黄管未闭
		Meckel憩室/束带/囊肿
	脐尿管残留	脐息肉
		脐尿管未闭
		脐尿管窦道/囊肿

前腹壁的形成及其与脐疝的关系

脐部区域的胚胎发育是非常复杂的,但是,出生后正常脐部却是相对简单的结构。胎儿期前腹壁的形成有赖于胚胎组织的分化生长。此过程始于胎儿第4周,头褶、尾褶形成头、尾和侧面的折叠融合,向腹侧的明显屈曲,中肠的回归以及体蒂的相对缩小也起着重要作用[10]。胚胎第12周,除脐环以外的两侧腹直肌并拢融合。脐带结缔组织起源于原始中胚层,而腹直肌鞘、腹白线、前腹壁筋膜源于胚内中胚层。这两种类型中胚层的融合发生在胚胎边缘,然后形成脐孔。横向结缔组织增生覆盖致脐孔闭合,如果闭合不全,就会形成缺损环[1]。

脐疝形成的诱因,除了胚胎学理论外,还有解剖学理论(表12-2)。

表12-2　脐疝形成诱因的胚胎学及解剖学理论

中肠回归后腹直肌向中线靠近不足
圆韧带和脐部中韧带附着的变异
脐部筋膜(Richet筋膜)覆盖脐环的变异
脐部筋膜在解剖学上的成熟

出生后脐的生理变化

出生后不久,经过脐带的血流自行封闭,这是出生后体温下降触发的生理过程,出现华通胶质肿胀,脐带血管萎陷。脐带结扎后,脐血管内血栓形成,脐带逐渐干枯脱落。脱落处肉芽组织形成瘢痕,同时表面由上皮组织覆盖。

加强脐环的弹性纤维和横向结缔组织增生覆盖是必须的。脐部血管的萎缩闭塞及瘢痕的收缩最终形成凹陷的脐部。通过对许多新生儿的观察发现,胚胎后期发育延迟导致的脐部缺陷,最终引起的脐疝往往程度较轻[11]。

先天性脐疝的疾病史

小儿脐疝的处理与他们的疾病史和有无症状相关。大部分儿童脐疝不治而愈。早期报道证实

93%以上的脐疝在出生后一年内就自愈了[1]。最近的系列报道明确了大多数儿童脐疝在4岁前愈合[12-15]。然而有报道称,在非洲少数儿童在14岁时仍可自愈[16]。

如果儿童期未修补,10%的脐疝将持续到成年[17],并且较儿童脐疝更容易发生嵌顿[18]。成人脐疝发生嵌顿后的急诊手术率很高,由此引发的死亡率高达6%[19]。

一些学者发现,筋膜缺损的大小,甚至形状,可以预测其自然闭合的可能性[12,20,21]。通过对314例儿童脐疝的观察,Walker等证实直径<1 cm的筋膜缺损可能会自然闭合[21],而直径>1.5 cm的缺损则很少自愈。筋膜较厚且边缘呈弧形的疝环较筋膜薄而边缘锐利的疝环更容易自行闭合[20]。

脐疝的流行病学

由于大部分脐疝可以自愈,所以其确切的发病率无从得知。只有通过大样本的研究才能获得真实的数据。由于定义的不同和抽样方法的不同,文献报道的发病率各有不同。发病率还取决于诸如年龄以及种族等因素(表12-3)。

表12-3　与脐疝相关的因素

早产和低出生体重
种族差异
21,13,18三体综合征
伯-韦综合征(脐疝-巨舌-巨人症综合征)
先天性甲状腺功能低下
营养不良/佝偻病
I型黏多糖增多症

年　龄

一专家发现在某福利诊所的583例6个月以下的健康婴儿中,有106例患有脐疝,占19%。而在某托儿所的105例2岁儿童中有10例患有脐疝,占9.5%。这些脐疝患儿最终都在5岁前自行愈合[1]。

早产

体重 < 1 500 g 的早产新生儿脐疝的发病率高达 75% ~ 84%[22,23]，而体重稍重（2 000 ~ 2 500 g）早产儿的发病率只有 20%[22]。

种族差异

高加索人种婴儿脐疝的发病率为 4% ~ 30%[1,12,13]，为非洲裔人群的 10 倍[23,24]。这种种族差异见于世界各地。在西印度群岛，58.5% 的非洲裔儿童患脐疝，而高加索人种、印度和中国儿童的发病率只有 1% ~ 8%[17]。同样地，在东非，60% 的非洲裔儿童有脐疝，而印度裔儿童的发病率只有 4%[25]。61.8% 的南非科萨部落儿童患脐疝[26]。

Meier 和他的同仁前瞻性地评估了 4 052 位尼日利亚人的脐部区域。"脐部凸出"（直立位时脐部凸出超过脐部周边皮肤）在 18 岁以下人群中的发病率为 92%，18 岁以上为 49%。在"脐部凸出"的儿童中，39% 的儿童无法触及筋膜缺损。脐疝（垂直平面凸出 > 5 mm 且直径 > 10 mm）在 18 岁以下人群的发病率为 23%。但是，南非的一项研究显示，南非黑人儿童的脐疝发病率为 23%，而儿童是 19%[12]，并不存在种族差异。

有趣的是，脐疝的发病率似乎和社会经济阶层有相关性。一项对 7 958 位准备进入私立学校的尼日利亚儿童的前瞻性研究发现，只有 1.3% 的儿童有脐疝，流行病学患病率为 1.8/1 000[27]，明显低于通常观察到的发病率[16]。

脐疝的易发因素（表 12-3）还包括低出生体重[1,22,23]、呼吸窘迫综合征、营养不良[1]。21、13、18 三体综合征[18]、伯-韦综合征[18]、先天性甲状腺功能低下[18]、Ⅰ 型黏多糖增多症[18,28] 也与脐疝的发生有关。大部分儿童脐疝并没有其他异常表现。儿童脐疝的发生率没有性别差异。

嵌顿和绞窄

嵌顿是脐疝最常见的并发症，其次是肠管或网膜的绞窄。疝内容物破裂和内脏膨出是少见但严重的并发症，有一定的病死率。

嵌顿的发生率

过去一度认为脐疝发生嵌顿是"罕见的"，发生率为 1 : 1 500（0.06%）[12]。1975 年欧洲的一项对 590 名儿童的研究显示 5% 的脐疝会发生嵌顿[13]。最近对脐疝引起嵌顿的多项回顾性研究[3,5-9] 发现，此并发症远较之前的预想常见。有专家报道，他在 3 年里曾遇到 7 例脐疝嵌顿，并提示该病可能有增加的趋势[3]（表 12-4）。

虽然嵌顿发生率的差异可能仅仅反映了该地区脐疝发病率的增加，但是这也可能提示地理因素、遗传因素及社会经济因素等可能也与并发症的发生有关。一项非洲的回顾性研究显示了较高的嵌顿和其他并发症的发生率，急性嵌顿的发生率高达 37.5%，如果算上那些嵌顿复发患者则高达 54%[5-8]。这可能与患者的自我选择有关，因为在非洲大多数患者都是出现了临床症状才来就诊，他们认为脐部凸出是正常现象，接受脐疝美容手术非常罕见[16]。同样在非洲，一项针对南非高加索种儿童（占 93%）为主的研究显示脐疝嵌顿的发生率为 7%[7]，这一结果与欧洲一项研究的发生率（5%）更为一致[13]。

相反地，一项尼日利亚的回顾性研究显示，在过去的 15 年里只有 2 名儿童进行了脐疝急诊手术[16]。而堪萨斯州儿童医院的一项报道显示，在过去超过 15 年的时间里，他们没有进行任何 1 例脐疝急诊手术[29]。显然这是有地区差异的。

预测哪种脐疝会嵌顿

脐环缺损的大小对预测脐疝嵌顿仍存在争议。与大多数专家的看法一样，Lassaletta 认为直径 < 1.5 cm 的小缺损是嵌顿的高危因素[13]。然而，也有一些病例研究得出了相反的结论，并发症只发生在那些缺损直径 ≥ 1.5 cm 的病例[5,6]。而 Brown 等则认为，缺损大小对疝的嵌顿与否根本无关[4]。

据文献报道，14 个月到 5 岁的儿童都发生急性嵌顿。虽然这可能是一种闭合缺陷的表现，但是这一年龄段儿童嵌顿风险高的确切原因仍不清楚。

有报道称2个儿童在剧烈游泳时发生了严重

的腹肌痉挛伴脐疝嵌顿。剧烈游泳时,腹式呼吸导致腹内压增高可能是脐疝嵌顿的原因[30]。

表12-4 复杂性脐疝的文献摘要

作　者	研究地点	研究类型	时间期限(年)	儿童数量	年龄	嵌顿例数/%	注释
Wood[1]	英国	人群基数		283	婴儿(1～23个月)	0	全部高加索人种
Lassaletta[13]	欧洲			590		5%	2/3儿童是非洲-加勒比后裔
				377已修补		3.7%年龄<1岁	
						4.7%年龄≥4岁	嵌顿最常发生于0.5～1.5 cm的缺损
Mawera[8]	津巴布韦	回顾性	4	38	1个月~13岁	37.5%	86%梗阻自动复位
						20% S/RI	仅2例需要手术复位
Vrsansky[9]	法国	病例分析	5	N/A		4	1例绞窄
Papagrigoriadis[20]	英国	病例分析	20	N/A	22/40/48个月	3	加勒比后裔
							2例有大量未消化食物在嵌顿的肠腔内
Meier[16]	尼日利亚	回顾性	15	未知	0～18岁(成人也进行了研究)	2	无共同点
Keshtgar[3]	英国	病例分析	3	N/A	中位数3岁	7	4/5经手术复位。1例行手法复位
						5急性	
						2复发	1例网膜坏死
							缺损<1.5 cm
Ameh[5]	尼日利亚	回顾性	14	47	≤12岁	25(53%)	1/15自行复位
						15 A(32%)	2/15行肠切除术
					中位年龄:	10 RI(21%)	其他5例(11%)自发性脐疝破裂致内脏脱出
					1)急性5岁		
					2)复发3岁		并发症发生于疝≥1.5 cm
Brown[4]	南非	前瞻性	15	389	6岁(平均)	28(7%)	2例因缺血行大网膜切除术
							5例有异食癖
							22例是非洲裔,6例是有色人种
							5例自动复位,14例手法复位,9例手术
					嵌顿3岁(平均)		缺损大小中位数2.24 cm
Chirdan[6]	尼日利亚	病例分析	8	52	4岁(中位数)	23(44%)	急性嵌顿——缺损2 cm(中位数),复发2.5 cm
					年龄中位数	17 A(33%)	
						6 RI(11%)	1例坏死肠段和Meckel憩室切除
					急性嵌顿4岁		12/15手法复位,3/15急诊手术
					复发8.5岁(平均)		

续 表

作　者	研究地点	研究类型	时间期限（年）	儿童数量	年龄	嵌顿例数/%	注释
Fall[7]	塞内加尔	回顾性	5	未知	14个月	41 (15%)	5例肠坏死 (1例Meckel憩室穿孔)
							5例麻醉下复位
							全部急诊手术
Snyder[29]	美国		15	未知		0	回顾性文章报告
							回顾性推断
Khakhar 2009	英国	回顾性	4	184	20个月	10(5%) A	个人系列
						4(2%) S/RI	

异食癖导致的未消化异物在肠腔内积聚，如口香糖、沙子，甚至蛔虫等，可能诱发难复性疝。嵌顿性疝也会发生这种情况，可能是因为异物积聚形成的团块妨碍了疝内容物从狭窄的疝囊颈部复位[4,20]。

反复性嵌顿

反复性嵌顿可能是由于网膜组织间歇性坠入即将闭合的疝囊所致，临床表现为呕吐伴脐部疼痛等[31]。研究显示这并不罕见，在一些非洲的研究中高达1/5的儿童存在这一现象[5,6,8]，英国的研究也有类似描述[31]。因为有些研究可能没有包含这类患者，因此反复性嵌顿的发生率可能被明显低估[4,13,15]。

嵌顿性脐疝的结局

两项研究显示86%的嵌顿性脐疝在患者到达医院或之前已经自行复位[8,32]。另外的研究显示只有6%～18%的难复性疝未经治疗自行复位，其中50%～80%是在出租车内服用镇静止痛药后自行复位的[4,6]。这些嵌顿性疝中有13%～32%需要外科手术复位。与此相反，一项塞内加尔的研究发现所有41例嵌顿性疝均接受了急诊手术，其中5例是在麻醉后自动复位的[7]。

嵌顿性脐疝导致疝内容物绞窄坏死并不少见，有报道称高达13%的嵌顿性疝需施行肠切除术[4-7,16]，14%需行单纯网膜切除术[3,4]。在以前曾经发生过绞窄和嵌顿的患者中，术后感染的发生率为4%～7%[4-7]。没有术后死亡的病例报道。

嵌顿性脐疝的类似症状

缓慢增大的脐疝可能提示存在腹腔内疾病，如腹膜炎、肠梗阻、腹水等。最近一些小儿科的文献解释了某些其他的病理过程，如阑尾炎[33]、Meckel憩室炎[34]等如何表现为类似嵌顿性脐疝的症状。

嵌顿物破裂和内脏膨出

在儿童脐疝中嵌顿的内容物自发破裂是很少见的并发症，据文献报道只有14例[28,35,36]。内脏膨出最常见的是肠管[31,32,35,37,38]，也可仅仅是大网膜[26]，甚至是更少见的膀胱顶部[36]。可能与自发破裂[35]有关的因素包括脐部局部创伤、皮肤溃疡[31,32,37]、脐部脓肿[38]、长时间正压通气的早产儿[37]。剧烈咳嗽[31]和过度哭闹[32,35]也相关。研究显示筋膜缺损直径 ≥ 1.5 cm 的脐疝也是高危因素[35]。据文献报道一例伴有 Hurler 综合征（I型黏多糖增多症）的脐疝婴儿发生了内容物破裂。这种综合征常伴有脐疝，但是由于麻醉风险极高，而且预期寿命短[28]，因此很少有医师对这类脐疝进行手术修补。也有文献报道既往健康的8个月的婴儿突发脐疝自行破裂[35]。

先天性脐疝的临床定义

先天性脐疝在临床上定义为腹腔内脏器，通常为肠管，以腹膜为疝囊经脐环凸出形成的疝。它出生时就有，被皮肤覆盖。一些学者特别指出，真正的脐疝是一个囊性隆起，用力时凸出[1,12,16]。也有一些学者对其的诊断标准较宽泛，认为只要脐孔处存在可触及的缺损就可以诊断为脐疝[13]。还有一些研究根本没有描述其诊断标准。

脐疝的诊断

脐疝是一种临床诊断。通常其发展过程是，从出生开始脐部就凸出，大部分患儿逐渐缩小，少数可以逐渐增大。就诊年龄通常取决于父母或当地医疗机构对脐疝疾病史的认知程度。

在就诊过程中，父母常谈及疝的大小，在患儿啼哭时加重。大多数患儿有反复腹部不适病史，且父母相信和脐疝有关，特别是当患儿啼哭致疝增大时。小儿经常玩弄脐部突出的皮肤也是一种不适的表现。

临床体检时需重点注意疝的位置，并区分是上腹部疝或脐上部疝，还是诸如脐尿管囊肿[39]之类的胚胎残留。脐疝在其基底部有一个局限的中央缺损，而脐上部疝的缺损通常不在脐部中央区域，且多为横向或不规则的缺损。此外，相对疝内容物而言，脐疝的缺损通常是较小的，内容物的复位并不困难，也没有特殊不适。

在体检过程中还可以记录脐孔缺损的直径及其缺损边缘的形状。缺损边缘光滑和缺损直径<1.5 cm可以作为自然闭合的预测因子[12,20,21]。

脐疝急性嵌顿的患儿通常急诊就诊，临床表现为原有脐疝病史的脐部区域出现逐渐加重的压痛。在过去10年我们对182例脐疝进行观察研究，发现有10例（5%）因脐疝嵌顿而就诊，另5例（3%）有间歇性腹痛伴短暂的难复性疝。当然，目前在我们社区脐疝的确切患者数仍是未知数（表12-5）。

表12-5　Chelsea和Westminster医院的系列研究（2004～2009年）

185名患者
手术时的中位年龄：55个月
158例（85.4%）择期手术中位年龄：58个月
10例（5.4%）嵌顿病例急诊手术中位年龄：24个月
5例（3%）有症状的疝/习惯性嵌顿，11例（6%）在其他外科手术时修补

手术知情同意和适应证

知情同意

脐疝修补术的知情同意应强调以下几点：切口位置、修补的性质、缝线的可吸收性、术后包扎以及潜在并发症。脐疝修补术的并发症率为0.5%～1%，包括伤口感染、血肿、复发。残留皮肤过多和瘢痕增生也应在术前告知，并在术后短期给予随访观察，特别是鼻尖样型疝和非洲-加勒比后裔的患儿[16,21,23,40]。

脐疝的手术适应证

手术适应证包括疝嵌顿、脐疝导致的反复腹部不适，或腹腔镜手术后的脐孔关闭（表12-6）。

表12-6　脐疝外科手术适应证

绝对适应证	嵌顿 和（或）绞窄
	自发破裂和内脏膨出
相对适应证	疝引起的疼痛
	整形美容术
	>1.5 cm不容易闭合的缺损
	3岁以上无症状
附带情况	在施行其他外科手术时
	在施行腹腔镜手术时

对无症状脐疝何时施行手术存在争论。大多数小儿外科医师倾向于在学龄前对无症状脐疝行修补术。我们最近的研究认为，择期手术的中位年龄是58个月（表12-5）。但是，对大多数外科医师来说，直到缺损自然消退之前，影响美观不是手术指征。对于学龄儿童，父母渴望他们的孩子不要与众不同，故小孩玩弄脐部凸出物也是常见的主诉，患儿成年后疝嵌顿的风险增大，因此应早期手术。

如果不愿在3～4岁时手术治疗，那么可以继续原先的观察处理。虽然发生嵌顿的风险低，但是父母仍应保持警惕，并了解发生嵌顿时的处理方案。

附带的脐疝闭合

对于大多数小儿外科医师,任何腹腔镜手术脐孔气腹针或开放性穿刺套管的穿刺,都会导致当时偶发性疝的闭合。最近的一项关于腹腔镜小儿腹股沟疝修补术的国际多中心随机对照研究表明,不论患儿年龄的大小,大多数医师会关闭偶然发现的脐疝(S.Clatke 私人信函)。大部分腹腔镜手术对脐部的操作会导致自然脐孔的人为缺损,使得依靠自然压力的闭合变得不可能。

最近,我们在腹腔镜修补腹股沟疝合并脐疝的患儿中,发现有 1 例脐疝复发[41]。我们推测这可能是由于在关闭脐孔时脐疝切开不够充分所致。

脐疝的处理方法

观察

对于学龄前儿童建议采取保守疗法。因为父母非常关注疝的大小,所以在观察期间对父母的安抚很重要。绝大多数患儿不需要随访,除非父母无法安心。如果学龄期儿童仍存在典型症状,建议由外科医师手术处理。

诊断性检查

超声检查可能在产前诊断先天性脐疝,但是需要和持续存在的卵黄管或脐凸出鉴别[42]。出生后,通常无需影像学检查即可确诊。如果无法确定缺损的位置是脐旁还是脐部,超声检查有助于进一步明确。儿童脐疝的误诊很少见。

处理步骤

术前复位

任何嵌顿性疝都应在复苏后进行复位。只要具备适合小儿复苏条件,就应给予镇静治疗[43]。首选单纯镇痛治疗下的复位。如果需要进一步镇静,建议与小儿麻醉师商议决定。一旦复位失败,或者对疝内容物的活力存有任何疑虑,必须立刻在全身麻醉下行手术复位修补,同时检查疝内容物的活力。

在比较少见的内脏膨出伴自发破裂的事件中,应立即对小儿进行复苏,并且以薄膜覆盖,保护脱出的肠管,以防止热量丢失,并立即行疝修补术。

脐疝手术的麻醉

小儿脐疝手术首选全身麻醉,也可以用 0.25% 布比卡因(0.8 ml/kg)在筋膜层行局部麻醉或在腹直肌旁行阻滞麻醉。有证据表明椎管麻醉有助于减少术后疼痛的发生[44]。

脐疝的手术方法

一百多年前 Mayo 提出了脐疝修补的手术技巧[45],在过去的几十年里,关于手术技术及其疗效的观察研究一直在继续深入之中[12,14,15,46,47]。

成人脐疝最常用的加固闭合技术类似于 Mayo 描述的方法,都是采用筋膜重叠缝合术关闭缺损。在小儿,脐孔的缺损往往较成人小,最常用的方法是缩小并切除疝囊后间断缝合修补缺损[15]。

患儿的体位和准备

患儿取平卧位。在小儿周围配备取暖装置或用棉被单覆盖,防止术中热量丢失。脐疝修补术后无需常规使用抗生素,仔细的无菌操作以及术前用氯己定聚维酮碘消毒就已足够。

铺巾

铺巾以使脐部区域在手术中能够暴露充分。

切口

大部分小儿外科医师选择脐上或脐下的弧形切口,环绕疝囊颈部分离 1 周(图 12-2)。更多的医师选择脐上切口,因为随着患儿年龄的增大,切口会被脐上皱褶遮盖而隐藏。麻醉后疝内容物经常会自行复位,但是手术者在打开疝囊前一定要确认内容物已经复位。

游离疝囊

环形分离并游离疝囊(图 12-3)。一旦疝囊

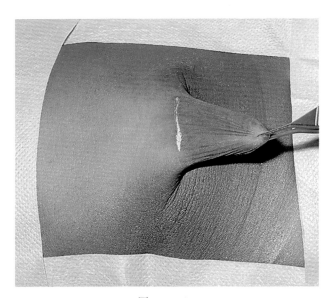

图12-2 切口

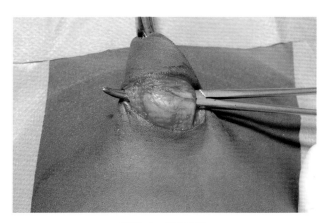

图12-3 提起疝囊

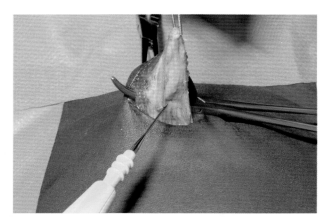

图12-4 从缺损处游离疝囊

被完全游离,就能在其基底部将其切除(图12-4)。可以分离疝囊顶部与脐部皮肤之间的粘连并切除远端疝囊,以避免远端疝囊残留而导致凸起的外观(图12-5)。

另一种处理疝囊的方法是切开皮肤后立即打开疝囊,术中可以从疝囊内部看见脐环。然后从脐部筋膜和脐表面下剥离疝囊[47-49]。疝囊特别大时可以采用这种方法。

除了技术因素,切除多余的疝囊,尤其是较大脐疝的疝囊,可以起到改善脐部外观并使原先凸起的脐部翻转成凹陷的状态。从脐表面剥除疝囊的时候必须非常仔细,以防止术后皮肤坏死和溃疡形成。通常不需要切除小儿脐部多余的皮肤,因为随着时间的推移,多余的皮肤会逐渐回缩,而切除了皮肤可能会导致脐部外观失真或变平。

脐环缺损一旦明确,可以采用筋膜重叠缝合术来关闭。对于多数患儿采用单股2-0或3-0可吸收线如PDS(爱惜康)缝合即可。单股缝线比编织缝线更容易穿透增厚的脐部筋膜。因为脐部缺损的性状各异,腹膜和腹直肌可以横向或向正中线缝合成为一层。每缝一针均以血管钳夹住缝线(图12-6),最后一起打结,这样的修补更加可靠,并可避免损伤腹腔内脏器(图12-7)。

为了达到脐部中央内陷的外观,可以在脐部中心将皮下组织与筋膜缝合一针(图12-8)。浅筋膜层可以用不可吸收线间断缝合关闭。最后,用可吸收线连续皮下缝合或用生物胶粘合皮肤(图12-9)。

用敷料加压或不加压包扎以预防血肿形成。有学者质疑此步骤的必要性[50]。

对于较大的疝,可以采用成人脐疝手术中的Mayo技术[45],如果是复发疝或肌肉特别薄弱的话,可以放置补片。但是这种情况在儿童中很少见。

脐疝修补的微创技术

微创技术治疗小儿脐疝已有报道。微创技术包括注射高分子材料或腹腔镜手术。Feins等对

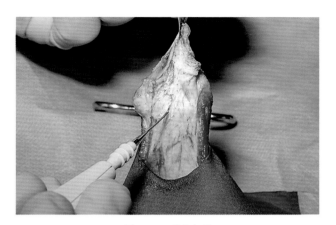

图12-5　剥除疝囊

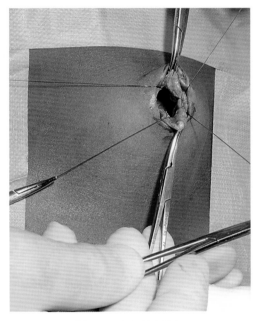

图12-6　间断缝合缺损

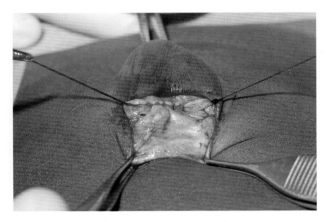

图12-7　缺损关闭，线结埋入

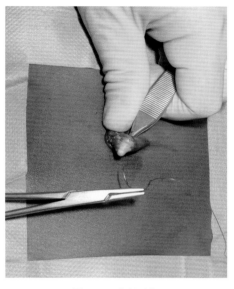

图12-8　翻转脐部

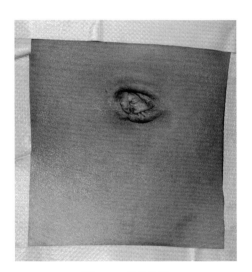

图12-9　最终外观

25例缺损直径≤1.5 cm的儿童脐疝进行注射疗法：在缺损边缘及其腹膜前间隙的四周，经皮注射德富露（Deflux），一种可生物降解的透明质酸微球聚糖苷复合物。随访发现，其中21例（84%）脐疝闭合了。该组儿童的平均年龄是6岁7个月，缺损直径的平均值＞6.4 mm[51]。Albanese等报道了一种用3 mm腹腔镜修补脐疝和上腹疝的新技术。他们用2个3 mm的侧腹部Trocar孔修补了41例儿童脐疝，平均年龄4.2岁，手术后非常美观，患者也非常满意[52]。

以证据级数为依据的建议

虽然没有一级证据的支持,但是本章所描述的先天性脐疝的手术方法疗效满意,而且具有很好的可重复性。Mayo技术广泛应用于成人,没有可比性。因此,本章推荐的方法都是以二级和三级证据为基础的。无需加压包扎的结论是以一项随机对照试验研究为基础的[50]。

术后恢复和术后护理

理想的小儿脐疝修补术术后恢复快,没有并发症发生。如果用了敷料,通常在术后48~72 h去除。在我们医院,除非缺损很大或父母要求,常规是不随访的。

术后并发症及其处理

出血

脐周瘀斑通常是由于腹直肌旁阻滞麻醉引起的。手术解剖分离引起的血肿很少见,但如果血肿很大伴疼痛,则可能需要排除积血。

感染

据报道,脐疝术后感染的发生率为1%,这与是否使用敷料无关[50]。感染时需应用抗生素治疗,但很少需要脓肿引流。

需要整形

在作者自己的病例中,偶有青少年患者要求对过多的皮肤进行脐部整形术。12例患者(65%)对外形比较关注,其中对4例施行了整形手术。2名非洲—加勒比裔患者术后出现增生性瘢痕,予以保守治疗。

复发

据报道,成人脐疝的复发率为8%~20%。复发的危险因素包括体重指数高、肝硬化腹水和巨大缺损[53-55]。

儿童脐疝的复发率较低,一般为1%~2%[56]。我们最近的研究只发现2例(1%)复发。因为2例都是在初次手术后数月内复发的,而术前均没有提示存在复发的因素,因此我们认为脐疝复发可能与初次手术时脐孔关闭不全有关。术后切口感染、血肿、肥胖可能是儿童脐疝复发的危险因素。

◇ 参 ◇ 考 ◇ 文 ◇ 献 ◇

[1] Woods GE. Some observations on umbilical hernias in infants. Arch Dis Child. 1953; 28: 450–462.
[2] Erichsen JE. The science and art of surgery, vol. 2. 8th ed. London: Longmans, Green & co. London; 1884. p. 822–823.
[3] Keshtgar AS, Griffiths M. Incarceration of umbilical hernia in children: is the trend increasing? Eur J Pediatr Surg. 2003; 13(1): 40–43.
[4] Brown RA, Numanoglu A, Rode HS. Complicated umbilical hernia in childhood. S Afr J Surg. 2006; 44(4): 136–137.
[5] Ameh EA, Chirdan LB, Nmadu PT, Yusufu LM. Complicated umbilical hernias in children. Pediatr Surg Int. 2003; 19(4): 280–282.
[6] Chirdan LB, Uba AF, Kidmas AT. Incarcerated umbilical hernia in children. Eur J Pediatr Surg. 2006; 16(1): 45–48.
[7] Fall I, Sanou A, Ngom G, Dieng M, Sankalé AA, Ndoye M. Strangulated umbilical hernias in children. Pediatr Surg Int. 2006; 22(3): 233–235.
[8] Mawera G, Muguti GI. Umbilical hernia in Bulawayo: some observations from a hospital based study. Cent Afr J Med. 1994; 40(11): 319–323.
[9] Vrsansky P, Bourdelat D. Incarcerated umbilical hernia in children. Pediatr Surg Int. 1997; 12(1): 61–62.
[10] Skandalakis J, Gray SQW, Ricketts R. The anterior abdominal wall. In: Skandalakis JG, editor. Embryology for surgeons. 2nd ed. Baltimore: Williams & Wilkins; 1994. p. 540–593.
[11] O'Donnell KA, Glick PL, Caty MG. Pediatric umbilical problems. Pediatr Clin North Am. 1998; 45: 791–799.
[12] Blumberg NA. Infantile umbilical hernia. Surg Gynecol Obstet. 1980; 150: 187–192.
[13] Lassaletta L, Fonkalsrud EW, Tover JA, Dudgeon D, Asch MJ. The management of umbilical hernias in infancy and childhood. J Pediatr. 1975; 10: 405–409.
[14] Cilley RE, Krummel TM. Disorders of the umbilicus. In: O'Neill JA, Rowe MI, Grosfeld JL, editors. Pediatric surgery. 5th ed. St. Louis: Mosby; 1998. p. 1037–1041.
[15] Spitz L. Operative pediatric surgery. 6th ed. London: Hodder Arnold publication; 2007.
[16] Meier DE, OlaOlorun DA, Omodele RA, Nkoi SK, Tarpley JL. Incidence of umbilical hernia in African children: redefinition of "normal" and reevaluation of indications for repair. World J Surg. 2001; 25: 645–648.
[17] Jackson DJ, Mocklen LH. Umbilical hernia: a retrospective study. Calif Med. 1970; 113(4): 8–11.

[18] Garcia VF. Umbilical and other abdominal wall hernias. In: Ashcraft KW, Whitfield Holcomb G, Murphy JP, editors. Pediatric Surgery. Philadelphia: Elsevier Saunders; 2005. p. 670−672.

[19] Haller Jr JA, Morgan Jr WW, White JJ, Stumbaugh S. Repair of umbilical hernias in childhood to prevent adult incarceration. Am Surg. 1971; 37(4): 245−246.

[20] Papagrigoriadis S, Browse DJ, Howard ER. Incarceration of umbilical hernia in children: a rare but important complication. Pediatr Surg Int. 1998; 14: 231−232.

[21] Walker SH. The natural history of umbilical hernia. A six-year follow up of 314 Negro children with this defect. Clin Pediatr (Phila). 1967; 6(1): 29−32.

[22] Vohr BR, Rosenfield AG, Oh W. Umbilical hernia in low birthweight infants (less than 1, 500 gm). J Pediatr. 1977; 90: 807−808.

[23] Crump ED. Umbilical hernia. Occurrence of the infantile type in Negro infants and children. J Pediatr. 1952; 40: 214−223.

[24] Evans AG. The comparative incidence of umbilical hernias in coloured and white infants. J Natl Med Assoc. 1941; 33: 158.

[25] Mack NK. The incidence of umbilical hernia in Africans. East Afr Med J. 1945; 22: 369.

[26] James T. Umbilical hernia in Xhosa infants and children. J R Soc Med. 1982; 75: 537−541.

[27] Uba AF, Igun GO, Kidmas AT, Chirdan LB. Prevalence of umbilical hernia in a private school admission-seeking Nigerian children. Niger Postgrad Med J. 2004; 11(4): 255−257.

[28] Hulsebos RG, Zeebregts CJ, de Langen ZJ. Perforation of a congenital umbilical hernia in a patient with Hurler's syndrome. J Pediatr Surg. 2004; 39(9): 1426−1427.

[29] Snyder CL. Current management of umbilical abnormalities and related anomalies. Semin Pediatr Surg. 2007; 16(1): 41−49. Review.

[30] Skidmore FD. Umbilical hernia in child swimmers. Br Med J. 1979; 2: 494.

[31] Ahmed A, Ahmed M, Nmadu PT. Spontaneous rupture of infantile umbilical hernia: report of three cases. Ann Trop Paediatr. 1998; 18: 239−241.

[32] Bain IM, Bishop HM. Spontaneous rupture of an infantile umbilical hernia. Br J Surg. 1995; 82: 35.

[33] David OO. Gangrenous retrocolic appendix masquerading as incarcerated umbilical hernia in a 13-month-old boy. J Trop Pediatr. 2009; 55(3): 202−204. Epub 2008 Nov 26.

[34] Komlatsè AN, Komla G, Komla A, Azanledji BM, Abossisso SK, Hubert T. Meckel's diverticulum strangulated in an umbilical hernia. Afr J Paediatr Surg. 2009; 6(2): 118−119.

[35] Durakbasa CU. Spontaneous rupture of an infantile umbilical hernia with intestinal evisceration. Pediatr Surg Int. 2006; 22(6): 567−569. Epub 2006 Mar 4.

[36] Pandey A, Kumar V, Gangopadhyay AN, Upadhyaya VD. Eviscerated urinary bladder via ruptured umbilical hernia: a rare occurrence. Hernia. 2008; 12(3): 317−319.

[37] Weik J, Moores D. An unusual case of umbilical hernia rupture with evisceration. J Pediatr Surg. 2005; 40(4): E33−35.

[38] Chatterjee SK. Spontaneous rupture of umbilical hernia with evisceration of small intestine. J Indian Med Assoc. 1972; 59: 287.

[39] Carlisle EM, Mezhir JJ, Glynn L, Liu DC, Statter MB. The umbilical mass: a rare neonatal anomaly. Pediatr Surg Int. 2007; 23(8): 821−824. Epub 2007 Feb 15.

[40] Abramson J. Epigastric, umbilical and ventral hernia. In: Cameron JL, editor. Current Surgical Therapy-3. Philadelphia: BC decker; 1989. p. 417.

[41] Niyogi A, Tahim AS, Sherwood WJ, De Caluwe D, Madden NP, Abel RM, Haddad MJ, Clarke SA. A comparative study examining open inguinal herniotomy with and without hernioscopy to laparoscopic inguinal hernia repair in a pediatric population. Pediatr Surg Int. 2010; 26(4): 387−392.

[42] Sherer DM, Dar P. Prenatal ultrasonographic diagnosis of congenital umbilical hernia and associated patent omphalomesenteric duct. Gynecol Obstet Invest. 2001; 51: 61−68.

[43] Leroy PL, Gorzeman MP, Sury MR. Procedural sedation and analgesia in children by non-anesthesiologists in an emergency department. Minerva Pediatr. 2009; 61(2): 193−215.

[44] Tobias JD. Postoperative analgesia and intraoperative inhalational anesthetic requirements during umbilical herniorrhaphy in children: post incisional local infiltration versus preincisional caudal epidural block. J Clin Anesth. 1996; 8(8): 634−638.

[45] Mayo WJ. Further experience with the vertical overlapping operation for the radical cure of umbilical hernia. J Am Med Assoc. 1903; 41: 225−228.

[46] Criado FJ. A simplified method of umbilical herniorrhaphy. Surg Gynecol Obstet. 1981; 153: 904−905.

[47] Gilleard O, Gee AS. Paediatric umbilical hernioplasty. Ann R Coll Surg Engl. 2008; 90(5): 426−427.

[48] Ikeda H, Yamamoto H, Fujino J, Kisaki Y, Uchida H, Ishimaru Y, Hasumi T, Hamajima A. Umbilicoplasty for large protruding umbilicus accompanying umbilical hernia: a simple and effective technique. Pediatr Surg Int. 2004; 20(2): 105−107.

[49] Kajikawa A, Ueda K, Suzuki Y, Ohkouchi M. A new umbilicoplasty for children: creating a longitudinal deep umbilical depression. Br J Plast Surg. 2004; 57(8): 741−748.

[50] Merei JM. Umbilical hernia repair in children: is pressure dressing necessary. Pediatr Surg Int. 2006; 22(5): 446−448. Epub 2006 Apr 25.

[51] Feins NR, Dzakovic A, Papadakis K. Minimally invasive closure of pediatric umbilical hernias. J Pediatr Surg. 2008; 43(1): 127−130.

[52] Albanese CT, Rengal S, Bermudez D. A novel laparoscopic technique for the repair of pediatric umbilical and epigastric hernias. J Pediatr Surg. 2006; 41(4): 859−862.

[53] Halm JA, Heisterkamp J, Veen HF, Weidema WF. Long-term follow-up umbilical hernia repair: are there risk factors for recurrence after simple and mesh repair. Hernia. 2005; 9(4): 334−337.

[54] Mark D, Pescovitz MD. Umbilical hernia repair in patients with cirrhosis. Ann Surg. 1984; 199(3): 325−327.

[55] Rodríguez-Hermosa JI, Codina-Cazador A, Ruiz-Feliú B, Roig-García J, Albiol-Quer M, Planellas-Giné P. Incarcerated umbilical hernia in a super-super-obese patient. Obes Surg. 2008; 18(7): 893−895.

[56] Davenport M, Pierro A. Abdominal wall hernias. Oxford handbook of paediatric surgery. Oxford: Oxford University Press; 2009. p. 274.

第13章
成人腹股沟肿块的诊断

Diagnosis of a Lump in the Groin in the Adult

Andrew C. de Beaux and Dilip Patel

龚航军　译

对于腹部外科医师来说，腹股沟肿块和（或）疼痛是腹部外科常见的表现。然而，在某些病例，腹股沟疾患的诊断依然可能是临床上的一个困境。对明显腹股沟区肿块的诊断通常是很直观的，关键是有没有疝的存在。然而传统的腹股沟阴囊疝，即疝囊坠入阴囊的病例相对不常见。伴随着人群体重指数（BMI）的增长，即使是一个巨大的腹股沟疝而并不表现出明显腹股沟肿块的情况越来越常见。在某些病例中，当诊断可疑时，需考虑如下几个关键问题以便汇集临床诊断思路：

出现腹股沟区症状，但无肿块：是否存在疝？

腹股沟肿块一定是疝吗？

是疝引起了症状吗？

腹股沟疝：青少年及成人

患者越年轻，患斜疝的可能性越大。斜疝疝囊与精索紧密相关，它起于腹股沟管内环，向内、向下经过腹股沟管下行，经过一段时间，从浅表的腹股沟管外环凸出。随着疝继续变大，沿着精索进入阴囊，即称为腹股沟阴囊疝。相反，腹股沟直疝是因为腹股沟管外环区域的腹横筋膜薄弱而造成的，这些病例的疝囊很少与精索相粘连。

大多数腹股沟疝是患者看到或感觉到腹股沟肿块而诊断的。为了获取明确的诊断依据，对诊断部位的清洗便是一个常用方法。有时，疼痛或不适感将患者的注意力转向腹股沟区，但这很少是患者

初始症状发生的重要位置。当疝变大时，文献报道会出现腹股沟区症状，尤其是下坠感，有时伴有明显疼痛。躺下时隆起、不舒适或疼痛可迅速消失，但患者行走时则又会出现。患者主诉在出现腹股沟肿块之前数月甚至数年，在锻炼时伴有腹股沟区不适的情况并不少见。腹股沟疝进展的自然病史非常多变，有一些患者的疝数年变化不大，然而有一些患者的肿块会迅速增大成一个较大的疝。腹股沟疝的临床表现也非常多变，从除肿块隆起外无任何其他症状到出现严重影响患者工作及娱乐的疼痛。慢性咳嗽、排尿困难或排便费劲的患者主诉当咳嗽、排尿或排便时会出现症状。女性腹股沟疝患者很可能出现疼痛，据推测，由于成年女性封闭的腹股沟管而导致一个小的腹股沟斜疝会使组织受牵拉更多，致使疼痛加剧。

随着患者罹患疝时间的延长，10年的疼痛累积发生率增长达约90%，而难复疝发生率从12个月时的6.5%增加到10年时的30%[1]。无症状疝患者不可能快速进展成难复疝。近期的一项随机临床试验报道了需外科手术与无症状需严密观察等待手术的腹股沟疝的比较：经过4.5年，观察等待组中23%患者进入了外科手术组，其中疝疼痛加剧是最主要的原因[2]。分配到观察等待组的364例男性患者，2年内仅出现1例嵌顿性疝，4年内再次出现1例，发生率为每年1.8/1 000。

成年男性腹股沟疝较成年女性更常见，比例为10∶1。但不容忽视的是在女性腹股沟斜疝与股疝

一样常见。

很多患者可发生双侧腹股沟疝，但一侧通常明显大于另一侧，有时可提示存在结缔组织病，如罕见的埃勒斯－当洛斯综合征（Ehlers–Danlos Syndrome, EDS）。腹水患者（心或肝功能衰竭时）与进行持续非卧床腹膜透析（CAPD）患者一样更容易发生双侧腹股沟疝。目前还不清楚，是否是此类人群的腹股沟疝发生率较高，抑或是由于腹腔内积液导致了较多的症状及症状的较早出现。

另外一个可能导致诊断困难的领域是复发性腹股沟疝，疼痛可成为极其突出的特征，其发病机制不清。虽然复发性腹股沟疝通常具有较紧的疝囊颈，但可能是由于既往手术的人工网片植入后的纤维化、缝合修补限制了疝囊颈的扩张或疝囊内容物压缩所致。这类患者通常可提供详细病史，其详述的症状与既往经历相似。

现代疝外科实践中一个有趣的现象是所谓的"工作相关疝"或从事一费力事件后发生的疝。当患者用力举起、拖拉或推物体时感到腹股沟区突然疼痛，此时或稍后显现出腹股沟肿块。究竟是这种用力导致了疝的发生还是其仅仅是让患者注意到了之前已存在的无症状疝，尚有争议，当前的观点更倾向于后者。费力事件的发生有利于疝的诊断，如果该事件未发生，则可能需要数月或数年才发现疝的存在。某些研究已有报道：在一项研究[3]中，129 例病例出现了 145 个腹股沟疝，但被忽视，仅 9 例（7%）病例有令人信服的用力事件相关的病史提示，然而从用力事件到疝的诊断经历的时间最长达 4 年；在另一项 133 例病例（大多为腹股沟疝）的连续研究中[4]，14 例（11%）报道了疝突然进展，但对这些病例仔细询问后，无明显证据指向某一用力事件是疝发生的原因；一项类似的进一步研究[5]报道了 108 例患者认为其疝是由一个意外事件引起的，明显是疝患者群中的一个子集，51%的患者认为肯定有用力事件存在，在剩下的 49%患者中，23%没有发觉疝、19%无单一事件存在、6%在意外之前疝已经存在。然而，"工作相关疝"已经成为并继续成为工作相关诉讼赔偿案例的来源。当考虑该诉求时，有以下几条指导原则[3]：

（1）导致肌肉劳损的事件必须正式通报给患者的部门经理。

（2）在劳损发生时必须有严重的腹股沟区疼痛。

（3）医师对疝的诊断必须在 30 日内做出，最好在 3 日内。

（4）既往无疝病史。

虽然能用来支持这些原则的证据不多，但它们依然是该类问题解决的一个有用、务实的方法。主要是由于因果关系的问题，用力事件并没有导致疝的发生，而只是促使患者意识到其疝进展，赔偿水平应该最低化。

股　疝

股疝占成人所有腹股沟疝的 5% ~ 10%[6]。对选择在某大学外科就诊的 379 例腹股沟疝患者进行了分析：16 例是股疝，全科医师仅对 3 例做出了正确的股疝诊断，而所有级别的外科医师仅对 6 例做出了正确诊断，显示出股疝诊断的困难性。

大多数股疝发生在 50 岁以上的女性。股疝的发生率男性和女性之比约为 1∶4，女性不同的骨盆形状以及额外的腹膜前脂肪被认为是风险高于男性的原因，患股疝的女性通常是多次生育者——多次妊娠被认为易患股疝。实际上股疝在男性与未生育女性中一样常见。

40%的股疝因出现疝囊内容物嵌顿或绞窄而急诊入院。经常被漏诊的患者常伴有呕吐数日，X线腹部平片常显示小肠扩张。在沐浴时患者或护理人员（如果患者被留院观察）发现其腹股沟区红、肿、痛，必须紧急呼叫外科医师处理。股疝很容易发生绞窄，因为相对狭小的疝囊颈，使得疝在急症处理中很难被回纳[7]。肠道缺血是急症导致死亡的主要风险因素[8]，因此，适合手术的患者应当及时修补股疝，而不推荐观察及等待。在荷兰有一项研究报道了 111 例病例接受了股疝修补术[9]，其中 10%有重大伴随疾病，无死亡及肠切除病例。急症的 33 例病例中，20%有重大伴随疾病，有 9 例接受了肠切除,3 例死亡。其余的股疝患者主诉有腹股沟肿块和(或)疼痛。此人群中大约有一半股疝为难复性的。

在社区医院股疝诊断的正确率是不同的。在一项回顾性综述中[6],88%择期手术的股疝患者均可追溯到转诊介绍信,转诊的全科医师正确诊断股疝的比率不到40%,而到外科医师处,其诊断率也仅提高了20%。

腹股沟肿块的鉴别诊断

鞘膜积液

成人鞘膜积液大多与腹股沟疝有关联。一般而言,诊断不困难。然而,有时当疝或鞘膜积液非常大时,尽管做了所有的体格检查,还是很难明确诊断。在这种情况下,透光试验并不总可靠,而诊断性超声检查将很容易明确诊断。

血管性疾病

1. 动脉的　髂股动脉瘤是远端血管栓塞或血管功能不全的并发症,诊断变得更直观。如果患者近期接受过心脏介入治疗或腔内血管成形术,应当考虑动脉瘤的可能性。

2. 静脉的　大隐静脉曲张也可能与股疝相混淆。它们的解剖位置是相同的,其特征是触诊柔软、液波震颤以及患者平卧时消失;在体型瘦弱的患者中,隆起处可呈蓝色。虽然静脉曲张和腹股沟疝可能与结缔组织疾病相关,但腿部静脉曲张可支持此诊断。

继发于门体分流的腹股沟静脉扩张可导致有疼痛感的腹股沟肿块,同样,在患者平躺后肿块会有明显改变,多普勒超声检查容易确诊[10]。

淋巴结病

慢性无痛的淋巴结肿大可发生于淋巴瘤和一系列感染性疾病。急性疼痛性淋巴结炎可能与绞窄性股疝相混淆。在皱褶部位、下腹部、腹股沟阴囊区、会阴部或同侧下肢有损伤通常提示本病。超声检查对鉴别这种疾病非常有帮助。

肿瘤

脂肪瘤是较常见的肿瘤。常见的"精索脂肪瘤"实际上是腹膜外脂肪的蔓延,常与腹股沟斜疝或直疝相伴随。一项研究报道了129例病例的140个腹股沟疝[11],能从伴随精索血管的脂肪中分离出来的脂肪肿块被认为是有意义的。如果一个脂肪肿块与腹膜外脂肪没有关系,则称为脂肪瘤;如果该脂肪肿块通过内环与腹膜外脂肪相连续,则称为腹膜前脂肪凸出。发现33%患者有腹膜前脂肪凸出,各种类型的疝均可与其相关,仅1例患者是真正的精索脂肪瘤。结论是,导致疝发生的机制同样也导致了腹膜外脂肪凸出。曾有这样的评论:偶尔的腹膜外脂肪凸出可能就是疝的形成,因此腹股沟疝的分类不仅包括脂肪疝,还应当包括小疝囊的脂肪凸出[12]。实际上,在腹腔镜探查下,精索脂肪瘤可能比上述提到的更为普遍。脂肪瘤还可发生于腹股沟及大腿的皮下脂肪处。脂肪瘤很少是非常柔软的,它的柔性伴有分叶状或扇形边缘,与皮肤无固定,且咳嗽时无冲击感。

继发性肿瘤

伴有转移性肿瘤的淋巴结肿大通常位于比股疝更表浅的位置,向各个方向的活动性超过股疝且常伴多样性。来自腹腔肿瘤如腺癌的种植转移灶可呈现出如岩石般质硬不可活动的肿块,可与原发性腹股沟嵌顿性疝或腹股沟疝修补术后的纤维化相混淆。

生殖器官异常

1. 男性睾丸异位　同侧阴囊中没有睾丸;异位睾丸的扭转可与绞窄性疝相混淆。

2. Nuck 管囊肿　亦称子宫圆韧带囊肿。这类囊肿向大阴唇延伸或进入大阴唇,囊肿具有透光性。

闭孔疝

闭孔疝,尤其是女性,位于大腿内收长肌内侧。有时阴道检查有助于诊断。此种疝几乎总是以急症而发现,患者常出现Richter疝(肠管壁疝)的肠梗阻表现。

罕见病

1. 水囊状淋巴管瘤　是一种罕见的肿块,为多房性,非常柔软,通常囊内的液体可从一处挤压到另一处。

2. 腰大肌脓肿　是一种柔软的肿块,常伴有背痛,当患者平躺时脓肿失去张力。典型的常位于股动脉外侧,多伴有白细胞计数升高和发热。

3. 股管积水　是西非报道的罕见病,实际上它是未经治疗的绞窄性股疝的晚期,绞窄的网膜被缓慢重吸收,股疝囊颈被正常的网膜堵塞,同时由于富含蛋白质的渗出液,使得疝囊远端进行性膨胀。

腹股沟区肿块的临床检查

传统的外科检查需患者脱去衣服,检查整个腹部及下肢。但当有疝病史,检查也显示明显的疝时,则无需这种追求完美的检查,患者也不期望如此暴露。如果疝诊断的证据不足,则这种为了充分检查的暴露是需要的。

在男性,第一步是观察睾丸的位置。睾丸解剖位置的医学常识能避免隐睾等造成的所有混淆。如果有一个明显的阴囊肿块,那么鉴别腹股沟阴囊疝与阴囊肿块的关键问题是"能否触及肿块的上缘并触摸到一条相对正常的精索",如此即可排除腹股沟阴囊疝。咳嗽时无冲击感也进一步支持该阴囊肿块不是疝。如果肿块局限于阴囊,下一个关键问题是"睾丸能否被触及",如果不能触及睾丸,则存在鞘膜积液;如果睾丸可触及,则下一个问题是"它是否正常"。如果睾丸弥漫性增大伴触痛,则考虑感染,细菌性或病毒性;如果是偏心性肿大,则可能为肿瘤;如果肿块与睾丸是分离的,但又似乎与睾丸一侧相连,则可能为附睾囊肿;如果肿块与睾丸是分离的,但附着于精索,则可能为精索囊肿。

检查腹股沟区时患者取站立位以及平卧位,有时疝仅在患者站立、用力或咳嗽时显露明显。大多数中等大小和巨大的腹股沟疝患者,尤其是非肥胖患者,站立检查时肿块明显且两侧腹股沟区显著不对称(图13-1),随后可对肿块进行轻轻触诊,嘱患者咳嗽,咳嗽时的冲击感将确定疝的存在;有时肿块明显增大,可再次确认疝的存在。在小型腹股沟疝或肥胖患者,视诊时疝可能不明显,在此情况下,需对腹股沟疝或股疝所处的腹股沟区、患者感觉疼痛的区域以及疼痛区周边进行触诊。

如果咳嗽时的冲击感不明显,嘱患者躺下,再次在患者咳嗽前和咳嗽时对腹股沟区进行触诊,患者躺下时疝可变小,此时咳嗽时冲击感更显著,即咳嗽触诊时手指确实可感觉到疝囊内容物经过的震颤感。

如上述已讨论的,此时需要鉴别的是腹股沟直疝还是斜疝,狭义地说,区分腹股沟疝或股疝更多的远非是以前完美手术所致的后遗症。当前的要求是选择的腹股沟疝手术方式可以根据术中疝分型予以调整,因此腹腔镜腹股沟疝修补是最符合要求的。关键是能对疝做出诊断,并根据所了解的疝类型修正手术策略。

以前的手术可能会增加疝诊断的困难。开放式腹股沟疝修补术后,股疝可呈现为复发性疝,在这种情况下,常与腹股沟疝难以鉴别。当股疝从卵圆窝上的筛筋膜凸出,底部向前并转向上,位于腹股沟韧带上前方时,更增加了诊断的困难。如果外环及精索能被触及,则比较容易做出诊断,而困难在于女性患者。如果疝可被回纳,仔细触诊疝环能使检查者定位疝和腹股沟韧带之间的关系。当患者咳嗽时,如果疝在腹股沟韧带上方凸出,则为腹

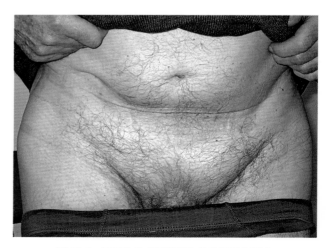

图13-1 不对称的左侧腹股沟肿块提示左侧疝

股沟疝；如果在腹股沟韧带之下，则为股疝。

　　将疝回纳并在患者咳嗽时用一个手指使其保持回纳的状态，是一个有用的试验，可识别腹股沟管或股环。当患者较肥胖时，这个试验就不太可靠，因为确切的解剖标志位置变得更难辨别。一项古老的测试：使阴囊皮肤陷入腹股沟管，可除外小腹股沟斜疝，但患者感觉不舒服且并不能提供有用的信息。

　　记住：一旦你考虑到一个肿块时，需考虑肿块上的皮肤是否有改变、病变位置、大小、形状及其质地、是否固定于皮肤或深层组织、当肌肉收缩时肿块消失程度、肿块的波动或震动感、阴囊的透光性，只有这样才可得出清晰的诊断。对肿块类型和发生原因不能确定的，需要进一步的检查，尤其是不能排除恶性肿瘤时，但这超出了本章的范围。

腹股沟阴囊疼痛

　　腹股沟阴囊疼痛可出现在腹股沟区并放射至同侧阴囊、大腿、侧腹部或下腹部，这种疼痛可能是神经痛的类型，且重体力活动时加重。如果原因是疝或腹膜前脂肪强行通过腹股沟内环疝出，可能是这些结构被牵拉，刺激了痛觉神经纤维，也可能是腹内斜肌及腹横肌局部张力反射性增加，再加上髂腹股沟神经被牵拉所引起。张力增高导致的疼痛是间歇性的，而引起痛觉过敏的神经痛可呈持续性。这种疼痛在疝修补术后消失，但有时手术后仍然存在，这种情况在术前必须让患者知情。

　　很多其他因素也可能引起腹股沟阴囊区及临近解剖区域的急性或慢性疼痛（表13-1），包括妇科及泌尿科的病变及各种肌肉骨骼综合征。一种越来越具有特征性的症候群是Gilmore腹股沟综合征或运动员疝（见下文）；与腹股沟区肿块无疼痛、肿块可回纳的患者比较，对于这些主诉腹股沟疼痛的患者需要仔细询问泌尿系统、生殖系统以及肌肉骨骼方面的病史，并检查是否有这些方面的疾病存在。

　　对许多有腹股沟区慢性疼痛的患者，泌尿系统疾病是首先要进行的诊断工作，通常怀疑慢性前列腺炎或精囊炎，很多患者已经接受了多疗程的抗生素治疗。

表13-1　腹股沟阴囊疼痛的鉴别诊断

疝：腹股沟斜疝或直疝，股疝，精索脂肪瘤
阴囊疾病：睾丸附睾炎，前列腺炎，尿路感染，睾丸扭转
泌尿科疾病：肿瘤或结石，尿外渗
妇科疾病：盆腔炎性疾病，子宫或卵巢肿瘤
肌肉骨骼疾病：内收肌肌腱炎，内收肌撕裂，股薄肌综合征，(骨盆)耻骨不稳定性疾病，耻骨炎，腹直肌肌腱疾病，髂腰肌损伤
脊柱异常
髋关节异常
肌腱末端病

运动员或运动爱好者腹股沟损伤

　　这是一个很有趣的领域，患者常在专业的运动损伤诊所得到最好的处理，配备普外科或骨科医师，具备充分的理疗条件。通常这类患者病史多样，一些运动员如短跑运动员往往主诉"腹股沟拉伤"的发病隐匿、伴有腹股沟深部持续性钝痛。而涉及接触性运动的运动员可能主诉突然的撕裂感，造成腹股沟阴囊区持续的疼痛，重体力活动时疼痛加重，开始可向大腿、阴囊或下腹部放射。作者的经验是，足球运动员（橄榄球运动员）具有典型的病史，不需任何检查，通过外科手术即可治愈。其病史为在快速奔跑中伸展传球时出现突然的腹股沟区疼痛，很少能继续比赛，通常需被替换。这种疼痛休息几日后缓解，但只要其在训练中全速奔跑则又会出现。抱着这种病症会痊愈的希望，运动员的这种休息、疼痛缓解、训练、疼痛重现的情况可重复数次。休息一段时间常能解决大多数运动员的这种所谓的腹股沟区拉伤，一旦重新训练，症状马上再现。实际上，作者经常描述这些运动员发生的情况类似于皮肤纸划伤，皮肤愈合后几日又裂开了，而且还伴有很多症状。许多患者在咳嗽或拉伸时体会到疼痛的加剧，提示腹股沟区闭锁不全或括约肌机制的异常。让患者在解剖图上给疼痛区域绘上阴影以辨别疼痛发生及发展的区域是有帮助的

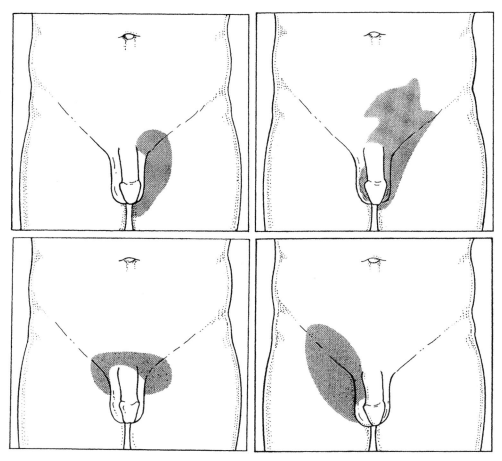

图13-2 疼痛图解,每一个都附有区域说明:"在手术前,请在你感觉疼痛的区域绘上阴影"

(图13-2),有时患者会用一个手指指出一个压痛点区域,但更为典型的是更为散在的区域疼痛。

疝造影术有助于鉴定运动员疝的原因,如"广而深隐窝"综合征[13]。英国的 Jeremy Gilmore 对这一问题的了解具有显著贡献,今天仍然被称为 Gilmore 腹股沟。Gilmore 明确地指出腹股沟区拉伤不是疝,无内脏穿越正常腹腔范围而凸出,腹股沟区拉伤是一严重的腹股沟肌腱损伤。Gilmore 对超过2 000例病例进行了研究,并阐述了其所得到的经验[14]:1 400例需要手术,98%是男性,大多为足球运动员(橄榄球运动员),在手术中发现的病理改变的严重性各不相同,但主要的特征包括腹外斜肌腱膜撕裂、联合腱撕裂、联合腱从耻骨结节处撕裂、联合腱与腹股沟韧带分离,而不存在腹股沟疝。

开放手术发现的特征是:除了 Gilmore 描述的之外,还包括扩大的腹股沟外环、腹横筋膜缺失或变

薄以及腹膜前脂肪坠入内环。还有其他的解释,如腿部外展肌-腹直肌共同组成的解剖单元的完整性损伤[15]和生殖股神经的生殖分支被腹股沟韧带压迫[16]。急性病例可见水肿,偶见出血,撕裂的严重程度与患者的症状之间有一定程度的关联性。但是,必须记住腹股沟管的详细解剖是非常多变的,因此,运动员腹股沟综合征的解剖学基础难以理解。

虽然对于腹股沟区受伤的职业足球(或其他运动如曲棍球)运动员进行早期手术可使其更早回到赛场,但是对大多数患者会给予一定阶段的休息,然后进行理疗及康复锻炼,主要是重塑腹股沟区的稳定性。而对保守治疗失败的患者则给予手术治疗。传统的教学认为,一个成功的手术意味着通过修补每一个组织结构而重建正常解剖,实际上,Gilmore 描述的修补最多达6层[14]。但是,目前大多数外科医师的做法是在开放手术或腹腔镜下植

入一个网片,可以达到相似的效果[17],这种手术方式能使9/10的运动员在3个月内重新恢复完全的体育活动,症状可以消失或最小化[18,19]。近期已报道了一项被称为"微创修补"的新技术[20]。

腹股沟区疼痛患者的临床检查

当患者步入医师办公室,检查就开始了,询问患者病史、观察其步态是有用的。在尽可能保护隐私的情况下暴露患者的下半身,触诊脊柱,检查腰椎的前后、左右、旋转运动,让患者用单腿轮流跳跃,如果跳跃引发的疼痛位于耻骨联合,提示耻骨不稳定或耻骨炎。进行双侧股神经伸展试验,让患者取站立位,如前描述,检查其患腹股沟疝的可能,然后让患者平躺并检查患者髋部主动和被动活动情况,进行两侧比较。运动员尤其是股四头肌发达者(曲棍球运动员)以非正常方式负载其髋关节,通过轻微降低受伤侧的运动幅度即可检查出早期关节炎。进行双侧坐骨神经伸展试验,仔细触诊腹股沟前大腿区域,如果患者主诉某一点疼痛,则触诊多次集中检查。肌腱末端病——腹股沟的"网球肘病"(韧带或肌腱附着处炎症)[21]即会在受伤部位出现典型的压痛点,尤其在长收肌附着处、腹股沟韧带附着处、腹直肌附着处或沿着腹股沟位置行走的腹横肌与腹内斜肌附着处。局部注射长效局部麻醉药和类固醇激素后症状缓解,如果压痛点不明显,需被动外展、内收抵抗阻力和臀部屈曲时触诊检查耻骨肌、内收肌群(大收肌、短收肌和长收肌)和股薄肌。通过双腿抬高使腹直肌主动收缩,在起始时触诊检查腹直肌。通过耻骨弓、坐骨棘和坐骨结节触诊骨盆。通过挤压和直接压迫检查耻骨联合。依据患者的症状,进行神经科全面检查,了解下肢和受损腹股沟尤其注意髂腹股沟神经或生殖股神经疼痛是必需的。

运动员疝患者的临床表现经一段时间休息后可减轻,但经历一段时间的训练或运动后,整个腹股沟阴囊区域变得脆弱。检查是重要的,可查明其他病理学改变,作者认为,在获得诊断时,病史中依次出现的症状和体征比检查结果更重要,因为无单一检查或试验能明显支持诊断。通过阴囊皮肤内陷触诊外环是一种使人不适的手法,而且会出现病变侧典型的剧烈疼痛,咳嗽时加重,一次较剧烈的咳嗽刺激即可发现病变。如果依然不能明确诊断,要求患者取半蹲位并咳嗽,触诊腹股沟管外环边缘和腹股沟管后壁,与对侧比较,出现腹股沟管病变侧外环扩大和腹股沟管后壁疼痛即是诊断依据[22]。

如果诊断依然不明确或阴囊出现症状,则阴囊的临床检查是必需的。一个小型疝凸入内环可刺激生殖股神经的生殖支出现男性阴囊疼痛或女性阴唇处疼痛,可作为一个临床特征;如果患者主诉急性腹股沟疼痛并伴有腹股沟肿块时,应该做鉴别检查以确定是否是由于腹股沟疝、睾丸及其附件扭转、提睾肌痉挛和睾丸或精索创伤引起。

引起腹股沟阴囊疼痛的其他罕见原因包括腹主动脉瘤、下胸腰椎和髋关节的退行性疾病。来自盆腔内生殖器、前列腺、精囊和解剖学上来自T12～L2和S2～S4神经支配的邻近脉管的牵涉痛可通过生殖股神经L1和后阴囊神经S2、S3的外阴支放射到腹股沟和外生殖器。

隐匿疝和腹股沟疼痛的临床研究

在大多数病例中,明确的病史和仔细地检查即可做出可能的诊断,并制定初步治疗方案。但是,有时依靠放射科医师和腹腔镜探查有助于治疗方案的完善。以下所有的检查将依次进行讨论,利用临床研究结果来回答本文前言概述中列出的3个问题。

疝造影术

疝造影术对一些疝外科医师而言依然得到好评,但作者未使用此检查已经10年了,因为到作者处就诊的患者已经摄片显示为有症状的腹股沟疝。作者建议疝外科医师可单独依据患者的病史和临床检查进行诊断。但是,疝造影术是一种敏感性很高的技术,被许多外科医师使用,它可显示腹股沟疝,尤其是当临床检查阴性时[23]。一项研究报道了经静脉尿路造影术和膀胱X线检查的406例病例中有9%存在膀胱侧突(膀胱耳)进入腹股沟内环[24]。

直接疝造影术最初在实验动物身上进行[25],

以后在儿童患者中进行[26]。目前优选的方法是通过穿刺腹壁和注射非离子对比媒介物实施荧光显影的疝造影术和腹膜造影术[27]。适应证主要是有症状提示腹股沟疝而肿块不明显、隐匿性腹股沟疼痛(经适当检查已排除其他诊断)和经疝修补术依然遗留症状的患者。

关键是技术。把患者安放在带荧光屏可升降倾斜的X线透视台上,可获取盆腔底部与腹股沟区域的切面视图。检查时排空膀胱以避免穿刺时出现意外。使用22-G脊椎麻醉穿刺针或偶尔也可使用27-G千叶针穿刺,位置为症状对侧脐水平以下腹直肌外侧,选择此部位穿刺可最大限度降低腹壁下动脉损伤的风险,穿刺过程中可感觉到3个突破点,即经过腹直肌前鞘、腹直肌后鞘和腹横筋膜,然后进入腹腔。在荧光屏监视下注射小剂量非离子造影剂以确定穿刺针是否已经在合适的腹腔内,头位抬高30°后注射60~80 ml造影剂,以使造影剂流到不同的隐窝和疝孔内,后前位(PA)和斜位均要拍摄读片。然后指导患者做练习15~20 min,随后重复摄片以获取患者在憋气、咳嗽或采用其他方法时的影像,以便获得显示症状的影像。

一个完整显示盆腔和腹股沟外科解剖结构的周密检查可精确查明所有潜在的疝孔,图13-3显示了疝造影图像。

依据疝的形状、其与盆腔腹膜的皱襞和出现的盆腔隐窝可诊断腹股沟疝的不同类型。盆腔和腹股沟区(脐外侧、脐中线、脐内侧)的5个盆腔腹膜皱襞把盆腔分为5个隐窝:膀胱上窝、左右侧脐内侧隐窝、左右侧脐外侧隐窝。斜疝通过外侧(腹股沟的)隐窝从脐外侧皱襞的外侧凸出,直疝通过内侧(腹股沟的)隐窝从脐内侧皱襞的外侧凸出,而股疝通过脐中隐窝从外侧方向凸出进入股管。图13-4显示临床上疑诊为左侧疝的患者在腹股沟疝造影术后确诊为双侧斜疝。

使用疝造影术可评估术后依然存在持续症状但临床体检时疝又不明显的患者。一项对46例54个部位出现症状的患者进行的疝造影检查研究[28],发现了10例复发疝,其中仅2例出现症状;另外,发现了14例位于对侧、无症状的疝,1例临床疝患者造影检查阴性。尽管疝造影术可证明疝的存在,但在本研究中检查出的22例腹股沟疝并无临床意义,在临床上腹股沟疝诊断明确的患者中进行本研究的理由还不能令人信服。

通过疝造影术最容易检查出腹股沟疝和股疝,但前腹壁缺陷如腹壁疝、半月线疝和闭孔疝不易被检查出,而CT、MRI检查可比较清晰地显示,帮助

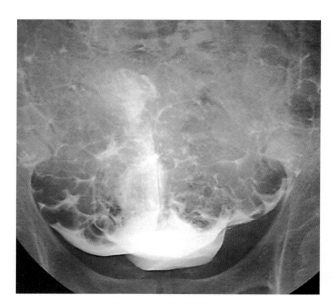

图13-3 疝造影图像

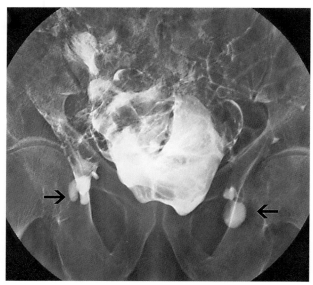

图13-4 临床疑诊左侧疝患者在腹股沟疝造影术后确诊为双侧斜疝

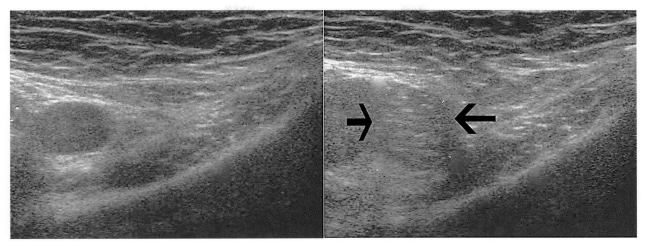

图13-5 超声检查显示平静时（左）、股管用力时（右）伴有明显的股疝（箭头所指）

明确诊断。

疝造影术的并发症率约为6%，幸运的是大多数并发症轻微，包括前腹壁出血、造影剂不良反应和造影剂媒介物腹膜外溢出。常见的较严重的并发症包括肠穿孔、肠系膜血肿形成和盆腔腹膜炎。

总之，疝造影术可探明隐匿疝，有助于腹股沟区不明原因疼痛的诊断，关于该项检查能使患者获益被持续报道[30]。疝造影术可对门诊患者实施局部麻醉后即可进行，并发症的发生极少[31]；内脏穿孔的危险性罕见且通常无需明显干预[32]。但是，该检查还未非常普遍应用。

超声检查

在诊断腹股沟隐匿疝和腹股沟区疼痛方面，使用超声检查逐渐增多，其优势是避免使用电离辐射技术，但其检查质量和精确度依赖超声波技术和检验师的经验以及患者体质。依据患者体质使用中到高频线阵超声探头（7～13.5 MHz）进行检查，检查时患者取仰卧位，包括行Valsalva动作（深吸气后，在屏气状态下用力做呼气动作10～15 s）和咳嗽时检查。传感器与腹股沟韧带平行放置并以腹壁下动脉为标记，以便鉴别直疝和斜疝。使用相同的传感器定位，检查并鉴别股疝，双侧均需检查。如果患者取仰卧位时B超检查阴性且临床高度怀疑隐匿疝，则再取直立位以相同操作程序再次进行超声检查。

尽管超声检查依赖操作者熟练的手法，但有报道其对腹股沟疝定性的敏感性和特异性可达100%[33]。也有报道评价对于可疑的腹股沟体征和疼痛的患者，其检查精确性不是非常好[34]，在股疝病例中可能出现误诊。股疝的典型检查结果和说明显示于图13-5中。

现在，产前诊断腹壁缺陷已是产科或儿科检查的一部分，出生时明显腹壁疝的患儿在产前即可被探测到。这样的患儿出生后即可转到具有合适小儿外科专长的病房进行治疗。

使用超声检查诊断小儿腹股沟疝的成功性不高，一项研究报道在23例婴儿的超声检查中，明确诊断为对侧腹股沟鞘突未闭的仅15例，伴有4例假阳性、4例假阴性[35]。单独使用超声检查诊断婴儿对侧腹股沟病变需谨慎。一项有趣的研究报道，当体检不能诊断腹股沟疝时，使用患儿双亲的相片可精确诊断[36]。

对小儿的诊断存在可疑时，超声检查是一种无创性且具有高精确度的诊断工具[37]，将4 mm作为腹股沟内环正常直径的上限，隐匿疝的诊断准确性达98%。

一项临床诊断为腹股沟疝的19例成年患者的小样本研究，用以评估彩色多普勒超声检查鉴别不同种类腹股沟疝的作用[38]，使用腹壁下动脉为标记,区别不同类型的疝囊,通过此检查仅检查出55%的病例,说明使用此方法鉴别疝的类型是不可靠的。

CT检查

CT的断面成像技术可精确评估患者包括疝在内的腹壁疾病,当肿块在临床上还未被考虑为疝时,在CT检查的选择区域即可显示腹股沟团块结构。CT检查可以显示腹壁前肿瘤、淋巴结包块和通过疝环扩展的腹腔肿瘤,同时也可观察到腹腔和盆腔内的炎症和脓肿。有时肿瘤和其他病变可引起腹股沟疼痛(图13-6)。一些研究阐述了使用CT检查可鉴别临床腹股沟处疝是否进入了腹股沟管或股管[39,40](图13-7),同时还能鉴别直疝和斜疝(图13-8)[41]。来自多层螺旋CT扫描的多平面高分辨重建技术能清晰显示腹壁下血管,从而鉴别直疝和斜疝;股管也能被直接看到(使用腹股沟韧带、股静脉和长收肌作为标记),因此可诊断股疝。

作者期望进行腹腔镜腹股沟疝修补术的外科医师和大多数腹股沟疝开放手术的外科医师对极

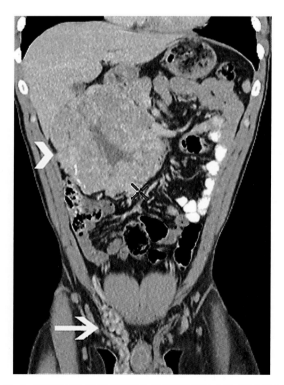

图13-6 冠状面CT检查显示患者右侧精索静脉曲张(下方箭头所示)。原因是继发于后腹膜巨大的病理性团块而导致患者右侧腹股沟区不适,结果被证实确诊为神经源性肿瘤(头侧箭头所示)

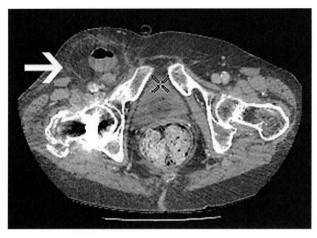

图13-7 冠状面CT检查显示一右侧绞窄性股疝(箭头所示),疝内容物为小肠,嵌入股管内并表现为急性小肠梗阻

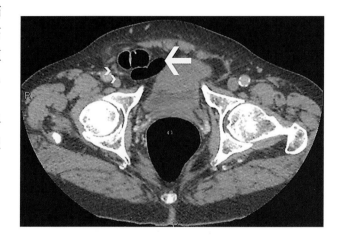

图13-8 轴位CT检查显示一右侧腹股沟直疝(箭头所示),疝囊颈位于腹壁下血管内侧(双箭头所示)

易诊断的常见类型的腹股沟疝患者无需进行此项检查,因为它是一种资源浪费而且增加了患者不必要的辐射风险。

当股疝和闭孔疝伴有肠管壁疝(Richter疝)而未出现肠缺血梗死和穿孔时,临床上诊断困难,CT检查的真正作用是评估诊断困难的多次复发疝或伴有肠梗阻的患者。CT检查可清晰地显示这些腹股沟隐匿疝,明确肠梗阻的原因(图13-9),从病理学方面排除引起下腹部或腹股沟区疼痛的其他原因。

MRI检查

腹部和盆腔MRI检查也逐渐被用于评估腹

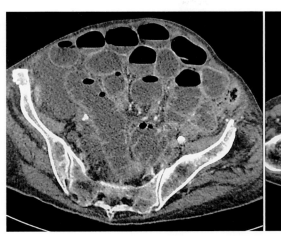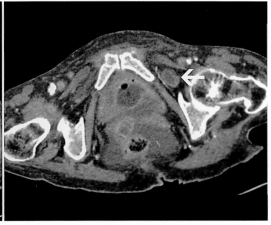

图13-9　轴位CT检查显示小肠梗阻（左）继发于临床上隐匿的左侧闭孔疝（右）

股沟疼痛和不被认定为疝的腹股沟肿块（图13-10）。MRI检查对软组织具有高分辨率，可重建多层解剖结构图像，避免使用电离辐射，是一种有用的"筛查"工具。它可探测炎症病灶以解释患者的症状，尤其对运动员而言。骨炎改变尤其在耻骨处，MRI检查可显示该部位T1加权相低信号强度、T2加权相高信号和等信号强度[42]（图13-11）。此技术也能良好地显示肌腱结构的异常，以及骶髂关节[43]。当MRI检查腹股沟疝时可直观地显示腹股沟管或股管内疝囊（图13-12）。在患者进行Valsalva动作时也可应用多次激发的快速脉冲序列成像进行扫描[44]。

腹腔镜检查

　　腹腔镜检查有其优势，有时可兼治疗。通常有些病例的病史提示疝（包括运动员疝），但临床结果模棱两可，患者的症状影响了其工作或社会活动。作者对这些患者进行了调查研究，并与应用腹腔镜探查腹股沟区进行了对比。传统的腹腔镜操作是绝大部分普外科和疝外科医师必须具备的技能，但只有在很少情况下采用该技术会漏诊精索脂肪瘤、闭孔疝、小股疝的疝囊。如果常规腹腔镜检查发现了腹股沟疝，可进行经腹腹膜前疝修补术（TAPP）或转为传统开放手术。作者倾向于通过全腹膜外疝修补术（TEP）来探查腹股沟区，并且在探查后，应用补片修补该区域。作者仍然觉得由于严重的

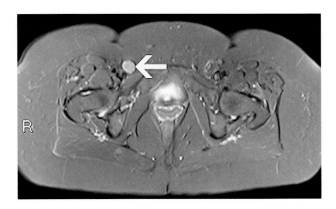

图13-10　轴位STIR MRI检查显示一个伴有右侧腹股沟疼痛性包块女性患者的右侧腹股沟结节，切除后病理检查证实为转移性鳞状细胞癌

慢性腹股沟疼痛（2%～3%）的发生风险低，且腹腔镜手术后发生严重慢性腹股沟疼痛是非常罕见的事件，因此在诊断不清楚时通过开放手术探查腹股沟区域是一种不合适的措施。

临床困境

　　（1）有症状但无肿块，会是腹股沟疝吗？

　　考虑的检查项目首先是超声检查，或许是隐匿性腹股沟疝，如果无明显麻醉风险和禁忌证，作者倾向行经腹膜前入路腹腔镜检查，实施TEP修补术。

　　（2）有肿块就是疝吗？

　　考虑的检查项目首先也是超声检查，如果超声检查不能肯定诊断，随后可进行MRI或CT检查，有

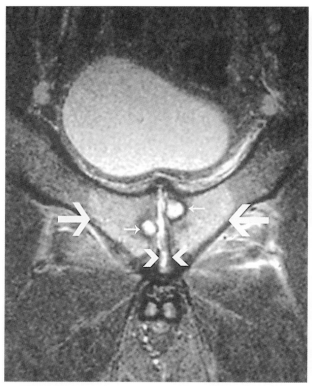

图13-11 冠状位T2扫描显示耻骨炎,伴有耻骨联合(大箭头所示)骨髓水肿和囊性骨改变(小箭头所示),并伴有纤维软骨环的高信号改变(箭头处)

图13-12 冠状位T1加权MRI扫描显示双侧脂肪内容物的腹股沟斜疝

必要进一步评估其深层次方面的原因。

(3)疝一定有临床症状吗?

考虑的检查项目首先是MRI检查,如果正常或不能明确出现症状的原因,那么应用腹腔镜(或者开放手术)探查腹股沟区域。

结 论

在手术前尽可能鉴别出腹股沟疝和股疝,以便计划手术入路。但是,这已不是非常重要了,因为随着腹腔镜外科技术的进步,在手术操作期间,所有的疝环口是容易被显露的。

仔细辨别耻骨结节、髂前上棘以及两者之间的腹股沟韧带是先决条件,腹股沟疝从腹横筋膜凸出并位于腹股沟韧带上方,而股疝则位于其下方。

股疝不会从腹腔进入阴囊或者大阴唇,但是斜疝会进入这两个部位。

腹股沟阴囊疼痛的诊断是一个具有挑战性的临床问题,通过详细的病史采集和检查以及合适的影像学技术常可获得诊断。

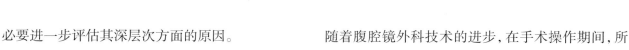

[1] Hair A, Paterson C, Wright D, Baxter JN, O'Dwyer PJ. What effect does the duration of an inguinal hernia have on patient symptoms? J Am Coll Surg. 2001; 193: 125−129.

[2] Fitzgibbons RJ, Giobbie-Hunter A, Gibbs JO, et al. Watchful waiting vs repair of inguinal hernia in minimally symptomatic men. JAMA. 2006; 295: 285−292.

[3] Smith GD, Crsoby DL, Lewis PA. Inguinal hernia and a single stressful event. Ann R Coll Surg Engl. 1996; 78: 367−368.

[4] Pathak S, Poston GJ. It is highly unlikely that the development of an abdominal wall hernia can be attributable to a single strenuous event. Ann R Coll Surg Engl. 2006; 88: 168−171.

[5] Schofield PF. Inguinal hernia: medicolegal implications. Ann R Coll Surg Engl. 2000; 82: 109−110.

[6] Hair A, Paterson C, O'Dwyer PJ. Diagnosis of a femoral hernia in the elective setting. J R Coll Surg Edinb. 2001; 46:

117-118.

[7] Harissis HV, Douitsis E, Fatouros M. Incarcerated hernia: to reduce or not to reduce. Hernia. 2009; 13: 263-266.

[8] Derici H, Unalp HR, Bozdaq AD. Factors affecting morbidity and mortality in incarcerated abdominal wall hernia. Hernia. 2007; 11: 341-346.

[9] Kemler MA, Oostvogel HJM. Femoral hernia: is a conservative policy justified? Eur J Surg. 1997; 163: 187-190.

[10] Horn TW, Harris JA, Martindale R, Gadacz T. When a hernia is not a hernia: the evaluation of inguinal hernias in the cirrhotic patient. Am Surg. 2001; 67: 1093-1095.

[11] Fawcett AN, Rooney PS. Inguinal canal lipoma. Br J Surg. 1997; 84: 1169-1170.

[12] Read RC, White HJ. Lipoma of the spermatic cord, fatty herniation, liposarcoma. Hernia. 2000; 4: 149-154.

[13] Smedberg S, Broome AEA, Gullmo A, Roos H. Herniography in athletes with groin pain. Am J Surg. 1985; 149: 378-382.

[14] Gilmore OJA. Groin disruption in sportsmen. In: Kurzer M, Kark AE, Wantz GE, editors. Surgical management of abdominal wall hernias. London: Martin Dunnitz; 1999. p. 151-157.

[15] Syme G, Gibbon W. Groin pain in athletes. Lancet. 1999; 353: 1444-1445.

[16] Akita K, Niga S, Yamato Y, Munata T, Sato T. Anatomic basis of chronic pain with special reference to sports hernia. Surg Radiol Anat. 1999; 21: 1-5.

[17] Ingolby JH. Laparoscopic and conventional repair of groin disruption in sportsmen. Br J Surg. 1997; 84: 213-215.

[18] Fon LJ, Spence RAJ. Sportsman's hernia. Br J Surg. 2000; 87: 545-552.

[19] Genitsaris M, Goulimaris I, Sikas N. Laparoscopic repair of groin pain in athletes. Am J Sports Med. 2004; 32: 1238-1242.

[20] Muschaweck U, Berger L. Minimal repair technique of sportsmen's groin: an innovative open-suture repair to treat chronic inguinal pain. Hernia. 2010; 14: 27-33.

[21] Ashby EC. Chronic obscure groin pain is commonly caused by enthesopathy: 'tennis elbow' of the groin. Br J Surg. 1994; 81: 1632-1634.

[22] Macleod DAD, Gibbon WW. The sportsman's groin. Br J Surg. 1999; 86: 849-850.

[23] Eames NWA, Deans GT, Lawson JT, Irwin ST. Herniography for occult hernia and groin pain. Br J Surg. 1994; 81: 1529-1530.

[24] Allen RP, Condon VR. Transitory extraperitoneal hernia of the bladder in infants (bladder ears). Radiology. 1961; 77: 979-983.

[25] Sternhill B, Schwartz S. Effect of hypaque on mouse peritoneum. Radiology. 1960; 75: 81-84.

[26] Ducharme JC, Bertrand R, Chacar R. Is it possible to diagnose inguinal hernia by x-ray? J Can Assoc Radiol. 1967; 18: 448.

[27] Gullmo A. Herniography. World J Surg. 1989; 13: 560-568.

[28] Hamlin JA, Kahn AM. Herniography in symptomatic patients following inguinal hernia repair. West J Med. 1995; 162: 28-31.

[29] Harrison LA, Keesling CA, Martin NL, Lee KR, Wetzel LH. Abdominal wall hernias: review of herniography and correlation with cross-sectional imaging. Radiographics. 1995; 15: 315-332.

[30] Hachem MI, Saunders MP, Rix TE, Anderson HJ. Herniography: a reliable investigation avoiding needless groin exploration — a retrospective study. Hernia. 2009; 13: 57-60.

[31] MacArthur DC, Grieve DC, Thompson JD, Greig JD, Nixon SJ. Herniography for groin pain of uncertain origin. Br J Surg. 1997; 84: 684-685.

[32] Heise CP, Sproat IA, Starling JR. Peritoneography (herniography) for detecting occult inguinal hernia in patients with inguinodynia. Ann Surg. 2002; 235: 140-144.

[33] Djuric-Stefanovic A, Saranovic D, Ivanovic A, et al. The accuracy of ultrasonography in classification of groin hernias according to the criteria of the unified classification system. Hernia. 2008; 12: 395-400.

[34] Depasquale R, Landes C, Doyle G. Audit of ultrasound and decision to operate in groin pain of unknown aetiology with ultrasound technique explained. Clin Radiol. 2009; 64: 608-614.

[35] Lawrenz K, Hollman AS, Carachi R, Cacciagnerra S. Ultrasound assessment of the contralateral groin in infants with unilateral inguinal hernia. Clin Radiol. 1994; 49: 546-548.

[36] Kawaguchi AL, Shaul DB. Inguinal hernias can be accurately diagnosed using the parent's digital photographs when the physical examination is nondiagnostic. J Pediatr Surg. 2009; 44: 2327-2329.

[37] Chen KC, Chu CC, Chou TY, Wu CJ. Ultrasound for inguinal hernias in boys. J Pediatr Surg. 1999; 34: 1890-1891.

[38] Zhang GQ, Sugiyama M, Hagi H, Urata T, Shimamori N, Atomi Y. Groin hernias in adults; value of colour Doppler sonography in their classification. J Clin Ultrasound. 2001; 29: 429-434.

[39] Cherian PT, Parnell AP. The diagnosis and classification of inguinal and femoral hernia on multisection spiral CT. Clin Radiol. 2008; 63: 184-192.

[40] Kitami M, Takase K, Tsuboi M, et al. Differentiation of femoral and inguinal hernias on the basis of anteroposterior relationship to the inguinal ligament on multidimensional computed tomography. J Comput Assist Tomogr. 2009; 33: 678-681.

[41] Hahn-Pederson J, Lund L, Hansen-Hojhus J, Bojsen-Muller F. Evaluation of direct and indirect inguinal hernia by computed tomography. Br J Surg. 1994; 81: 569-572.

[42] Omar IM, Zoga AC, Kavanagh EC, et al. Athletic pubalgia and "sports hernia": optimal MR imaging technique and findings. Radiographics. 2008; 28: 1415-1438.

[43] Barile A, Erriquez D, Cacchio A, DePaulis F, Di Cesare E, Masciocchi C. Groin pain in athletes: role of magnetic resonance. Radiol Med. 2000; 100: 216-222.

[44] Leander P, Ekberg O, Sjoberg S, Kesek P. MR imaging following herniography in patients with unclear groin pain. Eur Radiol. 2000; 10: 1691-1696.

第14章
成人开放式前入路腹股沟疝修补术

Anterior Open Repair of Inguinal Hernia in Adults

Joachim Conze

王　坚　杨林华　译

上一版此章讨论了"腹股沟疝究竟是手术治疗还是使用疝带治疗"这一问题。可复性腹股沟疝回纳后使用疝带或束腰带压迫治疗至少已有4 000年的历史,至今仍广泛沿用。尽管疝带的治疗原理简单且毫无治愈的可能性,被认为是一种不安全的治疗方法,但由于其历史悠久,具有无需麻醉、治疗风险较外科手术更小等优点,故20世纪疝带的使用量仍是惊人的。由于缺乏合理的理论解释及无法证实是有效的治疗措施,目前疝带治疗正被外科手术所取代。

开放手术治疗腹股沟疝不需进入腹腔,不涉及重要脏器的操作,不存在血液动力学紊乱的风险,也无代谢方面的并发症。术后罕有脓血症。使用疝带无法保证斜疝或股疝持续处于回纳状态,同时增加了并发症出现的概率,使疝囊内容物静脉或淋巴回流障碍,促使绞窄形成。对于大的直疝,由于疝带的压迫使得缺损边缘的肌肉及筋膜萎缩,从而扩大了疝环口,使疝囊增大,将导致疝修补术更为困难。

1927年Geoffrey Keynes爵士对使用疝带后的并发症[1]做了如下评论:

使用疝带会逐步对患者造成损伤,在疝带的压迫下肌肉完全转变为纤维组织,变得菲薄并粘连包裹。当疝带无法压迫缺损时,进一步增加了外科医师治疗的难度。疝带作为一种古老的装置,仅仅是对逐步发展的外科学的一种补充。

腹股沟疝无需使用疝带治疗,那么是否所有

的腹股沟疝都需手术治疗呢? 目前腹股沟疝的发病率和流行病学资料缺乏精确的统计资料[2]。Primatesta 和Goldacre按照流行病学统计报道了腹股沟疝患者需修补的终身累积风险概率:男性患者为27%,女性患者为3%[3]。腹股沟疝潜在急性嵌顿的风险是选择择期行腹股沟疝修补术的主要理由和动机。丹麦和瑞典疝注册组织通过对腹股沟疝的统计,得出绞窄性疝患者急诊手术术后死亡率>5%,而行择期腹股沟疝修补术患者的术后死亡率<0.5%[3-5]。然而腹股沟疝发生嵌顿的概率究竟是多少并不清楚。目前尚无准确的嵌顿性疝年发病率的数据,据估计为0.3% ~ 3%。斜疝发生嵌顿的概率至少是直疝的10倍。腹股沟疝的病程长短也是嵌顿发生的重要因素之一。Gallegos等[6]做了一项回顾性研究,分析腹股沟疝或股疝的病程长短与绞窄发生的累积概率之间的关系,统计发现米德尔塞克斯医院3年内的腹股沟疝病例(439例腹股沟疝,37例股疝)中共有34例发生绞窄(22例腹股沟疝,12例股疝)。在发病后3个月,腹股沟疝发生绞窄的累积概率是2.8%,两年后上升至4.5%;而股疝在病程开始后3个月发生绞窄的累积概率为22%,21个月后升至45%。由此他们推论,无论是腹股沟疝还是股疝,在病程的前3个月发生绞窄的累积概率上升最显著。Rai等[7]也报道过类似的结论,较短病程是引发成人腹股沟疝并发症的危险因素之一。

腹股沟疝如果不治疗,它的自然病程如何?

有两篇关于腹股沟疝是选择手术治疗还是观察等待的文献，均为1B类随机对照研究。其中一篇由Fitzgibbons报道，他将356位男性患者（18岁以上）列入手术组，另外366位男性患者列入观察组。经过两年随访，观察组有23%患者转入手术组，一例两年内发生嵌顿但无绞窄，一例4年内发生嵌顿伴肠梗阻[8]。

另一篇由O'Dwyer报道，他将80位男性患者（55岁以上）列入手术组，另外80位列入观察组。随访一年后观察组中29%(23/80)的患者转入手术组，3例发生严重的腹股沟疝相关并发症，1例术后因心肌梗死而死亡，1例术后卒中，1例急诊手术。术后发生严重并发症的患者均合并心血管疾病，且在观察期间其心血管疾病逐步恶化。如果他们在病初就手术治疗，或许可以避免这些严重的并发症[9]。

以上两项研究略有不同，均没有确定性的结论。然而，对于无症状或症状轻微的腹股沟疝患者来说，观察等待是一个可以接受的选择，因为腹股沟疝很少发生嵌顿。其中的一项研究指出：对于伴有显著合并症的（老年）患者，与急诊手术相比较，行择期手术能减少合并症带来的风险，降低术后死亡率。

为了评估"观察随访"期间疝嵌顿的风险，Gai利用超声检查对疝囊的形态学做了一项研究。他将超声显像下的腹股沟疝分为3种类型：疝环口和疝囊膨胀凸起状为A型；管状为B型；沙漏状为C型。根据此分型，他得出C型腹股沟疝发生嵌顿的风险最高。Gai用这个分型来决定无症状疝究竟是选择手术还是"观察等待"[10]。

腹股沟疝的分类

所有的疝都相同吗？究竟有没有一种"标准"疝？外科医师都知道一个较小的靠外侧的疝比一个较大的靠近中线的疝更容易修补，且疗效更好。尽管大多数文献都没有提及这点，但差异确实存在。因此，需要一种腹股沟疝分型来比较和评价不同外科手术方法的治疗效果。只有根据疝的分型和长时间的随访评估才能发现每一种类型疝的最佳治疗方法。目前，我们仍然无法确定所谓理想的、适用于每一例腹股沟疝病例的手术方法。为了达到这一目标，应该给每一类型的疝一个明确的定义。

迄今为止有许多医师试图对疝分类，但没有一种分类方法能让所有人接受并推广。

Gilbert 分型

在1988年，Gilbert介绍了一种腹股沟疝分型[11]。他依据术中发现的解剖及功能性的缺损，将腹股沟疝分为5种类型：1~3型为斜疝，4、5型为直疝。1型腹股沟疝具有紧张的内环口，腹膜通过此内环口形成疝囊，无论疝囊大小，一旦疝囊经外科手术回纳，完整的内环口可将疝囊阻挡在腹腔内。2型腹股沟疝具有中度扩张的内环口，一般直径<4 cm。3型腹股沟疝的内环口直径>4 cm，通常为滑疝或阴囊疝，常累及直疝区域。4型腹股沟疝的腹股沟管后壁完全缺损。5型腹股沟疝在耻骨弓上有一憩室样直疝缺损。1993年Rutkow和Robbins将Gilbert分型做了改良[12]。他们将同时存在直疝和斜疝的腹股沟疝定义为6型，存在股疝的定义为7型。但正如所有的分型系统一样，此分型方法仍有着很多变异与组合无法概括，这些变异（如原发疝或复发疝、滑疝的内容物、可复疝或嵌顿性疝、脂肪瘤）也应加以关注。

Nyhus 分型

1991年Nyhus介绍了另一种腹股沟疝分型[13]，将腹股沟管和股管后壁腹横筋膜的状态做了界定。他建议仅在必要时最小限度地修补腹股沟疝疝环的内侧部分，反对过度修补腹股沟管后壁，这样会破坏正常的后壁组织。他反对给那些相对简单的疝选择过度治疗的手术方案。Nyhus将腹股沟疝分为4种类型，这种分型因使腹股沟疝的个体化治疗得以实施而受到推崇。

（1）Ⅰ型为腹股沟斜疝，内环口大小、外形和结构均正常，通常发生于婴儿、儿童或较年轻的成年人。这一类型的疝边界清晰，海氏三角正常。斜疝疝囊位置多变,位于内环口附近至腹股沟管内侧。

（2）Ⅱ型为腹股沟斜疝,内环口扩大变形,但腹股沟管后壁正常(参照美国外科解剖学)。从打开的疝囊内探查海氏三角(腹股沟管的后壁)正常。疝囊可占据腹股沟管全长,但未入阴囊。

（3）Ⅲ型有3种亚型:直疝、斜疝和股疝。

• ⅢA型为腹股沟直疝,疝囊不经内环口凸出。薄弱的腹横筋膜(腹股沟管后壁腹壁下血管内侧部分)向外凸出覆盖疝囊表面。所有的直疝不论大小均为ⅢA型。

• ⅢB型为腹股沟斜疝,内环口中度扩大,或多或少地影响腹股沟管后壁,疝囊通常进入阴囊,偶尔右下腹的盲肠或左下腹的乙状结肠可成为部分疝囊壁。这类滑疝总是破坏部分腹股沟管后壁(内环口扩张但可以不伴有腹壁下血管移位。直疝和斜疝疝囊内容物可以骑跨在腹壁下血管上形成裤状疝)。

• ⅢC型为股疝,一种特殊形式的后壁缺损。

（4）Ⅳ型为复发疝。直疝复发(ⅣA型),斜疝复发(ⅣB型),股疝复发(ⅣC型),上述两种以上的复发疝(ⅣD型)。这类疝处理复杂,并发症率较其他类型的腹股沟疝高。

Zollinger 分型

正如Nyhus强调的一样,这种分型不仅依据传统斜疝、直疝和股疝的解剖位置、缺损的大小,更重要的是结合了内环口的功能和直疝区域的完整性。这种分型源自Zollinger对50位北美及25位欧洲疝外科专家的调查,发现这些专家主要用4种常用的腹股沟疝分型方法:传统分型(斜疝、直疝和股疝)、Nyhus分型、Gilbert分型以及增加的Aachen分型(见下文)[14]。Zollinger分型如下:① 有着完整内环的小型腹股沟斜疝(Ⅰ型),在功能正常的直疝区域有一个完整环的小直疝(Ⅲ型)。内环功能丧失的大斜疝(Ⅱ型),整个直疝区域的完整性均丧失的大直疝(Ⅳ型)。这种分型方法的优势在于腹股沟疝的大小取决于腹壁缺损的大小及腹壁功能保留的程度,而非仅仅用厘米来精确地测量缺损的大小。② 复合疝(Ⅴ型)分为3个亚型,内环功能丧失(ⅤA

型),直疝区域完整性丧失(ⅤC型),两者都丧失(ⅤB型)。③ 除了股疝(Ⅵ型)外,增加了其他类型(O型)作为对不属于上述类型疝的补充,例如,股疝合并斜疝、血管前疝、巨大腹股沟疝。

欧洲疝学会分型

2006年欧洲疝学会介绍了一种最新的简单实用的腹股沟疝分型方法[15]。在Schumpelick的Aachen分型基础上,增加了以下参量:解剖位置(斜疝=侧面的=L,直疝=中间的=M,股疝=F),疝环口大小[分为3级,Ⅰ级≤1.5 cm,Ⅱ级=(1.5～3)cm,Ⅲ级≥3 cm](表14-1)。依据Aachen分型,之所以选择1.5 cm作为一个分型级别是因为它是外科医师示指指尖的平均宽度,也是腹腔镜剪刀刀刃的长度,这样使术中测量简单易行。如今这种分型已经成为欧洲疝分型的标准。

表14-1　欧洲疝学会腹股沟疝分型[15]

欧洲疝学会 腹股沟疝分型		原发	复发		
	0	1	2	3	x
L					
M					
F					

分型必须简单易行,但也需要强制使用,因为只有通过分型才能客观地评估不同手术的疗效。

是标准化还是个体化修补

现存的外科文献指出腹股沟疝修补需要使用补片加强,指南也这样强调。但是这种规定的要求是必需的吗? 它与年龄、性别、家族史或其他可能的危险因素无关吗?

1992年德国亚琛大学附属医院对接受Shouldice修补术的患者随访了10年余。在2002年290例患者经临床检查和超声检查发现复发率为11.2%。通过对这些患者进一步形态学和全身危险因素分析发现,年龄＞50岁、吸烟、疝的类型对于疝复发具有显著意义。这一结果总结在表14-2上。

表 14-2 成年男性腹股沟疝复发的危险因素 [16]

危险因素		比值比	P
分型	复发 vs. 原发	3.4	0.01
位置	中间/复合型 vs. 侧面的	1.7	0.27
疝环口大小	>3 cm vs. <3 cm	1.5	0.46
年龄	>50岁 vs. <50岁	9.9	0.01
性别	男性 vs. 女性	1.8	0.56
家族史	有家族史 vs. 无家族史	3.9	0.05
吸烟	吸烟 vs. 不吸烟	4.0	0.01

家族史是腹股沟疝发病的一个重要因素[16]。Lau等[17]通过分析1 414位男性腹股沟疝患者的家族史也证实了这点。有腹股沟疝家族史的人群较无家族史者发病的危险性提升了8倍。

早在1967年Mcvay和Read就推测腹股沟疝的发病和一些未知的结缔组织疾病相关[18]。他们随后的研究发现很多患腹股沟疝的老兵都有双侧直疝区域缺损。经生物化学分析发现这些患者显著胶原丢失，因纤维母细胞增生匮乏导致胶原合成减少。同时与正常的胶原结构不同，这些胶原纤维呈囊状，直径不一，参差不齐，聚合能力下降。更有趣的是，类似的改变也可在皮肤及心包中发现，这意味着它是一种胶原代谢的系统性疾病[19]。

30年后Klinge等将腹股沟疝患者的胶原代谢同正常人进行比较，发现腹股沟疝患者的胶原中Ⅲ型胶原显著增多，说明"疝"是一种系统性疾病[20-23]，结论如下：

行何种疝修补术不应由外科医师的喜好和规定的标准手术方式决定，应结合患者的条件及疝的分型。因此行腹股沟疝修补术的外科医师应当掌握多种手术方式，依据每位患者的个人危险因素及疝的解剖选择合适的方式。

开放式腹股沟疝修补术发展的里程碑

很多外科文献都记载了关于腹股沟疝手术修补的方法(表14-3)，然而，很少有文献描述创新性手术的细节。Marcy仔细观察了内环的解剖和生理功能，正确指出了腹股沟管倾斜的重要

表 14-3 腹股沟疝的修补方法

单层缝合修补术
Halsted(1889年)[104]
Madden(1971年)[105]
多层缝合修补术
Bassini-Halsted方法
Bassini(1887年)[25]
Ferguson(1899年)[106]
Andrews(1895年)[107]
Halsted Ⅱ(1903年)[108]
Fallis(1938年)[109]
Zimmerman(1938年,1952年)[110]
Reinhoff(1940年)[111]
Tanner(1942年)[112]
Shouldic修补术
Glassow(1943年)[113]
Griffith(1958年)[114]
Lichtenstein(1964年,1966年)[115]
Palumbo(1967年)[116]
Cooper韧带修补术
Lotheissen-McVay方法
Narath(由Lotheissen引用,1898)[117]
Lotheissen(1898年)[117]
McVay(1942年,1958年)[118]
腹膜前修补术
Cheatle(1920年)[119]
Henry(1936年)[120]
Musgrove和McReady(1940年)[121]
Mikkelson和Berne(1954年)[122]
Stoppa(1972年)[123]
Condon(1960年)[124]
Nyhus(1959年)[125]
Read(1976年)[126]
Rignault(1986年)[127]
Paillier(1992年)[128]
最初使用人工合成材料修补术
Koontz(1956年)[129]
Usher(1960年)[130]
Lichtenstein(1972年)[115]

续 表

Trabucco(1989 年)[131]
Valenti(1992 年)[132]
Corcione(1992 年)[133]
网塞填充式修补术
Lichtenstein(1970 年)[115]
Bendavid(1989 年)[134]
Gilbert(1992 年)[135]
Robbins and Rutkow(1993 年)[65]
Gilbert(1998 年)[136]
腹腔镜修补术
Ger(1990 年)[137]
Corbitt(1991 年)[138]
Ferzli(1992 年)[113]

性,为现代腹股沟疝治疗奠定了基础[24]。1881年Bassini阅读了Marcy的文章,意识到解剖结构的重要意义,尤其是腹横筋膜和腹横肌腱膜的重要性[25]。

许多外科医师对认识病理情况下腹股沟处腹横筋膜的重要性做出了贡献。腹横筋膜的变化导致了腹股沟结构和功能的变化[26,27]。

Bassini强调分离腹横筋膜和重建腹股沟管的重要性。重建腹股沟管后壁时,将腹横筋膜及腹横肌向上缝至腹股沟韧带边缘较深部分。在这种修补方式中,同时缝合了腹内斜肌的弓状下缘,弓状下缘与腹横肌组成了联合肌腱。他将修补的上半部分称为"三层结构",即腹横筋膜、腹横肌和腹内斜肌。

后来的文献没有描述Bassini最初对腹横筋膜"三层结构"的观察。很多"Bassini术"失败的原因是仅仅将富含肌肉的联合肌腱缝至了腹股沟韧带。

分离提睾肌和腹股沟管后壁也是最初Bassini手术的重要组成部分。然而,很多外科医师在做Bassini术式时仍然没有分离提睾肌,也没有分离腹股沟管后壁,这可能由于Bassini没有将这些细节步骤记录在他的原始论文中。后来Bassini的同事Attilio Catterina在一本书中集中描

述了此手术,并配上大量的水彩画来诠释。尽管这本手术图解在20世纪30年代初期被翻译成多种文字在欧洲出版,但从未在北美洲出版,在欧洲外科界也未广泛流传,这可能是导致错误的Bassini术式流传的原因。

Wantz发现了Bassini和Catterina是同事关系这一历史。外科美术家O.Gaigher为他制作插图的图解及欧洲大陆大量的学术讲座使得Bassini术式被狂热地推崇和普及。Catterina作为Bassini的学生和同事,后来成为意大利热那亚的外科教授。他意识到Bassini的改进在外科技术中的重要性,以及Bassini未能成功向读者介绍技术要点这一事实。图14-1是关于Bassini描述的分离提睾肌和腹股沟管后壁的方法。

缺少了这两个关键步骤的Bassini术式的疗效并不理想,因此在美国的外科医师放弃了这种不正规的Bassini修补术,倾向于使用McVay的Cooper韧带修补术、Marcy的单纯内环口关闭术或Nyhus的腹膜前间隙修补术。Bassini也是第一个坚持使用不可吸收线缝合"三层结构"的外科医师。

Halsted是第三个在早期疝病学中有重要意义的医师。Halsted最初的想法是将腹外斜肌在精索后方向下牵拉,用以加强修补,后来他舍弃了这一设想。他的主要贡献在于两个方面:坚持精细的无损伤技术,以及同Bassini一样强调充分随访的重要性。从广义上讲,Bassini和Halsted是具有历史性重大意义的人物,因为他们将质量控制和统计介绍给了外科医师。Florence Nightingale曾说过:"为了理解上帝的想法,我们必须学习统计",而Bassini和Halsted正将这一理念引入了外科学。

开放式腹股沟疝修补术的原则

所有开放式前入路腹股沟疝修补术均可分为两步:从邻近的组织上分离和切开疝囊,包括游离精索,然后回纳疝囊内容物进入腹膜前间隙或腹腔。这一步骤完成以后,第二步是通过缝合或放置

a

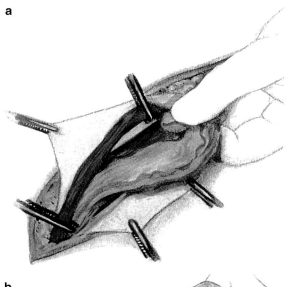

b

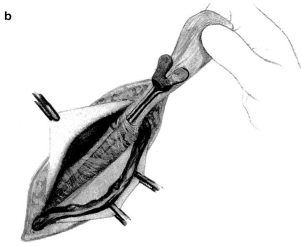

图14-1 (a) Bassini从精索上完全分离并切除提睾肌及其筋膜。他确保完全暴露深环和腹股沟管后壁全层,这也是检查所有可能存在疝位置的必要前提。(b) Bassini强调必须完全暴露和切开腹股沟管后壁的腹横筋膜。他将切开的腹横筋膜、腹横肌和腹内斜肌这"三层结构"同时向上缝合至腹股沟韧带内侧,以达到完全修补(引自:Catterina. The Bassini Procedure, H.K. Lewis, 1934)

人工补片重建腹股沟管后壁。

第一步:准备
- 切开皮肤。
- 解剖腹股沟管。
- 处理疝囊。

切开皮肤

切口起自耻骨结节外上方一横指处,沿皮纹,

长约5 cm。这一切口更便于充分暴露,且术后美观(图14-2)。为保证切口整齐,手术刀必须与皮肤保持正确的角度。切开皮肤后,逐步锐性分离皮下脂肪组织。此时通常会发现腹壁浅静脉,需要适当的结扎。接着便可显露腹外斜肌腱膜,向正中暴露腹股沟浅环。腹股沟浅环是每一个开放式前入路修补术的第一个标记(图14-3)。或者可以选择一个平行于腹股沟韧带的斜行皮肤切口。这样会有更好的暴露效果,但对术后美观稍有影响。

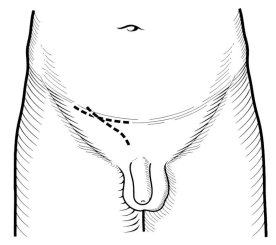

图14-2 腹股沟韧带上方1 cm处做一平行于腹股沟韧带切口,切口应当显露腹股沟浅环。向内侧切开并分离至耻骨结节是不必要的且有害的

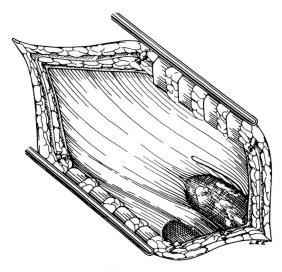

图14-3 显露腹外斜肌腱膜

解剖腹股沟管

　　沿着腹股沟管的长轴切开腹外斜肌腱膜，并向下延伸至腹股沟外环，切开其边缘。打开外环后，钳夹并提起内上方的腹外斜肌腱膜，使其与下方的提睾肌筋膜分离。腹外斜肌腱膜切开的起点应该在沿纤维走向的腹股沟浅环的最表浅部位。腹股沟韧带上方 2～3 cm 是切开腹外斜肌腱膜最理想的部位。在这个较高位置切开能最大限度地保留用于重建和关闭腹股沟管时所需的组织（图 14-4）。仔细地解剖腹外斜肌腱膜和腹直肌前鞘融合，轻柔地将其与下方组织分离。与此类似，从下方的精索被膜上分离外下方的腹外斜肌腱膜，向下分离，暴露腹股沟韧带深部边缘（图 14-5）。至此显露整条精索。

识别腹横筋膜

　　当精索充分显露后，提起精索，便可见腹横筋膜在深环处延续至精索上。腹横筋膜在精索出现处增厚形成深环，此处必须仔细解剖。正确地识别

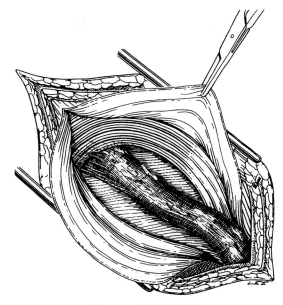

图 14-5　解剖腹股沟管

和解剖分离深环对于随后的修补手术非常重要。

　　必须将精索周围的精索内筋膜从深环上分离。只有这样完全游离精索后才能进行深环评估。

　　仔细探查精索内上侧边缘，判断有无斜疝疝囊。无论大小，即使很小的腹膜从腹壁下血管与深环内侧缘之间凸出进入精索，这样的疝囊也必须被彻底完整地切除，否则术后它仍会增大，最终形成斜疝。如果腹膜的凸出没有被完全切除，将导致术后早期复发（图 14-6）。

　　术中检查所有疝的易发点非常重要。如果未

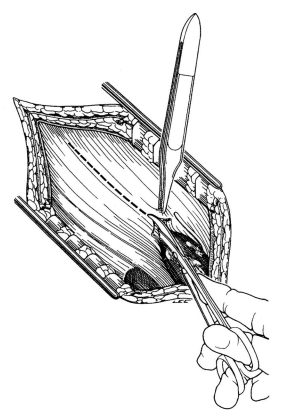

图 14-4　打开腹股沟管

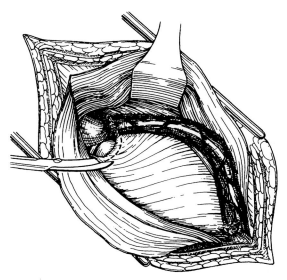

图 14-6　从精索上锐性分离出深环

充分暴露很容易遗漏股疝或直疝。如果术中遗漏了疝,术后即会被发现,或者以后被误认为复发疝。无论复发是否在修补过的腹股沟区域,对于患者来说都不重要;从患者的角度来说发生了复发疝,最重要的是再次手术。因此,每个手术中必须仔细地检查所有的疝易发点。

疝囊处理

疝囊定位的困难程度取决于很多因素,例如,腹股沟管内软组织、疝环口位置、疝囊大小。同样也应时刻警惕复合疝的可能性。

斜疝

斜疝疝囊位于精索的前上方,通常比较容易寻找。疝囊固定于阴囊内的斜疝称为阴囊疝,建议在腹股沟管中点处横断疝囊,保留远端疝囊,可以降低缺血性睾丸炎发生的风险。可以切除远端疝囊的前壁防止术后形成阴囊积液。进一步的处理取决于斜疝疝囊内容物的性质。

(1)无内容物:如果疝囊是空的,并且未超过耻骨结节,将其提起后小心地从邻近组织上剥离,直至其与壁腹膜连接处。用可吸收线贯穿缝合,完全结扎,切除多余的疝囊(图14-7)。如果斜疝疝囊超过了耻骨结节,则横断疝囊,保留远端疝囊(图14-8)。

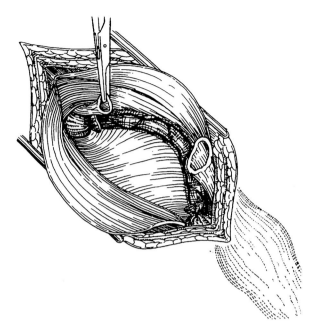

图14-8 如果斜疝疝囊超出腹股沟管,切除范围不要超过耻骨结节。分离近端疝囊,贯穿缝合,在疝囊颈部平腹膜处结扎。原位保留远端疝囊以保护精索内丰富的静脉丛,防止缺血性睾丸炎发生

(2)小肠和(或)网膜,不论是否粘连:除非是绞窄性疝伴小肠坏死,否则应当松解粘连并将小肠回纳入腹腔。绞窄的网膜或小肠可以同期切除。对于粘连严重、部分缺血的网膜,诊断和处理通常非常困难。一旦对网膜的活性有任何怀疑,最好将其切除,因为将活力可疑的网膜回纳入腹腔会形成粘连。

滑疝

盲肠和阑尾(右侧)、乙状结肠(左侧)、膀胱(双侧)可能构成了滑疝的部分疝囊壁。以下是这种情形的处理指南:

(1)不要企图将盲肠或乙状结肠与疝囊壁分离。这样可能会影响这些脏器的血供,导致不必要的麻烦问题。

(2)切勿切除阑尾,这会导致感染。

(3)不要切除乙状结肠上的肠脂垂,其中可能隐藏小的结肠憩室,切除后可能导致感染。

(4)如果疝囊靠近腹正中侧,不要企图彻底地剥离膀胱。如果不小心损伤了膀胱,用可吸收线双层缝合修补,并且留置导尿引流至少7日。恢复期将明显延迟。

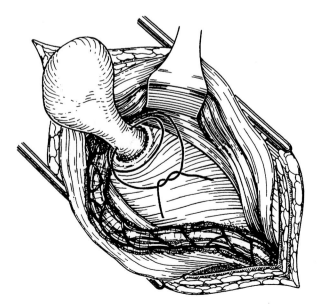

图14-7 壁腹膜处结扎较小的疝囊

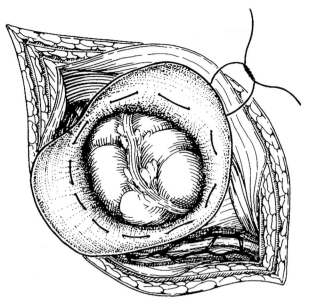

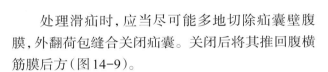

图14-9 关闭滑疝疝囊

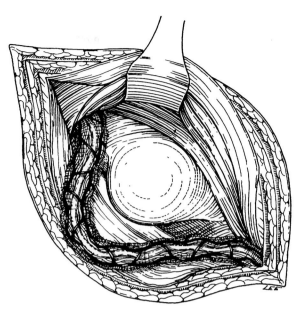

图14-10 像穹隆一样的直疝无需打开

处理滑疝时, 应当尽可能多地切除疝囊壁腹膜, 外翻荷包缝合关闭疝囊。关闭后将其推回腹横筋膜后方(图14-9)。

直疝

直疝可能是一个自腹横筋膜后方向前凸出的广底隆起, 少数情况下可有一个狭窄的疝囊颈部。I型疝不需要处理腹膜, 将疝囊回纳至腹横筋膜后方就可进行修补(图14-10)。如果伴有疝囊颈部狭窄, 其位置通常会在腹股沟管中间, 应将腹膜外脂肪组织切除, 仔细游离疝囊, 切除多余的腹膜后用可吸收线缝合缺损。在这种疝中膀胱经常会构成疝囊壁的一部分, 必须小心, 避免损伤膀胱(图14-11)。

复合型疝

最近发现了一种由直疝和斜疝组成的"裤型"疝, 骑跨于腹壁下血管上。这种情况应当将疝囊都推向腹壁下血管外侧, 然后按照以上描述的处理斜疝的方法进行处理(Hoguet方法)[28,29](图14-12)。

在深环处将斜疝疝囊自腹壁下血管、精索血管和邻近的腹横筋膜上完全分离。然后最好松解内侧腹横筋膜以便将整个疝囊拉向外侧。此时要判断是否需打开直疝疝囊这一问题。必须意识到存在可能损伤膀胱的危险。从外侧开始打开直疝疝囊, 仔细探查确认内侧膀胱的边缘, 如果不能确认,

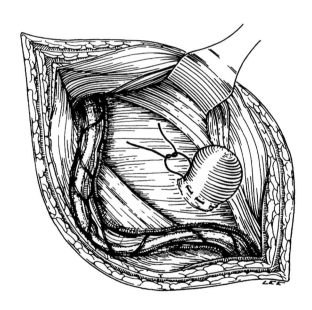

图14-11 对于位于正中疝囊颈部狭窄的直疝, 游离疝囊后关闭、切除之

必须停止继续打开腹膜; 或者打开直疝疝囊后, 可以伸一指进入腹膜腔, 探查疝囊大小, 同时也更易分离疝囊。

游离斜疝或直疝疝囊后切除多余的腹膜, 然后关闭腹膜缺损。

第二步: 重建

经过了第一步准备, 我们可以进一步评估疝

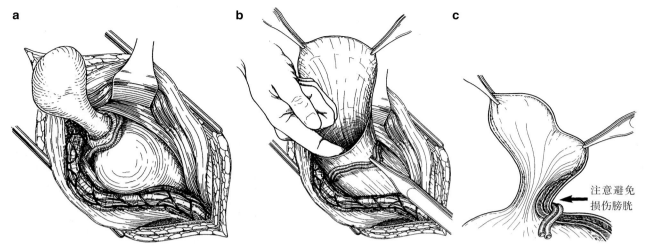

图 14-12 Hoguet 方法：将直疝和斜疝组成的复合型疝囊（"裤型"疝）推向腹壁下血管外侧，切除多余的腹膜后关闭疝囊

环，同时可以寻找股环，探查有无合并股疝。

有许多种修复缺损的方式，其主要区别在于单纯缝合修补或在缺损前方或后方增加不可吸收的人工补片修补。

- 缝合修补
  - Marcy/Zimmermann 术
  - Shouldice 术
  - McVay 术
- 前方补片修补
  - Lichtenstein 术
- 前方网塞和补片修补

开放手术的缝合方式

表 14-3 中列出了一些最常用的缝合方式。本章不会描述所有的缝合方式，仅介绍一些常用的方式。

Marcy/Zimmermann 缝合修补术

1887 年 Marcy 首先描述了通过缝合来缩窄深环的方法[24]，后来 Zimmermann 也做了相同的描述[30]。这种简单的修补方法适用于小的腹股沟斜疝（欧洲疝学会分型 L1 型），其腹横筋膜处稳固。这种手术方式无需进一步切开腹股沟管后壁，仅需缝合缩小疝环孔。

此修补术的关键是充分显露内环，完整地暴露腹横筋膜，在内环处完整地游离精索并切除腹膜前脂肪组织。应由内向外缝合修补，内环缩窄后应当

保留 5 ~ 8 mm 空隙，大致可容纳一指尖通过，以此保障睾丸足够的血供。术中使用 11.5 Hegar 扩张器测量内环，有助于标准化内环的大小。在精索的腹内侧缝合缩窄内环。为了确保缝合牢固，应将腹横筋膜、腹横肌腱及髂耻束的尾部一起缝合。

充分缩窄内环后，将腹内斜肌和腹横肌单纯连续缝合，固定在腹股沟韧带上，以此来加强腹股沟管后壁。

疗效评估

在成人腹股沟疝中，由于缺乏各非补片修补术间的分类与比较，故对 Marcy/Zimmermann 缝合修补术的评估有一定局限性。Valenti 等给 200 多例腹股沟斜疝患者做了保留提睾肌的改良 Marcy 修补术，术后平均随访 4.7 年，没有一例复发[31]。

Hübner 等在对小型双侧腹股沟疝治疗中将 Marcy 修补术与 Lichtenstein 无张力修补术进行比较。平均随访 56 个月后发现在复发及慢性疼痛方面两者无显著差异，但缝合修补术更少倾向发生神经症状[32]。

与其他开放修补术相比较，Marcy/Zimmermann 缝合修补术快速简便，手术创伤小。术后长期疗效与患者的选择相关。年轻、无其他危险因素、小型腹股沟斜疝患者才适宜这种手术方式。

开放手术的优势在于手术者能依据术中所见选择手术方式。例如，对于伴有腹横筋膜薄弱或

巨大疝（欧洲疝学会分型 L1 型以上）患者，可实施完全加强后壁的（Shouldice）或用补片加强的（Lichtenstein）修补术。

Shouldice 修补术

Earl E.Shouldice 在 1945 年描述了一种新的腹股沟疝修补术。它是一种经腹股沟管加强后壁的开放式缝合手术，同年他成立了 Shouldice 医院。直到 1952 年，在他的助手 E.A.Ryan 和 N.Obney 的支持下经过了数次改进，才发展成如今经典的"Shouldice 修补术"，又称为"加拿大修补术"[33]。

切开腹横筋膜

Shouldice 修补术最重要的技术部分是腹横筋膜的修补。腹横筋膜在包绕精索处增厚形成深环，将精索从深环内侧增厚的边缘处锐性分离。完成后，用分离钳或止血钳夹住深环内侧边缘，并向上提起，与其下的腹膜外脂肪组织分开。通过深环将解剖剪插入腹横筋膜和腹膜外脂肪之间。这种方式可以将腹横筋膜与其下层结构分离，尤其是与腹壁下血管分离。如果没有伴直疝或没有明显的深环变形，仅需将深环边缘，即"吊起"的边缘分离；如果伴有直疝或腹横筋膜薄弱，则自深环起始处至耻骨结节沿着整个腹股沟管将腹横筋膜切开，将上内侧腹横筋膜向上提起，与其下脂肪分离。接着关注下部的腹横筋膜。如果这里有从腹壁下血管分出的提睾肌血管穿出，靠近这些血管的起始处分离结扎；如果没有，小心处理这些提睾肌血管，否则很容易将其从腹壁下血管上撕裂而引起严重出血。此时如果伴有直疝，会向前凸出，必须将其推回，进一步游离下方的腹横筋膜。下方的腹横筋膜一定要向下游离，直至腹横筋膜在腹股沟韧带深部延续成股鞘前壁处，此处腹横筋膜下部增厚形成髂耻束。任何与直疝相关的、薄弱的腹横筋膜必须切除。随着腹横筋膜的打开及进一步显露，应当再次检查股管（图 14-13）。

修补腹横筋膜

如果已经仔细地切开了腹横筋膜，并完善止血，就可以开始进行腹股沟管后壁的重建修补了。首选方法是，使切开的腹横筋膜靠近并重叠，用"重叠对合"技术仔细重建深环。必须重建腹股沟管后

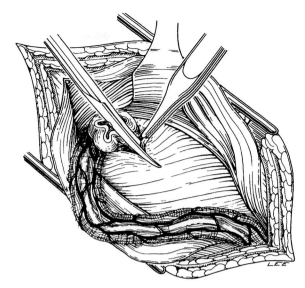

图 14-13　切开腹横筋膜

壁，覆盖所有的腹膜和残余疝囊。为了完成这一重建，可将下方的腹横筋膜缝合至上内方腹横筋膜的深面。修补从腹股沟管内侧终点开始。打开深环腹内侧缘，若腹股沟管后壁牢固且没有直疝，只需在深环内侧缘剪开腹横筋膜，用不可吸收线仔细地双层缝合（图 14-14）。如果存在直疝，需要打开整个腹股沟管后壁并修复，起始处的第一针必须将腹横筋膜增厚形成的腱膜处缝至耻骨结节骨膜上，然

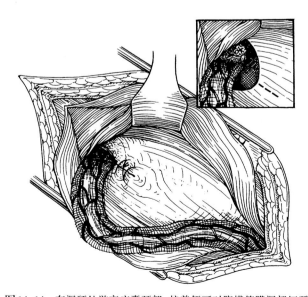

图 14-14　在深环处游离疝囊颈部，接着便可对腹横筋膜深部切开处进行确认评估。如果深环大小正常，疝囊残端已经回纳，那么无需进一步处理。如果疝环轻度扩张，小心地切开并稍微分离腹横筋膜，然后在精索内侧用聚丙烯缝线缝合，重建内环

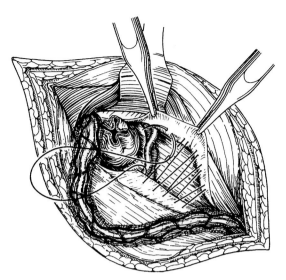

图14-15 沿着"白线"或"弓状廉"将下外方的腹横筋膜缝合至内上方腹横筋膜的深面

后将下方的腹横筋膜缝合至联合肌腱深面上方的腹横筋膜内侧,此处的腹横筋膜增厚("白线"或"弓状廉"),易牢固缝合(图14-15)。

关闭腹横筋膜时必须格外仔细,由于腹横筋膜位于腹直肌鞘外侧,所以要把腹直肌鞘边缘完全缝合至腹横筋膜及耻骨结节上。此区域的解剖具有多变性,修补应当包括腹股沟廉在内。横向缝合腹横筋膜,直至越过斜疝疝囊残端,使腹横筋膜适度包绕精索(图14-16)。然后转变缝合方向,将内上方腹横筋膜游离缘向下紧贴下方的腹横筋膜,将其缝合至下方腹横筋膜增厚处(髂耻束),恰在腹股沟管后壁、腹股沟韧带深部边缘之上。向后连续缝合至耻骨结节,并打结固定。通过这种方法完成了腹横筋膜的"重叠对合",加强了腹股沟管的"直疝区域",同时重建缩窄了的内环。注意,不要撕裂腹横筋膜,缝合间距应当保持2～4 mm,每针深度可不同,这样可以形成"锯齿样"效果。腹横筋膜的修补是此手术的关键。必须小心仔细地切开腹横筋膜并游离,这样才能完好地保留它,以便重建。

术中使用点"小技巧"更利于缝合腹横筋膜:当内上方及外下方的两瓣腹横筋膜被彻底游离后,上方清晰地显露腹横肌腱的"白线"穿过腹横筋膜,同样下方显露髂耻束,然后将一块纱布轻轻地推入腹横筋膜切开处,这样能在第一次缝合时将腹膜外

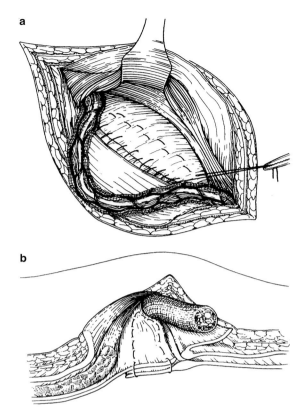

图14-16 完成腹横筋膜的重建修补。(a) 将上内侧腹横筋膜的边缘缝在下外侧腹横筋膜的上表面。(b) 适度包绕精索的缝合,形成一个新的深环

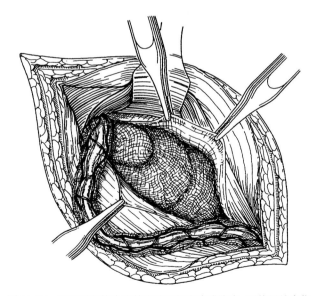

图14-17 如果下方的腹膜外脂肪组织和腹膜膨出,可使用纱布将其压下。在缝线抽紧前必须将纱布取出

脂肪组织挡开(图14-17)。

缝线保持松弛,抽出纱布,然后抽紧缝线将组织关闭。

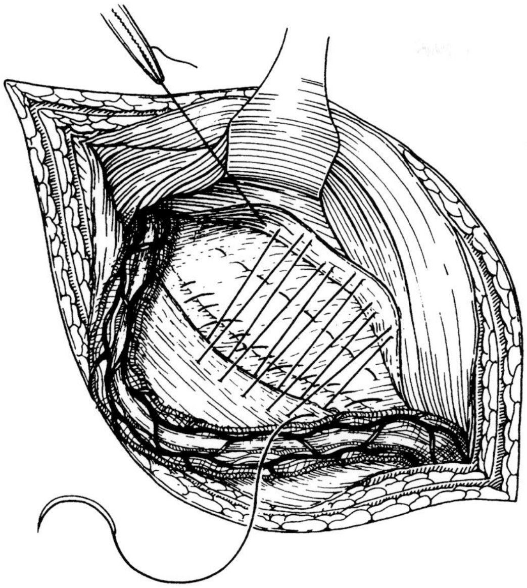

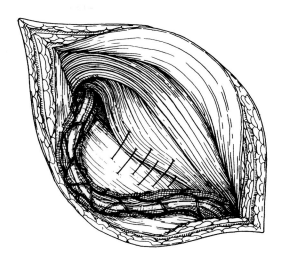

图14-18　使用腹内斜肌腱膜白色的腱性部分和联合肌腱进行加强修补

图14-19　疏松地将腹内斜肌腱膜浅表的腱性组织缝至腹外斜肌腱膜内侧

用联合肌腱加固

接着用联合肌腱从内侧进行加强腹横筋膜的修补。将上翻的腹股沟韧带深部边缘缝合至重建的腹股沟深环边缘，继续水平缝合至深环内侧联合肌腱深面的腱性组织表面。有时，特别是精索较粗时，反向缝合更简便，自联合肌腱深面进针，穿过精索下方，缝至上翻的腹股沟韧带边缘。在联合肌腱在深面变为腱性组织（腹横肌的腱膜）处进针更易缝合牢固。继续向内将上翻的腹股沟韧带边缘与联合肌腱下表面的腱性部分缝合，向下直至耻骨结节（图14-18）。然后再次使用先前提到的"不规则锯齿样"技术，反向将联合肌腱的腱性部分、腹内斜肌腱膜疏松地缝合直至腹股沟韧带上方0.5 cm处的腹外斜肌腱膜，完成缝合后轻柔地收紧缝线，不要太紧，这样就会使联合肌腱和腹直肌鞘向下卷入腹外斜肌腱膜深面。接着继续缝合，直至联合肌腱在精索起始处内侧边缘转变为腱性组织处，然后打结。此时完成了腹股沟管后壁的重建。将精索放回腹股沟管内（图14-19）。

关闭腹外斜肌腱膜

放回精索，在其表面将腹外斜肌腱膜关闭。可以单纯连续缝合，也可以用"重叠对合"技术缝合。

记住，腱膜切口愈合缓慢，所以此层应使用不可吸收线。在腹股沟管内侧末端重建一个新的浅环。缝合时要小心，避免缝合附近的髂腹股沟神经。这样便完成了整个修补术，如果所有层次均按照以上描述缝合，那么缝合线上的负荷将被分散，不会有过度的张力，也不会有后纤维束的撕裂。其实，该修补术就是将这些组织"卷在一起"（图14-20）。

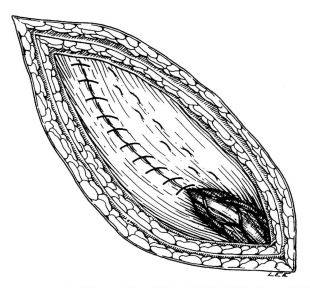

图14-20　在精索前方，双排扣样缝合关闭腹外斜肌腱膜。这样便重建了腹股沟管，精索斜行穿过其中

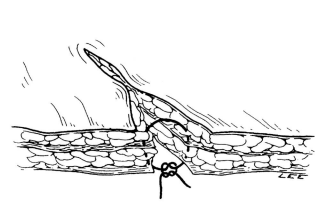

图14-21 关闭皮下组织

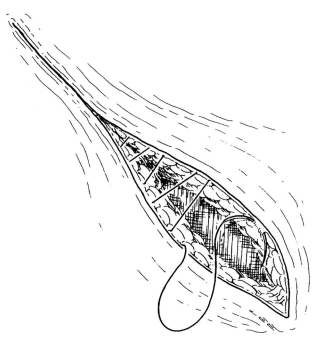

图14-22 使用可吸收线皮内缝合皮肤

关闭皮下组织及皮肤

使用可吸收线小心地间断缝合关闭皮下组织。不要留任何"死腔",脂肪层需缝合,这样皮肤才能恰当地对合。如果这层有太多的组织损伤或残留死腔,使用闭式引流会很有帮助,但很少用到引流(图14-21)。最后,使用可吸收线皮内缝合皮肤(图14-22)。

疗效评估

在20世纪80年代,Shouldice修补术成为欧洲腹股沟疝修补的标准方式。已证明与常用的Bassini修补术相比,Shouldice修补术效果更好。经过5~10年的长期随访,复发率仅为1.3%~6.7%[16,34-36]。但在内侧的巨大疝和复发疝患者中复发率仍高达22%[16,34],这强调了要一丝不苟地选择患者,制定个体化手术方式。

Shouldice修补术需要扎实的解剖知识和丰富的外科经验。与其他手术方式,如Lichtenstein修补术相比,需要更多的手术技巧。其学习曲线长,需要较多的手术例数来获得手术能力。Muschaweck报道了158例Shouldice修补术后复发并再次手术的病例[37]。仅有少于20%的患者可以确定先前行的是Shouldice修补术,提示我们迫切需要一种标准的外科技术。同时这也让我们了解了为何此术式的复发率有如此大差异。

2009年Cochrane的综述将Shouldice修补术和其他开放式腹股沟疝修补术做比较。他们发现16组数据中,共有2 566例Shouldice修补术,1 608例其他非补片修补术。他们的结论是虽然Shouldice修补术的手术时间较长,但在各种非补片修补术中其复发率最低[38]。

McVay 修补术

McVay修补术或Cooper韧带修补术最初的适应证为伴有巨大直疝及腹横筋膜下缘缺损的患者。在处理合并股疝的腹股沟疝时同样有用。而如今的McVay修补术已经失去了其最初的作用。各种使用补片修补术的优势已经使这种修补术的适应证减少,应用程度逐步下降。

所以,这里仅简要地介绍一下McVay修补术。切口、显露及解剖腹股沟管和精索与之前所述的相同。切开腹横筋膜,保留腹壁下血管,打开腹膜前间隙。往深部解剖,显露并游离Cooper韧带。必须小心保留闭孔血管和腹壁下血管的吻合支("死亡冠")。可以在耻骨梳韧带上方直接切除疝囊。这个手术的原则是三层组织的修补,即

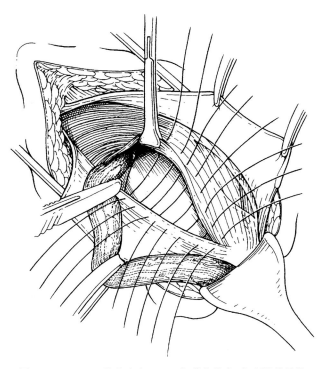

图14-23　McVay修补术或Cooper韧带修补术：解剖股管前鞘

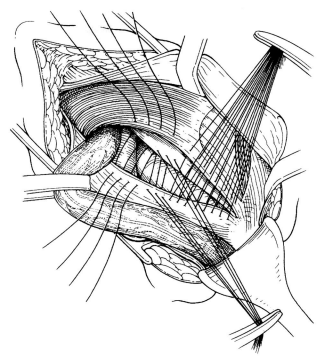

图14-24　缝合腹横肌弓状廉和Cooper韧带直至股血管

将腹横筋膜、腹横肌腱膜、腹内斜肌腱膜缝合到Cooper韧带上。尽量在腹内斜肌腱膜上减张切开，尽量靠内侧，位于腹直肌前鞘处、腹外斜肌腱膜深面、两层腱膜融合处之前，以此来降低缝合处的张力（图14-23）。修补开始时将腹横肌弓状廉向下牵向腹股沟韧带。最好自耻骨结节处开始，水平间断缝合，直到股静脉的内侧缘。直视下仔细地缝合每一针，最后一起打结（图14-24）。缝合应包含腹横肌弓状廉、"白线"和Cooper韧带。使用拉钩牵拉并保护股静脉。使用不可吸收线在Cooper韧带和股管前筋膜（鞘）之间缝合2～3针以缩窄股管，最外侧一针缝在Cooper韧带与弓状廉缝合的最后一针的外缘；在此针至Cooper韧带与弓状廉缝合的最后一针之间可加缝2～3针（图14-25）。接着缝合腹横肌弓状廉和前方股管筋膜，缝合线将内环拉向外侧，但不要在精索的外侧缝合。这些缝合需使用单股不可吸收线。从内侧开始打结，重建内环口，保证在精索和内环口最后一针间可以插入一个止血钳尖。

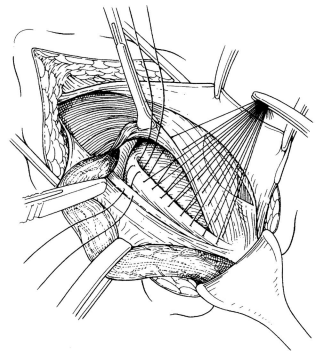

图14-25　在Cooper韧带和股管前筋膜间缝合2～3针，关闭股管

疗效评估

从McVay行Cooper韧带修补术的经历来看，16年1000例患者，复发率低于1%。如此优异可能部分因为将具有充分活力的腹股沟管后壁（保留血供的完整的腹直肌鞘）固定在Cooper韧带上的结果。Rutledge连续记录了906例Cooper韧带修补术，发现总体复发率为1.9%：直疝复发率为3.5%，斜疝复发率为1.1%；随访率为97%，检查了80%的患者，平均随访9年。然而，此手术范围太大，并要求深部缩窄。有13%的病例修补时使用Marlex补片覆盖于上层。即使医师有丰富的经验，睾丸萎缩率仍有5%，由此可能引起法律上的问题。Rutledge指出如果精索从腹外斜肌直接穿出并埋于皮下组织，复发率将上升至5.5%。复发疝病例行Cooper韧带修补术后睾丸萎缩的发生率为7.9%[39]。

由于随访时间及治疗中心的不同，文献报道的复发率不尽相同，范围为0.5%~20.9%[40-45]。

开放式前入路补片修补术

1984年Irving Lichtenstein和他的同事介绍了真正的无张力疝修补术，术中使用补片而非缝合来关闭疝的缺损。

Lichtenstein无张力修补术

切口、显露和解剖腹股沟管与精索以及处理斜疝疝囊的方法与开放式缝合修补术中的描写一致。

提起腹外斜肌腱膜的上半部分，与下方的腹内斜肌与腱膜分离，使其有足够空间容纳一张宽6~8 cm的补片。这两层组织间有一个解剖上的无血管区间隔，可进行无损伤钝性分离，多数情况下可显露并保留髂腹下神经和髂腹股沟神经。补片必须足够大，覆盖海氏三角、耻骨结节，向外超过内环。向内的分离范围应当超出耻骨结节至中线（图14-26）。保留提睾肌，覆盖在精索上，将其作为精索和补片间的天然屏障。

当遇到巨大直疝时，为了使腹股沟管后壁平整以便于放置补片，可使用可吸收线连续反向缝合腹横筋膜。

将一张16 cm×8 cm大小的不可吸收人工补片

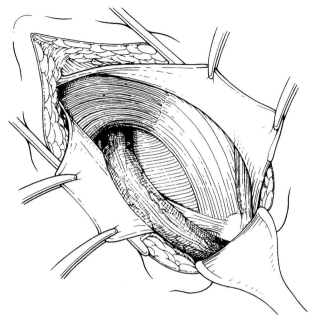

图14-26 完全解剖腹股沟管后壁

按患者的个体情况裁剪。可以横向和上内侧角裁剪补片1~2 cm，使补片无皱褶地平铺在腹外斜肌和腹内斜肌之间。

将精索向下方牵引，将补片放入腹股沟管内，使其下缘与腹股沟韧带平行，内侧缘覆盖超过耻骨结节1~2 cm。选用单股不可吸收线从补片上内侧的弧形边缘开始，将其缝合在正中致密的腱膜组织上，然后打结固定。接着在直视下沿补片边缘将补片缝合在邻近坚实的结缔组织上，注意避免缝在骨膜上。

继续缝合腹股沟韧带下缘。将补片内侧固定，并在距离腹股沟韧带1~2 cm处固定后，暂停缝合（图14-27）。然后剪开补片外侧尾部，形成两个尾端，一个较宽（上方2/3），一个较窄（下方1/3）（图14-28）。将下方较窄的尾端及针线穿过精索后方，然后向上牵引精索（图14-29）。将两个尾部重叠，用血管钳钳夹后牵拉补片并展平，防止不必要的卷曲。

继续连续缝合，将补片下缘固定在腹股沟韧带斜面，直到内环的外侧（图14-30）。将上方的腹外斜肌腱膜用力向上牵开，间断缝合。将上方补片边缘固定在下方腹内斜肌腱膜或腹内斜肌上，间距2~3 cm。小心避开下方的血管及感觉神经，例如，髂

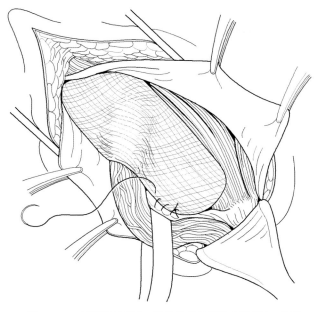

图 14-27 开始连续缝合，将补片覆盖在耻骨结节上，靠近腹股沟韧带处

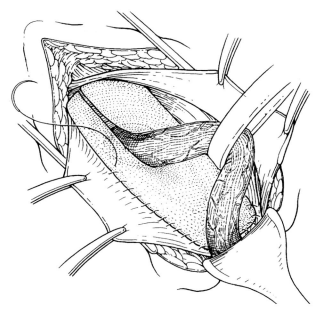

图 14-29 补片下方的尾部翻转到精索后方，连续缝合，然后向上牵拉精索

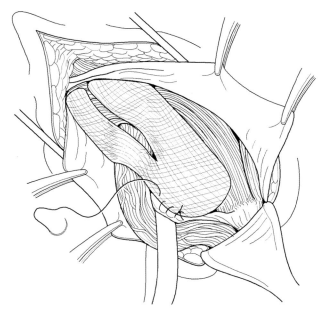

图 14-28 剪开补片（下方占1/3，上方占2/3）至内环内侧边缘

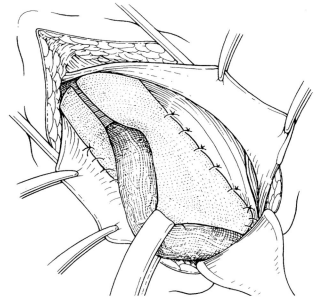

图 14-30 沿着腹股沟韧带连续缝合，直到内环外侧缘

腹股沟神经和髂腹下神经（图14-31）。补片不需要完全铺平，而应该有些向前隆起，这样才能保持无张力。最后，在内侧固定最后一针，大致位于内环相同平面。

在下方连续缝合最后一针的外侧，将两个尾端的下缘缝合固定在腹股沟韧带上。为了防止补片

不必要的拱起，上方尾端下缘的固定点应选在内环外侧大约1 cm处（图14-32）。这样将两个尾端交叉重叠建成一个新的内环，剪去外侧多余的补片，确保有3～4 cm的补片超过内环。将残余的外侧尾部平铺在腹外斜肌下方，可将其与下方的肌肉缝合几针，防止尾部移动、卷曲和皱褶。用血管钳检查

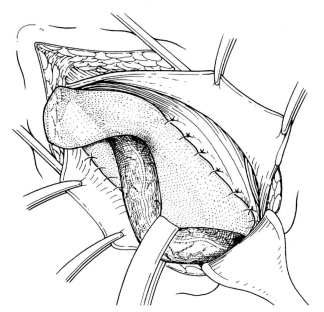

图14-31　补片上方缝合3～4针固定

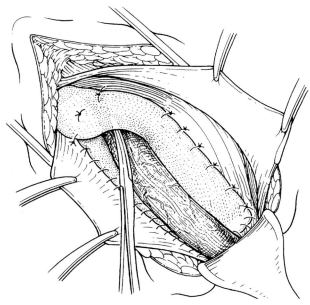

图14-33　缝合内环外侧，防止补片移位和卷曲。将血管钳插入重建的内环和补片之间，确保有足够的空隙

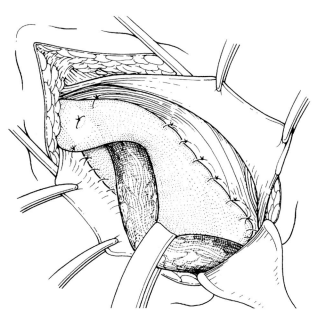

图14-32　将尾部交叉重叠，并缝一针，形成一个新的内环

新内环口的大小，血管钳应当能轻易地插入补片与精索之间。如果间隙过大，则用不可吸收线疏松地关闭一针（图14-33）。

用不可吸收人工补片完成对腹股沟管后壁的修复后，将精索放回腹股沟管内。如单纯缝合修补术一样关闭切口。

多年来，上述描绘的最初的Lichtenstein修补术经历了多项改进。补片和固定技术的改进更成为当今的主要焦点。补片技术的发展出现了各种不同的补片。

固定补片

Lichtenstein使用单股不可吸收线固定补片。最近，瑞典疝注册中心进行了一项研究，对各种不同的缝线做比较，分析了80 000多例Lichtenstein修补术缝线材料的数据，包括不可吸收线，长期、短期可吸收线。在前两种缝线组患者的复发率无差异，但在短期可吸收线组患者的复发率明显增高[47]。

如今有各种缝合或无需缝合的补片固定方式。有试验将胶水、纤维蛋白粘合剂和缝合的牢度做比较[48]。1997年Chevrel和Rath首次报道在切口疝开放式onlay修补术中使用纤维蛋白粘合剂固定补片，现在同样应用于Lichtenstein修补术。Negro和他的同事进行了一项多中心观察性研究，在12个月内收集了520例病例，他们发现纤维蛋白粘合剂组患者的张力性疼痛、麻木和不适感明显减轻[49]。

疝外科医师广泛接受了一种新的补片工艺技术，解决了补片固定的问题。该补片靠腹横筋膜面有可吸收的小钩，使补片像魔术贴一样具有自黏性，不需要任何其他形式的固定[50]。最近有文献报道，这种补片在缩短手术时间和减少疼痛方面具有优势，而其长期疗效有待进一步检验。

疗效评估

1987年Lichtenstein报道了他的个人经验，共6 321例病例，随访率91%，随访时间2～14年，复发率为0.7%[51]。当时除了使用创新的聚丙烯补片外，Lichtenstein放弃了高位结扎及切除斜疝疝囊，仍使用腹横肌和腹股沟韧带的单层修复和减张切口。经过一段时间的改进，Lichtenstein、Shulman、Amid和Montelier在1989年报道了理想的无张力修补方式[52]。

缝合修补腹股沟管后壁的方式已被放弃，除了在巨大疝中为了整平后壁以便放置补片才进行简单的重叠缝合。有学者统计分析了1 000多例病例，术后随访1～5年，复发率为0，且没有补片感染。该学者认为这种技术简单、快速，相对无痛，并允许患者早日恢复运动。这篇报道预示无张力修补术的普及[53]。

就像Shouldice医院一样，Lichtenstein研究所的医师在外科杂志上发表了很多关于他们经验的文章，病例数不断增多[54-56]。这些医师强调不必关闭疝缺损的边缘，修补的强度依赖于腹股沟管后壁前覆盖一张无张力的人工补片。如今数以千计的患者在Lichtenstein研究所内接受这种手术。局部麻醉下手术后给予一些中等强度的止痛药，术后数小时即可出院，患者术后的不适程度最轻。术后鼓励下床活动，一般患者出院2～10日后即可恢复日常生活。Shulman做了一项回顾性调查，70位非疝专科医师行22 330例Lichtenstein修补术，均得到相同的结果[57]。

在英国Kingsnorth和他的同事首先报道Lichtenstein修补术，随后报道的是一个私人的疝医院——英国疝治疗中心[58,59]。

Kark和他的同事报道了1 098例无张力疝修补术，仅有1例复发，感染率为0.9%[59]。这篇报道强调了节省手术费用和术后运动快速恢复：50%的办公室职员在术后1周以内可以恢复工作，60%的体力工作者可以在术后2周内恢复工作。然而，

对新手而言此手术可能会有些技术上的困难，就如Brussels报道阐述的一样，他对139例原发性腹股沟疝行无张力修补术，术后平均随访12.7月，复发率为4.6%。可能的技术错误是未能使用补片的边缘覆盖耻骨结节和整个腹股沟管后壁[60]。有报道称使用无张力修补术可节省50%的资源。

Kux和他的同事首先报道了无张力修补术和Shouldice术的随机对照研究结果，发现前者具有较低的复发率（Lichtenstein术术后30个月中1例复发），术后止痛药物需求减少。此研究不包括年龄小于60岁的患者[61]。

欧洲疝临床试验协作组织调查了所有关于开放式腹股沟疝补片修补术与非补片修补术的随机或类似随机对照研究[62]。有15个符合条件的研究，4 005个参加者。10个研究中有7个支持补片组患者日常活动恢复得更快（P值无显著差异），补片组患者的复发率较低（1.4% vs.4.4%）。Cochrane协作组织运用可靠的统计学方法基于目前的文献分析得出，腹股沟疝中使用补片修补术的复发率较非补片修补术低3倍。但由于缺乏有效的疝分型，所有关于不同手术方式比较的研究都有其局限性。

Amid发表了他施行的5 000例Lichtenstein术的结果，随访5～7年，复发率仅为0.1%。但其他多中心研究结果与此不同，甚至高达10%[5,36,63]。

预防性使用抗生素

不论是使用粉剂溶解后静脉滴注或术前静脉单次给药，预防性使用抗生素一直是一个争议的话题。在Lichtenstein研究所中两种方式均使用，但未给予明确的推荐。然而Gilbert和Felton进行了一项多中心合作的前瞻性研究，65位外科医师共行2 493例腹股沟疝修补术，发现不论是否使用生物材料或抗生素，伤口感染率均少于1%[11]。况且，不必要为了预防感染而将聚丙烯补片取出，事实上由于技术上的困难及不可避免的复发，并不推荐这么做。新一代的大网孔、低表面张力补片同样有助于降低感染率。这些学者认为在使用人工补片的腹股沟疝修补术中常规预防性使用抗生素所付出的代价高于得到的利益。欧洲指南推荐，仅对有伤

口感染高危因素的患者行择期腹股沟疝手术时,可预防性使用抗生素。所以,仅在患者高龄、免疫抑制或复发疝的情况下,术前使用一次抗生素[64]。

网塞填充式修补术

Ira Rutkow于1989年介绍了网塞填充式修补术,于1993年正式发表[27]。这个手术由两部分组成:第一部分为网塞,将一个圆锥形的人工网塞填充入缺损处,像使用木塞一样将疝环口填满;第二部分为在网塞上方平铺一张补片。所以,这是一种将腹横筋膜前修补与腹横筋膜后修补相结合的手术方式,网塞经过腹股沟管后壁进入腹膜前间隙。

网塞填充式修补术最根本的特点是手术解剖范围的减少。例如,对于斜疝,仅需沿精索纵向打开提睾肌即可显露疝囊,无需破坏提睾反射。游离疝囊至内环水平的腹膜前脂肪垫处,游离出一个袋装空间,大小可容纳网塞(图14-34)。对于直疝,用Alice钳提起腹横筋膜薄弱处,在疝囊颈部环形锐性切开腹横筋膜,进入腹膜前间隙(图14-35)。不论是斜疝或直疝,均可将网塞尖端向下填入内环(图14-36)或后壁缺损处(图14-37)。然后间断缝合固定网塞于内环旁或后壁缺损周围的正常组织上。自耻骨结节至内环处腹股沟管后壁表面平铺一层补片加强修补(图14-38)。在补片尾部剪一开口容纳精索通过,将两个尾部包绕精索缝合。

疗效评估

网塞填充式修补术是一种流行的疝修补术。该手术速度快,相对来说简单易学。

Rutkow和Robbins报道其术后复发率非常低,且术后不适感轻,恢复日常活动快[65-67]。他们将这一术式扩展应用于所有腹股沟疝、股疝、腹股沟复发疝和小的切口疝。共随访了1 563例病例,随访率为82%,平均随访时间2.4年,仅2例复发。

由于这种术式简单、手术时间短,因此在一些专门行门诊手术的疝中心中十分流行。

网塞补片技术同样存在争议。由于网塞是一种质硬的三维立体结构,与补片一起,仅覆盖了部分腹股沟管后壁。有学者研究指出使用网塞修补后疼痛的发生率可高达5%,令人难以接受[68-71]。

此外,网塞通常会挛缩,导致网塞变硬[72]。也有报道指出网塞移位会导致一些内脏相关的并发症,例如,乙状结肠漏、肠梗阻或小肠绞窄[73-80]。

另一方面,有前瞻性随机对照研究将网塞补片技术和其他开放式补片修补技术做比较,证明这一技术的效果与其他术式相同[75、76、81-83]。Dalenback等进行了一项随机对照研究,随访3年,发现Lichtenstein修补术、PHS修补术和网塞补片技术之间无差异[84]。

复发疝修补原则

尽管20世纪疝外科取得了显著进步,全球多数病例都接受补片修补,但因复发疝手术的总体病例比例仍很高,占10%~15%[85]。如果再次选择先前失败的手术方式,那么势必要遇到原手术瘢痕,手术有时非常困难,特别是寻找疝囊时有损伤腹壁下血管或睾丸血管的风险。很少有关于此类患者的临床证据,一项经随访两年的随机对照研究发现,前入路复发疝修补术后再次复发率可高达14.1%[63]。

因此,应当考虑选择另一种手术路径来修补复发疝。对开放式前入路修补术后的复发疝可考虑后入

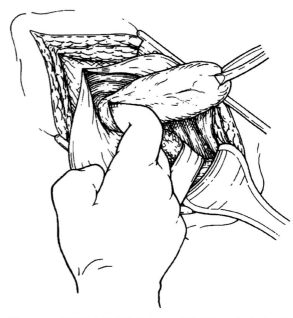

图14-34 腹膜前间隙内游离出一个袋装空间,正好容纳网塞

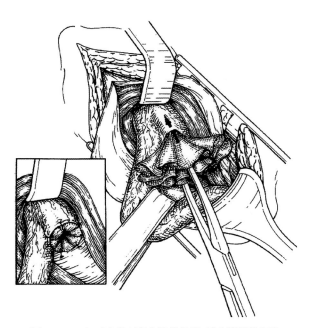

图 14-35　切开疝囊颈部的腹横筋膜,进入腹膜前间隙

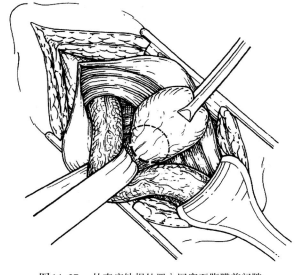

图 14-37　从直疝缺损处置入网塞至腹膜前间隙

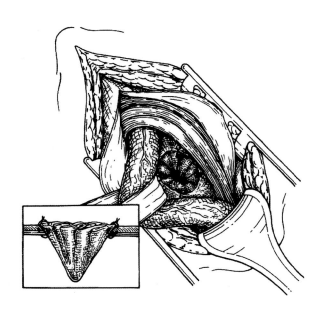

图 14-36　从内环处置入网塞至腹膜前间隙

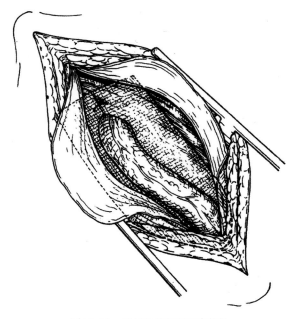

图 14-38　采用补片加强网塞修补

路修补,尤其是使用腹腔镜技术,与对原发疝的修补技术相比不会更复杂。Lau运用全腹膜外疝修补术治疗开放手术后复发疝效果非常理想,虽然此类复发疝手术中腹膜更易破损[86]。对传统的开放式疝修补术后复发疝的再次修补,2001 年被NICE推荐运用腹腔镜技术,并已成为欧洲指南的一部分[64]。

女性腹股沟疝修补原则

　　女性腹股沟疝的解剖及总体发病率与男性不同。自1945 ~ 1971年的26年中,加拿大多伦多的Shouldice临床中心收治了超过75 000例疝修补术病例,其中1 672例(2.2%)为女性原发性腹股沟疝

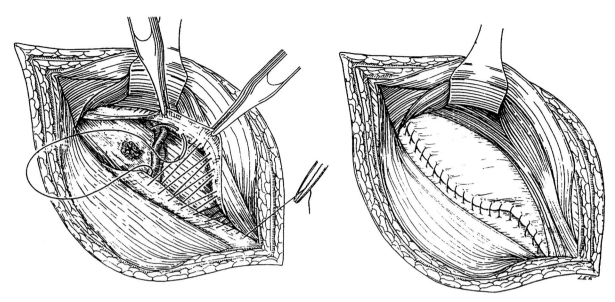

图14-39 女性腹股沟疝修补：切除疝囊、圆韧带，将腹横筋膜缝合至Cooper韧带上，关闭腹股沟管

病例，414例（0.05%）为女性原发性股疝病例。在腹股沟疝病例中1 548例为斜疝，只有124例为直疝。斜疝为直疝的13倍之多。直疝在女性中十分罕见，且女性直疝患者的缺损部位常在腹股沟管后壁偏外侧靠近腹壁下血管处，而男性患者常在腹股沟管后壁中间部分[87,88]。与股疝不同，怀孕和经阴道分娩不是直疝的危险因素，同时肥胖是一种保护因素[89]。女性患者中斜疝较直疝更易复发——内侧的复发性直疝是先前腹股沟手术、下腹横切口或股疝高位修补术的并发症。少数情况下可能是先前手术中遗漏的直疝。

在对女性患者手术时，应当切除圆韧带并关闭腹股沟管[87]。将腹横筋膜向下缝至髂耻束，向中间缝在Cooper韧带上，就像在McVay术或Cooper韧带修补术中一样，这样可以降低以后股疝发生的风险（图14-39）。

在2009年针对欧洲疝指南进行了女性腹股沟疝患者术后的长期随访。有2c级证据证明，对腹股沟疝或股疝行开放式修补术后，女性患者复发的风险较男性患者高。所以，对每一位患者都必须排除股疝的可能性。因此，在女性患者中使用腹膜前腹腔镜修补术为D级推荐。补片和妊娠的作用至今还没有彻底研究清楚。妊娠期间发现腹股沟疝不

是急诊手术的指征。Buch和他的同事[90]认为应对妊娠期间的腹股沟疝予以"观察等待"，待分娩后才手术治疗。对于生育年龄的女性应当避免使用补片。

双侧疝修补原则

10%～22%的单侧腹股沟疝患者可发生双侧疝[91]。过去做出对双侧腹股沟疝同时手术的决定非常谨慎。出于对可能发生的感染、败血症及早期术后活动受限的担忧，外科医师通常不同时行双侧腹股沟疝修补术。

Serpell和他的同事进行了一个小规模的研究，分别将31例同时行双侧腹股沟疝修补术的病例、5例先后分别行修补术的双侧腹股沟疝病例同75例单侧疝修补术病例做比较，在术后伤口、呼吸道或其他并发症方面三组间无差异[92]。然而，双侧疝同时修补组较先后分别修补组手术时间缩短，住院时间减少2日。Mayo Clinic进行了一个大样本回顾性研究，将333例先后行单侧腹股沟疝修补术的病例同329例同时行双侧腹股沟疝修补术的病例进行比较，尽管双侧同时修补组患者术后并发症较多，但双侧同时修补组除了术后尿潴留率较高

（15% vs. 6.1%）外，其他方面的并发症两组间无显著差异。应用Lichtenstein修补术或腹腔镜疝修补术进行双侧腹股沟疝修补更简便[93,94]。双侧腹股沟疝Lichtenstein修补术可在局部麻醉下进行，而腹腔镜双侧腹股沟疝修补术患者术后疼痛少、恢复日常生活和工作更快。2001年英国国家最佳临床治疗研究所发表了腹腔镜疝修补术指南。在双侧腹股沟疝病例中推荐选用腹腔镜修补术[95]。当然，与腹腔镜疝修补术相比，开放式腹股沟疝修补术也可得到良好的结果[96-103]。

结 论

腹股沟疝患者、腹股沟疝本身存在着差异，因此不可能有统一标准的治疗方法，应当依据患者的情况制定个体化的手术方案。专业治疗中心与一些多中心的研究结果往往有很大差异。手术方式的发明、推广者对各自的手术均有良好的结果：Shouldice行6 000例手术，随访17年，复发率为0.6%。Lichtenstein和Amid施行他们的手术后复发率低于1%。但是到目前为止，在总体上复发率还未能达到如此优良的结果。

开放式前入路腹股沟疝修补术便于术中决定补片修补或单纯缝合修补。靠近外侧较小的腹股沟疝，没有其他危险因素时，单纯缝合修补即可得到良好的效果。缺损较大的腹股沟疝和（或）有其他危险因素时，应当选用Lichtenstein修补术。开放式前入路腹股沟疝修补术的另一个优点是可以在局部麻醉下手术。但最重要的是外科医师的专业水准和培训，不是每一例所谓的Shouldice手术都是真正的Shouldice手术，也不是每一例Lichtenstein术都是真正的Lichtenstein术。在2009年柏林疝会议中针对疝外科医师进行了问卷调查，请他们讲述各自行"Shouldice术式"的步骤。超过16%的医师使用了可吸收线；超过47%医师的缝合存在问题；少于1/3的医师进行了真正的最初描述的Shouldice术式。规范化外科技术非常重要，并且应强制性规定至少随访5年来进行质量监控。

◇ 参 ◇ 考 ◇ 文 ◇ 献 ◇

[1] Keynes G. The modern treatment of hernia. BMJ. 1927; 1: 173–179.

[2] Rutkow IM. Epidemiologic, economic, and sociologic aspects of hernia surgery in the United States in the 1990s. Surg Clin North Am. 1998; 78(6): 941–949, vi.

[3] Primatesta P, Goldacre MJ. Inguinal hernia repair: incidence of elective and emergency surgery, readmission and mortality. Int J Epidemiol. 1996; 25(4): 835–839.

[4] Nilsson H, Stylianidis G, Haapamaki M, Nilsson E, Nordin P. Mortality after groin hernia surgery. Ann Surg. 2007; 245(4): 656–660.

[5] Bay-Nielsen M, Kehlet H, Strand L, et al. Quality assessment of 26, 304 herniorrhaphies in Denmark: a prospective nationwide study. Lancet. 2001; 358(9288): 1124–1128.

[6] Gallegos NC, Dawson J, Jarvis M, Hobsley M. Risk of strangulation in groin hernias. Br J Surg. 1991; 78(10): 1171–1173.

[7] Rai S, Chandra SS, Smile SR. A study of the risk of strangulation and obstruction in groin hernias. Aust N Z J Surg. 1998; 68(9): 650–654.

[8] Fitzgibbons Jr RJ, Giobbie-Harder A, Gibbs JO, et al. Watchful waiting vs repair of inguinal hernia in minimally symptomatic men: a randomized clinical trial. JAMA. 2006; 295(3): 285–292.

[9] O'Dwyer PJ, Chung L. Watchful waiting was as safe as surgical repair for minimally symptomatic inguinal hernias. Evid Based Med. 2006; 11(3): 73.

[10] Gai H. [Ultrasound of inguinal hernias: morphological classification for a potentially conservative treatment in asymptomatic patients]. Ultraschall Med. 2010; 31(3): 258–263.

[11] Gilbert AI. An anatomic and functional classification for the diagnosis and treatment of inguinal hernia. Am J Surg. 1989; 157(3): 331–333.

[12] Rutkow IM, Robbins AW. Classification systems and groin hernias. Surg Clin North Am. 1998; 78(6): 1117–1127, viii.

[13] Nyhus LM. Iliopubic tract repair of inguinal and femoral hernia. The posterior (preperitoneal) approach. Surg Clin North Am. 1993; 73(3): 487–499.

[14] Zollinger Jr RM. Classification systems for groin hernias. Surg Clin North Am. 2003; 83(5): 1053–1063.

[15] Miserez M, Alexandre JH, Campanelli G, et al. The European hernia society groin hernia classification: simple and easy to remember. Hernia. 2007; 11(2): 113–116.

[16] Junge K, Rosch R, Klinge U, et al. Risk factors related to recurrence in inguinal hernia repair: a retrospective analysis. Hernia. 2006; 10(4): 309–315.

[17] Lau H, Fang C, Yuen WK, Patil NG. Risk factors for inguinal hernia in adult males: a case-control study. Surgery. 2007; 141(2): 262–266.

[18] McVay CB, Read RC, Ravitch MM. Inguinal hernia. Curr Probl Surg. 1967; 1–50.

[19] Read RC. Pervasive co-morbidity and abdominal herniation: an outline. In: Schumpelick V, Kingsnorth AN, editors. Recurrent hernia. Berlin-Heidelberg: Springer; 2007. p. 45–52.

[20] Junge K, Klinge U, Rosch R, et al. Decreased collagen type I/III ratio in patients with recurring hernia after implantation of

alloplastic prostheses. Langenbecks Arch Surg. 2004; 389(1): 17−22.

[21] Klinge U, Junge K, Mertens PR. Herniosis: a biological approach. Hernia. 2004; 8(4): 300−301.

[22] Klinge U, Binnebosel M, Rosch R, Mertens P. Hernia recurrence as a problem of biology and collagen. J Minim Access Surg. 2006; 2(3): 151−154.

[23] Franz MG. The biology of hernia formation. Surg Clin North Am. 2008; 88(1): 1−15, vii.

[24] Marcy HO. The cure of hernia. J Am Med Assoc. 1887; 8: 589−592.

[25] Bassini E. Nuova technica per la cura dell'ernia inguinali. Societa Italiana di Chirurgica. 1887; 4: 379−382.

[26] Read RC. The development of inguinal herniorrhaphy. Surg Clin North Am. 1984; 64: 185−196.

[27] Rutkow IM, Robbins AW. "Tension-free" inguinal herniorrhaphy: a preliminary report on the "mesh plug" technique. Surgery. 1993; 114(1): 3−8.

[28] Hoguet JP. Direct inguinal hernia. Ann Surg. 1920; 72(6): 671−674.

[29] Qvist G. Saddlebag hernia. Br J Surg. 1977; 64(6): 442−444.

[30] Zimmermann LM, Anson BJ. Anatomy and surgery of hernia. 2nd ed. Baltimore: Williams and Wilkins; 1967. p. 216−227.

[31] Valenti G, Baldassarre E, Conforti A. The Marcy repair modified using cremaster muscle sparing. A new and effective method for performing prosthetic hernioplasty. Surg Today. 2005; 35(8): 645−648.

[32] Hubner M, Schafer M, Raiss H, Demartines N, Vuilleumier H. A tailored approach for the treatment of indirect inguinal hernia in adults-an old problem revisited. Langenbecks Arch Surg. 2011; 396(2): 187−192.

[33] Bendavid R. Biography: Edward Earle shouldice (1890−1965). Hernia. 2003; 7(4): 172−177.

[34] Wantz GE. The Canadian repair: personal observations. World J Surg. 1989; 13(5): 516−521.

[35] Arlt G, Schumpelick V. [The Shouldice repair for inguinal hernia — technique and results]. Zentralbl Chir. 2002; 127(7): 565−569.

[36] Arvidsson D, Berndsen FH, Larsson LG, et al. Randomized clinical trial comparing 5-year recurrence rate after laparoscopic versus Shouldice repair of primary inguinal hernia. Br J Surg. 2005; 92(9): 1085−1091.

[37] Muschaweck U. How to treat recurrent inguinal hernia. In: Schumpelick V, Fitzgibbons RJ, editors. Recurrent hernia — prevention and treatment. Heidelberg: Springer; 2007. p. 289−297.

[38] Amato B, Moja L, Panico S, Persico G, Rispoli C, Rocco N, et al. Shouldice technique versus other open techniques for inguinal hernia repair. Cochrane Database Syst Rev. 2009 Oct 7; (4): CD001543. Review.

[39] Rutledge RH. Cooper's ligament repair: a 25-year experience with a single technique for all groin hernias in adults. Surgery. 1988; 103(1): 1−10.

[40] Hay JM, Boudet MJ, Fingerhut A, et al. Shouldice inguinal hernia repair in the male adult: the gold standard? A multicenter controlled trial in 1578 patients. Ann Surg. 1995; 222(6): 719−727.

[41] Lund J, Hvidt V, Kjeldsen-Andersen J. Inguinal and femoral hernioplasty. Five-year follow-up of 284 cases of McVay repair. Acta Chir Scand. 1966; 131(1): 72−80.

[42] Rutledge RH. Cooper's ligament repair for adult groin hernias. Surgery. 1980; 87(6): 601−610.

[43] Panos RG, Beck DE, Maresh JE, Harford FJ. Preliminary results of a prospective randomized study of Cooper's ligament versus Shouldice herniorrhaphy technique. Surg Gynecol Obstet. 1992; 175(4): 315−319.

[44] Burcharth F, Hahn-Pedersen J, Andersen B, Andersen JR. Inguinal hernia repair with silk or polyglycolic acid sutures: a controlled trial with 5-years' follow-up. World J Surg. 1983; 7(3): 416−418.

[45] Ingimarsson O, Spak I. Inguinal and femoral hernias. Long-term results in a community hospital. Acta Chir Scand. 1983; 149(3): 291−297.

[46] Shulman AG, Amid PK, Lichtenstein IL. Patch or plug for groin hernia-which? Am J Surg. 1994; 167(3): 331−336.

[47] Novik B, Nordin P, Skullman S, Dalenback J, Enochsson L. More recurrences after hernia mesh fixation with short-term absorbable sutures: a registry study of 82 015 Lichtenstein repairs. Arch Surg. 2011; 146(1): 12−17.

[48] Schwab R, Schumacher O, Junge K, Binnebosel M, Klinge U, Schumpelick V. Fibrin sealant for mesh fixation in Lichtenstein repair: biomechanical analysis of different techniques. Hernia. 2007; 11(2): 139−145.

[49] Negro P, Basile F, Brescia A, et al. Open tension-free Lichtenstein repair of inguinal hernia: use of fibrin glue versus sutures for mesh fixation. Hernia. 2011; 15(1): 7−14.

[50] Chastan P. Tension free open inguinal hernia repair using an innovative self gripping semi-resorbable mesh. J Minim Access Surg. 2006; 2(3): 139−143.

[51] Lichtenstein IL. Herniorrhaphy. A personal experience with 6, 321 cases. Am J Surg. 1987; 153(6): 553−559.

[52] Lichtenstein IL, Shulman AG, Amid PK, Montllor MM. The tension-free hernioplasty. Am J Surg. 1989; 157(2): 188−193.

[53] Peacock EE. Here we are: behind again! Am J Surg. 1989; 157(2): 187.

[54] Amid PK, Shulman AG, Lichtenstein IL. Critical scrutiny of the open "tension-free" hernioplasty. Am J Surg. 1993; 165(3): 369−371.

[55] Shulman AG, Amid PK, Lichtenstein IL. The safety of mesh repair for primary inguinal hernias: results of 3, 019 operations from five diverse surgical sources. Am Surg. 1992; 58(4): 255−257.

[56] Shulman AG, Amid PK, Lichtenstein IL. Returning to work after herniorrhaphy. BMJ. 1994; 309(6949): 216−217.

[57] Shulman AG, Amid PK, Lichtenstein IL. A survey of non-expert surgeons using the open tension-free mesh patch repair for primary inguinal hernias. Int Surg. 1995; 80(1): 35−36.

[58] Davies N, Thomas M, McIlroy B, Kingsnorth AN. Early results with the Lichtenstein tension-free hernia repair. Br J Surg. 1994; 81(10): 1478−1479.

[59] Kark AE, Kurzer M, Waters KJ. Tension-free mesh hernia repair: review of 1098 cases using local anaesthesia in a day unit. Ann R Coll Surg Engl. 1995; 77(4): 299−304.

[60] Rutten P, Ledecq M, Hoebeke Y, Roeland A, Van den Oever R, Croes L. Primary inguinal hernia: Lichtenstein's ambulatory hernioplasty: early clinical results and economic implications. Study of the initial 130 surgical cases. Acta Chir Belg. 1992; 92(4): 168−171.

[61] Kux M, Fuchsjager N, Feichter A. Lichtenstein patch versus Shouldice technique in primary inguinal hernia with a high risk of recurrence. Chirurg. 1994; 65(1): 59−62.

[62] Mesh compared with non-mesh methods of open groin hernia repair: systematic review of randomized controlled trials. Br J Surg. 2000; 87(7): 854−859.

[63] Neumayer L, Giobbie-Hurder A, Jonasson O, et al. Open mesh versus laparoscopic mesh repair of inguinal hernia. N Engl J Med. 2004; 350(18): 1819−1827.

[64] Simons MP, Aufenacker T, Bay-Nielsen M, et al. European Hernia Society guidelines on the treatment of inguinal hernia in adult patients. Hernia. 2009; 13(4): 343−403.

[65] Robbins AW, Rutkow IM. The mesh-plug hernioplasty. Surg Clin North Am. 1993; 73(3): 501−512.

[66] Rutkow IM, Robbins AW. Mesh plug hernia repair: a follow-up report. Surgery. 1995; 117(5): 597−598.

[67] Rutkow IM, Robbins AW. [Hernioplasty with mesh implant]. Chirurg. 1997; 68(10): 970−976.

[68] Marre P, Damas JM, Penchet A, Pelissier EP. [Treatment of inguinal hernia in the adult: results of tension-free procedures]. Ann Chir. 2001; 126(7): 644−648.

[69] Pelissier EP, Marre P. [The use of a plug in inguinal hernia]. J Chir (Paris). 1998; 135(5): 223−227.

[70] Kingsnorth AN, Porter CS, Bennett DH, Walker AJ, Hyland ME, Sodergren S. Lichtenstein patch or Perfix plug-and-patch in inguinal hernia: a prospective double-blind randomized controlled trial of short-term outcome. Surgery. 2000; 127(3): 276−283.

[71] LeBlanc KA. Complications associated with the plug-and-patch method of inguinal herniorrhaphy. Hernia. 2001; 5(3): 135−138.

[72] Amid PK. Classification of biomaterials and their related complications in abdominal wall hernia surgery. Hernia. 1997; 1: 15−21.

[73] Jeans S, Williams GL, Stephenson BM. Migration after open mesh plug inguinal hernioplasty: a review of the literature. Am Surg. 2007; 73(3): 207−209.

[74] Stout CL, Foret A, Christie DB, Mullis E. Small bowel volvulus caused by migrating mesh plug. Am Surg. 2007; 73(8): 796−797.

[75] Chen MJ, Tian YF. Intraperitoneal migration of a mesh plug with a small intestinal perforation: report of a case. Surg Today. 2010; 40(6): 566−568.

[76] Chuback JA, Singh RS, Sills C, Dick LS. Small bowel obstruction resulting from mesh plug migration after open inguinal hernia repair. Surgery. 2000; 127(4): 475−476.

[77] Liang X, Cai XJ, Yu H, Wang YF. Strangulated bowel obstruction resulting from mesh plug migration after open inguinal hernioplasty: case report. Chin Med J (Engl). 2008; 121(2): 183−184.

[78] Moorman ML, Price PD. Migrating mesh plug: complication of a well-established hernia repair technique. Am Surg. 2004; 70(4): 298−299.

[79] Murphy JW, Misra DC, Silverglide B. Sigmoid colonic fistula secondary to Perfix-plug, left inguinal hernia repair. Hernia. 2006; 10(5): 436−438.

[80] Rettenmaier MA, Heinemann S, Truong H, Micha JP, Brown III JV, Goldstein BH. Marlex mesh mimicking an adnexal malignancy. Hernia. 2009; 13(2): 221−223.

[81] Armstrong T. Randomized trial comparing the Prolene Hernia System, mesh plug repair and Lichtenstein method for open inguinal hernia repair (Br J Surg 2005; 92: 33−38). Br J Surg. 2005; 92(4): 493.

[82] Frey DM, Wildisen A, Hamel CT, Zuber M, Oertli D, Metzger J. Randomized clinical trial of Lichtenstein's operation versus mesh plug for inguinal hernia repair. Br J Surg. 2007; 94(1): 36−41.

[83] Nienhuijs SW, van Oort I, Keemers-Gels ME, Strobbe LJ, Rosman C. Randomized trial comparing the Prolene Hernia System, mesh plug repair and Lichtenstein method for open inguinal hernia repair. Br J Surg. 2005; 92(1): 33−38.

[84] Dalenbäck J, Andersson C, Anesten B, Björck S, Eklund S, Magnusson O, et al. Prolene Hernia System, Lichtenstein mesh and plug-and-patch for primary inguinal hernia repair: 3-year outcome of a prospective randomised controlled trial. The BOOP study: bi-layer and connector, on-lay, and on-lay with plug for inguinal hernia repair. Hernia. 2009; 13(2): 121−129; discussion 231. Epub 2008 Nov 13.

[85] Nixon SJ, Jawaid H. Recurrence after inguinal hernia repair at ten years by open darn, open mesh and TEP−no advantage with mesh. Surgeon. 2009; 7(2): 71−74.

[86] Lau H. Endoscopic totally extraperitoneal inguinal hernioplasty for recurrence after open repair. ANZ J Surg.

2004; 74(10): 877−880.

[87] Glassow F. Inguinal hernia in the female. Surg Gynecol Obstet. 1963; 116: 701−704.

[88] Glassow F. An evaluation of the strength of the posterior wall of the inguinal canal in women. Br J Surg. 1973; 60(5): 342−344.

[89] Liem MS, van der Graaf Y, Zwart RC, Geurts I, van Vroonhoven TJ. Risk factors for inguinal hernia in women: a case-control study. The Coala Trial Group. Am J Epidemiol. 1997; 146(9): 721−726.

[90] Buch KE, Tabrizian P, Divino CM. Management of hernias in pregnancy. J Am Coll Surg. 2008; 207(4): 539−542.

[91] Griffin KJ, Harris S, Tang TY, Skelton N, Reed JB, Harris AM. Incidence of contralateral occult inguinal hernia found at the time of laparoscopic trans-abdominal pre-peritoneal (TAPP) repair. Hernia. 2010; 14(4): 345−349.

[92] Serpell JW, Johnson CD, Jarrett PE. A prospective study of bilateral inguinal hernia repair. Ann R Coll Surg Engl. 1990; 72(5): 299−303.

[93] Amid PK, Shulman AG, Lichtenstein IL. Simultaneous repair of bilateral inguinal hernias under local anesthesia. Ann Surg. 1996; 223(3): 249−252.

[94] Sarli L, Iusco DR, Sansebastiano G, Costi R. Simultaneous repair of bilateral inguinal hernias: a prospective, randomized study of open, tension-free versus laparoscopic approach. Surg Laparosc Endosc Percutan Tech. 2001; 11(4): 262−267.

[95] National Institute for Clinical Excellence: Technology Appraisal Guidance No. 18. Guidance on the use of laparoscopic surgery for inguinal hernia. London, UK.

[96] Gilbert AI. Simultaneous repair of bilateral groin hernias using local anaesthesia. Hernia. 2005; 9(4): 401.

[97] Kark AE, Belsham PA, Kurzer MN. Simultaneous repair of bilateral groin hernias using local anaesthesia: a review of 199 cases with a five-year follow-up. Hernia. 2005; 9(2): 131−133.

[98] Kald A, Fridsten S, Nordin P, Nilsson E. Outcome of repair of bilateral groin hernias: a prospective evaluation of 1, 487 patients. Eur J Surg. 2002; 168(3): 150−153.

[99] Tocchi A, Liotta G, Mazzoni G, Lepre L, Costa G, Miccini M. [Anterior approach and simultaneous tension-free repair of bilateral inguinal hernia under local anesthesia]. G Chir. 1999; 20(10): 429−432.

[100] Celdran A, Seiz A. Simultaneous repair of bilateral inguinal hernias under local anesthesia. Ann Surg. 1997; 226(1): 113−114.

[101] Amid PK, Shulman AG, Lichtenstein IL. Simultaneous repair of bilateral inguinal hernias under local anesthesia. Ann Surg. 1996; 223(3): 249−252.

[102] Miller AR, van Heerden JA, Naessens JM, O'Brien PC. Simultaneous bilateral hernia repair. A case against conventional wisdom. Ann Surg. 1991; 213(3): 272−276.

[103] Stott MA, Sutton R, Royle GT. Bilateral inguinal hernias: simultaneous or sequential repair? Postgrad Med J. 1988; 64(751): 375−378.

[104] Halsted WS. The radical cure of hernia. Bull Johns Hopkins Hosp. 1889; 1: 12−13.

[105] Madden JL, Hakim S, Agorogiannis AB. The anatomy and repair of inguinal hernias. Surg Clin North Am. 1971; 51: 1269−1292.

[106] Ferguson AH. Oblique inguinal hernia. Typic operation for its radical cure. J Am Med Assoc. 1899; 33: 6−14.

[107] Andrews WE. Imbrication of lap joint method: a plastic operation for hernia. Chic Med Rec. 1895; 9: 67−77.

[108] Halsted WS. The operative treatment of hernia. Am J Med Sci. 1895; 110: 13−17.

[109] Fallis LS. Direct inguinal herniation. Ann Surg. 1938; 107: 572.

[110] Zimmerman LM, Laufman H. Sliding hernia. Surg Gynecol Obstet. 1942; 75: 76−78.

[111] Reinhoff Jr WF. The use of the rectus fascia for closure of the lower or critical angle of the wound in the repair of inguinal hernia. Surgery. 1940; 8: 326−339.

[112] Tanner NC. A slide operation for inguinal and femoral hernia. Br J Surg. 1942; 29: 285−289.

[113] Ferzli GS, Massad A, Albed P. Extraperitoneal endoscopic inguinal hernia repair. J Laparoendosc Surg. 1992; 2: 281−285.

[114] Griffith CA. Inguinal hernia: an anatomical surgical correlation. Surg Clin North Am. 1959; 39: 531−556.

[115] Lichtenstein IL. Hernia repair without disability. St Louis: C. V. Mosby; 1970.

[116] Palumbo LT, Sharp WS. Primary inguinal hernioplasty in the adult. Surg Clin North Am. 1971; 51: 1293−1308.

[117] Lotheissen G. Zur Radikaloperation der Schenkel-hernien. Centralblatt für Chirurgie. 1898; 21: 548−549.

[118] McVay CB, Anson BJ. Inguinal and femoral hernioplasty. Surg Gynecol Obstet. 1949; 88: 473−485.

[119] Cheatle GL. An operation for radical cure of inguinal and femoral hernia. Br Med J. 1920; 2: 68−69.

[120] Henry AK. Operation for femoral hernia by a midline extraperitoneal approach: with a preliminary note on the use of this route for reducible inguinal hernia. Lancet. 1936; 1: 531−533.

[121] Musgrove JE, McReady FJ. The Henry approach to femoral hernia. Surgery. 1949; 26: 608−611.

[122] Mikkelsen WP, Berne CJ. Femoral hernioplasty: suprapubic extraperitoneal (Cheatle-Henry) approach. Surgery. 1954; 35: 743−748.

[123] Stoppa R, Warlaumont CR, Verhaeghe PJ, Odimba BKFE, Henry X. Comment, pourquoi, quand utiliser les prostheses de tulle de Dacron pour traiter les hernies et les eventrations. Chirurgie. 1982; 108: 570−575.

[124] Condon RE, Nyhus LM. Complications of groin hernia and of hernia repair. Surg Clin North Am. 1971; 51: 1325−1336.

[125] Nyhus LM, Condon RE, Harkins HN. Clinical experiences with pre-peritoneal hernial repair for all types of hernia of the groin. Am J Surg. 1960; 100: 234−244.

[126] Read RC. Attenuation of the rectus sheath in inguinal herniation. Am J Surg. 1970; 120: 610−614.

[127] Rignault DP. Properitoneal prosthetic inguinal hernioplasty through a Pfannenstiel approach. Surg Gynecol Obstet. 1986; 163: 465−468.

[128] Paillier JL, Baranger B, Darrieu H, Schill H, Neveux Y. Clinical analysis of expanded PTFE in the treatment of recurrent and complex groin hernias. Postgrad Med J. 1992; 4: 168−170.

[129] Koontz AR. Hernia. New York: Appleton; 1963.

[130] Usher FC. Further observations on the use of Marlex mesh. A new technique for the repair of inguinal hernias. Am Surg. 1959; 25: 792−795.

[131] Trabucco EE, Trabucco AF. Flat plugs and mesh hernioplasty in the inguinal box: description of the surgical technique. Hernia. 1998; 2: 133−138.

[132] Valenti G, Capnano G, Testa A, Barletta N. Dynamic self regulating prosthesis (protesi autoregolantesi dinamica — PAD): a new technique in the treatment of inguinal hernias. Hernia. 1999; 3: 5−9.

[133] Corcione F, Cristinzio G, Maresca M, Cascone U, Titolo G, Califano G. Primary inguinal hernia: the held-in mesh repair. Hernia. 1997; 1: 37−40.

[134] Bendavid R. New techniques in hernia repair. World J Surg. 1989; 13: 522−531.

[135] Gilbert AI. Sutureless repair of inguinal hernia. Am J Surg. 1992; 163: 331−335.

[136] Gilbert AI, Graham MF. Symposium on the management of inguinal hernias. 5. Sutureless technique: second version. Can J Surg. 1997; 40: 209−212.

[137] Ger R, Monroe K, Duvivier R, Mishrick A. Management of indirect hernias by laparoscopic closure of the neck of the sac. Am J Surg. 1990; 159: 371−373.

[138] Corbitt JD. Laparoscopic herniorraphy. Surg Laparosc Endosc. 1991; 1: 23−25.

第15章
开放式腹膜外或腹膜前应用假体材料腹股沟疝修补术

Extraperitoneal or Preperitoneal Open Repair of Groin Hernias Using Prosthetic Reinforcement

Martin Kurzer

黄 磊 蔡 昭 译

引 言

开放式腹膜前运用网片修补腹股沟疝时,需要把不可吸收的网片放置在腹腔外的一个无血管间隙内。这个间隙位于腹横筋膜和腹膜间,为大家所熟知的肌耻骨孔(myopectineal orifice, MPO)即在其间(见下文)。同样,腹腔镜腹股沟疝修补术也在此空间内进行操作。没有一种开放式腹膜前修补术是进入腹腔内操作的,也就是说,事实上只是腹腔镜全腹膜外修补术(totally extraperitoneal, TEP)的一个开放式版本,即通过腹部切口而不是腹腔镜孔到达这个操作空间。

也许有些外科医师会说,在当今腹腔镜外科时代,开放式腹膜前修补术仅有历史意义了。这个结论是否属实?留给读者自己去判断。而作者想说的是,时至如今它仍然有其适应证,是每一位热爱疝专业的外科医师都应该放进自己"工具箱"的一种技能。

本章将回顾这种手术方法的历史、发展和演变过程,并概述每种演变术式的优点和适应证。同时简要说明手术技巧,因为这在每种术式发明者的原著或其他教科书中已有更详细的描述(所有的原著都值得一读)。本章最后我将对目前已经报道的各类研究结果进行概括。

历 史

追溯腹膜前修补腹股沟疝的历史,不得不提到Annandale、Cheatle和Henry这3个人的名字,他们都认识到这是一条到达并修补腹股沟管后壁的上佳途径[1,2]。感兴趣的读者或许会提到Raymond Read在最新教科书中的一篇全面的综述[3],他认为这似乎是处理嵌顿性或绞窄性腹股沟疝的一种理想方法。尽管通过这种上佳途径可以同时修补腹股沟管后壁和股管区(即整个肌耻骨孔区域——见下文),但目前并没被广泛接受。但不管怎样,这种方法仍被有经验的外科医师认为是治疗绞窄性股疝的一种选择。

在20个世纪50年代末、60年代初,两位美国医师Nyhus和Read以及两位法国医师Rives和Stoppa开始对应用腹膜前技术修补复发性和复杂性腹股沟疝产生兴趣[4-7]。他们都对传统沿原切口重新打开瘢痕累累的腹股沟管来修补复发性腹股沟疝的效果感到不满意。在多次复发的病例中,往往伴有大范围的瘢痕产生以及正常组织丧失,在没有现代化网片出现之前,想采用传统的手术方法达到长期良好的效果几乎是件不可能完成的事情,复发率往往超过50%,很多多次复发的腹股沟疝被认为是"无法手术的"。除此之外,术后睾丸萎缩发生的可能性也很高[8]。

Nyhus和他的同事通过下腹部一横切口进入腹膜前间隙,不仅避开了前次手术产生的瘢痕组织,而且在一处未被开发的部位手术,同时他们发现分离操作非常直观,诸多缺损一览无遗。然而,Nyhus也发现,尽管这种方法具有容易进入和视野良好的优点，但是如果缺损边缘仍采用直接缝合修补的话，失败率（疝复发）仍可高达30%。因此，他采用了一种被称为"假体网片支撑物"的材料，使其下方紧贴耻骨上支（Cooper韧带），以"加强"缝合修补效果，这样术后复发率显著降低。"当我们常规采取假体网片支撑物来加强修补后，就没有再次复发的病例了"，这项技术很快成为他对所有病例常规采用的方法。1993年他发表了一篇文章，回顾总结了38年来的工作[9]，再次提到了这项技术，可他不理解的是，为什么普外科医师拒绝采纳他的方法？他写道："我和我的同伴对于这种方法未得到广泛普及感到很困惑。"

与此同时，法国兰斯的Rives[6]和亚眠的Stoppa[7]医师也对复杂性、复发性腹股沟疝采用腹膜前修补方法，只不过他们从一开始就在每一例手术中都使用了网片。Rives采用的是经腹股沟入路，也就是说对于复发疝，他不得不还要经前次手术留下的瘢痕组织来进行手术。此外，他还将网片修剪成复杂的形状，下缘缝合固定于Cooper韧带上[6]。最近也有其他外科医师报道了经腹股沟入路在腹膜前间隙放置网片修补腹股沟疝的方法，并称其具有可在局部麻醉下操作的优点[10,11]。

Stoppa采用下腹部中线切口进入腹膜前间隙治疗复杂的双侧疝，从而也巧妙地避开了瘢痕组织。Stoppa的天赋之处在于他提出了一种更为激进的方法，即为了避免任何张力，不必尝试关闭实际存在的缺损，但必须做到网片放置到位——"这种观点认为，在腹膜和缺损的腹股沟管后壁间放置一张巨大的网片来替代缝合修补缺损，这意味着和过去的疝修补方法完全背离……网片相对于缺损必须足够大，因为网片并不靠缝合来固定，而是仅仅依靠腹内压来维持它在缺损部位的稳定"[12]。后来这种观点被证明是正确的，现今理所当然成为腹腔镜修补的操作标准。

美国医师George Wantz对自己开展并由Raymond Read医师改良的所谓"腹膜前网片疝成形术"感到不满意，因为这个术式仅仅将网片缝合于缺损边缘。他对Stoppa的手术方法印象深刻，并且赞同使用巨大网片进行大范围重叠，而不是用关闭缺损来

覆盖整个MPO区，这更符合逻辑。他改良了Stoppa技术来治疗单侧复发疝，采用Nyhus的下腹部横切口，运用了一种创新的网片固定方法，就像晾衣绳上的被单一样从上面悬挂下来（图15-16）。Stoppa把这个方法称为"La Grande Prothese Reinforce de Sac Visceral"，这被Wantz在他具有深远影响的文章中[13]逐字翻译为巨大补片加强内脏囊（Giant Prosthetic Reinforcement of the Visceral Sac）。因此，这个手术有个神秘的简称"GPRVS"。

单侧（Wantz）和双侧（Stoppa）两种手术都特别适合于复杂性和多次复发性缺损。Nyhus的手术方式没有得到广泛采纳，可能是因为外科医师不熟悉，也不愿意冒险进入腹膜前间隙。当然，在当今腹腔镜技术发展的年代，我们有意思地发现，外科医师似乎对运用腹腔镜进入这个间隙并没有任何担忧。

实际上，腹腔镜技术的引入将导致对以往需要大切口来放置网片的方法进行重新评估。有两位外科医师Kugel和Ugahary已经开展了通过非常小的切口进入腹膜前间隙的新方法，其具有开放手术学习曲线短、价格便宜以及微创手术术后恢复快的优点[14,15]。

肌耻骨孔

所有腹膜前腹股沟疝修补术都是基于MPO的理念，这一理念首先由一名法国解剖学家、外科医师Henri Fruchaud提出[16]，他将腹股沟疝定义为："任何腹股沟-股部区域发生的疝都源自腹横筋膜缺损，腹横筋膜是肌耻骨孔这一薄弱区域的唯一筋膜。"MPO的上界是腹内斜肌，外侧界是髂腰肌，内侧界是腹直肌，下界是耻骨上支（图15-1和图15-2）。这个骨、肌肉组成的框架被腹股沟韧带一分为二，上方的精索和下方的股血管穿行其间。

引用George Wantz的一段话："肌耻骨孔中间仅仅由一层像鼓面一样的腹横筋膜所联接……任何腹膜囊通过肌耻骨孔的凸出都可形成疝，维持腹膜完整性的腹横筋膜缺损是导致所有腹股沟疝形成的根本原因。"[17]在腹膜前假体材料修补手术

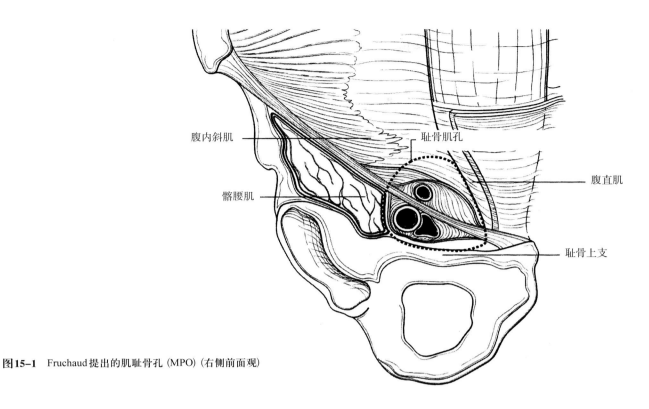

图15-1 Fruchaud 提出的肌耻骨孔 (MPO)（右侧前面观）

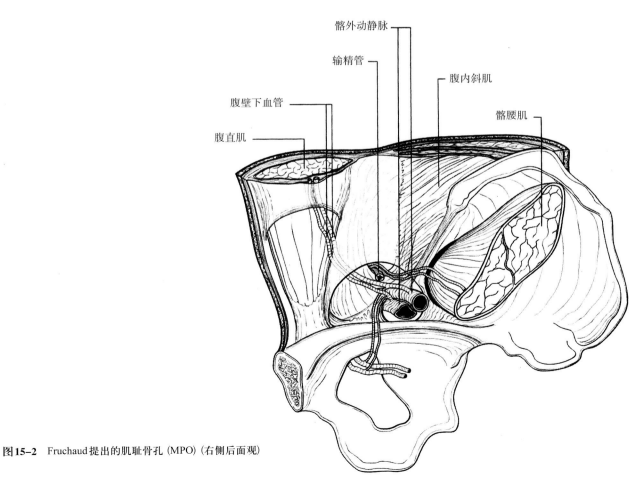

图15-2 Fruchaud 提出的肌耻骨孔 (MPO)（右侧后面观）

（开放式或者腹腔镜手术）中，假体材料应放置于腹膜和前腹壁间以替代缺损或薄弱的腹横筋膜，这样它就会被随后长入的结缔组织所包裹加强。这样，腹膜就不会再凸入MPO；腹膜囊就如同网袋中的气球被有效地托住，真正起到了修补MPO的作用。这也意味着，缝合缺损是没有必要的。

开放式腹膜前修补手术的适应证

（1）经历过前入路开放式修补手术的复发或多次复发腹股沟疝患者。在没有瘢痕的、未经操作过的腹膜前间隙手术，会更简便、更安全，并且可以发现所有潜在的缺损。

（2）存在多个缺损的腹股沟复合疝患者，例如，同时合并血管前疝、股疝、直疝、斜疝和低位半月线疝。所有潜在的缺损都可被发现。

（3）巨大腹股沟阴囊疝，不管是单侧的还是双侧的，其疝内容物通过单纯腹股沟切口都很难被回纳。从后方通过缺损将疝内容物"拉"回比从前方"推"入来得更简单、更安全。

（4）切口疝患者，例如，Pfannenstiel（下腹横切口）切口疝或者通过腹直肌鞘侧方凸出的罕见切口疝（获得性半月线疝）。

（5）结缔组织疾病相关性疝（Ehlers-Danlos综合征和Marfan综合征），可能会出现多处薄弱或缺损。

手术方式

开放式腹膜前修补术目前有以下5种基本术式：

（1）双侧Stoppa术。

（2）单侧Wantz术。

（3）经腹股沟切口术[6,18]。

（4）Kugel术[14]。

（5）Ugahary术[15]。

这几种手术又可以分为：标准切口修补，Stoppa（双侧）和Wantz（单侧）术；小切口修补，Kugel和Ugahary术；经腹股沟切口修补，Rives术和Schumpelik术。经腹股沟切口修补手术除了可

以在局部麻醉下进行外，看上去并没有其他益处。

腹膜前修补手术的优点

腹膜前修补手术对于复发性腹股沟疝具有如下优势：

（1）避免再手术时通过结构混乱的瘢痕区域。

（2）避免损伤精索血管。

（3）可以检查所有潜在发生腹股沟疝的部位。

对于腹膜前间隙置入网片术后疼痛轻的优势，部分医师主张采用经腹股沟切口式。但这不论对于原发疝，还是对于通过重新打开腹股沟管、解剖瘢痕组织的复发疝来说，看上去都未免显得太复杂了点。因此，一旦失去了（1）和（2）两个优势，这种术式实际上也就没了真正优势，也就得不到广泛应用，所以本章不再对此赘述。

Kugel和Ugahary术式避开了前次手术后的瘢痕组织，但是它们通过小切口进行手术不容易获得良好的视野来看清整个区域。所以只有Stoppa和Wantz术式同时具备以上3个优点。

开放式腹膜前修补手术技巧

术前准备

这个准备标准适合所有术式。患者进入手术室前应排空膀胱。尽管会带来一些相关并发症，但有些学者仍主张术前常规导尿，而作者却一直认为完全没有必要。根据最新指南，术前应当采取一些预防术后静脉血栓形成的措施，在麻醉诱导时预防性静脉应用单剂量广谱抗生素。患者采取头低20°～30°的体位（头低脚高位），以使疝出的内容物尽量远离腹股沟区。

麻醉选择

对于多数采取Stoppa或者Wantz术式的患者，因术时腹壁肌肉需要松弛，应尽量选择全身麻醉。区域阻滞麻醉（脊髓或硬膜外麻醉）也是一种可替代的选择，但术后尿潴留发生率高。对于Wantz术式，局部麻醉并不真正可行（尽管Wantz他自己说可行），除非手术医师经验特别丰富，而且患者又瘦

又非常配合。Kugel 和 Ugahary 都强调他们的术式完全可以在局部麻醉下完成。

Stoppa and Wantz 术式手术技巧

双侧 Stoppa 术式

切口选择

Stoppa 认为 Pfannenstiel 切口[19]几乎没有优点，他通常采用低位中线切口，通过在切口后方尽量往上拉网片，来避免可能发生的切口疝。然而，作者的经验和其他医师一样[11,20]，都认为 Pfannenstiel 切口是一个较好的入路，术后患者不适感更少，且更美观（图 15-3）。

Pfannenstiel 切口是耻骨上方 2 cm 的弧形横切口。切开皮下脂肪，将腹直肌鞘"V"形切开，"V"字交叉点距离耻骨上方 2 cm，运用锐性、钝性联合分离的方法分开腹直肌鞘和腹直肌。

找到腹白线并轻轻分离两条腹直肌，打开腹横筋膜后就可看到腹膜前或膀胱外脂肪。通过轻柔的钝性分离，可以很容易地打开耻骨后间隙（Retzius 间隙）和腹白线两侧的间隙（Bogros 间隙）。充分游离这些间隙，下至耻骨上支，且在精索和斜疝疝囊颈的下方（若存在的话），跨过髂血管上方。术者在患者患侧的对侧进行操作分离更容易（图

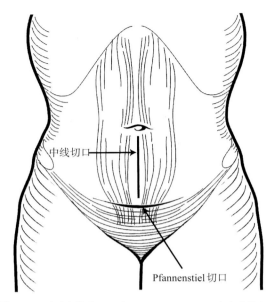

图 15-3　通过中线纵切口或 Pfannenstiel 切口到达腹膜前间隙

15-4）。继续向两侧分离以打开整个空间，在此阶段直疝是很容易被复位的，没有必要去修补直疝的缺损。但是，如果直疝的疝囊较大，则可以剪掉多余的腹横筋膜，并将它缝合到腹壁上以缩小死腔。

精索的处理："盆壁化"

将精索从位于前腹壁 MPO 区域的壁层腹膜上游离，以便置入网片（图 15-5）。这种方法目前已经成为腹腔镜修补中的标准操作。但是早期有许多报

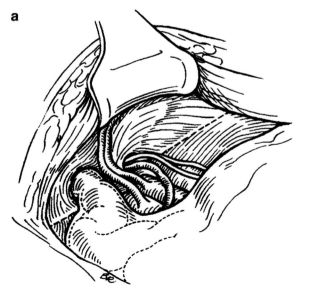

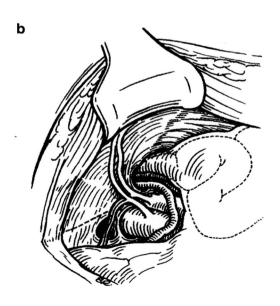

图 15-4　（a, b）从患者左侧看过去，右侧腹股沟区（MPO 区域）腹膜前解剖结构图显示复位前的右侧腹股沟斜疝（位于腹壁下血管外侧），以及股静脉内侧的股管（引自：Stoppa[36]）

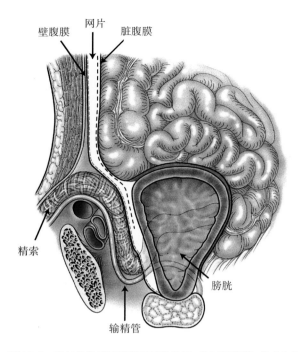

图15-5　旁矢状位显示腹膜前网片位置，位于壁腹膜、精索和脏腹膜、膀胱之间

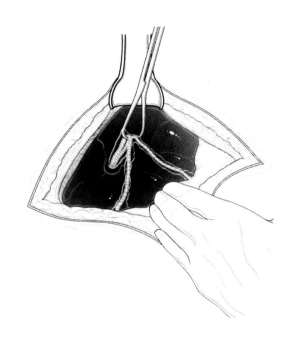

图15-6　右侧精索完全分离后所显现的三角形示意图。可以看到输精管向内侧走行，睾丸血管向外侧走行，以及腹膜。当松开后，精索结构将会落在盆壁上（盆壁化）

道所描述的操作是剪开网片让精索穿过，然后再缝合网片。这种方法显然不高明，而且容易导致术后复发。随着继续分离精索，将会看到睾丸血管和输精管的分离现象，即前者向外侧方走行，后者向内侧方走行，从而构成一个具有特征性的三角形（图15-6）。

置入网片

　　Stoppa把假体材料设计成臂章形状（图15-7），并用8把长血管钳来帮助置入网片（图15-8），仅需在中线位置缝合1针（图15-9）。如果腹膜前间隙游离不充分，网片很容易发生皱褶或折叠，所以充分显露空间非常重要。图15-10显示的是在双侧手术后理想化的网片位置示意图。然而术后早期仍有发生网片移位的风险，因此采用这种式式的多数外科医师都会在几个关键部位再固定几针（图15-11）。作为可选方案，作者发现两侧分别放置两张15 cm×15 cm大小的网片比放置单张大网片来得容易，网片下方固定于Cooper韧带，即相当于每一侧分别做了一个Wantz手术（见下文）。

单侧Wantz术式

　　这一手术Wantz医师已经在许多地方做过阐述[13,17]。手术时，首先在高于内环的腹股沟区做一横切口（高于标准开放式腹股沟疝修补术）（图15-12），横行切开腹直肌鞘，外侧延伸到腹外斜肌腱膜，将腹直肌拉至内侧并提起。因这一水平没有腹直肌后鞘，所以此时应能看到腹壁下血管。重要的一点是，连同腹直肌轻轻提起腹壁下血管，以保证在血管下方操作。应尽可能地保护好这些血管（图15-13），尽管很困难也需尽可能无损伤地把它们分离开。小心翼翼地突破腹横筋膜层，而不是打开腹膜，如前所述尽可能充分地游离腹膜前间隙（图15-14），将精索与腹膜和直疝疝囊（如果存在）分离开，以达到盆壁化效果。Wantz采用一张四边形的网片，下外侧角略做延伸以确保完全覆盖肌耻骨孔（图15-15）。他原来采用矩形网片曾经发生外侧疝的再次复发。

　　Wantz在切口上方将网片上缘间断缝合3针，固定于前腹壁，每针间距3 cm，下缘不固定（图15-16）。然后用3把长血管钳夹住网片下缘的两个下角和中间部位，向下送达腹膜后方，即示意图4、5和6的位置（图15-17和图15-18）。如同双侧手术一样，

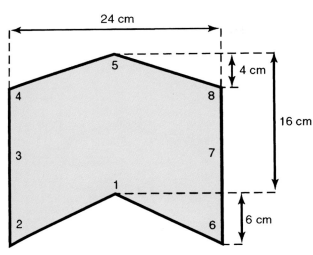

图15-7　单侧或双侧网片置入时，通过钳夹几个主要定位点来帮助置入

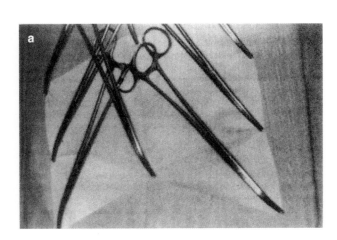

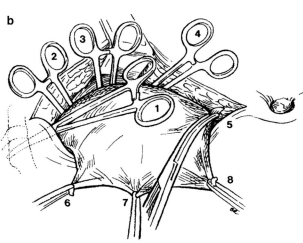

图15-8　(a) 臂章形状的网片被8把长血管钳夹住。(b) 双侧插入网片时，术者视野图。数字序列代表血管钳使用顺序，1~5号血管钳往里推，6~8号血管钳用于网片置入左侧。这是一个复杂的操作流程，需要主刀医师拥有良好的三维空间感以及一名出色的助手（引自：Stoppa1 [36]）

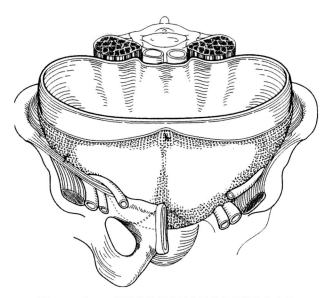

图15-9　Stoppa 所推荐的固定巨大网片的简单缝合方法

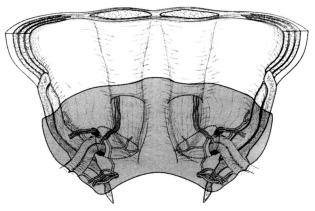

图15-10　双侧放置巨大网片后的最终效果图。网片取代了骨盆内腹横筋膜，延伸并超过了 MPO 的所有边缘

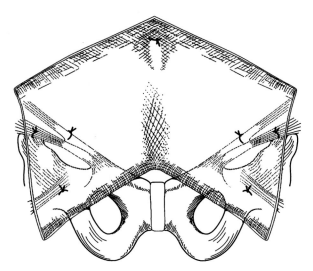

图15-11　双侧缝合固定网片

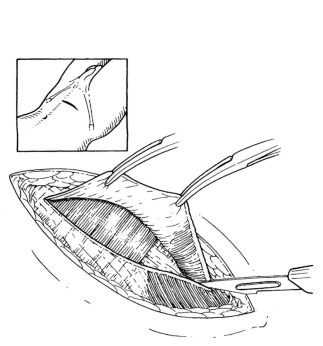

图15-12 单侧Wantz术式取腹股沟管内环水平上方横切口，从正中线延伸到外侧。切开腹直肌鞘，向外延伸达腹斜肌腱膜，找到标志性黄色脂肪，此处是进入腹膜前间隙的最佳入口

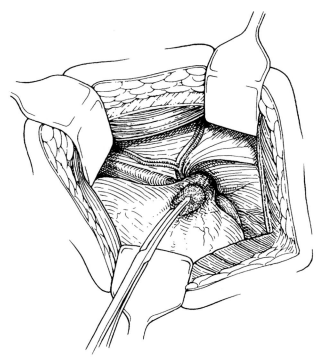

图15-14 在腹壁缺损外"反复剥离"斜疝疝囊

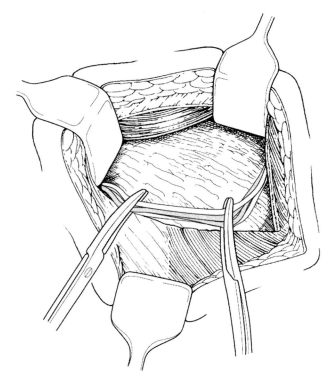

图15-13 将腹直肌拉至内侧并提起，暴露腹膜外脂肪。这是在弓状线以下，所以没有腹直肌后鞘。切开腹横筋膜，将腹壁下血管分离开。这并不总是必需的步骤，因为腹壁下血管往往可以随着腹直肌一起被提起并拉至内侧

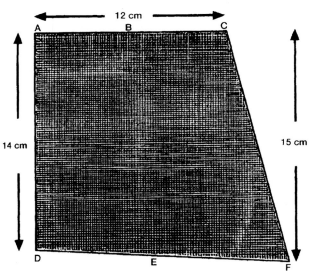

图15-15 Wantz术式中置入腹膜前间隙的梯形网片。字母A~F代表置入后的网片位置

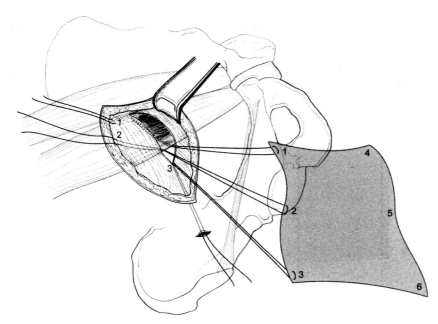

图15-16 调整网片以使其能被横向插入。网片宽度等于中线与髂前上棘间的距离减1 cm，长度约12 cm。Wantz有一个创新性的固定方法，用延迟可吸收线将网片上缘在腹直肌后方与上腹壁固定3针，如图中1、2、3处

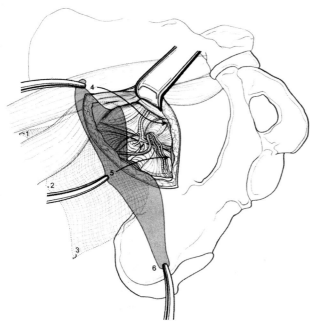

图15-17 提起腹壁显露腹膜前间隙。网片的上半部分（1~3处）被显示虚线，说明此部分被置在腹直肌后方的腹膜前间隙内。用弯血管钳夹住网片下缘4、5、6处，准备置入

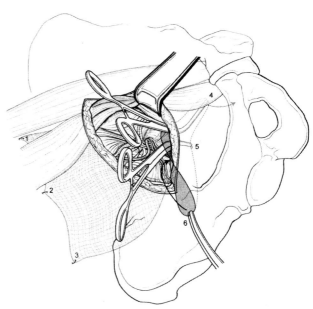

图15-18 将网片的4处向内侧深处置入Retzius间隙，并让助手稳住。大弯钳和直角钳可帮助网片在4处固定于中线位置。然后，将网片的5处置于盆腔下缘，6处置于外侧缘。这是个复杂的操作

这是个有难度的操作，如果先前腹膜前间隙游离不够充分的话，网片很容易发生皱褶或折叠。

作者也意识到，要将网片非常完美地固定住是很困难的，作者与同事们曾发生4例直疝术后早期复发，均是由于网片的下内侧角发生向上移位造成（图15-19所示D处）[19]。我们现在确保将网片下内侧角放置在耻骨后方，差不多接近中线的位置（图15-20和图15-21所示4处），并且将网片下缘和耻骨

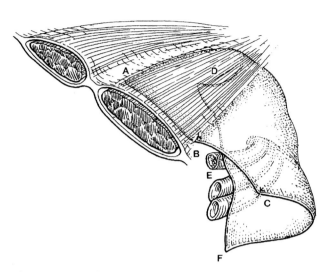

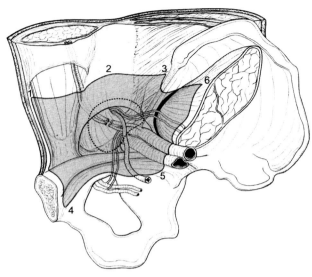

图15-19　Wantz术式网片的最终位置示意图。这张图中D、E、F处等同于4、5、6处

图15-21　从盆腔内看单侧GPRVS手术网片的最终位置示意图。本质上和腹腔镜修补术网片的位置相同，都远远超过了MPO边缘

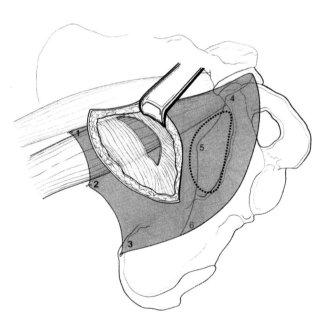

图15-20　单侧GPRVS手术网片的最终位置示意图。网片远端边缘超过了虚线所示的MPO边缘

上支缝合固定1~2针（图15-20所示E处和图15-21所示5处）。插图显示了网片最终理想化的位置。

假体材料的选择

Stoppa和Wantz都主张采用Mersilene（聚酯材料）网片，他们推荐的这种网片材料具有良好的柔韧性，可以顺应复杂的腹壁轮廓曲线。

Wantz认为理想材料选择标准如下：

• 具备柔韧性或者顺应性以顺应弯曲的腹壁形状。

• "颗粒状"可以紧抓腹膜，预防术后早期移位。

• 具备良好的反应性，诱导成纤维反应来确保快速固定。

他认为聚丙烯材料太硬且不易被屈曲，但这些并不是作者的经验，也不是那些对新的"轻型"聚丙烯网片津津乐道的TEP术式倡导者们的经验。

Kugel和Ugahary术式手术技巧："开放式微创"腹膜前网片的放置

"开放式微创"这个概念乍一看似乎有些自相矛盾，但这两种特别设计的术式均可通过小切口到达腹膜前间隙——切口长度为3~4 cm。手术发明者们坚持认为这种术式可以在局部麻醉下完成，所以从理论上讲，他们具备了不需全身麻醉或者昂贵腹腔镜设备的优势。网片所放置的平面和Wantz/Stoppa手术所要求的一样（和腹腔镜修补术也相同），即在腹壁下血管或腹横筋膜下方。和其他腹膜前修补方法一样，要求患者取头低位以便尽量从下腹部和盆腔移开小肠。不管何种术式，切口位置的选择对于手术区域的暴露和顺利完成是至关重要的。这些手术也极其依赖于外科医师对腹股沟区腹膜前间隙局部解剖结构的清晰认识,因此,并不是毫无经验的实习医师所能够轻易掌握的。

Kugel 术式

Kugel 设计了一种带有记忆弹力环的网片,当网片通过小切口置入腹膜前间隙后,它可以在里面自动展开。许多更大的网片(用于切口疝修补置入腹腔内的网片),因为在记忆弹性环方面存有瑕疵,所以在 2005 年前后都被召回了。目前正在使用的是改良后的网片。

Kugel 选择以髂前上棘和耻骨结节连线中点为标志的长约 3 cm 略倾斜的横切口(图 15-22)。打开腹外斜肌腱膜,顺着肌纤维分开肌肉,垂直向下切开腹横筋膜,进入腹膜前间隙,游离出足够空间,置入网片。由于入口较小,可以使用镊子或者其他工具帮助扩充。将精索腹壁化至内环上方 3 cm,暴露 Cooper 韧带和耻骨,小心不要损伤腹壁下血管和睾丸血管。

游离出大小合适的空间后,手术者将网片卷在示指上插入前间隙,并将网片完全推开、展平(图 15-23)。用一个可伸展的牵引器来帮助维持空间,以便前间隙的分离和网片的插入。放置妥当的网片应该被完全展开、展平,且平行于腹股沟韧带并覆盖整个 MPO 区(图 15-24)。用可吸收缝线单针固定网片侧缘。

Ugahary 术式

Ugahary 在其他地方也详细描述了他的术式,并讲解了很多技术要点[21],作者把它总结为下面几个关键步骤。切口取在内环口外上方约 3 cm 处(图 15-25)。因为切口位置和方向的原因,这种术式也被称为烤架式疝修补术。与 Kugel 术式一样,钝性分开腹内斜肌和腹横肌,横行切开腹横筋膜达腹膜前间隙。

使用一种特殊的细长牵引器撑开腹膜前间隙,完成精索腹壁化。将 10 cm × 15 cm 大小的网片紧紧圈绕在 30 cm 长的钳子一端,将卷好网片的外表面面向腹股沟底部。接着,钳上卷好的网片就被插入了腹膜前间隙,其最远端到达耻骨后方(图 15-26)。小心地移出牵引器,将其中的一根再次插入卷曲的网片中间;用另一根,以扫动加旋转的动作将

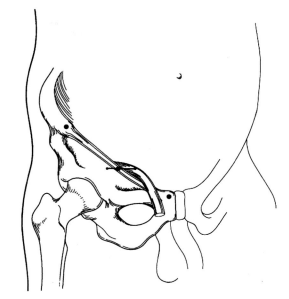

图 15-22 Kugel 术小切口的位置。左边和右边的黑点代表耻骨结节和髂前上棘,切口位于两者之间

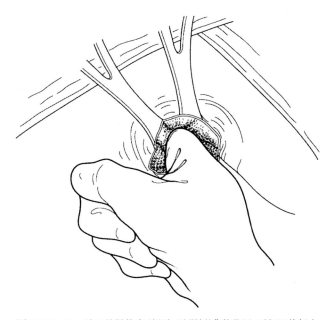

图 15-23 用一种可伸展的牵引器起到"鞋拔"的作用,以便网片插入

网片铺开(图 15-27)。两根牵引器有序操作,一根固定住网片,另一根利用 MPO 区域腹壁的对抗力将网片展开。最后,将网片侧角用可吸收线缝一针固定于腹横肌上。理论上,和腹腔镜修补或者单侧开放式 Wantz 术一样,聚丙烯网片都应该被准确置于 MPO 区域后方(图 15-28)。

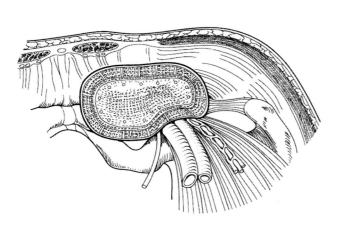

图15-24 腹膜前视角显示Kugel网片的最终位置 (引自：Am J Surg,1999,178：298-302)

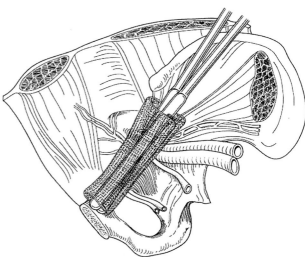

图15-26 Ugahary术中已卷好的网片被插入及定位

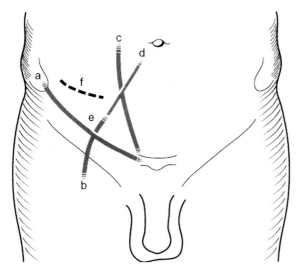

图15-25 Ugahary术的切口位置(f)。体表标志：腹股沟韧带(a)，股动脉 (b)，腹直肌外侧缘 (c)，股动脉投影线垂直于腹股沟韧带 (d)，内环 (e)

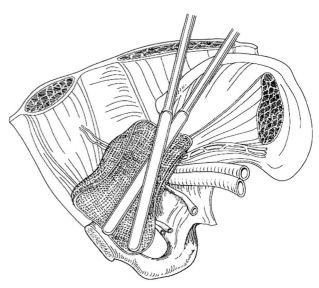

图15-27 利用两把牵引器展平、放置网片

个人点评（MK）

　　尽管Kugel 和Ugahary都说他们各自的手术简单易学，但事实上是相当需要经验的。正如生活中的很多事情一样，当你知道了如何去做，并且熟练完成的时候，事情就会变得非常容易，会使手术达到完美的结果。这需要对腹股沟区局部解剖有非常清晰的认识，当然也不可避免会发生一些技术上不可原谅的失误。用尽可能小的分离到达正确的间隙，通过小切口在"深洞"里止血可能会有点问题。即使一个小小的血肿都有可能妨碍网片放置到位，从而使修补大打折扣。尽管此类手术的学习曲线可能短于腹腔镜修补手术，但大多数外科医师即使有机会，可能也不愿意花太多时间来达到精通的程度。从下面的一些研究结果可以看出，在腹腔镜手术风靡的时代，这两种手术存在一定的效力，但可能并不那么有效，其中一个可能的原因就是，原创者以外的其他人是否真正掌握了这类手术。

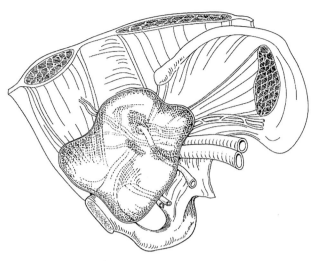

图15-28　网片的最终位置

结　果

Nyhus 报道了采用经腹膜前入路用网片修补复发疝的研究，共195例病例接受203例手术[9]。多数病例采用区域麻醉，围手术期未使用抗生素，共对102病例（52％）115例疝（56％）进行了6个月至10年的长期随访。8例平均术后30个月再次复发，其中只有2例使用网片修补病例（占随访人群1.7％）术后复发；其他6例复发，均系早期手术时未使用网片。这些仅仅是腹腔镜时代开始之前的研究结果，Nyhus 强烈建议所有的复发性腹股沟疝患者都应该接受经腹膜前入路利用网片进行加强的修补手术。

Stoppa 等于1975年用英语发表了一篇关于 GPRVS 手术的早期报道[22]，更详细的报道来自1984～1986年间 Amiens 团队的研究[23,24]。最初的报道共纳入255例已手术病例，218例（84.2％）术后恢复良好，没有任何并发症，术后血肿发生率7.9％，局部脓毒症发生率5.8％。对于那个时代来说，这样的手术效果已经相当出色了，况且这其中许多研究早期的病例不是老人、全身条件不好，就是以前经历过多次手术的患者。后期的大样本研究显示，91.3％的病例随访2～10年，复发率仅为2.5％。在那个年代，这样的结果可能大大优于那时其他普通外科医师的普遍结果。Stoppa 报道使用

了这种技术，术后复发率最终降为惊人的1.4％[25]。通常在术后第一年复发，提示这类复发可能与之前手术不同，可能和技术问题有关[26]。极少发生与补片相关的深部感染，几乎所有感染应用抗生素后均得到解决，而不需要取出网片。Rignault 采用大尺寸网片进行修补，不关闭疝的缺损，报道了相似结果：14年间共有767例病例，其中239例复发疝接受了腹膜前网片修补手术，脓毒症发生率仅2％和复发率仅1.2％[12]。同样，大多数的疝复发发生在术后第一年，可能和脓毒症或者外科医师技术不熟练有关。Wantz 的结果同样令人满意：早期358例复发疝，复发率仅为4.4％[13]。他认为大多数的疝复发与技术和网片尺寸不适当有关，并对此进行了改良[17]。

其他研究也有类似报道。Mozingo 和他的团队对84例男性100例复发疝进行手术，随访6个月至5年，有3例再次复发，均发生于手术后6个月内。他们的报道中，并发症极少，也没有睾丸并发症[26]。有两项随机对照研究，对腹腔镜和开放式腹膜前网片修补术治疗双侧疝[26]和腹股沟复合疝[27]进行比较，发现两者间术后短期复发率没有区别。Beets 等[28]研究比较腹腔镜和开放式腹膜前网片修补术治疗复发性腹股沟疝的效果，共75例病例使用 Marlex 网片进行150例疝修补术（24例原发疝，126例复发疝），开放手术组的复发率为2％，腹腔镜组的复发率为12％。Beets 分析原因，认为开放手术更容易学会，学习曲线更短。Kurzer[20]仅对复发疝治疗进行研究，对101例病例114例复发性腹股沟疝术后随访4年，共有5例再次复发，都发生在术后半年内。在早期20例中有4例复发，促使了对手术技术的改良。Hoffman[29]对175例病例进行手术，其中152例为原发疝，52例为复发疝，仅有1例复发，有12例（5.9％）发生了切口并发症。正确地开展这类手术是非常重要的。有一项回顾性研究调查了112例病例，结果发现复发率竟高达32％[30]。事实上，所有对开放式腹膜前间隙网片修补手术的研究，都证实此类手术的学习曲线更短，而且疗效完美。

Ugahary 烤架式疝修补术目前还未被广泛应

用，但在最新发表的大量文献中看到，许多外科团队支持采用Kugel疝修补术（见下文）。Ugahary自己报道了在超过3年的时间内，为364例病例进行了427例疝修补术[21]，有7例复发，但并未告知随访时间有多长。术后第一周有4例复发，是技术问题造成的。

Kugel的研究结果是理想的。正如之前所提到的，手术复发率仅为0.62%（808例病例5例复发），后续的研究给出的总复发率为0.4%[14]。所有的复发都是由于网片下缘在腹壁后方发生向上移位所造成的，导致疝从网片下方复发，且都发生在术后6个月内。鉴于此，网片应被置于更后外侧位置。其他采用这一术式的外科医师认为，这是一种安全有效的手术方法，手术时间短，并发症少，术后疼痛最轻，可以迅速回归日常生活[31,32]。Fenoglio报道了大样本回顾性研究，对1 072例腹股沟疝患者随访2～47个月，复发率为0.47%。van Nieuwenhove的一项多中心前瞻性研究显示，450例病例平均随访18个月，复发率为1.9%。他们认为腹膜前腹股沟疝修补术具备如下优势：不需要全身麻醉以及昂贵的腹腔镜设备[33]，术后不适可能比Lichtenstein术式更少[34]。

Ugahary术是一种依赖于医师技术的术式，有一项研究结果显示，6名外科医师共为355例病例中30%的复发疝施行了疝修补术，总复发率为18%，估计学习曲线至少为36例手术[35]。他最后总结，复发率"高得令人无法接受"是可以理解的，这种手术"可能不太适合腹股沟复发疝或者原发腹股沟大直疝"。

结 论

开放式腹膜前修补手术提供了良好的入路和MPO视野，因而它可以检查到所有可能形成疝的部位。这种手术方式避开了前次手术失败所引起的混乱解剖结构和粘连严重的瘢痕，并将精索血管的损伤风险降到最低。那么它在如今的腹腔镜时代，是否能占有一席之地呢？

（1）学习曲线可能短于腹腔镜手术，重要血管和脏器损伤的可能性更低。

（2）不需要昂贵的专用设备，具有显著的经济优势。

（3）可在不适合全身麻醉的患者中采用Kugel或Ugahary术式。

（4）对于绞窄性股疝是否为最佳选择仍存在争论。

（5）对于嵌顿性复发疝和较大的滑疝可能是最佳术式。

（6）对于伴有组织缺失的巨大腹股沟复发疝，如腹股沟韧带缺失，可能是最佳术式。

（7）对于学习腹腔镜TEP修补术的医师来说，是一块很好的"垫脚石"，帮助训练熟悉腹膜前间隙复杂的解剖结构。

毋庸置疑，尽管大多数腹膜前置入网片疝修补术都可以通过腹腔镜技术来完成，但是开放式腹膜前腹股沟疝修补术仍然保持着重要地位。每一位热爱疝外科的医师，都应该将它作为一种非常有用的手术技巧，学以致用。

◇ 参 ◇ 考 ◇ 文 ◇ 献 ◇

[1] Cheatle GL. An operation for radical cure of inguinal and femoral hernia. Br Med J. 1920; 2: 68–69.
[2] Henry AK. Operation for femoral hernia by a midline extraperitoneal approach: with a preliminary note on the use of this route for reducible inguinal hernia. Lancet. 1936; 1: 531–533.
[3] Read RC. Use of the preperitoneal space in inguinofemoral herniorrhaphy. In: Bendavid R, et al. , editors. Historical considerations. Abdominal wall hernias. Principles and management. New York: Springer-Verlag; 2001. p. 11–15.
[4] Nyhus LM, Condon RE, Harkins HN. Clinical experience with preperitoneal hernia repair for all type of hernia of the groin. Am J Surg. 1960; 100: 234.
[5] Read RC. Preperitoneal exposure of inguinal herniation. Am J Surg. 1968; 116: 653.
[6] Rives J. Surgical treatment of the inguinal hernia with Dacron patch: principles, indications, technique and results. Int Surg. 1967; 47: 360–362.
[7] Stoppa RE, Petit J, Henry X. Unsutured Dacron prosthesis in groin hernias. Int Surg. 1975; 60: 411–412.
[8] Wantz GE. Testicular atrophy as a sequela of inguinal hernioplasty. Int Surg. 1986; 71: 159–163.
[9] Nyhus LM. Iliopubic tract repair of inguinal and femoral

hernia: the posterior preperitoneal approach. Surg Clin North Am. 1993; 73: 487.

[10] Arlt G, Schumpelick V. [Transinguinal preperitoneal mesh-plasty (TIPP) in management of recurrent inguinal hernia]. Chirurg. 1997; 68: 1235−1238.

[11] Pelissier E, et al. Inguinal hernia: a patch covering only the myopectineal orifice is effective. Hernia. 2001; 5: 84−87.

[12] Rignault DP. Properitoneal prosthetic inguinal hernioplasty through a Pfanenstiel approach. Surg Gynecol Obstet. 1986; 163: 465−468.

[13] Wantz GE. Giant prosthetic reinforcement of the visceral sac. Surg Gynecol Obstet. 1989; 169: 408−417.

[14] Kugel RD. Minimally invasive, nonlaparoscopic, preperitoneal, and sutureless inguinal herniorrhaphy. Am J Surg. 1999; 178: 298−302.

[15] Ugahary F, Simmermacher RKJ. Groin hernia repair via a gridiron incision: an alternative technique for preperitoneal mesh insertion. Hernia. 1998; 2: 123−125.

[16] Fruchaud H. Anatomie chirurgicale des hernies de l'aine. Paris: G. Doin; 1956.

[17] Wantz GE. Prosthetic repair groin hernioplasties. In: Wantz GE, editor. Atlas of hernia surgery. New York: Raven Press; 1991. p. 94−151.

[18] Schumpelick VCJKU. [Preperitoneal mesh-plasty in incisional hernia repair. A comparative retrospective study of 272 operated incisional hernias] [German]. Chirurg. 1996; 67: 1028−1035.

[19] Stoppa R, et al. The use of dacron in the repair of hernias of the groin. Surg Clin North Am. 1984; 64: 269−285.

[20] Kurzer M, Belsham PA, Kark AE. Prospective study of open preperitoneal mesh repair for recurrent inguinal hernia. Br J Surg. 2002; 89: 90−93.

[21] Ugahary F. The gridiron hernioplasty. In: Bendavid R, Abrahamson J, Arregui M, et al. , editors. Abdominal wall hernias. Principles and management. New York: Springer-Verlag; 2001. p. 407−411.

[22] Stoppa R, et al. Prosthetic repair in the treatment of groin hernias. Int Surg. 1986; 71: 154−158.

[23] Stoppa R. The preperitoneal approach and prosthetic repair of groin hernias. In: Nyhus LM, Condon RE, editors. Hernia. Philadelphia: Lippincott; 1995. p. 188−210.

[24] Lowham A, et al. Mechanisms of hernia recurrence after preperitoneal mesh repair. Ann Surg. 1997; 225: 422−431.

[25] Mozingo D, et al. Properitoneal synthetic mesh repair of recurrent inguinal hernias. Surg Gynecol Obstet. 1992; 174: 33−35.

[26] Velasco J. Preperitoneal bilateral inguinal herniorrhaphy; 1996.

[27] Champault GG, Rizk N, Catheline J-M. Totally preperitoneal laparoscopic approach versus Stoppa operation: randomized trial of 100 cases. Surg Laparosc Endosc. 1997; 7: 445−450.

[28] Beets GL, et al. Open or laparoscopic preperitoneal mesh repair for recurrent inguinal hernia? Surg Endosc. 1999; 13: 323−327.

[29] Hoffman H, Traverso A. Preperitoneal prosthetic herniorrhaphy; one Surgeon's Successful Technique. Arch Surg. 1993; 128: 964−970.

[30] Schaap HM, van de Pavoordt HDWM, Bast TJ. The preperitoneal approach in the repair of recurrent inguinal hernias. Gynecol Obstet. 1992; 174: 460−464.

[31] Fenoglio ME, et al. Inguinal hernia repair: results using an open preperitoneal approach. Hernia. 2005; 9: 160−161.

[32] van Nieuwenhove Y, et al. Open, preperitoneal hernia repair with the Kugel patch: a prospective, multicentre study of 450 repairs. Hernia. 2007; 11: 9−13.

[33] Baroody M, Bansal V, Maish G. The open preperitoneal approach to recurrent inguinal hernias in high-risk patients. Hernia. 2004; 8: 373−375.

[34] Nienhuijs S, et al. Pain after open preperitoneal repair versus lichtenstein repair: a randomized trial. World J Surg. 2007; 9: 1751−1757.

[35] Schroder D, et al. Inguinal hernia recurrence following preperitoneal Kugel patch repair. Am Surg. 2004; 70: 132−136.

[36] Stoppa R. Reinforcement of the visceral sac by a preperitoneal bilateral mesh prosthesis in groin hernia repair. In: Bendavid R, Abrahamson J, Arregui ME, Flament JB, Phillips EH, editors. Abdominal wall hernias: principles and management. New York: Springer; 2001. p. 428−436.

第16章
腹腔镜腹股沟疝修补术
Laparoscopic Inguinal Hernia Repair

Karl A. LeBlanc, Brent W. Allain Jr., and William C. Streetman
樊友本 伍 波 邓先兆 谢 婧 康 杰 译

引 言

腹腔镜疝修补术于1982年由Ralph Ger首先报道[1]，手术时在一右侧腹股沟斜疝患者的髂窝处置套管，内镜下用枪钉关闭疝囊颈。尽管这一手术于1979年11月完成，但Ger认为，首例腹内镜疝囊高位结扎术应是在牙买加West Indies大学Fletcher医师帮助下完成的。

1991年Corbitt和Schultz首先将人工合成材料用于内镜腹股沟疝修补术[2,3]。这些修补以无张力方式采用聚丙烯网塞和（或）网片关闭腹股沟管。由于这一术式带来难以接受的早期高复发率而逐渐被摈弃，取而代之的是内镜下腹膜前补片置入，后者需遵循与开放Stoppa修补术相同的原理[4]。回复疝囊后，在腹膜前间隙置入大张补片，从而覆盖腹股沟区所有潜在的疝好发部位。补片在腹膜组织与腹壁间形成三明治样结构，如果补片足够大，可因腹腔内压而形成良好固定，一段时间后纤维组织长入而融为一体。

Fitzgibbons及其同事首创将补片置入腹腔，完成内镜疝修补术[5]。这一术式组织分离很少，原位保留疝囊，将补片覆盖缺损，并与周边组织钉合。其主要风险为枪钉对周围组织的损伤，以及补片暴露与肠粘连所致的肠梗阻或肠瘘。由于这些顾虑，这一术式仅在少数医疗中心开展。其他一些被认为较少引起肠粘连的材料如聚四氟乙烯，也正用于这一术式的研究中[6,7]。然而，目前这一术式极少在腹股沟疝修补中采用。

内镜腹股沟疝修补术成功运用于临床，并在世界许多地区成为首选术式，但这一术式似乎难以成为所有腹股沟疝修补的标准术式。经验丰富的内镜医师也能对嵌顿性疝[8]和复发疝（前次手术为内镜疝修补术）[9]进行有效修补。目前似乎有一种趋势，即仅对双侧疝和复发疝进行内镜修补。然而，这种趋势忽略了患者的意愿，也未考虑对已做过该手术的外科医师继续保持良好技能水平进行培训的必要性。相反，内镜腹壁切口疝修补术逐渐流行，就目前来看，有可能成为该疾病的标准术式。

腹膜外手术

麻醉

尽管全腹膜外疝修补术(TEP)可以通过局部麻醉或硬膜外麻醉完成，但我们仍习惯采用全身麻醉。因为这确保了腹膜外充入CO_2对呼吸系统和心血管系统所造成的影响最小化，这与腹腔内CO_2气腹所致的影响相似甚至更轻，可能与腹膜前间隙的大小有关[10]。对于所有全腹膜外疝修补患者均需预防深静脉血栓形成。是否预防性使用抗生素尚存争论，无明显证据支持或反对，但作者倾向于对大多数患者术前预防性使用第一代头孢菌素。

患者体位

全腹膜外疝修补术术前须确保患者膀胱空虚。可嘱咐患者进入手术室前排空尿液，或者留置导尿管，但后者通常没必要。患者取仰卧位，头低脚高呈15°倾斜。患者双手置于身体两边，便于术者和助手站立于上腹部两侧。须正确衬垫身体所有的受力点。术者站立于待修补疝的对侧，当需行双侧疝修补时，术者可站立于较大疝缺损的对侧开始手术。显示屏置于患者足端（图16-1），如使用两个显示屏，则另一个应置于患者头端的任何一侧。

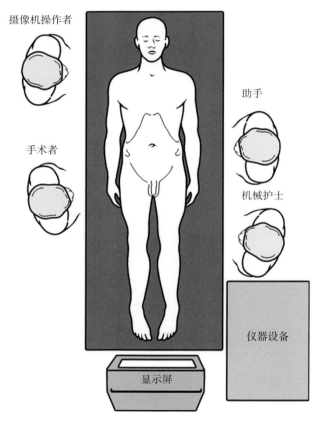

图16-1 左侧腹股沟斜疝修补术术者、助手、显示器的位置

摄像机操作者

手术者

机械护士

助手

仪器设备

显示屏

套管及套管放置

一般来说，手术需要1个直径10 mm 及2个直径5 mm套管。采用开放技术置入直径10 mm套管，其内芯应为钝头。直径5 mm套管应予缝线固定，以防器械通过时套管滑入腹膜外间隙或脱出。另外，由于手术空间的局限，直径5 mm套管应较短（60 mm）。所有套管置于患者下腹部正中线上。

此时，直径10 mm套管位于脐下缘，其中一个直径5 mm套管位于耻骨联合与脐连线的下三分之一处，另一个则位于连线的中点处（图16-2）。

另外，许多医师习惯将两个小套管置于患者两侧，位于髂嵴上、腋前线附近。通常通过正中线的大套管基本完成分离（多为推镜法）后，才置入小套管。

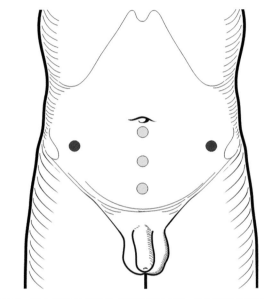

图16-2 完全腹膜外疝修补术套管放置位置。腹部两侧标记为5 mm套管备选位置

镜头选择

一些外科医师在建立腹膜外间隙后将0°镜换成30°或45°镜。我们发现这并非必需，用0°镜亦可满意地完成手术。一般来说，无论采用直径5 mm或10 mm内镜都可完成整台手术。对于疑难病例，优先选用直径5 mm内镜，因其可置于侧方穿刺孔，以便从侧面观察解剖结构。

建立腹膜前间隙

从脐下缘中点向两侧延伸做一1～1.5 cm横切口。然后用剪刀或止血钳分离，用两个拉钩牵引暴露患侧的腹直肌前鞘，用11#手术刀片横行切开腹直肌鞘。辨认腹中线以及腹直肌，用止血钳钝性分离，在腹直肌与腹直肌后鞘之间建立操作空间。然后在这一空间内置入大直角拉钩，向前牵拉腹直肌

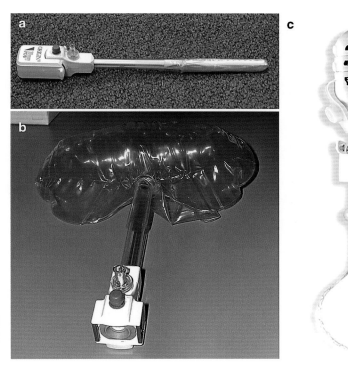

图16-3 (a) 排空气体的腹膜前间隙分离气囊 PBD2。(b) 充气的腹膜前间隙分离气囊 PBD2。(c) Spacemaker Plus 分离系统

以便置入直径10 mm 钝头穿刺器和套管,并向内、向外、向后建立腹膜前间隙。充入 CO_2 气体,压力维持在 $10 \sim 12$ mmHg。

然后,经直径10 mm 套管插入 0° 镜,轻柔地钝性分离,进一步扩大腹膜前间隙。关键是,在分离中用内镜"体会"耻骨联合,并使之保持在中线位并紧靠腹直肌后方。一旦看见耻骨弓,即可在直视下于前述位置插入两个 5 mm 套管。

亦可通过气囊分离来建立腹膜前间隙。通过上述入路,在腹膜前间隙可置入头端带有气囊的套管,其类型较多(图16-3)。然后使用 0° 镜在直视下向气囊充入空气建立操作空间。这一方法对仍处在学习阶段内,对腹膜前解剖不熟悉的手术医师有很大帮助。虽气囊分离的速度略快,但其弊端为增加了额外的手术费用。此外,对于有下腹部手术史的患者可能导致膀胱或肠损伤[11]。有下腹部手术史或前列腺切除史患者,可优先选择非气囊分离或经腹腔腹膜前修补来完成整台手术。一些外科医师有时会联合使用两种技术,即术者在脐上放置直径 5 mm 套管进入腹腔,并观察下腹腔内脏器。如果未见粘连(此种状况常见),则可转为完全腹膜

外手术,使用或不使用气囊分离均可。

分离

此步骤中关键点是采用两把无损伤分离钳抓持,而不是撕裂腹膜。虽有时使用剪刀进行锐性分离,但这通常没必要。逐步辨认解剖标志非常重要。首先需暴露患侧耻骨梳韧带(Cooper韧带)。此时,对于体型较瘦的患者,于其外侧可见髂外静脉,如果存在副闭孔血管,可见其穿过耻骨梳韧带。在无血管平面轻柔地钝性分离,将血管旁及腹膜外脂肪分开,维持 CO_2 压力有助于此处的分离。其两层之间可观察到特征性的纤丝样组织,容易离断。

在下腹部正中线和患侧闭孔神经及闭孔血管水平上方,可创建耻骨后间隙(此间隙分离常深达骨盆)。然后对腹壁下血管加以辨认,并在它们与腹膜外脂肪之间创建间隙。在此分离步骤中,使用一把分离钳将腹壁下血管向上推向腹直肌非常重要,另一把用于组织分离。否则,腹壁下血管将下垂进入手术野,并引起其腹直肌小分支撕裂,导致难止的出血。在腹壁下血管与腹膜外脂肪之间可见一层筋膜结构,即腹横筋膜深层(图16-4),应联

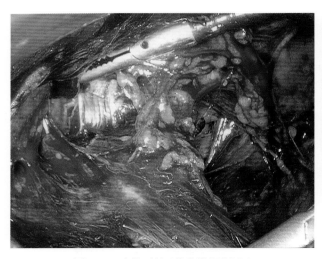

图16-4 内镜下所示的腹横筋膜深层

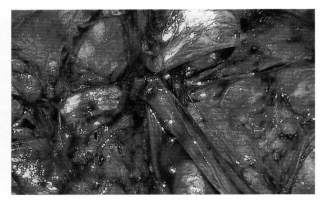

图16-5 内镜下所示的右侧腹股沟斜疝

用钝性和锐性分离将其离断,并向外侧扩大间隙;若钝性分离能使这些结构完全分开,则此步操作就没必要了。

如果选择气囊分离技术,大部分分离可利用此项技术完成。业已表明,无论选择气囊或钝性分离,对创建完成此手术所需的间隙同样有效[12]。当采用气囊分离时腹壁下血管的观察受限,因为气囊的展开有时会把腹壁下血管拉向下方,而不是把它们保留在原位。这可能限制了气囊的充气,因此术者必须加以手工分离。同样,那些习惯在侧方置入直径5 mm套管的外科医师,通过内镜和(或)分离钳(通过一侧或中线的套管置入)完成部分分离通常是必要的。

男性腹股沟斜疝处理

在这一阶段,需要辨认腹股沟斜疝疝囊(图16-5)。进入内环附近,紧靠腹壁下血管外侧寻找疝囊。在内环处抓持疝囊,通过牵引及分离它与腹股沟管间的粘连,使之回复。在此步分离中,必须通过两把分离钳采用逐步交替抓持方式使疝囊保持张力;否则,一旦松开,疝囊因弹性和其与腹股沟管的黏附,而将会缩回腹股沟管。向下分离疝囊周围所有组织直到腹膜也是非常关键的。这些组织代表薄弱的腹横筋膜(见第2章),其一旦进入内环,即附着在精索和斜疝的疝囊上。一旦完成分离,能向上提起疝囊,并可见疝囊后方的输精管,将输精

管和睾丸血管一起从疝囊分离开。输精管走行于内侧,当其降入盆腔时,横过髂血管上方,而睾丸血管稍靠髂血管的外侧走行。对于中小型腹股沟斜疝,疝囊顶部能被辨认,疝囊可完全回纳至腹膜外间隙。如果疝囊较大且进入阴囊,正如开放疝修补术一样,在方便的位点对疝囊进行离断和结扎可能是明智之举。当然,这需要采用体内缝合来完成。应完全分离可能存在于腹股沟管的任何脂肪组织,使睾丸血管和输精管骨骼化。在回纳疝囊过程中,可能会在疝囊上戳出一小孔,这并不少见,但不妨碍术者完成疝囊分离,因为这样的"裂孔"常可被忽略。但是,在这些操作的过程中需特别当心,避免对腹膜疝囊造成大的撕裂口。这将导致腹腔内充气,因而缩小了可获得的腹膜前间隙以及随后手术的操作空间。此外,也可能使补片与腹腔内的肠管接触,而导致粘连。如果产生了大的撕裂口且无法缝合关闭时有两种选择,一是可中转为经腹腔腹膜前修补术,选择用于切口疝修补的防粘连补片,另一是中转为开放手术。

向后分离腹膜直至输精管降入盆腔;向外侧分离腹膜至髂前上棘水平,向内侧分离应越过腹中线,向下超越耻骨梳韧带(图16-6)。这样就确保了完全暴露肌耻骨孔,并且有足够的空间置入补片。

对于脂肪组织较少的患者,在睾丸血管外侧能够分辨生殖股神经股支和股外侧皮神经(图16-7)。应注意不要损伤它们及位于股外侧皮神经外侧的旋髂深动脉的小分支。所有这些结构均位于髂耻束下方。因此,对补片的任何固定都应位于髂耻束这条线之上,以避免损伤神经。同样,对于较瘦

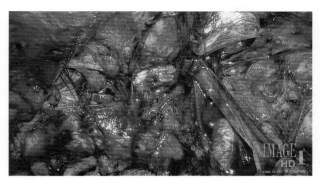

图16-6 内镜手术所需的分离范围和解剖细节显示。与图16-5所示的右侧腹股沟斜疝合并存在的左侧腹股沟直疝

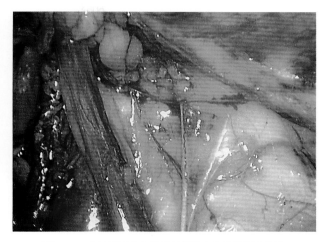

图16-7 内镜所示生殖股神经的股支和股外侧皮神经

的患者髂外血管容易辨认，髂外动脉于睾丸血管与输精管之间走行，髂外静脉位于动脉内侧。所有患者在这个位置都能观察到髂外血管特征性的搏动。在分离过程中，也可注意到发源于髂动脉的细小腹膜分支，因这些血管分支通常位于分离的后缘，故能加以保留。几乎所有的分离操作都在无血管层进行，因此手术中很少使用电刀进行分离。多数分离均采用无损伤分离钳将组织轻柔分开。如果损伤较大血管如腹壁下动脉或静脉，则有必要使用止血夹或缝扎；如果此法止血失败，则需用可吸收缝线对这些血管进行全层缝合，以可靠止血。

女性腹股沟斜疝处理

女性腹股沟斜疝手术类似于男性患者。一旦回纳疝囊，依据术者的喜好，可将子宫圆韧带保留在原位，也可在内环处离断或结扎。

腹股沟直疝处理

在分离显露耻骨梳韧带时可发现腹股沟直疝。缺损位于腹直肌外侧，腹壁下血管内侧（除非直疝、斜疝合并存在）。有时直疝能有侵犯股管的表现，这时容易与股疝相混淆。有时发现，直疝患者也可合并股疝。采用无损伤钳抓持疝囊并简单轻柔地回拉，常常容易回纳直疝疝囊和腹膜前脂肪。在回纳疝囊时，会显现假性疝囊（即变薄的腹横筋膜）的特征性外表。应允许假疝囊回缩于缺损中。正如斜疝修补一样，应回纳疝囊至腹膜外间隙，不要试图打开或者结扎疝囊。必须暴露输精管和睾丸血

管，排除可能伴发的斜疝。分离程度应等同于斜疝修补术。重要的是，这步操作应仔细，因为直疝患者的腹膜易在内环处撕裂。一般来说，最好的办法是在内镜下于此处用钳子推开而不是牵拉腹膜，这样可避免腹膜撕裂。

股疝处理

在所有患者的全腹膜外疝修补手术过程中，均应向外侧暴露耻骨梳韧带至髂外静脉以远，避免遗漏股疝。股疝回纳的方法与直疝相同。术者需留意某些器官如膀胱、卵巢进入疝囊内，一旦发现，应当仔细回纳这些结构以免损伤。一旦完成股疝修补，如果有其他腹股沟区疝，则继续进行分离。

复发疝处理

在处理继发于开放修补或内镜修补复发疝的过程中，需要积累足够的腹膜外修补经验。其原因为，由于前次修补使得解剖标志通常变得较为模糊，腹壁下血管可能已被离断，或部分缺如，或仅可见一细小血管。在复发的疝囊颈与以前的修补区域之间形成了致密粘连，因此应仔细锐性分离，将疝囊从粘连中分离出来是明智的。其他地方的腹膜常非常菲薄，当缝针从以前的修补区穿过腹膜时容易造成其撕裂。由于前次修补常常使用合成生物材料，在分离时发生腹膜撕裂就不足为怪了。这种情况在前次采用网塞和平片修补的患者中尤为常见。

基于这些原因，如果在腹膜前已存在补片，

最好的办法很可能就是采用经腹腔腹膜外修补术（TAPP）。这使得术者能够在直视下分离腹膜并且确保无腹腔内器官粘连。这种方法尤其适合推荐给以前使用聚丙烯生物材料修补的患者。

双侧腹股沟疝处理

双侧腹股沟疝修补可采用与单侧疝修补相同的入路，且无需额外增加穿刺套管。一旦完成一侧分离，术者即转向另一侧，完成对侧疝回纳。虽然可以使用一张大补片进行双侧疝修补，但我们倾向于使用两张 10 cm×15 cm 的补片。此时，将一侧补片固定于耻骨梳韧带后再放置对侧补片更为可取。较大的疝甚至需要更大的 15 cm×15 cm 的补片。

对于所有的腹股沟斜疝和大部分直疝而言，采用重量型补片无需用螺旋钉、钉合器或缝合固定。然而，如果巨大直疝侵犯了股管或者存在股疝，就应该将补片钉合或缝合至耻骨梳韧带，以防补片下缘向上滑入缺损区。补片无需剪开包绕精索，更无需缝合或钉合于精索周围。

近年来，出现了新进展，轻量型大网孔补片非常柔软，使用时具有一定优势。然而，这种特点使固定变得必需，以防补片突入疝缺损区。依据外科医师的喜好，可选择不同类型的补片。

当腹膜外间隙排气时，确保补片下缘不随腹膜向上卷曲很重要。如果完成了足够的分离，上述情况不会发生。排气后拔出所有套管，采用 2-0 或 0 号可吸收线（薇乔线）缝合脐下切口的腹直肌鞘，然后以可吸收线间断缝合皮下和（或）粘合胶带关闭皮肤。

补片固定

通常采用固定装置来固定补片。然而，一些证据表明，固定补片可能并非必需[13]。如上所述，通常仅在耻骨梳韧带固定 2～3 枚枪钉。一些手术医师将补片内侧固定于腹直肌，外侧固定于腹横肌。如此固定对放置适当的补片来说并未提供额外的支撑，因此除修补大的腹股沟疝或者股疝外，所有其他情况应当避免固定。可选择枪钉或 2-0 聚丙烯或 CV-2 不可吸收缝合线 [由膨化聚四氟乙烯

（ePTFE）材料制成]将补片缝合固定于耻骨梳韧带。

如果将固定装置从同侧穿刺套管插入，通常更容易使补片固定到耻骨梳韧带上。因耻骨梳韧带转角处很坚硬，采用这种入路，固定装置易获得最好的抓持。如此能防止固定装置从韧带上滑脱下来（滑脱是常见问题）。若需另外将补片固定于髂耻束上方的肌肉上，则应采用对侧套管入路。

新的可吸收固定装置已上市，而且使用得越来越多。一般来说，他们大约维持 1 年，其后可完全被吸收。虽然可吸收固定理念存在明显优势，但缺乏长期的研究证明其有效性。然而，由于组织可长入补片（参见第 20 章人工补片），无需担心固定装置的可吸收问题。

近来有前瞻性随机研究表明，除了金属枪钉以外，使用生物相容性纤维蛋白胶固定补片也是有效的[14-17]。其明显优势为，基本排除了修补过程中对血管、神经的损伤风险。因此，手术后神经疼痛减轻，使患者能更快恢复日常活动和工作。对可吸收固定器进行更多的对照研究是必要的，可预见其结果，继续影响疝病学的未来。

中转为开放修补

大约 1%（或低至 0.23%）的内镜修补需要中转为开放性腹膜前修补[18]。这通常由于发生了大的腹膜撕裂或者遇到了很大的直疝（估计缺损 ≥5 cm）。后者需要植入一张 15 cm×15 cm 大小的补片，一些术者认为，通过中转为开放式式更易放置成功。如果仅为单侧疝，于低位的直径 5 mm套管水平，在患侧的腹直肌上做一小的横切口，在腹直肌外侧进入腹膜前间隙。如果是双侧疝，在同一水平做一 Pfannenstiel 切口进入腹膜前间隙。

在确实需要中转时，大多数情况可采用经腹腔腹膜外修补术。采用此途径，提供了整个腹腔更大的操作空间，通常无需中转为开放手术。插入并置放大张的补片，其余步骤按照传统的经腹腔腹膜外修补术完成。

全腹膜外疝修补术禁忌证

择期行全腹膜外疝修补术不存在绝对禁忌

证。但是大的腹股沟阴囊疝或难复疝是相对禁忌证。患者存在下腹正中或同侧旁正中手术史也列为相对禁忌证。在这些情况下，腹膜前内镜修补较为困难，且费时，因此，起初就难以判断是否该试图施行全腹膜外疝修补术。此时，可尝试选用经腹腔腹膜外修补术，若发现也明显不可行时，即中转为开放手术。如果顾虑到可能存在粘连，使腹膜外修补有风险，则将一个细镜头插入腹腔，仔细窥视可疑的粘连部位。首先通过脐下皮肤切口进入腹腔，向可能的粘连部位上方移动观察，必要时另做一切口置入直径10 mm套管协助分离。如果此区域不存在粘连或粘连不涉及肠管，排空 CO_2 后拔出直径5 mm套管。估计腹腔中不存在大的肠管损伤风险，则在脐下切口处换直径10 mm套管插入，就可安全地施行腹膜外修补了。

经腹腔腹膜外修补术

经腹腔腹膜外修补术（TAPP）不同于全腹膜外疝修补术之处在于，腹膜前间隙的进入是通过在疝缺损上方切开，做一个腹膜横切口。腹腔的进入采用开放或者穿刺置镜法，另外两个穿刺套管放在腹直肌两侧，脐水平线上。可选择两个直径5 mm套管，如需使用钉合器，则选择一个直径5 mm和一个直径12 mm套管。但较常见的是均选用直径5 mm套管。内侧腹膜切口应该从脐内侧韧带起始，向外侧延伸到髂前上棘水平。如果患者有直疝，宜离断脐内侧韧带（内含闭孔脐动脉，参见第2章），以确保充分暴露耻骨梳韧带及耻骨后间隙，并超过正中线。

一旦进入腹膜前间隙，同全腹膜外疝修补术一样进行分离。经腹腔腹膜外修补术的要点之一就是修补后充分关闭腹膜。通过缝合或者钉合能够有效地完成腹膜关闭。用螺旋枪钉或新型可吸收枪钉闭合腹膜时需小心仔细，尤其在缺少腹膜前脂肪时，如此大小的钉合装置可能难以实施足够的腹膜闭合。螺旋钉、钉合器或者缝线之间留下的缺损可能会导致小肠内疝形成。任何直径＞5 mm的穿刺孔均应关闭，以防戳孔疝形成。

和全腹膜外疝修补术一样，经腹腔腹膜外修补术也没有绝对禁忌证。确实如前所述，对于大的腹股沟阴囊疝患者或者伴有广泛下腹粘连的患者，采用经腹腔腹膜外修补术有时可能更加容易。

结　果

与目前施行的各种开放术式相比较，许多研究显示内镜腹股沟疝修补术安全有效。表16-1列出了一些研究结果。其中的几篇文章，资料收集方法和病例选择已不能改变，难以得出可靠而准确的比较结果。事实上，许多病例资料不能直接比较。尽管如此，正如这些病例所示，内镜手术患者的并发症率看起来并不高于开放手术患者。此外，复发率在各种修补方法之间不存在统计学差异。进行内镜疝修补术多数需全身麻醉，费用更高，这个无可争辩的事实并未在此表中加以说明。一致发现，多数经内镜手术患者更快地恢复了日常活动和工作。这种早日回归社区所产生的经济效益，使内镜手术的总费用低于开放手术。然而，一些疝医疗中心已不再使用气囊分离套管和一次性器械。这样，再加上手术医师比较丰富的内镜经验，可使住院费用下降到与开放手术相近的水平。

多数文献资料表明，内镜疝修补术后患者疼痛较轻，而Picchio发现，无张力开放疝修补术患者的术后疼痛比经腹腔腹膜外修补术患者轻，且术后康复两者无显著差异[19]。但这个发现限于少数研究，多数研究一致表明微创途径造成的疼痛更轻，如果采用客观分析，如在跑步机上进行行走测量（一种恢复体力工作的测量法）来比较开放疝修补术和内镜疝修补术，结果更如此。Rosen发现，采用这种测量法，内镜疝修补比开放手术在术后早期更优越，此研究再次肯定了关于内镜疝修补的临床结果[20]。其他文献报道也得出了类似的结果，即内镜疝修补术后疼痛更轻[21-28]。

世界上大多数疝医疗中心的治疗趋势为，内镜疝修补术限于双侧和复发腹股沟疝。遵循这个指征的结果很好。一些研究报道，与开放术式相比内镜入路的患者没有复发[28,29]。另一项研究发现，内镜双侧疝修补术后的复发率为0.6%[30]。Felix推荐对内镜修补术后的复发疝仍行内镜修补术[9]。但Eklund报道，采用内镜或开放术式修补复发疝，其长期疗效无显著差异[27]。尽管如此，原发疝的内镜修补效果相当不错。Kapris报道，其7年的疝复发率为0.62%；45个月后，渡过学习阶段，其复发率为0.16%；除外复发，其总并发症率为3.68%（2%系尿潴留）[18]。

表16-1　腹股沟斜疝修补术随机对照研究

作者及年份	方　法	平均随访时间（年）	疝病例数	并发症率（%）	复发率（%）
Payne(1994年)[40]	TAPP	N/A	48	12.0	N/A
	Lichtenstein		52	18.0	N/A
Stoker(1994年)[41]	TAPP	0.6	75		0
	Lichtenstein		75		0
Maddern(1994年)[42]	TAPP	N/A	44	40.0	N/A
	双重缝合		42	47.0	N/A
Barkun(1995年)[43]	TAPP	1.2	43	22.0	2.0
	缝合/Lichtenstein		49	12.0	0
Leibl（1995年)[8]	TAPP	1.3	54	N/A	0
	Shoudice		48	N/A	0
Lawrence(1995年)[44]	TAPP	N/A	58	12.0	N/A
	缝合		66	2.0	N/A
Vogt(1995年)[45]	IPOM	0.7	30		0
	多种类型		31		0
Schrenk(1996年)[46]	TAPP	N/A	28		5.0
	TEP		24		16.7
	Shoudice		34		2.9
Lien(1997)[47]	TEP	2.0	493		3.0
	开放		509		6.0
Johansson(1997年)[48]	TEP	1.7	179		1.0
	开放补片		168		3.0
	前入路修补		177		0
Champault(1997年)[49]	TEP	3.0	51	4.0	6.0
	Stoppa		49	29.0	2.0
Beets(1998年)[33]	TAPP	1.8	42	67.0	12.5
	GPRVS		37	62.0	1.9
Wellwood(1998年)[50]	TAPP	N/A	200		N/A
	无张力		200		N/A
Cohen(1998年)[51]	TAPP	N/A	78		1.9
	TEP		67		0
Khoury(1998年)[52]	TEP	3.0	150		2.5
	网塞加平片		142		3.0

续　表

作者及年份	方　法	平均随访时间（年）	疝病例数	并发症率（%）	复发率（%）
Johansson(1999年)[53]	TAPP	1.0	604		无统计学意义
	开放腹膜前补片				
	组织修补				
MRC内镜疝实验组(1999年)[21]	内镜	1.0	468	29.9	1.9
	开放		433	43.5	0
Lorenz(2000年)[22]	TAPP	2.0	86	11.0	2.3
	Shoudice		90	9.0	1.1
Sarli(2001年)[29]	TAPP		20	34.7	0
	无张力		23	35.0	4.3
Wright(2002年)[54]	TEP	5.0	149	N/A	2.0
	无张力		107		0
	Stoppa		32		9.4
	缝合		12		0
Bringman(2003年)[23]	TEP	2.0	92	9.8	2.2
	网塞加平片		104	15.4	1.9
	Lichtenstein		103	20.4	0
Liem（2003年）[23]	TEP	3.7	487	4.9	4.3
	开放		507	13.6	8.5
Andersson(2003年)[25]	TEP	1.0	80	N/A	2.5
	Lichtenstien		86		0
Lal(2003年)[26]	TEP	1.1	25	N/A	0
	Lichtenstien		25		0
Neumayer(2004年)[55]	TAPP/TEP	2.0	989	39.0	10.1
	Lichtenstein		994	33.4	4.9
Eklund(2007年)[27]	TAPP	5.1	73	13.6	19.0
	Lichtenstein		74	19.0	18.0
Hallen(2008年)[56]	TEP	7.3	73	26.0	4.1
	Lichtenstein		81	33.3	4.9
Pokorny(2008年)[57]	内镜	3.0	129	10.9	5.0
	开放		236	14.6	2.8
Eklund(2009年)[58]	TEP	5.1	665	N/A	2.4
	Lichtenstein		705		1.2
Kouhia(2009年)[28]	TEP	5.3	49	8.2	0
	Lichtenstein		47	27.7	6.4

注：GPRVS：巨大补片加强内脏囊技术（开放手术）；IPOM：腹腔内补片植入术（腹腔镜手术）；TAPP：经腹腔腹膜外修补术（腹腔镜手术）；TEP：全腹膜外修补术（内镜手术）。

在没有证明一种术式优于另一种术式时,成本效益分析是一个重要的考量指标。毫无疑问,由于内镜术式手术时间更长及设备更昂贵,故该手术会比开放术式更贵。多数患者接受开放疝修补术,因其能在局部或区域阻滞麻醉下完成;而内镜疝修补术多在全身麻醉下完成,全身麻醉增加了费用。多数研究并未在手术总费用中包含术后访视、病假误工和社区服务费用。Eklund 报道,除手术的医院总费用之外,费用和复发、并发症相关,社区服务费用与病假误工时间长短相关。他发现,全腹膜外修补术明显较开放手术(Lichtenstein)昂贵,而且全腹膜外修补术的并发症和复发率较高,这也使费用增高;但全腹膜外修补术患者比开放修补术患者提前 3 日恢复工作,因而抵消了费用的差别[31]。Hynes 等对所有的内镜和开放腹股沟疝修补术做了成本效益分析,他报道内镜的日间手术费用明显多于开放手术(1 589美元 vs.773美元),他们然后对这些患者进行长达 2 年的随访,其人均总健康保健费用没有明显区别。在亚组分析中发现,内镜修补单侧原发疝和复发疝,其成本效益合算。仅就成本效益分析而言,作者发现双侧腹股沟疝采用开放术式更优,其原因归结于两年随访期中内镜术式耗费了更大的健康保健费用而不是疝修补手术费用[32]。Beets 等发现,采用巨大补片加强内脏囊技术的相关费用,近似于腹腔镜经腹腔腹膜外修补术(1 150美元 vs.1 179美元)。在 Beets 报道中,接受经腹腔腹膜外修补术的患者比接受巨大补片加强内脏囊技术患者提前 10 日恢复工作[33]。然而,正如表 16-1 所示,内镜疝修补的复发率大约增加到 6 倍。但这些手术是由内镜经验相对不足的手术医师完成的。许多接受疝修补术的患者,大部分都是工薪族。因此,考虑手术后社区服务费用也是重要的。

在欧洲共识会议上,Fingehut 通过其随访报告对所有这些评论进行了汇总[34]。该会议在 1994 年召开,在 2000 年再次举办。那时总计有 60 多个临床试验,包含 12 500 多名患者。参会者做出总结:内镜腹股沟疝修补术产生的术后疼痛更轻,恢复正常活动更快,但手术时间更长,费用更贵,而且可能增加了发生罕见并发症的风险。除此之外,由欧洲疝实验协作组完成的所有随机临床试验经荟萃分析后发现,内镜修补术后患者慢性疼痛和麻木更轻,而疝复发率与开放补片修补术所观察的结果相近似。尽管经验丰富的疝医疗中心医师对上述某些结果可能存在异议,但这些结果与目前的文献高度一致。

究竟选择经腹腔腹膜外修补术还是全腹膜外修补术仅与个人偏好相关。对有经验的医师来说,两种术式在临床上中转为开放手术、并发症率和复发率问题上并无显著差异[35]。此项研究中提到的唯一区别是完成经腹腔腹膜外修补术比完成全腹膜外修补术的时间长 32 min,这是由于必须关闭腹膜。这表明全腹膜外修补术更快速,基于手术费用考虑也更省钱。MRC 实验研究组发现,经腹腔腹膜外修补术或全腹膜外修补术之间并未存在临床差异[21]。McCormack 等查阅了所有已发表的关于经腹腔腹膜外修补术和全腹膜外修补术的报道,发现只有 1 项随机对照研究和 9 项非随机观察研究来比较经腹腔腹膜外修补术与全腹膜外修补术。这项随机试验发现,两种手术在住院时间、复发、血肿、手术时间、恢复到正常活动时间方面没有显著差异;非随机研究发现经腹腔腹膜外修补术的戳孔疝或内脏损伤增加[36]。

内镜疝修补的缺点

内镜手术的不足之一是,内镜技术的掌握困难,学习曲线长,早期阶段尤为明显。多数情况下,试图完成内镜操作的医师,对内镜方法学、内镜下的解剖经验有限,不能充分了解暴露整个肌耻骨孔的必要性。和其他形式的疝修补术一样,复发率和并发症率在学习阶段内明显增高。这样的复发通常不是真性复发,而是未修补好的原发疝,如斜疝遗漏或未充分回纳,或者补片太小,或放置不当。如果发生上述任何情况,在修补后的几日或者几周内,疝常常明显地持续存在。Liem 的研究评价了 4 位内镜外科医师的学习过程,他们之前均无全腹膜外修补术的经验,最后发现,术后 6 个月患者实际疝复发率为 10%[37],50% 以上的复发是由于手术时斜疝疝囊的遗漏或回纳不充分造成的。

我们估计，无经验的内镜外科医师可能需完成多达100例的内镜疝修补术，才能使该手术的手术时间与开放疝相似。对其他内镜手术经验丰富的医师，需完成30～50例内镜疝修补术才能获得足够的经验，减少手术时间[38]。因为手术时间是昂贵的，使手术成本显著增加。此外内镜疝修补术本来就比开放手术昂贵，主要是因为使用了一次性器械。然而，通过采用可重复使用器械，以及当需要钉合或枪钉时选用缝合技术，这些费用就能够减少到与开放修补术类似的范围。我们通常没有考虑到的是隐形费用，即内镜设备本身的使用，其目前较传统器械使用寿命更短或价格更昂贵。频繁使用内镜相关器材，或者医护人员使用时特别爱护，能使费用最小化。

使用局部麻醉完成内镜疝修补术相对困难，通常被认为是该手术的缺点。但这只在医疗机构不能做到安全的全身麻醉时采用。尽管也有许多支持者，但没有证据表明，进行疝修补术时使用局部麻醉比全身麻醉更安全。然而，Edelman 报道，与开放的腹股沟疝修补术相比，采用局部麻醉加喉罩麻醉施行全腹膜外修补术可获得满意结果。可能这种方法在未来变得更普遍[39]。

结　论

与前入路开放手术相比，内镜疝修补的技术要求更高。加之由于缺乏腹膜前解剖知识，故对内镜技术或者疝修补手术有特殊兴趣的外科医师开展内镜疝修补术将受限。尽管如此，和开放手术相比，内镜疝修补术的优点为术后疼痛更轻、伤口并发症更低、恢复到正常活动更快、慢性疼痛和麻木更少。患者个体的得益可扩展为社会层面的优势，因为这些患者能够更快恢复工作。许多外科医师发现，内镜疝修补这项技术对于双侧疝和复发疝更有益。这些优势需要与增加的费用以及学习过程中高复发率权衡。多个大样本的随机对照试验对内镜疝修补术进行了评价，结果表明内镜疝修补术腹股沟疝的有效治疗方法。

◇ 参 ◇ 考 ◇ 文 ◇ 献 ◇

[1] Ger R. The management of certain abdominal herniae by intraabdominal closure of the neck of the sac. Ann R Coll Surg Engl. 1982; 64: 342−344.

[2] Corbitt JD. Laparoscopic herniorrhaphy. Surg Laparosc Endosc. 1991; 1: 23−25.

[3] Schultz L, Graber J, Pietraffita J, et al. Laser laparoscopic herniorrhaphy: a clinical trial. Preliminary results. J Laparoendosc Surg. 1991; 1: 41−45.

[4] Stoppa RE, Rives JL, Warlaumont CR, Palot JP, Verhaeghe PJ, Delattre JF. The use of Dacron in the repair of hernias of the groin. Surg Clin North Am. 1984; 64: 269−285.

[5] Fitzgibbons RJ, Camps J, Cornet DA, et al. Laparoscopic inguinal herniorrhaphy. Results of a multicenter trial. Ann Surg. 1995; 221: 3−13.

[6] LeBlanc KA. Two phase in vivo comparison study of adhesion formation of the Goretex Soft Tissue Patch, Marlex Mesh and Surgipro using a rabbit model. In: Arregui ME, Nagan RF, editors. Inguinal hernia: advances or controversies. Oxford, England: Radcliffe Medical Press Ltd; 1994. p. 515−517.

[7] LeBlanc KA, Booth WV, Whitaker JM, Baker D. In vivo study of meshes implanted over the inguinal ring and external iliac vessels in uncastrated pigs. Surg Endosc. 1998; 12: 247−251.

[8] Leibl B, Schwarz J, Däubler P, Ulrich M, Bittner R. Standardisierte laparoskopische hernioplastik versus shouldice-reparation. Chirurg. 1995; 66: 895−898.

[9] Felix EL. A unified approach to recurrent laparoscopic hernia repairs. Surg Endosc. 2001; 15: 969−971.

[10] Welsh DRJ. Sliding inguinal hernias. J Abdom Surg. 1964; 6: 204−209.

[11] Hass BE, Schrager RE. Small bowel obstruction due to Richter's hernia after laparoscopic procedures. J Laparoendosc Surg. 1993; 3: 421−423.

[12] Bringman S, Ek Å, Haglind E, Heikkinen T−J, Kald A, Kylberg F, Ramel S, Wallon C, Anderberg B. Is a dissection balloon beneficial in bilateral, totally extraperitoneal, endoscopic hernioplasty? A randomized, prospective, multicenter study. Surg Laparosc Endosc Percutan Tech. 2001; 11(5): 322−326.

[13] Khajanchee YS, Urbach DR, Swanstrom LL, Hansen PD. Outcomes of laparoscopic herniorrhaphy without fixation of mesh to the abdominal wall. Surg Endosc. 2001; 15: 1102−1107.

[14] Kathouda N, Mavor E, Friedlander MH, Mason RJ, Kiyabu M, Grant SW, Achanta K, Kirkman EL, Narayanan K, Essani R. Use of fibrin sealant for prosthetic mesh fixation laparoscopic extraperitoneal inguinal hernia repair. Ann Surg. 2001; 233(1): 18−25.

[15] Lau H. Fibrin sealant versus mechanical stapling for mesh fixation during endoscopic extraperitoneal inguinal hernioplasty: a randomized prospective trial. Ann Surg. 2005;

242(5): 670-675.

[16] Lovisetto F, Zonta S, Rota E, Mazzilli M, Bardone M, Bottero L, Faillace G, Longoni M. Use of human fibrin glue (Tissucol) versus staples for mesh fixation in laparoscopic transabdominal preperitoneal hernioplasty: a prospective, randomized study. Ann Surg. 2007; 245(2): 222-231.

[17] Olmi S, Scaini A, Erba L, Guaglio M, Croce E. Quantification of pain in laparoscopic transabdominal preperitoneal (TAPP) inguinal hernioplasty identifies marked differences between prosthesis fixation systems. Surgery. 2007; 142(1): 40-46.

[18] Kapris SA, Brough WA, Royston CMS, O'Boyle C, Sedman PC. Laparoscopic transabdominal preperitoneal (TAPP) hernia repair. Surg Endosc. 2001; 15: 972-975.

[19] Picchio M, Lombardi A, Zolovkins A, Mihelsons M, La Torre G. Tension-free laparoscopic and open hernia repair: randomized controlled trial of early results. World J Surg. 1999; 23: 1004-1009.

[20] Rosen M, Garcia-Ruiz A, Malm J, Mayes JT, Steiger E, Ponsky J. Laparoscopic hernia repair enhances early return of physical work capacity. Surg Laparosc Endosc Percutan Tech. 2001; 11(1): 28-33.

[21] MRC Laparoscopic Groin Hernia Trial Group. Laparoscopic versus open repair of groin hernia: a randomized comparison. Lancet. 1999; 354: 185-190.

[22] Lorenz D, Stark E, Oestreich K, Richter A. Laparoscopic hernioplasty versus conventional hernioplasty (Shouldice): results of a prospective randomized trial. World J Surg. 2000; 24: 739-745.

[23] Bringman S, Ramel S, Heikkinen TJ, Englund T, Westman B, Anderberg B. Tension-free inguinal hernia repair: TEP versus mesh-plug versus lichtenstein. a prospective randomized controlled trial. Ann Surg. 2003; 237(1): 142-147.

[24] Liem MSL, Van Duyn EB, Van der Graff Y, Van Vroonhoven TJMV. Recurrences after conventional anterior and laparoscopic inguinal hernia repair: a randomized comparison. Ann Surg. 2003; 237(1): 136-141.

[25] Andersson B, Hallen M, Leveau P, Bergenfelz A, Westerdahl J. Laparoscopic extraperitoneal inguinal hernia repair versus open mesh repair: a prospective randomized controlled trial. Surgery. 2003; 133(5): 464-472.

[26] Lal P, Kajla RK, Chander J, Saha R, Ramteke VK. Randomized controlled study of laparoscopic total extraperitoneal vs. open Lichtenstein inguinal hernia repair. Surg Endosc. 2003; 17(6): 850-856.

[27] Eklund A, Rudberg C, Leijonmarck CE, Rasmussen I, Spangen L, Wickbom G, Wingren U, Montgomery A. Recurrent inguinal hernia: randomized multicenter trial comparing laparoscopic and Lichtenstein repair. Surg Endosc. 2007; 21(4): 634-640.

[28] Kouhia STH, Huttunen R, Silvasti SO, Heiskanen JT, Ahtola H, Uotila-Nieminen M, Kiviniemi VV, Hakala T. Lichtenstein hernioplasty versus totally extraperitoneal laparoscopic hernioplasty in treatment of recurrent inguinal hernia — a prospective randomized trial. Ann Surg. 2009; 249(3): 384-387.

[29] Sarli L, Iusco DR, Sansebastiano G, Costi R. Simultaneous repair of bilateral inguinal hernias. Surg Laparosc Endosc Percutan Tech. 2001; 11(4): 262-267.

[30] Schmedt C-G, Däubler P, Leibl BJ, Kraft K, Bittner R. Simultaneous bilateral laparoscopic inguinal hernia repair. Surg Endosc. 2002; 16: 240-244.

[31] Eklund A, Carlsson P, et al. Long-term cost minimization analysis comparing laparoscopic with open (Lichtenstein) inguinal hernia. Br J Surg. 2010; 97(5): 765-771.

[32] Hynes D, Stroupe K, et al. Cost effectiveness of laparoscopic versus open mesh hernia operation: results of a department of veterans affairs randomized clinical trial. J Am Coll Surg.

2006; 203(4): 447-457.

[33] Beets GL, Dirksen CD, Go P, Geisler FEA, Baeten CGMI, Kotstra G. Open or laparoscopic preperitoneal mesh repair for recurrent inguinal hernia? Surg Endosc. 1999; 13: 323-327.

[34] Fingerhut A, Millat B, Bataille N, Yachouchi E, Dziri C, Boudet M-J, Paul A. Laparoscopic hernia repair in 2000. Update of the European Association for Endoscopic Surgery (E. A. E. S.) consensus conference in Madrid, June 1994. Surg Endosc. 2001; 15: 1061-1065.

[35] Van Hee R, Goverde P, Hendrick L, Van der Schelling G, Totte E. Laparoscopic transperitoneal versus extraperitoneal inguinal hernia repair: a prospective clinical trial. Acta Chir Belg. 1998; 98: 132-135.

[36] McCormack K, Wake B, et al. Transabdominal pre-peritoneal (TAPP) versus totally extraperitoneal (TEP) laparoscopic techniques for inguinal hernia repair: a systematic review. Cochrane Database Syst Rev. 2005; 25(1): CD004703.

[37] Liem MS, Van Steensel CJ, Boelhouwer RU, et al. The learning curve for totally extraperitoneal laparoscopic inguinal hernia repair. Am J Surg. 1996; 171: 281-285.

[38] DeTurris SV, Cacchione RN, Mungara A, Pecoraro A, Ferzli GS. Laparoscopic herniorrhaphy: beyond the learning curve. JACS. 2002; 194(1S): 65-73.

[39] Edelman DS, Misiakos EP, Moses K. Extraperitoneal laparoscopic hernia repair with local anesthesia. Surg Endosc. 2001; 15: 976-980.

[40] Payne JH, Grininger LM, Izawa MT, Podoll EF, Lindahl PJ, Balfour J. Laparoscopic or open inguinal herniorrhaphy? A randomized prospective trial. Arch Surg. 1994; 129: 973-981.

[41] Stoker DL, Spiegelhalter DJ, Singh R, Wellwood JM. Laparoscopic versus open inguinal hernia repair: randomized prospective trial. Lancet. 1994; 343: 1243-1245.

[42] Maddern GJ, Rudkin G, Bessell JR, Devitt P, Ponte L. A comparison of laparoscopic and open hernia repair as a day surgical procedure. Surg Endosc. 1994; 8: 1404-1408.

[43] Barkun JS, Wexler MJ, Hinchley EJ, Thibeault D, Meakins JL. Laparoscopic versus open inguinal herniorrhaphy: preliminary results of a randomized controlled trial. Surgery. 1995; 118: 703-710.

[44] Lawrence K, McWhinne D, Goodwin A, Doll H, Gordon A, Gray A, Britton J, Collin J. Randomized controlled trial of laparoscopic versus open repair of inguinal hernia: early results. Br Med J. 1995; 311: 981-985.

[45] Vogt DM, Curet MJ, Pitcher DE, Martin DT, Zucker KA. Preliminary results of a prospective randomized trial of laparoscopic onlay versus conventional inguinal herniorrhaphy. Am J Surg. 1995; 169: 84-90.

[46] Schrenk P, Bettelheim P, Woisetschläger R, Reiger R, Wayand WU. Metabolic responses after laparoscopic or open hernia repair. Surg Endosc. 1996; 10: 628-632.

[47] Liem MSL, Van der Graaf Y, Van Steensel CJ, et al. Comparison of conventional anterior surgery and laparoscopic surgery for inguinal hernia repair. N Engl J Med. 1997; 336: 1541-1547.

[48] Johansson B, Hallerback B, Glise H, Anesten B, Smedberg S, Roman J. Laparoscopic mesh repair vs. open w/wh mesh graft for inguinal hernia (SCUR hernia repair study) — preliminary results. Surg Endosc. 1997; 11: 170.

[49] Champault GG, Rizk N, Catheline J-M, et al. Inguinal hernia repair. Totally preperitoneal laparoscopic approach versus stoppa operation: randomized trial of 100 cases. Surg Laparosc Endosc. 1997; 7(6): 445-450.

[50] Wellwood J, Sculpher MJ, Stoker D, Nicholls GJ, Geddes C, Whitehead A, Singh R, Spieghalter D. Randomized controlled trial of laparoscopic versus open mesh repair for

hernia: outcome and cost. BMJ. 1998; 317: 103−110.

[51] Cohen RV, Alvarez G, Roll S, Garcia ME, Kawahara N, Schiavon CA, Schaffa TD, Pereira PR, Margarido NF, Rodrigues AJ. Transabdominal or extraperitoneal laparoscopic hernia repair? Surg Laparosc Endosc. 1998; 8: 264−268.

[52] Khoury N. A randomized prospective controlled trial of laparoscopic extraperitoneal hernia repair and mesh-plug hernioplasty: a study of 315 cases. J Laparoendosc Adv Surg Tech A. 1998; 8: 367−372.

[53] Johansson B, Hallerback B, Glise H, Anesten B, Smedberg S, Roman J. Laparoscopic mesh versus open preperitoneal versus open conventional technique for inguinal hernia repair: a randomized multicenter trial (SCUR hernia repair study). Ann Surg. 1999; 230: 225−231.

[54] Wright D, Paterson C, Scott N, Hair A, Grant A, O'Dwyer PJ. Fiveyear follow up of patients undergoing laparoscopic or open groin hernia repair — a randomized controlled trial. Ann Surg. 2002; 235: 333−337.

[55] Neumayer L, Giobbie-Hurder A, Jonasson O, Fitzgibbons R, Dunlop D, Gibbs J, Reda D, Henderson W. Open mesh versus laparoscopic mesh repair of inguinal hernia. N Engl J Med. 2004; 350(18): 1819−1827.

[56] Hallen M, Bergenfelz A, Westerdahl J. Laparoscopic extraperitoneal inguinal hernia repair versus open mesh repair: long-term follow up of a randomized controlled trial. Surgery. 2008; 143(3): 313−317.

[57] Pokorny H, Klingler A, Schmid T, Fortelny R, Hollinsky C, Kawji R, Steiner E, Pernthaler H, Fugger R, Scheyer M. Recurrence and complications after laparoscopic versus open inguinal hernia repair: results of a prospective randomized multicenter trial. Hernia. 2008; 12(4): 385−389.

[58] Eklund A, Montgomery A, Rasmussen IC, Sandbue RP, Bergkvist LA, Rudberg CR. Low Recurrence Rate After Laparoscopic (TEP) and Open (Lichtenstein) Inguinal Hernia Repair: A Randomized, Multicenter Trial With 5-Year Follow-Up. Ann Surg. 2009; 249(1): 33−38.

第17章
股 疝
Femoral Hernia

Patrick J. O'Dwyer

毕建威　罗天航　译

股疝（femoral hernia）是指覆盖着腹膜外脂肪的腹膜疝囊从腹腔凸入股鞘。最常见的股疝是经股环凸入股管，再经股管自卵圆窝突出的疝，即疝囊通过股环、经股管自卵圆窝突向大腿的疝。所有腹腔内的空腔脏器都可以进入股疝疝囊，甚至输尿管[1]。

股疝的发病率明显低于其他的腹股沟疝，在所有的腹股沟疝修补术中仅占2%~4%[2,3]。女性股疝的发病率高于男性，约为4∶1[4]。男性股疝患者多数有腹股沟疝修补手术史[5]。右侧腹股沟区股疝的发病率高于左侧，约为2∶1，同时15例股疝患者中约有1例呈现双侧股疝。儿童股疝的发病率很低，但女孩的发病率是男孩的2倍[6]。在女性患者中，股疝的发病率和年龄增长成正比，约有42%的股疝发生于65岁以上的女性[7]。对老年人而言，所有急诊施行疝修补术的病例中有44%为股疝[8]。股疝嵌顿急诊手术术后并发症率和死亡率均明显升高[3]。在酷热的非洲，股疝的发病率非常低，有研究推测频繁发作的腹股沟淋巴结炎，包括股管内肿大的股管淋巴结（Cloquet's node）炎是降低非洲热带地区股疝发病率的主要原因[9]。

一项旨在探讨腹腔镜探查对股疝诊断价值的研究，发现对253例施行腹腔镜下腹股疝修补术的患者同时进行股疝探查，其中11%的腹股沟疝患者合并股疝[10]。这个结果也引发了更深层次关于股疝真正发病原因的讨论。然而作者认为病例选择不当是导致如此高股疝发病率的原因之一，因为该

项研究中多为双侧腹股沟疝病例。由于所有的股疝患者中72%为双侧发病，这也证明了疝的主要发病原因是腹壁强度降低。对幼儿腹股沟疝施行诊断性腹腔镜探查也能取得良好的疗效[11]。同样，对一些诊断不明的慢性腹痛的患者施行诊断性腹腔镜探查也可能发现股疝[12]。

关于股疝的发病原因目前尚无定论。和腹股沟疝不同，股疝的病因很难简单地用组织胚胎学的理论解释。股疝多发生于中年或老年女性，同时产妇和未孕女性的发病率差别很大提示，怀孕期间腹腔内压力的增高以及腹壁组织的过度拉伸可能是股疝发病的主要原因。慢性咳嗽、肠梗阻、便秘和过重的体力劳动也是引起腹腔内压力增高的重要原因。老年女性大幅度体重减轻也是导致股疝的重要因素。女性护士中股疝的发病率也高于平均水平。10%的股疝患者存在腹股沟疝修补手术史，同时男性股疝几乎都发生于腹股沟疝修补术后[5,13]。

男性先天性股疝的发病率非常低，其发病原因与胚胎发育期睾丸的下降有关，既往的文献报道中有4例详细记录了相关的病例。但有关研究显示，阴囊内睾丸缺损可引起同侧股疝发病率增高，给之前的理论提出了新的质疑[14]。

解剖学

由于对股管解剖结构的不熟悉，股疝一直被认为是一类比较凶险的疾病。股管（耻骨和髂腰

肌之间的空隙）前缘为腹股沟韧带，后缘为连接于耻骨髂耻线的耻骨梳韧带（Cooper 韧带），内侧为陷窝韧带的侧面，外侧缘为覆盖着筋膜的髂腰肌（图17-1）。

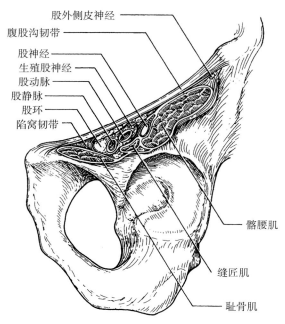

图17-1 股管四周的解剖结构

股管可以分为内侧和外侧两个封闭的部分。外侧部分有股动脉、股静脉及其中间包裹的结缔组织、淋巴组织和淋巴结通过，股动脉、股静脉外层由股鞘的腹横筋膜包绕；股鞘的前方是腹横筋膜向深部延续的腹股沟韧带；后方与耻骨梳韧带相互融合。股鞘向股部延续。股鞘起自腹壁并呈现一个类似漏斗形的管道向卵圆窝延伸，即大隐静脉穿越筛筋膜处（股鞘的前下方）。通常情况下，股疝正是通过这个漏斗形的管道突向股部[15-17]。

当股疝进入股部后，疝囊会在卵圆窝开口处推挤股鞘中相对薄弱的筛筋膜，即股鞘前壁大隐静脉，疝囊包裹着伸直的筛筋膜进入股部。疝囊的底部向上推挤覆盖在腹股沟韧带上。股鞘和股部深筋膜融合，髋关节重复弯曲，两者的相互作用容易导致进入股部后的股疝发生向上翻转（图17-2）[16]。由于股疝向腹股沟韧带上方翻转，部分股疝容易被误诊为腹股沟疝。

在股疝进入股部前，疝囊底部往往会带有部分腹膜外脂肪，同时会牵拉腹膜前外侧的膀胱一起进入

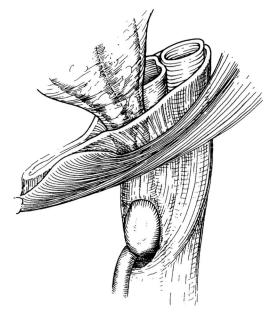

图17-2 股疝的解剖结构。疝囊向下通过股鞘"隧道"进入股部。在股部疝囊底部前方仍有部分变薄的筛筋膜

股疝疝囊。当拉伸的疝囊进入股部时，股疝疝囊的正中包括由腹膜构成的疝囊、腹膜外脂肪以及牢固地压迫在陷窝韧带的锋利面上的腹横筋膜；疝囊的背侧是笔直的耻骨筋膜和耻骨；前方是腹股沟韧带；侧面是股静脉。由于疝囊突破大隐静脉开口处而成为股疝，故筛筋膜前侧边缘也参与了疝囊的形成[17,18]。

疝囊的反复摩擦常常导致疝囊颈部纤维化，使得疝囊的开口变窄，疝内容物如网膜或小肠均被限制在疝囊内。疝囊颈部纤维化是股疝容易发生绞窄的重要原因，其较陷窝韧带和耻骨韧带更容易导致股疝发生绞窄。

有时股疝会压迫股静脉和大隐静脉，因此股静脉和大隐静脉扩张是鉴别股疝和其他腹股沟肿块的鉴别要点。当股疝从筛筋膜处凸出进入股部时，会压迫大隐静脉汇入股静脉的部位，而引起大隐静脉扩张[19]。

临床表现

流行病学研究显示，35%~40%的股疝以急诊的形式就诊[2,3]。相对于男性，女性因股疝急诊就诊的比例明显增高，同时其死亡率增长10倍以上。20%的急诊股疝病例因肠管缺血坏死而需行肠管切

除术。股疝另一个典型的临床表现是腹股沟区不可回纳的痛性肿块。有时会被误诊为疼痛的腹股沟淋巴结，需手术探查才能确诊。有时候股疝表现为一个腹股沟区无痛性肿块，可进行超声或CT检查以便和肿大的淋巴结相鉴别。对于腹股沟区持续疼痛但无股疝证据的病例，或存在间断性或持续性肠梗阻的病例，CT检查有助于发现可能的股疝。

部分男性患者的股疝可以回纳，因此常被误诊为腹股沟疝。Mikelsen[20]等研究发现，腹股沟疝修补术后股疝的发病率比正常情况高15倍。股疝的发生早于腹股沟疝术后复发，提示原先腹股沟疝修补术时忽视了股疝的探查。误诊的一个原因是患者肥胖，使得探查股管十分困难。如果在腹股沟皱褶的中点处可以触及内收长肌肌腱，并且在皱褶侧面一横指处可触及股动脉，有助于正确诊断股疝。用手堵住股管并嘱咐患者咳嗽有助于鉴别可复性股疝和腹股沟疝，并决定是否需要手术治疗。但对于婴幼儿病例很难通过这种方法进行鉴别[21]。

鉴别诊断

鉴别诊断见第12章。

股疝的处理

建议手术治疗股疝的理由如下。

（1）股疝发生绞窄的概率高。同时由于股疝好发于老年女性，一旦合并绞窄，因疝内容物缺血引起患者死亡的概率极高。

（2）对于股疝保守治疗是无效的。

股疝非常容易发生嵌顿或绞窄。股疝择期手术和急诊手术的比例各地差别比较大，从1.3：1或1.5：1至5：1不等[22-24]。但也有报道显示，股疝急诊手术的比例明显上升，和择期手术相比为10：1[25]。股疝与腹股沟疝急诊手术的比例为6.4：1[11]。换句话说，股疝需要急诊手术的比例比腹股沟疝高6倍。女性股疝患者发生绞窄的概率比男性股疝高76.7%[23]。同时股疝发生绞窄的概率为43%，明显高于腹股沟疝（腹股沟疝绞窄的概率为5%），更有报道发现股疝发生绞窄的概率高于50%[26]。这组数据显示，当股疝诊断成立时，必须及时对股疝进行手术修补。而且，高龄股疝患者通常伴有高死亡率，急诊手术会诱发更高的死亡率[27]。

当股疝患者合并小肠梗阻时，即使肠梗阻症状有时有所改善，也应立即采取积极的手术治疗。股疝中肠管壁疝（Richter疝）并不少见。这类患者的临床表现和症状可能很复杂，诊断时一定要保持高度的警惕性。施行急诊手术前要做完充分的术前准备，对高龄休克患者术前要特别重视循环、呼吸系统的管理。

Tingwald和Cooperman强调了高龄腹股沟疝患者的围手术期管理[25]。由于高龄腹股沟疝患者术后并发症率较高，越来越多的外科医师不愿意给这些高龄患者施行手术[28]。然而，对于股疝患者，延期手术只会增加股疝嵌顿和绞窄的概率，如果一旦股疝发生嵌顿或绞窄，即使患者情况很差，也必须施行手术治疗。因此，对于即使没有嵌顿的股疝病例也应限期施行手术，股疝患者在等待手术的过程中也面临着嵌顿的风险。英国国家咨询部的数据反复警示，女性股疝嵌顿急诊术后患者的死亡率极高[29,30]。North Tees公布的最新数据显示，急诊股疝病例可能伴随的疾病包括：呼吸系统疾病、慢性阻塞性通气性疾病（19%）、冠状动脉相关疾病（40%）、神经系统疾病（10%）和糖尿病（8%）。急诊手术的术后并发症率也明显高于择期手术，术后肺栓塞仅发生于急诊手术术后病例[27]。

股疝的手术路径

股疝是腹股沟疝的一种，和腹股沟斜疝从腹横筋膜的内环经腹股沟管凸出或腹股沟直疝直接从腹横筋膜缺损的直疝三角凸出一样，股疝是以腹膜为疝囊，从腹横筋膜的缺损处经肌肉薄弱区耻骨肌孔（Fruchaud孔）凸出的疝。因此，股疝修补术也不可避免地需要遵循和腹股沟疝修补术一样的原则：游离并切除疝囊，修补腹横筋膜的缺损，并通过缝合腱膜加强对缺损的修补。

股疝的发生首先是由于腹股沟韧带下方股鞘

的扩张，股疝的疝囊进入扩张的股鞘，类似于活塞反复进入，使得股鞘更加扩张。疝囊从腹横筋膜缺损处凸出压迫腹股沟韧带，不仅使疝囊颈部纤维瘢痕化，而且沿着耻骨肌线推挤腹横肌腱膜至股鞘中点，周围的腹股沟韧带在股鞘前方，陷窝韧带在中间，耻骨梳韧带在后壁。在切除疝囊后，必须在中间修补股鞘，尽量避免疝复发。首先必须松解腹横筋膜和耻骨梳韧带之间的粘连，然后在中间进行股鞘重建。方法是，将腹横肌的肌腱缝合至耻骨肌线（McVay/Cooper韧带修补），或者将下方的耻骨肌筋膜翻转封闭股管，再或者利用补片填塞股管[31,32]。

当然，整个手术也可以经腹膜外（腹膜前）完成，并且可以在腹膜外应用补片修补[33,34]。

Eponyms修补方法确实让外科医师存在很大的困惑。至少有3种路径利用自身组织进行股疝修补，虽然任何一种路径都没有应用得十分广泛，但作为外科医师都应有所了解。

（1）经腹[35]、经耻骨上[36]、经耻骨后[37]、经腹膜前[38]或腹膜外[33,39,40]手术。学者Henry对这些手术径路进行了改良，和McEvedy手术径路一样。但两者仍有一定的区别，Henry选择的是正中切口，而McEvedy选择的是腹直肌旁切口[41]。利用下腹横切口可以同时行双侧疝的修补术（Eponyms：Cheatle[39]，Henry[40]，McEvedy[41]）。

（2）经腹股沟手术或"高位"手术（Eponyms：Annandale[42]，Lotheissen[43]，Moschowitz[44]）。

（3）经股部手术或"低位"手术（Eponyms：Bassini[45]，Lockwood[46]）。

经腹膜外路径手术可以很好地显露股管和腹膜外空间，同时可以有效地处理发生嵌顿的腹腔内脏器。然而对于多数外科医师而言，对这种手术路径并不熟悉。因此，对于那些初次进行股疝手术、经验并不丰富的外科医师，这种方法并不适用[47]。

多数医师都比较熟悉腹股沟开放手术路径，但这种手术路径存在两个明显的缺点：可能破坏腹股沟管结构，不能很好地暴露嵌顿的内脏。如果采用这种手术路径，必须采用最佳的腹横筋膜修补方式（Shouldice修补术）进行股疝修补术，以防止可能并存的腹股沟疝。这种修补方法特别适用于存

在隐匿性腹股沟疝的女性患者，但并不包括预防术后继发的腹股沟疝。

股部切口开放手术创伤小，探查股疝疝囊方便，同时也便于施行疝修补术。但不足之处也显而易见，股部切口对于腹腔内发生嵌顿脏器的探查是不够充分的。一般建议择期手术时或经验不足的外科医师采用股部切口，毕竟股部切口是股疝修补术中创伤最小的也是最简单的修补方式[27,48,49]。如果存在腹腔内脏器嵌顿，最好同时加行下腹部正中切口或Pfannenstiel切口（下腹部横切口），处理腹腔内发生嵌顿的脏器。急诊手术时或没有经验的外科医师，不必强求暴露所有的解剖结构。

经股部手术

术前准备

对于多数股疝患者，并不需要特别的术前准备。由于膀胱经常成为疝内容物，因此术前导尿可以有效地减少膀胱损伤的概率。

如果患者合并内脏嵌顿或肠梗阻，术前胃肠减压及充分的液体复苏是必需的。所有的患者，特别是老年病例，术前必须有效地控制伴随疾病，并且尽量调整患者的身体状态。

麻醉

全身麻醉是首选的麻醉方式，也可以选择局部麻醉。施行局部麻醉时，注意在疝囊颈部追加浸润麻醉可以达到很好的麻醉效果。

手术步骤

患者的体位

患者取头低脚高15°的仰卧位。

手术铺巾

如果股疝没有合并内脏嵌顿，手术铺巾时仅需暴露腹股沟区域。如果股疝存在或疑似存在内脏嵌顿或肠梗阻，手术铺巾时需要暴露下腹部，以便施行腹部手术。建议使用手术抗菌贴膜。

切口

切口要覆盖整个疝囊，因此切口一般长6 cm并

与腹股沟韧带平行。

切开皮肤后,分离皮下脂肪,暴露疝囊。在游离疝囊前必须彻底止血。

游离疝囊

疝囊从股管中凸出。疝囊表面依次覆盖着腹膜外脂肪、腹横筋膜、变薄的筛筋膜和股部的股筋膜。正由于这些筋膜,股疝疝囊在卵圆窝处向前向上翻转,因此疝囊的底部可能位于腹股沟韧带上方。对这个解剖概念的认识对于游离疝囊是十分重要的。识别疝囊后,钝性分离疝囊表面筋膜,最好先用止血钳分离周围瘢痕和脂肪组织,然后用纱布推开疝囊表面筋膜。疝囊表面筋膜往往很厚并纤维化,这也是导致内脏嵌顿的原因之一(图17-3)。

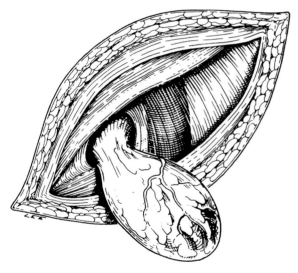

图17-3 完全游离的疝囊

识别股管开口

当疝囊表面的脂肪和筋膜被清除干净后,就可以清晰地辨认股管边界了。建议首先确认股管的前面和中间的边界。疝囊中间毗邻的是陷窝韧带,从腹股沟韧带延续至耻骨下。在疝囊的前方,将腹股沟韧带从疝囊的上方游离开,就可以向上拎起疝囊。耻骨肌上方的筋膜很容易辨认,耻骨肌筋膜起源于耻骨支的后方,也就是股管的后壁——耻骨梳韧带。

现在我们注意辨别股管的侧面——股静脉。这是手术中易损伤的部位,因为股静脉由一层不透明的筋膜覆盖,导致股静脉不易被识别。判断股静脉

的一种方法是:直接用手触摸辨别,因为搏动的股动脉就在股静脉的外侧,也就是说,股静脉一定位于疝囊和股动脉之间。因此,在游离疝囊外侧时是要小心操作,推荐使用Metzenbaum 剪刀进行组织分离,同时分离时要尽可能贴近疝囊。直到彻底游离干净疝囊颈部周围组织,这就意味着疝囊游离结束。

探查疝内容物

从疝囊底部外侧打开疝囊,尽量避免从疝囊中间打开疝囊,因为可能损伤疝囊内的膀胱。疝囊底部往往有很多腹膜外脂肪,脂肪内含有较多扩张的静脉。如果静脉出血可能会干扰手术视野,导致解剖结构暴露不清,因此,要小心清除腹膜外脂肪,同时要尽可能地控制出血。

清除腹膜外脂肪后,可以找到真正的疝囊,用两把止血钳提起疝囊,并从疝囊底部打开疝囊。

这时需要松解所有的疝内容物及其之间的粘连,然后将其回纳入腹腔。如果股疝存在内脏嵌顿或绞窄,则需要加行腹腔探查术。通常在嵌顿的股疝疝囊中可以发现小片的网膜坏死,需要游离坏死的网膜,并结扎相应的血管,切除坏死的网膜。

结扎并切除疝囊

当疝囊颈部完全游离,疝内容物回纳入腹腔后,可以高位结扎疝囊(图17-4)并进行疝囊切除术。可以用40 mm圆针带3.5号编织可吸收线(软组织针穿一根1-0或2-0线)进行贯穿缝合疝囊颈部。切除多余的疝囊,在贯穿缝合线上方留少许疝囊。此时疝囊会从股管中退回,在手术野中消失(图17-5)。

修补股管

股管修补用"8"字形的3号(1-0或2-0)聚丙烯线或其他不可吸收线穿"J"形针(或圆针)缝合。

用拉钩将股静脉牵开就可以清晰地暴露耻骨上支的耻骨梳韧带,如果不牵开股静脉,从耻骨梳韧带的深部穿过耻骨梳韧带以缝合修补股管的第一针可能会损伤股静脉。因此,清楚地暴露该部位的解剖结构,并用拉钩牵开股静脉是非常重要的。如果缝合点偏向股疝外侧,则缝合时可能会损伤股静脉;但如果缝合点过度靠近股疝内侧,修补是不牢靠的(图17-6)。

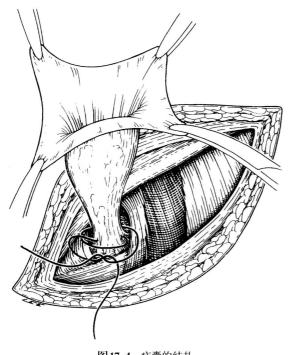

图17-4　疝囊的结扎

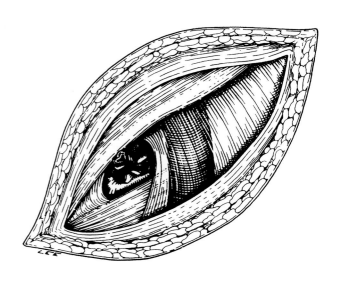

图17-5　疝囊结扎后的股管

下一步是从耻骨附着点提起腹横筋膜远端相应的腹股沟韧带和髂耻束，这样的缝合构成了一个等腰三角形的底部。然后，从深到浅缝合耻骨梳第一针到陷窝韧带中点时，再次提起耻骨梳韧带，最后再在缝合耻骨梳第一针到腹股沟韧带耻骨附着点中点时提起腹股沟韧带。

接下来，缝合腹股沟韧带和耻骨梳韧带，这样的缝合方法可以确保两端缝合十分牢固。当收紧缝合线时，将腹股沟韧带牵拉至距离耻骨肌线大约0.75 cm的位置，完全关闭股管。尽量在缝合的中间位置打结，远离并避免损伤股静脉（图17-7）。

关于经股部手术的评价

股疝主要是由于腹横筋膜在股管开口（漏斗形）处缺损所导致的，但经股部手术并非主要针对这个缺损进行修补。这是经股部手术最大的缺点。当结扎疝囊后，剩余的疝囊和腹膜外脂肪将覆盖股管中间部分，腹股沟韧带和耻骨梳韧带的缝合会减少股管的空间，整个腹横筋膜也不可避免地被破坏。

和所有手术一样需关闭皮肤和皮下组织。对

于那些存在梗阻的患者，经股部手术最大的缺点在于以下几点。

（1）要检查梗阻的肠道是十分困难的。对于Richter疝（部分疝囊壁为结肠肠壁）患者尤其如此，如果术中嵌顿的肠壁不慎滑回腹腔，其后果不堪设想。

（2）通过经股部手术不可能施行肠段切除吻合术，因为吻合后的肠段无法通过狭小的股管回纳入腹腔。对于必须要施行肠段切除吻合术的患者需要另行腹部手术，同时股部手术区域也容易被腹腔手术污染。

（3）当疝囊内容物游离松解困难时，股部手术的手术野明显暴露不足。

（4）对于纤维组织增厚的疝囊，很难通过经股部手术完整地分离壁层腹膜。

（5）对于病程很长的股疝患者，很难通过经股部手术进行确切的修补。

经腹股沟手术

经腹股沟手术可以达到和经股部手术一样的

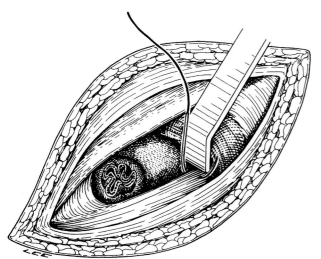

图17-6 用拉钩牵开股静脉就可清楚地暴露耻骨梳韧带（Cooper 韧带）。图示并不是第一针缝合的位置

目的，即修补股管中部。然而，经腹股沟手术通过打开腹股沟管而暴露股管的后壁——腹横筋膜，并从股骨头处用腹横筋膜对股管起始部进行修补。同时拉近腹股沟韧带和耻骨梳韧带之间的距离，如果腹股沟韧带非常强韧，更能加强股管的修补。

　　修补股疝的经腹股沟手术的切口和分离技术与修补腹股沟疝采用的Shouldice手术十分类似。当腹股沟管后壁的腹横筋膜被打开后，股疝颈部的腹膜外脂肪很容易被辨认并可以轻易地被钝性分离（图17-8）。

　　这时可以在腹股沟韧带上方打开疝囊，也可以在腹股沟韧带下方打开疝囊，并回纳疝内容物。高位贯穿缝合疝囊并结扎（图17-9）。

　　用"8"字形不可吸收线将腹股沟韧带中点和耻骨梳韧带缝合，缝合时必须注意：深部缝合时一定要尽量避免损伤股静脉。经腹股沟手术修补股疝主要是从腹股沟韧带上方打开腹股沟管的后壁对股管进行修补。

　　然后利用Shouldice（或Bassini）修补术修补腹股沟管，这里要特别注意，尽量在股管中间部位进行腹横筋膜的叠加缝合。对于骨盆比较宽的女性，可以通过将腹横肌腱（联合腱）缝合至耻骨梳韧带（Cooper韧带）上来加强股管的修补。当然，我们现在可以利用补片进行股疝的修补，类似腹股沟

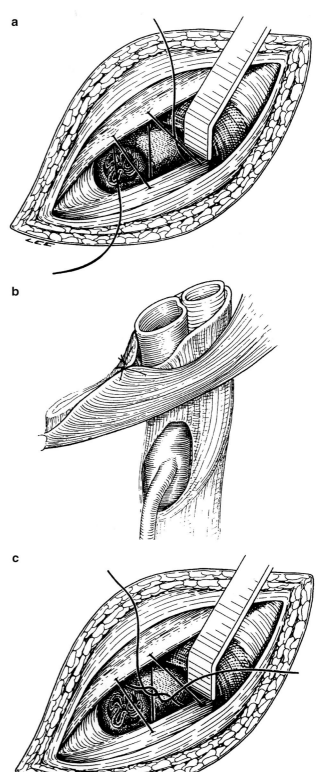

图17-7 （a，b）缝合腹股沟韧带和腹横筋膜的髂耻束。缝合时要注意侧面的条索状结构。通过缝合股管的底部构成一个尖端为耻骨结节的等腰三角形。(c) 注意打结的位置要尽量避开股静脉

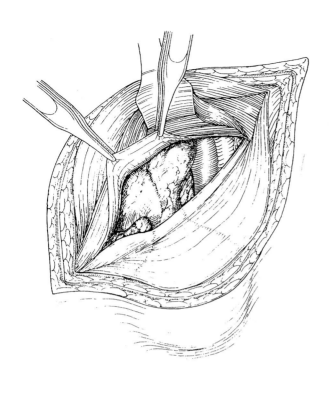

图17-8 股疝疝囊颈部腹膜外脂肪清晰辨认，钝性分离移除

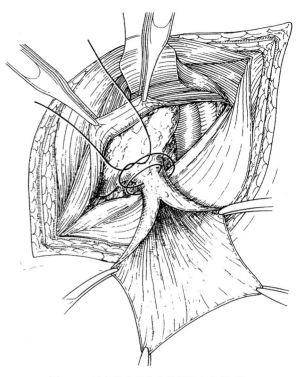

图17-9 贯穿缝合并高位结扎股疝疝囊颈部

Lichtenstein 修补术，在缝合关闭腹横筋膜后，利用聚丙烯补片加强股管的修补。

关于经腹股沟手术的评价

并不推荐利用经腹股沟手术进行股疝修补，因为经腹股沟手术的技术要求高，而且比经股部手术更费时，同时它还破坏了正常的腹股沟管结构。

然而，有些著名学者，如英国的 Tanner[50] 和加拿大的 Glassow[51] 却十分推荐经腹股沟手术进行股疝的修补。对于股疝，如果选择经腹股沟手术，用以修补耻骨梳韧带的腹横筋膜层必须足够，以覆盖从腹横肌腱附着点沿着耻骨梳韧带至股静脉远端的部位。通常情况下，为了达到无张力的状态，必须松解腹直肌鞘或联合腱，并向内侧移动。还有一些手术应用自体组织修补或补片修补也能通过经腹股沟手术取得良好的治疗效果[52,53]。

经腹膜外（腹膜前）手术

经腹膜前手术充分展示了外科解剖学专家优

雅的分离筋膜层技术。Henry 提出的经腹膜前手术直达骨盆前壁，可以同时很好地暴露双侧股管，但这种方法并不适用于初学者。而对于经验丰富的外科医师，通过此手术路径可以利用同一切口进行双侧股疝的修补[40,54]。

患者取仰卧位，于术前导尿排空膀胱。做耻骨弓上垂直于中线的切口，并垂直打开中间腱膜层，暴露腹膜。

另一种 Pfannestiel 切口从耻骨弓上切开皮肤，并打开腹直肌前鞘，游离腹直肌到达腹膜前。这个切口术后产生的瘢痕相对较小。

可以用拉钩将腹直肌牵向任何一侧，并通过钝性分离腹直肌和腹膜之间的空间暴露相应侧的股管。对于单侧股疝，可以选择腹直肌旁垂直切口（McEvedy）[41] 或皮肤皱褶处的切口（Ogilvie）[55]。

将股疝疝囊内容物还入腹腔，在股疝疝囊颈部贯穿缝合并切除多余的股疝疝囊（图17-10）。如果股疝发生绞窄，可以打开疝囊旁的腹膜进行疝囊内容物和腹腔的探查（图17-11）。

和经腹股沟手术一样，用不可吸收线缝合股

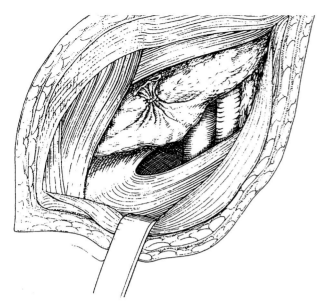

图17-10　利用斜切口或腹直肌旁垂直切口可以很好地暴露单侧股疝

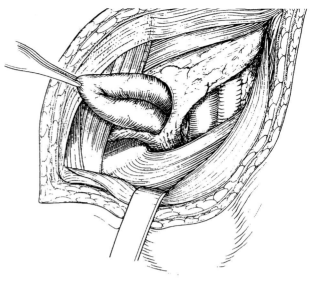

图17-11　打开股疝疝囊

管。最后逐层缝合前腹壁。

关于经腹膜外手术的评价

和所有手术一样,腹膜前手术有优点也有缺点。

(1)需要游离较大范围的腹壁。

(2)不适宜选用局部麻醉。

(3)在游离腹壁过程中可能会造成腹膜和骨盆内筋膜层之间出血。

(4)手术最后需要对腹壁进行确切的修补,否则易导致术后切口疝。

三种开放手术路径

对于所有准备施行股疝修补术的外科医师都必须熟悉这3种开放手术路径。

(1)低位手术路径适用于简单易回纳的股疝,特别是比较瘦的患者,以及只能施行局部麻醉的ASA 3级或ASA 4级的虚弱患者。

(2)腹股沟手术路径对于同时存在同侧腹股沟疝的股疝患者是最佳的手术路径,因为可以在修补股疝的同时,进行该侧腹股沟疝的修补。

(3)腹膜前手术路径适用于存在股疝嵌顿或肠梗阻,已经施行过腹股沟手术,股疝合并腹股沟

或者双侧股疝的患者。

开放式植入物修补

在发达国家,应用上述3种自体组织修补股疝的方法已经越来越少,更倾向于应用生物材料的植入物进行股疝修补。加拿大多伦多Shouldice临床中心报道目前股疝的术后复发率高达22%,该中心对20%的初发及50%的复发股疝患者施行补片植入修补术[56]。另有一些回顾性研究发现,应用植入物修补股疝后可以降低术后复发率,降低幅度从2%~10%到0~1.1%不等[57,58]。目前双侧补片已经成功地应用于股疝的修补[59]。多数外科医师在修补股疝时,会剪除大部分双层补片的外层补片,主要将内层补片置入腹膜前间隙,并将两层补片中的连接体缝合在组织内(详见植入物修补章节中关于双层补片的描述)。

网塞和平片

网塞和平片修补的概念源于之前运用"伞形网塞"和"补丁"修补腹股沟疝的理念。正是由于修补腹股沟疝用的网塞理念的发展使其可以得到应用与修补股疝。开放的股疝修补术和上面提到的

腹股沟疝修补术非常类似，或可以单独使用股部手术路径。即使术前对解剖结构判断错误，腹股沟手术路径也能很好地暴露整个腹股沟和股管区域，并且可以轻松地识别疝囊并游离疝囊颈部。但在使用网塞或平片修补手术中，并不需要像上述手术一样高位结扎疝囊。游离疝囊颈部的目的在于充分游离腹膜前间隙，如果不能充分游离腹膜前间隙，术后疝复发率就会明显上升。充分游离腹膜前间隙后，将网塞填入缺损处。剪去网塞内花瓣可以使网塞很轻松地填入缺损，由于网塞内置花瓣使得网塞的外形过硬，可能在股疝原先的位置形成一个永久的团块。另外，如果网塞占据太多空间，特别是压迫股静脉时可能会造成该区域静脉栓塞。

缺损处填入网塞后一定要固定网塞，可以用可吸收线如丙交醋双聚合物910进行缝合固定。缝合固定的目的是防止网塞易位。缝合后的手术瘢痕有助于固定网塞并修补缺损。最后用可吸收线缝合皮下组织和皮肤。

利用网塞和平片修补股疝的相关报道并不多，因为股疝的发病率比较低，因此经网塞和平片修补的患者数相对较少。早期关于股疝修补术的文献报道了24例股疝病例的修补效果，但病例数占总患者数的比率不到1%，由于病例数较少，报道中未见术后重大手术并发症和复发[60]。其他的文献也报道了类似的手术效果[24,61,62]。近年来有文献报道认为腹膜前修补的效果优于网塞和平片的修补效果，其术后发生血肿、异物感及复发率更低[63]。

股疝的腹腔镜修补

在腹腔镜下利用补片进行股疝修补的手术方式和腹股沟疝腹腔镜下全腹膜外修补术及经腹腔腹膜前修补术完全一样[64]（详见第14章）。腹腔镜股疝修补术的技术要点和修补腹股沟疝没有任何区别，因为暴露耻骨肌孔也可以为股疝提供一个非常充分的手术视野。腹腔镜下可以轻松地识别疝囊并清除血管旁脂肪。术中要松解嵌顿的组织，即使嵌顿的只是脂肪，而且股疝的缺损比较小，很容易被忽视，因此腹腔镜下要特别仔细地探查股疝。

同时术中要注意探查是否存在腹股沟疝，这点在儿童病例中已经得到充分的证实[65]。

腹腔镜股疝修补术和腹股沟疝修补术的技术要点是一样的，但是要注意选择的植入补片要足够大，以覆盖整个腹股沟和股部区域。补片是否能覆盖足够的区域对术后是否会发生腹股沟疝至关重要。

由于腹腔镜股疝的修补和腹股沟疝的修补几乎没有区别，因此多数文献均没有将其分开报道。腹腔镜股疝修补术约占总手术量的1.5%，但在施行腹腔镜腹股沟疝修补术的同时修补股疝约占总手术量的13.7%。因此，在通过前入路途径进行腹股沟疝修补术的过程中，可能会遗漏对可能同时存在的股疝进行修补[66]。

腹腔镜股疝修补术后护理和腹腔镜腹股沟疝修补术类似。对于复发性股疝患者，在先前疝的位置通常存在血肿或呈现类似疝样的肿块，对于这类患者术前要仔细解释术后可能会发生的并发症，如疝复发等。

股疝绞窄

年龄小于40岁的患者很少发生股疝绞窄。女性病例股疝绞窄的发生率高于男性，同时70～80岁的老年妇女是发生股疝绞窄的最高危人群。

如果怀疑股疝发生绞窄，应尽量避免施行腹腔镜全腹膜外修补术。正如之前所说的，对于小肠绞窄患者需行小肠切除术的股疝手术，由于腹部垂直切口便于进入腹腔，是该手术最理想的手术入路[67]。或者为了避免低位的腹壁切口，可以考虑施行腹腔镜手术。如果发生结肠嵌顿或疝内容物仅为网膜，可以在腹中线和股疝同侧的髂窝增加两个直径5 mm的腹腔镜操作孔进行手术。一个经验丰富的腹腔镜外科医师应该有能力施行经腹腔腹膜外修补术或用不可吸收线将髂耻束和腹股沟韧带缝合至耻骨梳韧带。如果外科医师不能在腹腔镜下施行这种手术，则只能通过腹部开放手术进行股疝修补。如果在腹腔镜下无法判断结肠是否发生绞窄，则必须中转开放手术以避免术后发生结肠坏死。

术中确认疝囊后,务必从疝囊基底部的侧面打开疝囊,同时对疝内容物进行仔细的探查。当股疝发生绞窄时,疝囊内可能存在血性液体,同时腹腔内很多脏器都可能成为疝内容物。1971年,Waddington连续观察了128例发生绞窄的股疝病例后发现,最容易发生绞窄的疝内容物依次是:小肠,小肠加网膜,网膜,阑尾,结肠,膀胱,最后是输卵管[68]。在确认这些疝内容物的活性之前,不能把疝内容物回纳入腹腔。注意,需先把疝内容物从嵌顿的疝囊颈部游离,让其恢复正常的血供后,再判断疝内容物是否存活。

疝囊内的血性液体需彻底清除,并进行细菌培养。处理疝内容物时要小心操作,松解疝囊颈部的嵌顿,特别要小心处理嵌顿的小肠肠段,手术操作导致的肠段破裂会增加患者术后恢复期的危险。通常仔细分离疝囊颈部,并去除水肿的腹膜外脂肪,即能有效地松解嵌顿的疝囊。疝囊周围最容易导致疝内容物嵌顿的组织是增厚的腹横筋膜,疝囊颈部的腹膜以及水肿的腹膜外脂肪,相对疝囊前后左右四壁的韧带组织而言,并不是导致疝囊嵌顿的主要原因。股静脉很少参与股疝的绞窄,只有疝囊颈部的组织才是导致疝囊嵌顿的主要原因。

解除嵌顿的疝内容物后,将所有的疝内容物单独静置或用温生理盐水湿润的纱布包裹至少5 min后再观察其血供情况。对于怀疑是否存在大网膜组织的血供障碍,建议可以适当放宽切除指征。一定要确认嵌顿的小肠没有血供障碍后才可以将其回纳入腹腔。嵌顿的结肠如果发生血供障碍多呈现线形坏死,通常是由于疝囊颈部的嵌顿所造成的,这线形坏死需要进行缝合修补。

对于不熟悉开放腹膜前手术入路的外科医师,可以采用腹部低位正中切口,并利用腹股沟切口进行结肠肠段切除(注意尽量避免腹腔污染)。切除结肠肠段后在腹腔内行结肠吻合术。值得强调的是一定要尽量避免腹腔污染,只有在判定结肠肠段无血供障碍时才能将其还纳入腹腔。腹部低位正中切口有利于手术的暴露及吻合,因此强烈推荐采用。

Wadington报道了128例股疝嵌顿病例,其中119例采用低位股部切口,但所有病例中只有14例需行结肠切除和吻合术,而且需要加行腹部旁正中切口进行腹腔内手术操作[68]。

Wheeler在11年间对英国卡迪夫大学附属医院收治的78例股疝病例进行80例次手术,其中44例发生股疝嵌顿而施行急诊手术,36例为择期手术[69]。所有手术共采用3种手术路径,低位股部手术路径术后复发率最低,腹股沟区手术(高位手术)或经腹膜前手术联合腹部正中切口术后的满意度最低(表17-1)。对于嵌顿的股疝病例采用高位手术入路很有意思,"保守"的英国理论一直认为高位手术入路有助于施行肠段切除术,但另一方面高位手术入路术后的高复发率根本无法与其他的手术相比。

表17-1 卡迪夫大学附属医院1963～1973年股疝手术情况表[a](Wheeler[69])

手术入路	手术例数	术后复发例数	术后复发率
腹部旁正中切口(McEvedy)	32(20)	4	12.5
腹部正中切口(Cheatle)	3(2)	1	33.3
腹股沟切口(Lotheissen)	7(3)	3	43.0
股部切口(Bassini)	23(7)	1	4.4

[a] 括号内的数字是股疝嵌顿急诊手术例数。

Stockton-on-Tees关于英国各个地区1976～1987年间施行股疝修补术的情况数据显示,145例病例(38例男性,107例女性)的146个股疝(99例右侧,47例左侧)施行了股疝修补术。择期手术组所有病例除1例外,都在术前至少1个月发现股部肿块,而在急诊手术组,仅27例(43%)在术前1个月发现股部肿块。急诊手术组病例的平均年龄明显高于择期手术组病例,43例(68%)急诊手术病例年龄超过65岁,而仅有25例(30%)择期手术病例超过65岁($P < 0.000\,1$)。两组病例合并其他疾病的情况基本类似。低位的股部手术(Bassini-Lockwood)是首选的手术径路。择期手术组没有

病例术后死亡,有5例急诊手术组病例术后死亡,所有病例总死亡率为3.4%(急诊手术组死亡率为8%)。急诊手术组术后并发症的发生率也明显高于择期手术组。肺栓塞是导致急诊手术组病例死亡的最主要原因。在平均时间为5年的随访过程中,5例病例术后复发,复发的病例中有3例是因为施行经腹股沟手术术后的腹股沟直疝复发[70]。

这组研究数据同样提示我们,如何避免患者延误就医,以及提高临床医师,特别是低年资医师对股疝的诊断成功率,才能及时有效地诊断与治疗股疝。在这组病例中,只有35%的患者确诊[27]。

Ponka和Brush报道利用经股部手术进行股疝修补术后复发率最低[71]。同样,来自西非的Duvie也同样认为低位经股部手术不仅术后复发率低(0),而且手术时间和术后住院时间均最短。当然,值得注意的是,这是一组小样本的研究,无论在"高位"手术组还是"低位"手术组,均没有复发的病例[48]。

特殊的股疝

就我们所了解的常见股疝而言,还有6种少见的变异。股疝从腹部凸入股部,通常前壁有腹股沟韧带,后壁为耻骨梳韧带和耻骨肌的起始处,中间有陷窝韧带,两侧是股鞘(腹横筋膜)和髂筋膜的融合,但存在6处变异。这些变异如下。

(1)股疝的发生和股管(阴囊疝)内睾丸沉降不全有关。

(2)血管旁疝(Narath疝),即疝囊从腹部通过股鞘突出,但疝囊的位置在股动、静脉前方。疝囊可能在腹壁下血管的侧面或中间。Narath认为这种疝可能与臀部先天性异常有关。Narath报道了4例病例存在6处这样的疝,疝囊均从解剖结构异常的臀部突出(两例为双侧疝)。更重要的是,这些疝囊只有通过手术消除解剖异常的臀部才能显现出来。同样的情况在由于先天性骨盆异常行骨盆切除术后发生的并发症中也曾有描述[72]。在之前施行经腹股沟手术或髂外血管手术后也会发生类似的疝。对于Narath疝,经腹膜前手术是最佳

的选择[73,74]。

(3)疝囊可能出现在股部血管的外侧,即"海氏三角"突出的外侧股疝[75,76]。

(4)疝囊可能通过腹股沟韧带和陷窝韧带的耻骨部分,即经耻骨梳韧带疝(Laugier疝)。

(5)疝囊降至股血管和耻骨筋膜的深部(Callisen疝或Cloquet疝)。

(6)股疝疝囊不是通过筛筋膜的上方或前方突出,而是直接突入股部深筋膜,而且由于这类疝一般有多个疝囊,经常被误诊为闭孔疝。这类疝最早由Astley Cooper在1804年提出,因此通常被称为Cooper疝[79]。

治疗所有这些变异最佳的方式是经腹膜前补片修补术(第13章)或腹腔镜疝修补术(第14章)。

无论采取何种修补方式,外科医师必须注意要尽量避免术中损伤血管。股疝修补术术中损伤股动、静脉的概率明显高于腹股沟疝修补术[80]。术中股动、静脉的损伤可能与股疝手术中急诊手术的比例高及缺乏上级医师指导的低年资外科医师手术相关。

结 论

股疝是一个常见的临床疾病,外科医师应采取积极的修补手术以避免由于绞窄引起的并发症。

股鞘中腹横筋膜的松弛、破坏是引发股疝最重要的原因。

关于股疝的修补手术方式均在本章中逐一描述了,低位手术即经股部手术的创伤小,同时术后复发率低。腹腔镜技术熟练的外科医师可以选择腹腔镜股疝修补术。

但经股部手术并不适合存在多个疝或需要切除小肠的股疝病例。在这种情况下,外科医师一定要有能力施行其他的手术,如剖腹探查术、经腹膜外手术或经腹股沟手术。腹腔镜手术对于存在多种疝、双侧疝或股疝复发都是非常适合的。

老年人股疝一旦发生绞窄,术后死亡率和并发症率均非常高,因此,有经验的外科医师应该对老年股疝患者早诊断、早治疗,以避免产生不良预后。

◇ 参 ◇ 考 ◇ 文 ◇ 献 ◇

[1] Colville JAC, Power RE, Hickey DP, Lane BE, O'Malley KJ. Intermittent anuria secondary to a stone in a ureterofemoral hernia. J Urol. 2000; 164: 440−441.

[2] Bay-Nielsen M, Kehlet H, Strand L, et al. Quality assessment of 26304 Herniorrhaphies in Denmark: a prospective nationwide study. Lancet. 2001; 358: 1124−1128.

[3] Dahlstand U, Wollert S, Nordin P, Sandblom G, Gunnarsson U. Emergency femoral hernia repair. A study based on a National Register. Ann Surg. 2009; 249: 672−676.

[4] Devlin HB. Hernia. In: Russell RCG, editor. Recent advances in surgery II. Edinburgh: Churchill Livingstone; 1982.

[5] Glassow F. Femoral hernia following inguinal herniorrhaphy. Can J Surg. 1970; 13: 27−30.

[6] Ollero Fresno JC, Alvarez M, Sanchez M. Femoral hernia in childhood: review of 38 cases. Pediatr Surg Int. 1997; 12: 520−521.

[7] Rutkow IM, Robbins AW. Demographic, classificatory, and socioeconomic aspects of hernia repair in the United States. Surg Clin North Am. 1993; 73: 413−426.

[8] Gunnarsson U, Degerman M, Davidsson A, Heuman R. Is elective hernia repair worthwhile in old patients? Eur J Surg. 1999; 165: 326−332.

[9] Cole GJ. Strangulated hernia in Ibadan. Trans R Soc Trop Med Hyg. 1964; 58: 441−447.

[10] Crawford DL, Hiatt JR, Phillips EH. Laparoscopy identifies unexpected groin hernias. Am Surg. 1998; 64(10): 976−978.

[11] Lee SL, Du Bois JJ. Laparoscopic diagnosis and repair of pediatric femoral hernia. Surg Endosc. 2000; 14: 1110−1113.

[12] Hernandez-Richter T, Schardey HM, Rau HG, Schildberg FW, Meyer G. The femoral hernia: an ideal approach for the transabdominal preperitoneal technique (TAPP). Surg Endosc. 2000; 14: 736−740.

[13] Ponka JL, Brush BE. Problems of femoral hernia. Arch Surg. 1971; 102: 417−423.

[14] Stirk DI. Strangulated inguino-femoral hernia with descent of the testis through the femoral canal. Br J Surg. 1955; 43: 331−332.

[15] Fruchaud H. Anatomie Chirurgicale des Hernies de l'Aine. Paris: G. Doin; 1956.

[16] Lytle WJ. Femoral hernia. Ann R Coll Surg Engl. 1957; 21: 244−262.

[17] Zimmerman LM, Anson BJ. Anatomy and surgery of hernia. 2nd ed. Baltimore: Williams and Wilkins; 1967. p. 216−227.

[18] Aird I. Companion in surgical studies. 2nd ed. Edinburgh: Churchill Livingstone; 1957.

[19] Gaur DD. Venous distension in strangulated femoral hernia. Lancet. 1967; 1(7494): 816.

[20] Mikkelsen T, Bay-Nielsen M, Kehlet H. Risk of femoral hernia after inguinal herniorrhaphy. Br J Surg. 2002; 89: 486−488.

[21] Wright MF, Scollay JM, Mccabe AJ, Munro FD. Paediatric femoral hernia — the diagnostic challenge. Int J Surg. 2011; 9(6): 472−474.

[22] Devlin HB. Management of abdominal hernias. London: Butterworth; 1988.

[23] Henry X, Bouras-Kara Terki N. Should prostheses be used in emergency hernia surgery? In: Bendavid R, Abrahamson J, Arregui M, Flament JB, Phillips E, editors. Abdominal wall hernias: principles and management. New York: Springer-Verlag; 2001. p. 557−559.

[24] Gianetta E, DeCian F, Cuneo S, et al. Hernia repair in elderly patients. Br J Surg. 1997; 84: 983−985.

[25] Tingwald GR, Cooperman M. Inguinal and femoral hernia repair in geriatric patients. Surg Gynecol Obstet. 1982; 154: 704−706.

[26] Palot JP, Flament JB, Avisse C, et al. Utilisation des prothèses dans les conditions de la chirurgie d'urgence. Chirurgie. 1996; 121: 48−50.

[27] Nicholson S, Keane TE, Devlin HB. Femoral hernia: an avoidable sense of surgical mortality. Br J Surg. 1990; 77: 307−308.

[28] Daum R, Meinel A. Die operative Behandlung der kindlichen Leistenhernie: Analyse von 3 Fällen. Chirurgica. 1972; 43: 49−54.

[29] Buck N, Devlin HB, Lunn JN. The report of a confidential enquiry into perioperative deaths. London: Nuffield Provincial Hospital Trust and the King Edward's Hospital Fund for London; 1987.

[30] National confidential enquiry into perioperative deaths. London; 1995.

[31] Barron J. Pectineus fascia for femoral hernia repair. Quoted by Ponka JL, Brush BE, Problems of femoral hernia. Arch Surg. 1971; 102: 417−423.

[32] McVay CB. The anatomic basis for inguinal and femoral hernioplasty. Surg Gynecol Obstet. 1974; 139: 931−945.

[33] Stoppa R, Warlaumont CR, Verhaeghe PJ, Odimba BKFE, Henry X. Comment, pourquoi, quand utiliser les prostheses de tulle de Dacron pour traiter les hernies et les eventrations. Chirurgie. 1982; 108: 570−575.

[34] Wantz GE. Atlas of hernia surgery. New York: Raven Press; 1991.

[35] Tait L. A discussion on treatment of hernia by median abdominal section. Br Med J. 1891; 2: 685−691.

[36] Koontz AR. Hernia. New York: Appleton; 1963.

[37] Walters GAB. A retropubic operation for femoral herniae. Br J Surg. 1965; 52: 678−682.

[38] Nyhus LM, Condon RE, Harkins HN. Clinical experiences with pre-peritoneal hernial repair for all types of hernia of the groin. Am J Surg. 1960; 100: 234−244.

[39] Cheatle GL. An operation for inguinal hernia. Br Med J. 1921; 2: 1025−1026.

[40] Henry AK. Operation for femoral hernia by a midline extraperitoneal approach: with a preliminary note on the use of this route for reducible inguinal hernia. Lancet. 1936; 1: 531−533.

[41] McEvedy PG. Femoral hernia. Ann R Coll Surg Engl. 1950; 7: 484−496.

[42] Annandale T. Reducible oblique and direct inguinal and femoral hernia. Edinb Med J. 1876; 21: 1087−1091.

[43] Lotheissen G. Zur Radikaloperation der Schenkel-hernien. Centralblatt Chir. 1898; 21: 548−549.

[44] Moschowitz AV. The rational treatment of sliding hernia. Am J Surg. 1966; 112: 52.

[45] Bassini E. Neue operations-Methode zur Radicalbehandlung der Schenkelhernie. Arch Klin Chir. 1894; 47: 1−25.

[46] Lockwood CB. The radical cure of femoral and inguinal hernia. Lancet. 1893; 2: 1297−1302.

[47] Nyhus LM, Harkins HN. Hernia. London: Lippincott; 1965. Also ibid. , 2nd edn. Condon RE, editor. Philadelphia: Lippincott; 1978.

[48] Duvie SO. Femoral hernia in Ilesa, Nigeria. West Afr J Med. 1988; 8: 246−250.

[49] Thomas D. Strangulated femoral hernia. Med J Aust. 1967; 1: 258−260.

[50] Tanner NC. A slide operation for inguinal and femoral hernia. Br J Surg. 1942; 29: 285−289.

[51] Glassow F. Femoral hernia: review of 1143 consecutive repairs. Ann Surg. 1966; 163: 227−232.

[52] Chan G, Chan CK. Longterm results of a prospective study of 225 femoral hernia repairs: indications for tissue and mesh repair. J Am Coll Surg. 2008; 207(3): 360−367.

[53] Alimoglu O, Kaya B, Okan I, Dasiran F, Guzey D, Bas G, et al. Femoral hernia: a review of 83 cases. Hernia. 2006; 10(1): 70−73.

[54] Andrews WE, Topuzlu C, Mackay AG. Special indications for preperitoneal hernioplasty. Arch Surg. 1968; 96: 25−26.

[55] Ogilvie H. Hernia. London: Edward Arnold; 1959.

[56] Chan CK. Femoral hernia repairs: the Shouldice experience in the 1990's. In: Presented at the meeting "Hernia in the 21st century", sponsored by the American and European Hernia Societies, Toronto, June 2000.

[57] Bendavid R. Femoral hernias: primary versus recurrence. Int Surg. 1989; 74: 99−100.

[58] Bendavid R. Femoral hernias: why do they recur? Probl Gen Surg. 1995; 12(2): 147−149.

[59] Uen YH, Wen KH. An improved method for deploying the polypropylene underlay patch of the prolene hernia system. Am Surg. 2007; 73(5): 468−471.

[60] Rutkow IM, Robbins AW. Groin hernia. In: Cameron JL, editor. Current surgical therapy. St. Louis: Mosby; 1995. p. 41−486.

[61] Rutkow IM, Robbins AW. Mesh plug repair and groin hernia surgery. Surg Clin North Am. 1998; 78(6): 1007−1023.

[62] Millikan K, Cummings B, Doolas A. A prospective study of the mesh-plug hernioplasty. Am Surg. 2001; 67: 285−289.

[63] Chen J, Lv Y, Shen Y, Liu S, Wang MA. Prospective comparison of preperitoneal tension-free open herniorrhaphy with mesh plug herniorrhaphy for the treatment of femoral hernias. Surgery. 2010; 148(5): 976−981.

[64] Garg P, Ismail M. Laparoscopic total extraperitoneal repair in femoral hernia without fixation of the mesh. JSLS. 2009; 13(4): 597−600.

[65] Adibe OO, Hansen EN, Seifarth FG, Burnweit CA, Muensterer OJ. Laparoscopic-assisted repair of femoral hernias in children. J Laparoendosc Adv Surg Tech A. 2009; 19(5): 691−694.

[66] Kavic MS. Laparoscopic hernia repair. Amsterdam: Harwood Academic Publishers; 1997. p. 33−40.

[67] Sorelli PG, El-Masry NS, Garrett WV. Open femoral hernia repair: one skin incision for all. World J Emerg Surg. 2009; 4: 44.

[68] Waddington RT. Femoral hernia: a recent appraisal. Br J Surg. 1971; 58: 920−922.

[69] Wheeler MH. Femoral hernia: analysis of the results of surgical treatment. Proc R Soc Med. 1975; 68: 177−178.

[70] Nielsen DF, Bulow S. The incidence of male hermaphroditism in girls with inguinal hernia. Surg Gynecol Obstet. 1976; 142: 875−876.

[71] Ponka JL, Brush BE. Experiences with the repair of groin hernia in 200 patients aged 70 or older. J Am Geriatr Soc. 1974; 22: 18−24.

[72] Salter RB. Innominate osteotomy in the treatment of dislocation and subluxation of the hip. J Bone Joint Surg. 1961; 43−B: 518−539.

[73] Cox KR. Bilateral pre-vascular femoral hernia. Aust N Z J Surg. 1962; 31: 318−321.

[74] Narath A. Ueber eine Eigenartige Form von Hernia Cruralis (prevascularis) im Anschlusse an die unblutige Behandlung angeborener Hüftgelenksverrenkung. Arch Klin Chir. 1899; 59: 396−424.

[75] Cloquet J. Recherches anatomiques sur les hernies de l'abdomen. These, Paris; 1817. p. 133, 129.

[76] Hesselbach FK. Neueste Anatomisch-Pathologische Untersuchungen über den Ursprung und das Fortschreiten der Leisten-und Schenkelbrüche. Warzburg: Baumgartner; 1814.

[77] Laugier S. Note sur une nouvelle espece de hernie de l'abdomen a travers le ligament de Gimbernat. Arch Gen Med Paris. 1833; 2: 27−37.

[78] Callisen H. Herniorum rarioram bigna acta societas medicae hafniae. Haanniae. 1777; 2: 321.

[79] Cooper A. The anatomy and surgical treatment of inguinal and congenital hernia I. London: T. Cox; 1804.

[80] Hair A, Duffy K, McLean L, et al. Groin hernia repair in Scotland. Br J Surg. 2000; 87: 1722−1726.

第18章
脐疝、上腹部疝及半月线疝

Umbilical, Epigastric, and Spigelian Hernias

Benjamin S, Powell and Guy R.Voeller

华 蕾 李 炜 译

引 言

原发性前腹壁缺损如脐疝、上腹部疝和半月线疝较腹股沟疝少见。然而，充分了解这些疝的病因及治疗对于任何一名普外科医师都是至关重要的。对这些原发性腹壁疝要保持高度的警惕，尤其是上腹部疝和半月线疝。在所有的疝病中，脐疝的报道约占10%，并易被普外科医师见到。本章将讨论这些疝的临床表现、病因及各种现行有效的治疗方法。

胚胎学

要想更好地领会本章所讨论的疝缺损的本质，我们必须充分了解腹壁的发育过程。腹壁和肠道的发育始自妊娠第3周直至第12周。在第3周，胚胎包括头褶、尾褶及侧褶(图18-1)。头褶位于前方，包含前肠、胃及纵膈内容物。头褶体壁层缺损可导致膈、胸壁、心脏或心包的缺损。尾褶包含结肠、直肠、膀胱和下腹壁。尾褶缺损可引起膀胱外翻。侧褶发育成为侧腹壁及未来的脐环。侧褶缺损常引起脐疝或脐膨出。在胚胎发育至第6 ~ 7周时，由于胚胎腹壁太小不能容纳腹腔内容物，此时腹腔内容物可自脐部疝出。在胚胎发育至第10 ~ 12周时，腹腔内脏经历了一个逆时针旋转过程并重新进入腹腔。出生时见到的典型的腹壁缺损包括脐膨出和腹裂畸形。脐膨出是指腹腔内容物进入脐带而

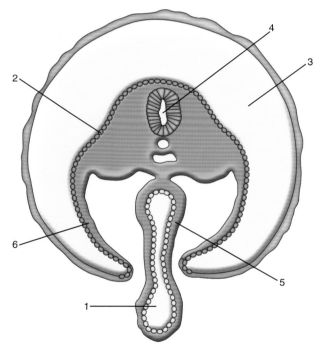

图18-1　前侧腹壁的形成。1. 卵黄囊；2. 表面内胚层；3. 羊膜囊；4. 神经管；5. 脏壁中胚层；6. 体壁中胚层

疝出，通常超过4 cm大小。腹裂是指腹壁全层缺损，无膜覆盖，几乎均发生于脐右侧，皮肤桥接将脐与腹壁缺损分隔。这些先天性的缺损将在其他章内进一步讨论。

腹壁解剖

腹壁的解剖结构相当复杂，熟知腹壁层次及肌肉和腱膜的附着点是施行疝手术的关键。

弓状线以上剖面图

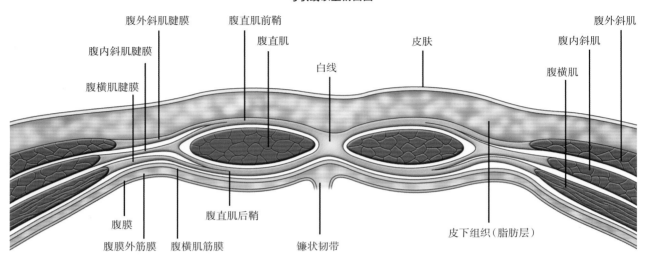

图18-2　上腹部疝及脐疝发生于腹直肌环绕白线的中线处

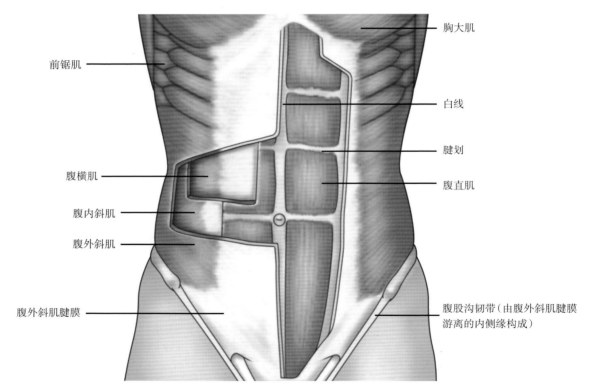

图18-3　腹壁腹内斜肌、腹外斜肌、腹横肌肌纤维的走向

　　腹壁呈六角形结构，尾侧以盆壁及耻骨联合为界，头侧以肋缘及剑突为界，两侧以腋中线为界。腹直肌自肋缘垂直向下抵达耻骨并包绕白线（图18-2）。腹直肌纤维起自第5、6、7肋骨及剑突，通过一根3 cm的束带附着于耻骨上。腹外斜肌、腹内斜肌和腹横肌是构成侧腹壁的三层结构。每层肌肉走行方向均不相同，腹外斜肌向前下方走行，腹内斜肌向前上方走行，而腹横肌呈水平方向走行（图18-3）。经过这些肌肉发生原发性疝十分罕见，通常经白线或半月线发生。这些肌肉均被宽阔的腱膜包绕，腹横肌则被前后腱膜包绕。

　　白线由腹直肌鞘的腱膜组成，是双侧腹直肌在

中线的交汇部位,垂直贯穿腹壁。白线是前腹壁疝
最好发部位。大多数开腹手术经正中切口进腹,故
切口疝多位于该部位。同时,绝大多数原发性前腹
壁疝经白线发生。脐上方白线较脐下方宽,因此,
原发性中线疝如上腹部疝在该部位发生率较高。
在尸体解剖研究中发现,脐上白线的平均宽度约为
1.7 cm,脐下约为 0.7 cm。

半月(Spigelian)线呈半凹形,在腹壁两侧沿腹
直肌外侧走行,通常被描述为腹横肌组织和其腱膜
的交界线。不同于腹内斜肌和腹外斜肌腱膜相互
交叉构成的白线,半月线并不是一条真正意义上的
线状结构。半月线和半环线的交叉部位是腹壁的
一个薄弱点,这一区域通常被称为半月线疝带(图
18-4)。腹壁下血管在腹直肌鞘外侧部位走行,许
多解剖学家认为这也是造成该处为腹壁薄弱点的
因素。以腹壁下血管为内侧界,半月线为外侧界,
半环线为上界,构成一个三角形区域。

半月线疝

定义和流行病学

半月线疝(又称Spigelian疝)经腹直肌鞘外侧、
沿半月线的裂隙样缺损而发生。大多数情况下发
生于缺乏后鞘的脐下方,但也有发生于脐上方的报
道。如前所述,半月线起自第9肋软骨,沿腹直肌
外侧缘下方走行至耻骨,呈半凹形,因此命名为半
月线。解剖学家认为半月线由腹内斜肌腱膜的分
支构成,并由腹外斜肌腱膜在其前方加强。腹壁上
2/3部位有腹横肌在其后方加强,因此,脐上方半月
线疝极少见,通常发生于下腹部半环线下方[1,2]。

半月线疝在儿童中发病率很低,偶尔可由外伤
或腹壁手术引起,在该年龄段通常采用传统方法修
补。半月线疝最常见于40~70岁成年人。理论上,
半月线疝的发生可能与手术、胶原代谢紊乱、肥胖、
慢性阻塞性肺病(COPD)或怀孕等因素导致的腹
壁拉伸有关。不论何种原因导致的腹内斜肌薄弱
均是导致疝的最可能因素,而腹内斜肌薄弱可造成
脂肪组织交织生长,这是疝发生的诱因。半月线疝
的男女发病比率为1:1.8,有学者估计其占所有

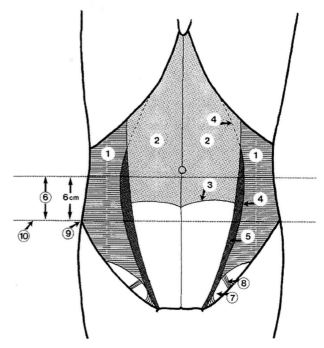

图18-4 半月线疝带。腹外斜肌及腹内斜肌在本图中已去除。
1. 腹横肌;2. 腹直肌鞘背侧;3. 半环线;4. 半月线;5. 半月线腱膜;
6. 半月线疝带;7. 海氏三角;8. 腹壁下血管;9. 髂前上棘;10. 棘突
间平面

腹壁疝的0.12%。半月线疝常在腹横肌腱膜中具
有完整的疝囊,极少穿透较厚的腹外斜肌腱膜。由
于其通常为腹直肌内的壁内疝,故诊断极其困难,
因此临床上对此类患者应有高度的警惕性。超声
和CT检查有助于诊断,但在Mayo医院的研究中显
示,这些检查存在假阴性率。

历史

Spigelian线或半月线由 Adriaan van Spigehel
于17世纪首次描述,该线呈内凹形,被认为是腹
横肌肌肉和前腱膜的分界。Klinkosch于1764年
首次描述了Spigelian疝。19世纪早期,Sir Asley
Cooper描述了23例沿半月线发生的疝。"腹壁自
发性疝"或"半月线疝"在历史上均被用来命名这
些缺损[3,4]。

当前文献

关于半月线疝的文献报道有限,病例数较少,
且内容局限于对该种少见疝所施行的修补手术方

式。大多数关于半月线疝的文章出现于20世纪30年代。Louis River于1942年发表了一篇文章，讨论了半月线疝相关的解剖缺损和伴随症状。他详细描述了5例半月线疝患者的临床治疗过程和手术情况。Watson、Read和Weiss均发表文章讨论了半月线疝的临床表现和手术修补方式。在补片广泛应用之前，所施行的疝修补术均为传统修补。关于半月线疝的治疗，当前的争论集中于施行何种修补术式。有些学者倾向于腹腔镜手术，而另一些学者偏爱开放手术，还有些文章建议疝修补术中不使用补片。Hsieh近期于中国台湾发表了一篇文章，回顾总结了11例半月线疝[5]。其中4例施行开放式腹膜前补片修补术，7例采用传统修补术。非补片修补组平均随访8.5年，补片修补组平均随访6.7年，两组均无复发。很遗憾，由于两组病例数均较少，很难说明何种修补方式更优越。一份来自土耳其的大样本病例于2006年发表，这是一个包括34例病例的前瞻性多中心研究[6]。其最主要的手术方式为开放式腹腔内补片修补术，最常见的症状为伴有疼痛的腹部包块，31例病例在术前得到确诊。关于半月线疝最大样本的报道来自2002年Mayo医院的Larson，他在20年间共行81例疝修补术。肿块、疼痛和肠梗阻是最常见的症状。对21例病例术前行影像学检查，15例有阳性发现。研究中，75例病例行缝合修补，5例行补片修补，1例行腹腔镜修补。对76例病例平均随访8年，3例复发，均为缝合修补组[7]。

Koksal等报道，半月线疝适宜用腹腔镜腹膜外修补术[8]。他们认为Trocar放置的入路方式实际上与传统全腹膜外腹股沟疝修补术是相同的，在腹膜前间隙分离出空间后放置补片。与腹股沟疝修补术相比，补片放置应靠近头侧。我们已用这种方法修补了17例在全腹膜外腹股沟疝修补术中发现的半月线疝，至今无复发。

考虑到并发症和住院时间，Moreno-Egea等认为腹腔镜修补术对患者更有益[9]。在其研究中，22例半月线疝病例接受了择期手术，11例为开放式腹膜前间隙修补术，另11例为腹腔镜修补术。腹腔镜修补组中8例采用全腹膜外疝修补术，另3例采用

腹腔内放置补片。开放手术组平均住院日为5日，腹腔镜组为1日，$P < 0.001$。腹腔镜修补组无术后并发症，开放式修补组有4例出现血肿。由于腹腔镜修补术可以作为门诊手术施行，且并发症少，故本文更推崇该术式。我们还采用了一种腹腔镜和开放手术相结合的手术径路。首先放置直径5 mm镜头对疝进行评估，随后在疝上方做一小切口，采用Ventralex型补片修补。这一方法可切除疝囊，并在补片上方关闭筋膜。大的疝囊若未切除，可能导致浆液肿和膨出，故该方法尤其适用于大疝囊的半月线疝。

上腹部疝

定义和流行病学

上腹部疝是发生于剑突和脐之间的前腹壁原发性疝，通常发生于白线或靠近白线、半月线或腹直肌鞘的横线[10]。绝大多数上腹部疝为单发，体积小，也可多发，偶尔体积较大。上腹部疝最初表现为腹膜前脂肪经白线凸出，随着进展，可形成中线皮下或腹直肌鞘裂隙处的疝囊。上腹部疝的发生率尚不清楚，一般在儿童中少见，通常好发于成人，男女发病率约为3：1。在仅有的研究中发现，上腹部疝占腹壁疝的1%～5%。在一组10 000个疝的尸体解剖研究中发现，上腹部疝仅116例，其中105例发生于男性。另一组尸检研究发现，上腹部疝存在于5%～10%的尸体中，通常发生于进行大量体力锻炼的年轻男性，如运动员和士兵。

关于上腹部疝发生原因的一些理论早在20世纪初即被提出。最早，Witzel推论在腹壁深筋膜的小缺损可导致腹膜前组织从该缺损凸出，这些组织推动腹膜通过缺损处，形成疝囊。目前，大多数学者认为腹膜前脂肪可通过血管、神经穿行腹壁筋膜的通道向前凸出，持续的腹腔内压可导致疝囊形成和疝发生，这也就解释了上腹部疝在高达20%的患者中为多发性疝的原因。

遗传和吸烟对疝形成有一定影响，但腹腔压力增高是一个明确的因素，其与腹壁纤维抵抗力降低在疝发生的过程中共同起重要作用，故上腹部疝好

发于体力活动多的青年男性和腹壁松弛的肥胖女性。Askar进行大量尸体解剖后，强调指出穿行中线的纤维对白线有十分重要的加强作用，他认为上腹部疝好发于十字交叉纤维较少的人群中[11]。

上腹部疝的症状可与其体积大小不符。患者可有进食后呕吐、消化不良、局部疼痛或偶尔便秘的病史。其他与上腹部疝有关的症状包括抑郁、神经衰弱和一些神经症状。令人惊奇的是，经手术修补后，这些症状均会消失。腹膜前脂肪可被嵌顿导致脂肪绞窄，出现触痛和水肿。由于疝内容物或神经血管束受压，患者通常在该部位有剧烈腹痛。上腹部疝的症状酷似腹腔内其他疾病的症状，例如有症状的胆石症或消化性溃疡，故需行全面检查以排除其他原因导致的腹痛。患者，尤其是偏瘦的女性，通常会因美观因素而要求手术修补治疗。

历史

法国的 Arnaud de Villeneuve 于1285年首次描述了上腹部疝，但直到1742年，Rene de Garengeot才明确定义这类疝，他率先推论疝的发生是由于腹腔脏器的病变导致。1802年第一例上腹部疝修补术成功施行，到1812年，Leveille首次使用了上腹部疝这一名称。由于腹腔内脏器的医源性损伤，该手术一度被放弃。直到1885年，Terrier为治愈上腹部疝施行了手术，他首次发表文章，提出通过手术消除了上腹部疝伴随的疼痛症状，引起了大家对上腹部疝治疗的重视。

当前文献

近年来仅针对上腹部疝的研究相对较少。Stabilini近期公布了他的研究结果，比较了缝合修补和开放式腹膜前放置聚丙烯补片的修补方法[12]。平均疝缺损为2.5 cm（0.5~10 cm），缝合修补组的复发率为14.7%，补片修补组为3.1%。补片修补组病例伤口局部并发症较多，但这似乎不能抵消缝合修补组的复发风险。近20年来绝大多数关于上腹部疝的资料仅限于个案报道[13,14]，还有一些研究将上腹部疝一并纳入前腹壁疝和腹腔镜手术中进行阐述[15]，这将在下文中讨论。

脐 疝

定义和流行病学

脐疝在外科医师眼里是一种常见病，虽然不如腹股沟疝发病率高，但脐疝可引起明显的并发症。脐疝的发生与胚胎发育有明显关系，在儿童中并不少见。

如前所述，腹壁的胚胎发育相当复杂。体腔囊消失后，脐管形成，脐疝即通过腹壁脐孔闭合过程中的缺损而形成。胚胎发育第3周，腹壁的皮肤和筋膜覆盖物形成，覆盖腹腔内容物。肠管和其他腹腔内脏被挤压进入体腔囊，随后再返回腹腔。此过程失败将导致许多腹壁缺损。脐的下部包含卵黄管、一对脐动脉和脐静脉，遗留这些结构对脐下部形成很好的保护，使之免受腹内压力的影响和形成疝。而脐上部为一薄的腱膜，易受腹内压力影响而形成疝。通常采用脐周切口的腹腔镜手术可导致脐部切口疝的发生，类似于脐疝，这些管孔部位的疝应当接受手术修补。

成人中女性脐疝的发病率通常为男性的3倍，怀孕是导致腹腔压力增高的主要原因。其他导致脐疝的因素包括恶性肿瘤、腹水和过度肥胖。儿童脐疝和成人脐疝无明显关系，通常仅10%的成人脐疝患者在儿时即有此病。

历史

1894年，Stoser在美国实施了首例脐疝修补术。Cheselden 于1740年报道了一例早期修补术，最初的外科修补术包括结扎和疝囊固定。由于这种操作往往会导致坏死，在19世纪末期，对此进行了进一步改进。Mayo于1898年描述了一种重叠式缝合技术，称为"衬衣盖裤子"重叠缝合技术[16]。由于这种技术显著降低了手术早期并发症，故被视为技术上的突破而被广泛应用。目前，大多数外科医师更喜欢采用补片行无张力修补术。

脐疝和肝硬化

对合并肝硬化腹水的脐疝患者需特别注意。这些患者本身存在手术风险，加之腹水和疝复发的

可能性,使其治疗的选择进退两难[17,18]。图18-5
展示了肝硬化患者上腹部疝的表现。由于Child C
级肝硬化患者或合并腹水患者存在麻醉风险,传统
原则下,其脐疝应予以观察。在接受择期手术的这
类患者中,有一些关于并发症的个案报道,其中包
括急诊行肝移植手术[19]。也有较多行肠切除术而
未行修补术的报道[20-24]。还有一些针对这类疝患
者的最佳手术时机的研究。Telem回顾性分析了
2002~2008年21例脐疝修补术[25]。15例患者有嵌
顿症状,其余6例出现脐破裂,死亡率为5%,并发
症率为71%。与疝修补术相结合,6例患者术前接
受经颈静脉肝内门腔静脉内支架分流术(TIPS),2
例患者术后行TIPS。由于患者数量少,且该研究中
患者均接受急诊手术,故对于如何减少并发症很难
得出一个明确的结论。2008年,Gray等对肝硬化
患者和非肝硬化患者进行择期或急诊脐疝修补术
的结果进行了研究,该研究来自弗吉尼亚州国家手
术质量提高计划[26]。在1 421例患者中,有127例
肝硬化患者(8.9%)。肝硬化患者更多接受急诊手
术(26.0% vs. 4.8%),且伴有更高的肠切除率和再
手术率,术后住院时间也更长。从这组数据看出,
肝硬化并不是术后并发症发生的一个主要预测因
素,但在接受急诊手术的患者中,肝硬化是术后并
发症发生的强烈的预测因素。他们推论,早期行择
期手术可改善肝硬化患者的整体结果。Marsman
等也报道了他们对肝硬化合并脐疝患者的研究结
果[27]。通过对其医院数据库14年间病例的搜索,
共发现34例肝硬化合并脐疝患者。17例行择期
手术修补,13例保守治疗,4例肝移植的同时行疝
修补术。行择期手术的17例患者中有4例复发;
保守治疗组中10例出现嵌顿症状,2例死于脐疝
并发症。还有一些小样本的研究提倡择期行腹腔
镜修补术,并取得良好结果[28]。从这些研究中不
难看出,该类脐疝患者行急诊修补术并发症很多。
很显然,由于对这类患者的处理相当棘手,故审慎
地选择患者十分重要。

当前文献

目前关于脐疝的讨论主要集中于补片修补和

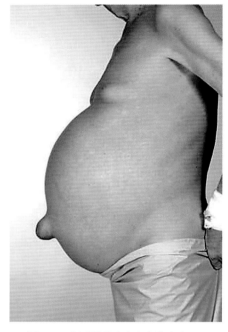

图18-5 肝硬化腹水患者合并脐疝

缝合修补的对比,以及何时采用腹腔镜修补术最为
合适。当前大多数数据显示补片修补的复发率低
于缝合修补,但应该同时考虑到补片相关的潜在并
发症。

Asolati对脐疝患者复发的预测因素进行了分
析。该研究回顾性分析了弗吉尼亚州6年间所有的
脐疝修补术[29]。随访的229例患者中,97例接受缝
合修补,其余接受补片修补。缝合修补组有7例复
发(7.7%),补片修补组有4例复发(3%)。该研究
发现,复发的显著影响因素包括非洲裔美国人、糖
尿病以及高脂血症,而吸烟、肥胖、疝的类型及大小
无显著意义。Eryilmaz对于脐疝采用缝合修补或
补片修补提供了他们的经验[30]。在5年多时间里,
他们对小于3 cm的疝行缝合修补,对超过3 cm的
疝采用聚丙烯补片修补,63例患者接受传统修补,
48例接受补片修补,缝合修补组的复发率为14%,
而补片修补组为2%。故他们认为所有的脐疝均应
采用补片修补。

Arroyo于2001年、Sanjay于2005年的研究均
显示采用补片修补脐疝的复发率较低,其中Sanjay
的随访时间为4.5年[31,32]。

Schumacher在2003年的研究[33]中发现BMI > 30

的患者脐疝复发率为32%，而BMI < 30的患者复发率仅为8%，同时还发现若未采用补片修补，疝越大则复发率越高。

2008年，我们发表了一篇文章，着眼于评判Ventralex补片在脐疝和上腹部疝中的应用[34]。这是一个包括88例患者的回顾性研究，患者平均BMI为32，22%患者为女性，平均年龄52岁，平均手术时间52 min，随访时间8日至3年不等，未发现疝复发病例。2例患者补片感染需移除补片。根据我们的经验，这一复合型补片在上腹部疝和脐疝的治疗中有一定价值。此外，与另一组例数相近的接受腹腔镜手术的脐疝患者相比，腹腔镜手术组无复发及补片感染病例，但与使用Ventralex补片的开放手术组相比，费用增加了1 200美元。

前腹壁疝的临床表现和诊断

根据原发性前腹壁疝的位置和内容物的不同，患者可表现出多种不同的临床症状。脐疝是最常见的前腹壁疝，与半月线疝及上腹部疝相比，更易诊断。通常表现为脐部可复性包块，有时伴有触痛。若发生大网膜急性嵌顿或绞窄，患者可出现疼痛和红斑，但更常见的是无绞窄症状的慢性嵌顿。小肠嵌顿可出现肠梗阻或穿孔表现。若疝囊巨大，可包含多个脏器，从而出现相关的一系列症状。

上腹部疝的诊断有时很困难，患者完整的病史（主诉上腹包块或疼痛）往往是最好的线索。若缺损足够大，可被扪及，则体格检查有助于明确诊断。若需查明上腹痛的真正病因，腹部超声和CT检查有助诊断[1,35,36]。实际上大多数上腹部疝较小，仅有腹膜前脂肪进入疝囊。然而，疝的大小变化很大，大者可包含腹膜前脂肪、大网膜、胃[37]、肝[38]、结肠或小肠。有上腹部疝引发胰腺炎的报道[39]。由于这一原因，上腹部疝可呈现多种症状。

半月线疝由于相对少见，且临床上很少被疑，诊断常较困难，尤其在肥胖患者中。半月线疝的临床表现类似于上述提到的症状，若其不在中线而是沿半月线发生，则症状有所不同。患者的临床表现还因疝囊内容物的不同而变化。同样，超声和CT

检查有助于诊断，但这些检查存在假阴性率。对于该区域存在疼痛而相关检查为阴性的患者，诊断性腹腔镜检查是很好的诊断手段。

术前计划

大多数前腹壁疝可通过相似的技术进行修补。对于大多数疝，除非有明确的禁忌证，最理想的方法是采用补片行无张力修补术。接下来的问题就是采用开放式修补术还是腹腔镜修补术。对于大多数原发性腹壁疝，基于使用Ventralex补片修补的成功经验，我们推荐采用开放式修补方法。采用开放手术的患者，与腹腔镜组比较，疼痛相似或减轻，费用较低，且操作简便。通过一个小切口，补片植入腱膜下方进行修补（Sublay），并发症少。对于较大的疝，为了更广地覆盖疝环，降低切口感染率和补片感染率，我们通常采用腹腔镜修补术。

前腹壁疝的治疗

开放式疝修补术仍然是前腹壁疝的主要治疗方法。在Mayo提出"重叠式缝合"技术之前，这种腹壁缺损有较高的并发症及死亡率。由于传统修补方式有较高的复发率，目前脐疝的修补治疗已进展到无张力修补技术。多数学者建议，若缺损超过2 cm可采用补片修补，也有学者认为不论缺损大小均采用补片修补。

在我院接受经典开放式修补术的前腹壁疝患者，若存在青霉素过敏，通常会使用头孢菌素或万古霉素。若采用补片修补术，我们使用一种Ioban手术薄膜来减少补片与皮肤的接触。选取适当的切口，从皮下组织中解剖出疝囊，并在筋膜层切断疝囊。将皮肤、脂肪组织与筋膜层分离2~3 cm以暴露健康的筋膜组织（图18-6）。选择大小适宜的圆形补片，使补片能足够覆盖缺损。补片放入腹腔后需确保呈360°完全展开，紧靠腹壁的腹膜面，防止内脏进入腹壁和补片之间。在时钟12、3、6、9时位置用2-0双股Prolene线"U"形缝合固定补片。缝针仅穿越Ventralex补片的聚丙烯部分，然后返回到健康的筋膜层(图18-7)。对于小的补片,我们仅在12时、6时处缝合两针。于补片上方缝合关闭筋膜层以增加一层屏障,防止切口感染(图18-8)。根据疝修补术采用的术式缝合关闭皮肤。采用加压包扎以止血和减少血清肿形成,术后包扎腹带。不常规放置引流,除非有较大死腔。若术中发现有肠缺血迹象,应避免使用合成补片,术者应决定是否使用生物补片或行传统疝修补术。

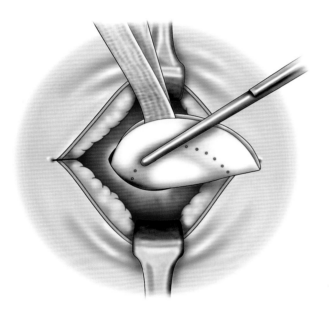

图18-6 Ventralex补片放置于疝缺损处

腹腔镜前腹壁疝修补术

腹腔镜前腹壁疝修补术实质上与前述的腹壁疝修补术相同。切开皮肤前需使用抗生素。左上腹肋缘处是建立气腹的一个理想径路。另外,也可使用Hasson Trocar建立气腹,但该方法造孔较大,可导致疝形成。大多数原发性腹壁疝修补术可用直径5 mm的Trocar来完成,在腹壁两侧各放置一个直径5 mm的Trocar(图18-9)。将疝内容物回纳。对于这些疝的处理,最关键的是切除腹膜和腹膜前脂肪,若留在原位,这些组织仍会被感觉到。对于上腹部疝,从腹壁的腹膜表面切除镰状韧带十分重要。一旦发现筋膜出现缺损,测量其大小,选择补片的大小通常需超过缺损边缘5 cm。分别贯穿缝合固定补片上下方及两侧的筋膜层,随后使用内镜钉合器沿补片一周固定,以防内疝发生。若疝缺损大,则加行贯穿筋膜层的缝合。对于腹腔镜修补术患者,我们还使用弹性绷带或腹带加压包扎。腹腔镜修补术后易发生浆液肿,需告知患者注意。

并发症

这些疝的并发症都比较相似。小血肿和瘀斑

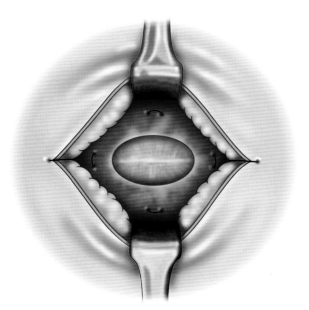

图18-7 Ventralex补片放置后,用Prolene线"U"形缝合4针以固定

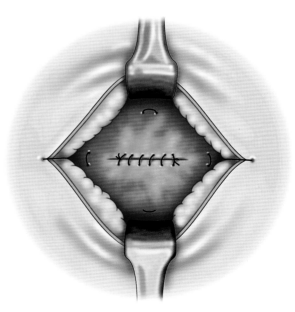

图18-8 于补片上方关闭筋膜层以加强修补,并将补片与皮下积液隔离

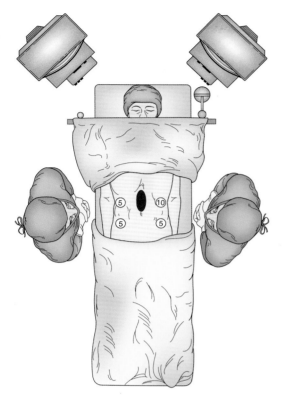

图18-9 大多数腹腔镜前腹壁疝修补术的Trocar放置位置和铺巾。采用四孔法，腹部两侧各置两个Trocar，视频设备放于床头两侧

并不少见，经观察可消退。大的修补术可发生血清肿，通常经数周至数月可逐渐消退。尽量避免穿刺抽吸血清肿，以减少感染的概率。若患者发生切口感染，需相应的对症处理。是否取出感染的补片则有赖于医生的判断。通常根据使用补片的类型和感染是否波及补片，来决定是否取出补片。单纯的蜂窝织炎经使用抗生素后可消退。

术后活动

并不限制患者术后活动。但由于术后不适，患者应避免瞬间剧烈运动。具体情况应根据患者的体质、年龄、修补方式及工作要求而定。

◇ 参 ◇ 考 ◇ 文 ◇ 献 ◇

[1] Sutphen JH, Hitchcock DA, King DC. Ultrasonic demonstration of Spigelian hernia. AJR Am J Roentgenol. 1980; 134(1): 174-175.

[2] Read RC. Observations on the etiology of Spigelian hernia. Ann Surg. 1960; 152: 1004-1009.

[3] River LP. Spigelian hernia: spontaneous lateral ventral hernia through the semilunar line. Ann Surg. 1942; 116(3): 405-411.

[4] Weiss Y, Lernau OZ, Nissan S. Spigelian hernia. Ann Surg. 1974; 180(6): 836-839.

[5] Hsieh HF, Chuang CH, Lin Ch YJC, Hsieh CB. Spigelian hernia: mesh or not? Rev Esp Enferm Dig. 2007; 99(9): 502-504.

[6] Malazgirt Z, Topgul K, Sokmen S, Ersin S, Turkcapar AG, Gok H, et al. Spigelian hernias: a prospective analysis of baseline parameters and surgical outcome of 34 consecutive patients. Hernia. 2006; 10(4): 326-330.

[7] Larson DW, Farley DR. Spigelian hernias: repair and outcome in 81 patients. World J Surg. 2002; 26: 1277-1281.

[8] Koksal N, Altinli E, Celik A, Oner I. Extraperitoneal laparoscopic approach to Spigelian hernia combined with groin hernias. Surg Laparosc Endosc Percutan Tech. 2004; 14(4): 204-206.

[9] Moreno-Egea A, Carrasco L, Girela E, Martín JG, Aguayo JL, Canteras M. Open vs. laparoscopic repair of spigelian hernia: a prospective randomized trial. Arch Surg. 2002;

137(11): 1266-1268.

[10] Hotchkiss LW. VI. Epigastric hernia. Ann Surg. 1911; 54(1): 78-82.

[11] Bendavid R, Abrahamson J, Arregui ME, Flament JB, Phillips EH. Abdominal wall hernias: principles and management. New York: Springer; 2001.

[12] Stabilini C, Stella M, Frascio M, De Salvo L, Fornaro R, Larghero G, et al. Mesh versus direct suture for the repair of umbilical and epigastric hernias. Ten-year experience. Ann Ital Chir. 2009; 80(3): 183-187.

[13] McCaugham JJ. Epigastric hernias: results obtained by surgery. AMA Arch Surg. 1956; 73: 972.

[14] Muschaweck U. Umbilical and epigastric hernia repair. Surg Clin North Am. 2003; 83(5): 1207-1221.

[15] Wright BE, Beckerman J, Cohen M, Cumming JK, Rodriguez JL. Is laparoscopic umbilical hernia repair with mesh a reasonable alternative to conventional repair? Am J Surg. 2002; 184(6): 505-8. discussion 508-509.

[16] Mayo WJ. VI. An operation for the radical cure of umbilical hernia. Ann Surg. 1901; 34(2): 276-280.

[17] Runyon BA, Juler GL. Natural history of repaired umbilical hernias in patients with and without ascites. Am J Gastroenterol. 1985; 80(1): 38-39.

[18] Telem DA, Schiano T, Divino CM. Complicated hernia presentation in patients with advanced cirrhosis and refractory ascites: management and outcome. Surgery. 2010;

148(3): 538–543.

[19] Reissfelder C, Radeleff B, Mehrabi A, Rahbari NN, Weitz J, Büchler MW, et al. Emergency liver transplantation after umbilical hernia repair: a case report. Transplant Proc. 2009; 41(10): 4428–4430.

[20] Choo EK, McElroy S. Spontaneous bowel evisceration in a patient with alcoholic cirrhosis and an umbilical hernia. J Emerg Med. 2008; 34(1): 41–43.

[21] Ginsburg BY, Sharma AN. Spontaneous rupture of an umbilical hernia with evisceration. J Emerg Med. 2006; 30(2): 155–157.

[22] Carbonell AM, Wolfe LG, DeMaria EJ. Poor outcomes in cirrhosisassociated hernia repair: a nationwide cohort study of 32, 033 patients. Hernia. 2005; 9(4): 353–357.

[23] Lemmer JH, Strodel WE, Knol JA, Eckhauser FE. Management of spontaneous umbilical hernia disruption in the cirrhotic patient. Ann Surg. 1983; 198(1): 30–34.

[24] Klosterhalfen B, Klinge U, Schumpelick V. Functional and morphological evaluation of different polypropylene-mesh modifications for abdominal wall repair. Biomaterials. 1998; 19(24): 2235–2246.

[25] Cobb WS, Burns JM, Peindl RD, Carbonell AM, Matthews BD, Kercher KW, et al. Textile analysis of heavy weight, mid-weight, and light weight polypropylene mesh in a porcine ventral hernia model. J Surg Res. 2006; 136(1): 1–7.

[26] Gray SH, Vick CC, Graham LA, Finan KR, Neumayer LA, Hawn MT. Umbilical herniorrhaphy in cirrhosis: improved outcomes with elective repair. J Gastrointest Surg. 2008; 12(4): 675–681.

[27] Marsman HA, Heisterkamp J, Halm JA, Tilanus HW, Metselaar HJ, Kazemier G. Management in patients with liver cirrhosis and an umbilical hernia. Surgery. 2007; 142(3): 372–375.

[28] Belli G, D'Agostino A, Fantini C, Cioffi L, Belli A, Russolillo N, et al. Laparoscopic incisional and umbilical hernia repair in cirrhotic patients. Surg Laparosc Endosc Percutan Tech. 2006;

16(5): 330–333.

[29] Farrow B, Awad S, Berger DH, Albo D, Lee L, Subramanian A, et al. More than 150 consecutive open umbilical hernia repairs in a major Veterans Administration Medical Center. Am J Surg. 2008; 196(5): 647–651.

[30] Eryilmaz R, Sahin M, Tekelioglu MH. Which repair in umbilical hernia of adults: primary or mesh? Int Surg. 2006; 91(5): 258–261.

[31] Arroyo A, García P, Pérez F, Andreu J, Candela F, Calpena R. Randomized clinical trial comparing suture and mesh repair of umbilical hernia in adults. Br J Surg. 2001; 88(10): 1321–1323.

[32] Sanjay P, Reid TD, Davies EL, Arumugm PJ, Woodward A. Retrospective comparison of mesh and sutured repair for adult umbilical hernias. Hernia. 2005; 9: 248–251.

[33] Schumacher OP, Peiper C, Lorken M, Schumpelick V. Long-term results after Spitzy's umbilical hernia repair. Chirurg. 2003; 74: 50–54.

[34] Martin DF, Williams RF, Mulrooney T, Voeller GR. Ventralex mesh in umbilical/epigastric hernia repairs: clinical outcomes and complications. Hernia. 2008; 12(4): 379–383.

[35] Yeh H, Lehr-Janus C, Cohen C, et al. Ultrasonography and CT of abdominal and inguinal hernias. J Clin Ultrasound. 1984; 12: 479–486.

[36] Hodgson TJ, Collins MC. Anterior abdominal wall hernias: diagnosis by ultrasound and tangential radiographs. Clin Radiol. 1991; 44: 185–188.

[37] Arowolo OA, Ogundiran TO, Adebamowo CA. Spontaneous epigastric hernia causing gastric outlet obstruction: a case report. Afr J Med Med Sci. 2006; 35(3): 385–386.

[38] Gupta AS, Bothra VC, Gupta RK. Strangulation of the liver in epigastric hernia. Am J Surg. 1968; 115(6): 843–844.

[39] Lankisch PG, Petersen F, Brinkmann G. An enormous ventral (epigastric) hernia as a cause of acute pancreatitis: Pfeffer's closed duodenal loop model in the animal, first seen in a human. Gastroenterology. 2003; 124(3): 865–866.

第19章
腰　疝
Lumbar Hernia

Maciej □mietánski

蔡祖金　译

解　剖

腰部区域的界限上方为第 12 肋骨,下方为髂嵴,后方为竖脊肌(骶棘),前方为腹外斜肌后缘(一条由第 12 肋前缘到髂嵴的连线)。这个区域的两个三角形被描述为上腰三角 (Grynfelt) 和下腰三角 (Petit)。上腰三角是一个倒三角形,它的底部是第 12 肋,其后缘是竖脊肌,其前缘是腹外斜肌后缘,其顶点在髂嵴稍下方。下腰三角的底边是髂嵴,其前缘是腹外斜肌的后缘,其后缘是背阔肌前缘,其顶点在上部。无论是上腰三角形还是下腰三角形,具体大小取决于肌肉至髂嵴的附着(图 19-1)。两个三角形的底部是胸腰筋膜与腹内斜肌和腹横肌不同程度的结合形成的。

T12 和 L1 神经都穿过上腰三角。腹壁肌群(腹直肌、腹外斜肌、腹内斜肌和腹横肌)以及所覆盖的皮肤由第 7~11 肋间神经和肋下神经(相当于第 12 肋间)支配。第 11 肋间神经分成两个分支(在第 11 肋尖)。后支支配腹横肌和腹内斜肌的运动,前支支配腹外斜肌的运动和覆于其上皮肤的感觉[1]。值得注意的是,如果神经损伤在支配的近端,则运动神经支配的肌肉的运动将受到影响。

腹部相邻的皮肤感觉神经互相重叠,以提供皮节分布的神经支配。相比之下,相邻的运动神经很少重叠。每个腹肌段由一根单一的肋间神经支配。单个脊柱水平运动神经的缺失可导致腹部肌肉全层段麻痹,形成术后侧腹膨隆,这常被诊断为腰疝的一种类型[2]。

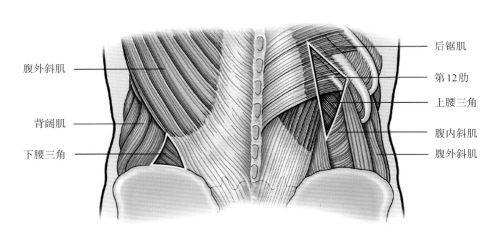

图 19-1 腰部的解剖以及下腰三角 (左) 和上腰三角 (右) 的解剖结构

腹外斜肌
背阔肌
下腰三角

后锯肌
第 12 肋
上腰三角
腹内斜肌
腹外斜肌

另一个外科解剖学的重要发现是，节段性神经和血管都位于腹内斜肌和腹横肌之间，因此为了避免可能的神经刺激或损伤（可能导致疼痛和侧腹壁功能障碍），这一层次不该被用来实施外科手术。

临床特征

先天性腰疝确实存在，而且可以是双侧的[3]。这种腰部隆起的先天性疝可能与肠道症状有关。腰疝可以是后天的，在骨髓炎或椎体、髂嵴结核破坏腰背筋膜而导致腹膜后组织脓肿后出现[4,5]，或在肾脏、主动脉的外科手术后出现[6]，抑或在髂骨被切割和背阔肌皮瓣被移植后出现[7,8]。外伤性腰疝在直接钝性外伤[9]和车祸中安全带损伤后发生[10,11]。在车祸中安全带使用不当使髂嵴上移，而将整个腹壁肌群受减速力量的作用，导致骨盆在剪切作用下前旋转而诱发患者肌筋膜结构撕裂[12]。在此情况下，从T12椎体到髂嵴水平的后外侧腹壁的巨大破损能造成累及乙状结肠及降结肠和（或）肾脏的巨大腰疝[13]。

也有报道，腰疝可在接受经前方入路腰椎椎体间融合术治疗腰椎间盘突出症后出现。这些通常不是真正的疝，因为它们没有真正的筋膜缺损。在某些情况下筋膜缺损可能是显而易见的，但多数不是这样的，这些腹壁畸形是由于支配上部腹外斜肌、腹内斜肌、腹横肌和腹直肌的神经受损所致。T11和T12神经的路径横过一些手术的手术野，如肾切除术或主动脉瘤手术。侧腹永久性隆起作为侧腹切口根治性肾切除术的并发症被低估，这能发生在几乎一半的患者中[14]。这种畸形可以是进行性的，瘫痪肌肉上部的突出将导致这些肌肉的正常部分向外突出（图19-2）。随着时间的推移，疼痛和不适加剧，尤其在Valsalva动作和行走中。

腰疝可以包含多种腹内脏器，结肠疝是最常见的，但小肠、胃、脾也可能成为疝内容物。一个特殊的病例是结肠滑动性疝，它导致了间歇性肠梗阻症状。

腰疝必须与肌肉肿瘤、脂肪瘤、钝性外伤引起的血肿和肾上腺瘤脓肿鉴别。穿过腰背筋膜的腹膜后脂肪的小脂肪突起被认为是引起腰痛的一个原因[15,16]。

有记录显示背痛放射至腹股沟，大概是由于刺激了第10、11、12肋间神经的侧皮支引起的。微小的脂肪疝沿皮神经的走行通过腰筋膜引起严重的向臀部及大腿放射的背痛。这些疝可以被触及并有触痛。它们类似于通过白线和前鞘发生的脂肪疝。局部浸润麻醉解除了疼痛可明确诊断。局部切除及关闭缺损可治愈这类情况。CT检查可以显示缺陷部位，由此可以明确诊断[10,17]。

由"失神经"损伤导致侧腹突出的患者经常抱怨与此有关的背痛。很难解释这个抱怨的缘由，因为许多这类患者的抱怨预先存在，并要求外科手术治疗。最常见的表现是由于肌肉麻痹导致的整容畸形，这将导致不对称的腹部轮廓。

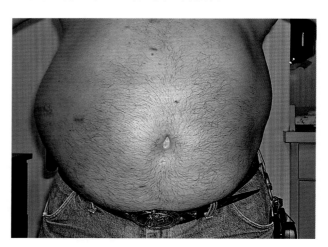

图19-2 右肾切除术后出现"失神经疝"的表现

手　术

腰疝的手术治疗因上述不同的临床情况而不同。原发性腰疝很少超过7~10 cm，许多选择性手术的效果在短期和中期的随访中已被肯定。对于"失神经疝"应该用不同的手术方式和入路。合并损伤的急性创伤性疝会产生许多临床情况，所以手术操作的时机和范围应该是个关注点。

原发性腰疝的选择性治疗可以通过开放性手术和腹腔镜途径完成。对于小型疝（直径＜5 cm）可以不使用合成补片，直接使用不可吸收线简单缝合关闭缺损,获得成功治疗。做一个平行于第12肋的开放切口,确定疝囊并回纳之。如果在疝环处发现腹膜外脂肪瘤,可以结扎后切除之,以减少疝内容物。在平均8个月的随访中,这一组患者没有复发[18]。尽管这种治疗方法可以考虑,但大多数学者认为在腹膜前间隙植入合成补片(sublay)将改善结果。有学者报道了一例使用开放方式植入网塞(Bard Mesh Dart)治疗小型疝而成功治愈的病例[19]。在另一组病例(10例)中,使用开放方式将植入物置于腹膜前间隙。补片应延伸超过缺损部位至少5 cm以确保修补成功。在髂嵴区域,当重叠区不足够(疝环延伸到骨骼)时应使用双重骨锚缝线(Mitek GII titanium anchor)固定到骨骼[20]。近年来,由于腹腔镜手术的视野更好,它似乎超过开放技术而在手术治疗中占主导地位,简单而行之有效[8,21,22]。采用经腹膜入路方式治疗腰切口疝允许松解以前手术带来的网膜粘连,并且可仔细操作取出疝内容物,暴露疝囊孔[8,23]。即使由于疝囊的大小而必须实行开放手术,也建议先进行腹腔镜探查以评估腹腔内情况[13]。这种方法的修补路径和技术类似于切口疝的修补(见“腹部疝”章)。一个显著的差异是患者必须转为侧卧位(图19-3)。贯穿筋膜的缝合和固定装置的使用与切口疝手术相同。网片在疝囊游离后应被放置在腹膜内(抗粘连性的复合材料)或者腹膜外[24]。在这种情况下需使用聚丙烯或部分可吸收的轻质补片。关闭腹膜以避免网片与肠管接触,除非使用组织分离产品[8,23]。

有报道显示了完全经腹膜外修补术的可能性。该学者认为采用腹膜外内镜可以提供更安全的解剖空间和利于补片的无张力放置。尽管只报道了一个病例,但这种方法类似腹股沟疝修补中的TEP方法,在未来可以成为一种有效的替代方案[25]。

在急性创伤情况下,若必须行剖腹探查术以排除腹腔内出血时,应通过腹部正中切口探查腹腔。

在疝内被广泛破坏、缺血的结肠需要切除,如果有指征需做造口处理。腰背筋膜的缺损应该用不可吸收线缝合。除了原发性闭合伤,最好使用人工生物材料以加强筋膜缺损的修补。然而,外伤性腰疝急诊修补后其复发率很高。在最近的一系列

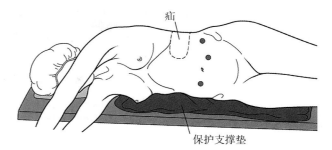

图19-3 左侧腰疝修补手术的患者体位。这一体位也适用于“失神经疝”的修补。3个深色圆点标记了trocar的大致位置

报道中,50%的患者出现了复发。根据这个数据学者们提出了延迟修补的观点。他们认为,即使患者因为其他损伤而需要进行急症腹部探查,外伤性腰疝修补术在当时也不是必需的,而应个性化。最好在其他急性问题解决以后及早实施择期修补手术。在对高风险患者相关损伤和污染伤口实施修复时可能导致伤口感染,结果导致修补失败,以至于后续的修补更加困难[13]。

对失神经支配损伤的修补存在更多的问题,因为没有筋膜缺损,所以许多外科医师都不愿去做一个有理由被认为是整容问题的修补手术[26]。根据近期的随访研究结果,侧腹隆起经常导致持续性疼痛并限制日常活动[14],所以这类患者大多有非常强烈的意愿要求实施修复手术。难点不仅在于是否需要手术,而且在于选择何种可行的修补方式。任何有关这些选择的资料都是稀少的。有3个基本的选择来解决这个问题。第一种是手术,似乎非常简单。暴露相关的侧腹肌,并以折叠的形式缝合。实施多层次的肌折叠缝合,可以在手术时及术后短期内明显改善腹部外观。但不幸的是,失神经支配的肌肉不能被治愈,折叠术也不能提供一个最终的解决方案。与被折叠肌肉相邻的肌肉仍然处于麻痹状态,在数月至数年内仍会像以前一样隆起。由于这种失败,所以推荐使用假体材料来修补。外科医生必须提供一个非常宽的假体材料来覆盖缺损以达到长期的效果。假体材料被放置在腹膜外间隙或覆盖在腹外斜肌表面。切开肌肉,解剖腹膜外间隙,然后将大片修补材料放置在该位置。一定要确保补片向上超过第12肋骨,向下至髂嵴水平以下。只有以这种方式,所有失神经支配的肌肉才会

被覆盖。困难在于腹膜前间隙的解剖，因为这个区域布满瘢痕。建议采用两种方法来解剖腹膜前间隙。一是原切口的外侧入路，另一个是经过腹直肌鞘的中间入路，在未受瘢痕影响的部位放置补片以覆盖缺损。在一个小宗病例的研究中（7个外侧入路对8个中间入路），失神经支配区的外侧入路方式没有提供令人满意的长期结果。相反的，在长期观察中，中间入路方式保持了侧腹部的正常形态[27]。

随后加做肌肉折叠术，甚至可以取得更加令人满意的结果。因为腹部肌肉纤维是朝向相反方向的，所以肌肉产生的力量也是相反的。解剖学修复通过侧向肌肉的折叠来恢复相反的力量。在这些情况下，另外植入的补片加强了修补的强度[2]。

另一种方法是腹壁肌肉前放置补片法（onlay），较少受青睐。方法为：先折叠缝合失神经支配的肌肉；然后在肌肉表面覆盖一大块假体材料，同样覆盖肋骨至髂嵴的范围；使用永久性缝线间断或者连续缝合以固定补片。这种方法理论上的缺陷是，失神经支配的肌肉是被前面而不是后面的筋膜支持。然而这种修补方法看上去更容易实施，并且不增加腹内损伤的可能性。腹壁肌前抑或腹膜前间隙放置补片，哪一种更有利，目前尚缺乏证据。

第三种选择是联合开放和内镜技术的所谓杂交手术。以开放入路开始手术，使用腹膜内补片紧贴腹膜放置并固定于腹壁和膈；肌肉切开后置入腹腔镜Trocar以完成补片的放置；然后折叠缝合肌肉以重建侧腹正常的轮廓；最后在腹腔镜下使用固定器和贯穿筋膜的缝线来安全固定补片。此方法的研究正在进行中，目前尚没有长期随访结果的报道。

结　论

• 腰疝的发生率很低。

• 建议使用人工材料加强。

• 腹腔镜方法有益于中小型疝，即使在大型疝开放式修补术中也可以更好地评估腹腔内情况。

• 失神经支配导致侧腹隆起的问题，需要大而复杂的修补手术来解决，应使用一个足够大的假体材料来修补，杂交手术技术的新概念可能提供最佳的长期结果。

◇ 参 ◇ 考 ◇ 文 ◇ 献 ◇

[1] Gardner GP, Josephs LG, Rosca M, et al. The retroperitoneal incision. An evaluation of postoperative flank bulge. Arch Surg. 1994; 129: 753–756.
[2] Hoffman RS, Smink DS, Noone R, et al. Surgical repair of the abdominal bulge: correction of a complication of the flank incision for retroperitoneal surgery. J Am CollSurg. 2004; 199: 5.
[3] Adamson RJW. A case of bilateral hernia through Petit's triangle with two associated abnormalities. Br J Surg. 1958; 46: 88–89.
[4] Myers RN, Shearburn EW. The problem of recurrent inguinal hernia. Surg Clin North Am. 1973; 53: 555–558.
[5] Watson LF. Hernia: anatomy, etiology, symptoms, diagnosis, differential diagnosis, prognosis, and the operative and injection treatment. 2nd ed. London: Harry Kimpton; 1938.
[6] Geis WP, Saletta JD. Lumbar hernia. In: Nyhus LM, Condon RE, editors. Hernia. 3rd ed. Philadelphia: Lippincott; 1989.
[7] Stumpf M, Conze J, Prescher A, et al. The lateral incisional hernia: anatomical considerations for a standardized retromuscularsublay repair. Hernia. 2009; 13: 293–297.
[8] Yavuz N, Ersoy YE, Demirkesen O, et al. Laparoscopic incisional lumbar hernia repair. Hernia. 2009; 13: 281–286.
[9] Kretschmer HL. Lumbar hernia of the kidney. J Urol. 1851; 65: 944–948.
[10] Esposito TJ, Fedorak I. Traumatic lumbar hernia. Case report and review of the literature. J Trauma. 1994; 37: 123–126.
[11] McCarthy MC, Lemmon GW. Traumatic lumbar hernia: a seat belt injury. J Trauma Injury Infect Crit Care. 1996; 40: 121–122.
[12] Burt BM, A fifi HY, Wanz GE, et al. Traumatic lumbar hernia: reports of cases and comprehensive review of the literature. J Trauma. 2004; 57: 1361–1370.
[13] Bathla L, Davies E, Fitzgibbons RJ, et al. Timing of traumatic lumbar hernia repair: is delayed repair safe? Report of two cases review of the literature. Hernia. 2011; 15: 205–209.
[14] Chatterjee S, Nam R, Fleshner N, et al. Permanent flank bulge is a consequence of flank incision for radical nephrectomy in one half of patients. Urol Oncol Seminars Orig Invest. 2004; 22: 36–39.
[15] Copeman WSC, Ackerman WL. Fibrositis of the back. Q J Med. 1944; 13: 37–40.
[16] Faille RJ. Low back pain and lumbar fat herniation. Am Surg. 1978; 44: 359–361.
[17] McCarthy MP. Obturator hernia of the urinary bladder. Urology. 1976; 7: 312–314.
[18] Zhou X, Nve JO, Chen G. Lumbar hernia: Clinical analysis of 11 cases. Hernia. 2004; 8: 260–263.
[19] Solaini L, di Francesco F, Gourgiotis S, et al. A very simple technique to repair Grynfeltt-Lesshaft hernia. Hernia. 2010; 14: 439–441.
[20] Carbonell AM, Kercher KW, Sigmon L, et al. A novel

technique of lumbar hernia repair using bone anchor fixation. Hernia. 2005; 9: 22−26.

[21] Aird I. Companion in surgical studies. 2nd ed. Edinburgh: Churchill Livingstone; 1957.

[22] Akita K, Niga S, Yamato Y, Munata T, Sato T. Anatomic basis of chronic groin pain with special reference to sports hernia. Surg Radiol Anat. 1999; 21: 1−5.

[23] Iannitti DA, Biffl WL. Laparoscopic repair of traumatic lumbar hernia. Hernia. 2007; 11: 537−540.

[24] Palanivelu C, Rangarajan M, John SJ, et al. Laparoscopic transperitoneal repair of lumbar incisional hernias: a combined suture 'double-mesh' technique. Hernia. 2008; 12: 27−31.

[25] Habib E. Retroperitoneoscopic tension-free repair of lumbar hernia. Hernia. 2003; 7: 150−152.

[26] Salameh JR, Salloum EJ. Lumbar incisional hernias: diagnostic and management dilemma. JSLS. 2004; 8: 391−394.

[27] Zieren J, Menenakos C, Taymoorian K, et al. Flank hernia and bulging after open nephrectomy: mesh repair by flank or median approach? Report of a novel technique. Int Urol Nephrol. 2007; 39: 989−993.

第20章
盆壁疝

Hernias of the Pelvic Wall

Michael S. Kavic, Stephen M. Kavic, and Suzanne Marie Kavic
刘文方　李新平　译

围绕骨盆包括它的底部有几个较大的裂隙，肠管或其他内脏可由此凸出导致疝。虽然几乎垂直的骨盆壁能减缓疝发生，但不能完全杜绝疝的形成。尽管少见，但深部的盆壁疝确实存在，并会导致轻微的症状。不幸的是，由于这类疝不易被看到和触摸到，临床医师往往会忽略患者的这些症状。在大多数情况下，对于腹部或盆腔隐约不适的女性，医师甚至不会考虑到盆壁疝。尽管如此，作为普外科医师，应该熟悉盆腔解剖，特别是女性潜在发生疝的部位，从而避免不恰当的检查和诊断。患者尤其是老年女性患者可能常常被疏忽。

被普外科医师忽视的一个很好的例子就是女性慢性盆腔疼痛。慢性盆腔痛是一个常见的妇科疾病，占妇科就诊患者的 10% ~ 30%。在良性疾病实施子宫切除的患者中因慢性盆腔痛的占 20%，在妇科内镜探查手术中因慢性盆腔痛的大约占 40%[1]。在美国每年有 78 000 名女性因慢性盆腔痛而切除子宫[2]。据估计，70% 的慢性盆腔痛女性同时患生殖道疾病，10% 同时伴有消化道紊乱，8% 患有肌肉骨骼神经疾病，7% 存在肌筋膜异常，5% 患有泌尿系统疾病引起的慢性盆腔痛[3]。可见慢性盆腔痛的病因复杂，普外科医师应该积极参与这类疾病的诊治而不要回避。

慢性盆腔痛有 3 个评定标准：① 病程：盆腔疼痛持续时间≥6 个月；② 解剖学因素：通过腹腔镜检查发现导致疼痛的物理原因；③ 情感或行为影响：在进行工作、娱乐、性行为等身体活动时盆腔痛会有明显变化，疼痛也与情绪变化有关[3]。而大多数标准的实验室及影像学检查如全血细胞计数、腹部或盆腔 B 超及 CT 检查等均在正常范围。

很多医师对于慢性盆腔痛常常宁可归咎于"妇科病"，也不愿进一步寻找病因。慢性盆腔痛的病因众多，对这类患者需要多学科的良好协作才能做出正确评估[4]。然而，慢性盆腔痛确实存在，却被忽视，一些少见疾病可以引起女性慢性盆腔痛，如坐骨孔疝、闭孔疝、膀胱上疝及会阴疝等。其中典型而少见的就是坐骨孔疝。

坐骨孔疝

坐骨孔疝是最少见的腹盆壁疝之一，由 Verdier 于 1753 年首次报道[5,6]。其产生机制为疝囊及其内容物经坐骨大孔或小孔凸出形成。坐骨孔疝的发生部位有梨状肌上方、梨状肌下方以及经坐骨小切迹（图 20-1）。坐骨孔疝也被称作骶骨坐骨疝、坐骨疝、臀疝等，其疝内容物可能是卵巢、输卵管或者肠管。这些器官的嵌入会导致慢性盆腔痛或肠梗阻。

至 1958 年全球报道的坐骨孔疝病例仅 39 例[5,6]。然而，在 1998 年 Miklos 及其同事从 1 100 例因慢性盆腔痛而行腹腔镜探查的女性患者中诊断出 20 例坐骨孔疝。在这些病例中疝内容物均为同侧的卵巢或合并输卵管。如果以因慢性盆腔痛而进行

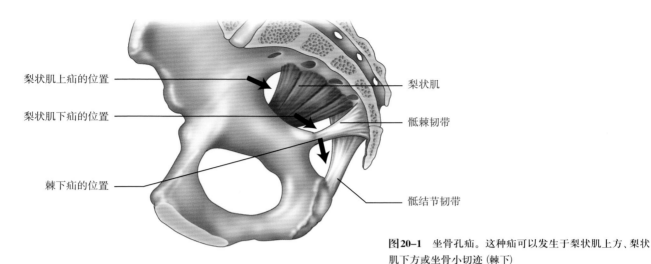

梨状肌上疝的位置 ——

梨状肌下疝的位置 ——

棘下疝的位置 ——

—— 梨状肌

—— 骶棘韧带

—— 骶结节韧带

图20-1　坐骨孔疝。这种疝可以发生于梨状肌上方、梨状肌下方或坐骨小切迹 (棘下)

腹腔镜探查确诊为坐骨孔疝的比例 (1.8%) 来推算的话，坐骨孔疝的发病率就不会像以往认为的那么低[7]。

解剖

骶棘韧带把坐骨大切迹变成由梨状肌填塞的坐骨大孔。除了梨状肌，穿过坐骨大孔的结构还有臀部的血管和神经，阴部内血管和神经，以及支配闭孔内肌和股方肌的神经。在梨状肌上方，有臀上动脉、静脉和神经通过梨状肌上孔。在梨状肌下方，有臀下血管、股后皮神经、闭孔内肌神经、阴部内血管和神经及坐骨神经通过。坐骨小切迹由上缘的骶棘韧带和下方的骶结节韧带环绕成坐骨小孔，其间通过闭孔内肌腱膜及神经、阴部内血管[5]。对女性坐骨孔疝而言，疝凸出部位于阔韧带后方；而在男性患者，凸出部位于后盆腔膀胱与直肠之间。位于骶骨结节下方的疝定义为会阴疝[5]。

临床表现

由于坐骨孔被臀大肌交叠覆盖，坐骨孔疝很少在体格检查时被发现。更糟糕的是，坐骨孔比较小，患者通常有脏器嵌顿或梗阻的表现。坐骨孔疝要在剖腹探查后才能确诊。正因如此，慢性坐骨神经痛会引起医师体检时对臀部的重视，在患者站立位时可以发现局部凸起更明显。坐骨神经受压会导致下肢肌力减弱并伴有大腿后侧放射痛，且在屈背时疼痛更明显。疝造影术在判断坐骨孔疝时会有帮助，但CT通常是首选的影像学检查。

治疗

坐骨孔疝可采用经腹或经臀入路手术修补[9, 10]。当诊断有困难时，通常推荐经腹入路，开放手术方式更便于外科医师对可能的肠梗阻进行探查。不过腹腔镜手术能对坐骨孔疝提供更满意的视野[7]（图20-2）。

在打开腹腔或腹腔镜手术建立气腹之后，应对整个腹腔进行全面探查。肝、胆、胃、小肠、阑尾、子

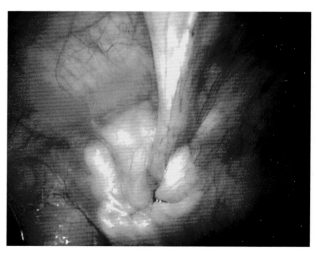

图20-2　坐骨孔疝的腹腔镜视野

宫、输卵管、卵巢及腹膜表面均应全面检查[11]。仔细检查整个盆腔有无疝、粘连及子宫内膜异位症。

发现坐骨孔疝后应把疝内容物拉回腹腔。对于颜色暗红的肠管，要观察5～10 min以确定充足的血供能否恢复。没有活力的肠管，必须切除并行一期吻合。如果肠管有活力，则应在疝环上方切开腹膜，游离并切除疝囊（图20-3）；暴露坐骨孔，用不可吸收的合成补片将其完全覆盖，补片边缘须超过疝缺损边缘2.5～3.0 cm，用钉合器将补片两侧均匀地固定于闭孔内肌筋膜及尾骨肌上（图20-4），通过体内缝合或钉合器关闭切开的腹膜，使之重新腹膜化；用标准的方法关闭腹腔镜的穿刺部位和腹部切口。

闭孔疝

闭孔疝是由腹膜外脂肪或肠管经闭膜管异常凸出而形成的。此类疝难以察看，因此术前很难发现，除非在直肠指检或盆腔双合诊时触及膨出物[12,13]。闭孔疝的内容物可以包含腹膜外组织凸出物、大肠或小肠、阑尾、子宫、输卵管及卵巢等[14]。闭孔疝非常罕见，一系列研究表明其发生率占全部疝的0.073%[15]。有以下两大类人群被认为是闭孔疝的最高发人群[14-16]。

（1）老年人，以女性居多，有慢性病、体重减轻、腹内压增高、闭孔膜变薄弱等病史。

（2）育龄女性。

解剖

闭孔是人体最大的骨性孔隙（图20-5）。它大致呈圆形，被闭孔膜封闭。闭膜管的内口直径约为1.0 cm，位于闭孔膜中央的上方。闭膜管本身是长2～3 cm的纤维骨性管道，其顶部为耻骨闭孔沟，底部由内、外闭孔肌及其筋膜构成。闭孔神经、动脉和静脉通过闭膜管，神经位于动、静脉上方（图20-6）。穿越闭膜管后，闭孔神经就分为前、后支。前支经闭孔外肌上缘支配收长肌、股薄肌和短收肌；后支穿过闭孔外肌后支配大收肌和短收肌。伴随闭孔神经前支的闭孔疝疝囊在耻骨肌和闭孔外肌上

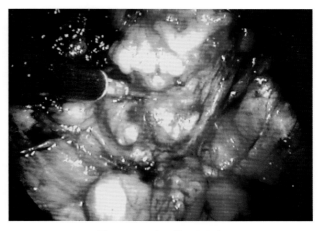

图20-3 切除坐骨孔疝疝囊

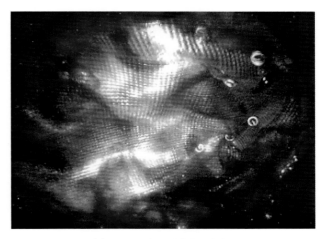

图20-4 坐骨孔疝的补片修补

方之间穿过，伴随闭孔神经后支的疝囊则穿过闭孔外肌。

临床表现

一般而言，闭孔疝有以下4种症状或体征[14]。

（1）肠梗阻表现（老年女性，通常为间歇性）。

（2）Howship-Romberg 征。

（3）既往有类似发作史。

（4）触及包块（少见）。

虽然前两项是最常见的表现，但是肠梗阻的自然病程通常不明确，而Howship-Romberg征也仅在手术探查发现闭孔疝后才回想起来。

在直肠指检或盆腔检查时偶尔会触及包块，然而由于在对腹部隐痛做鉴别诊断时很少考虑到闭孔疝，几乎不会想到去检查闭孔区的肿块。

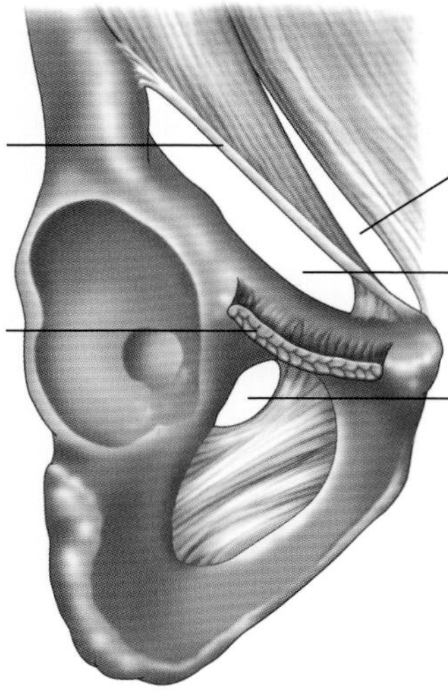
腹股沟韧带
腹股沟疝
股疝
耻骨肌
闭孔疝

图20-5 闭孔的解剖

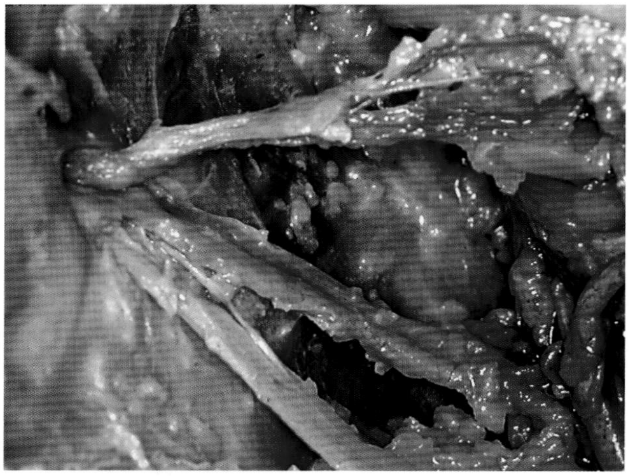

图20-6 闭孔神经、动脉和静脉

John Howship于1840年首次记录了闭孔疝的疼痛特征。他将其描述为疼痛沿患侧大腿内侧表面向下放射，大腿伸展、内收或内旋时疼痛加剧[17]（图20-7）。1848年Moritz Romberg独立描述了Howship征[18]。尽管Howship-Romberg征是闭孔疝的特异性体征，但它绝非百分之百存在。由于闭孔神经皮支在闭膜管狭窄处受到压迫，大约50%的患者会主诉疼痛向下放射到大腿内侧[14,19]。

有些学者认为闭孔疝的发展分为几个阶段。开始时部分腹膜外结缔组织形成的“凸出物”作为前疝进入闭膜管[14]（图20-8）。这一概念得到来自女性尸检研究结果的支持[20]，该报道证实64%的女性尸体存在这种“凸出物”。闭孔疝生成的第二阶段为闭膜管上方的腹膜开始凹陷，腹膜进一步凹陷形成疝囊（图20-9）。最后，肠管、子宫、输卵管或卵巢进入疝囊并通过闭膜管而演化为闭孔疝。

闭孔疝内输卵管或卵巢嵌顿可导致慢性盆腔痛。有症状的肠梗阻也可由于大肠或小肠嵌顿于闭膜管而引起。由于闭孔疝位于深部的耻骨肌和内收肌间，往往不易被观察和触摸到，因此常常延误诊断。

近来，CT检查已成为评估患者可能存在闭孔疝可靠的诊断工具。在两组小样本病例研究中，通过对所有的病例进行CT检查，发现了87例闭孔疝[12,13]。

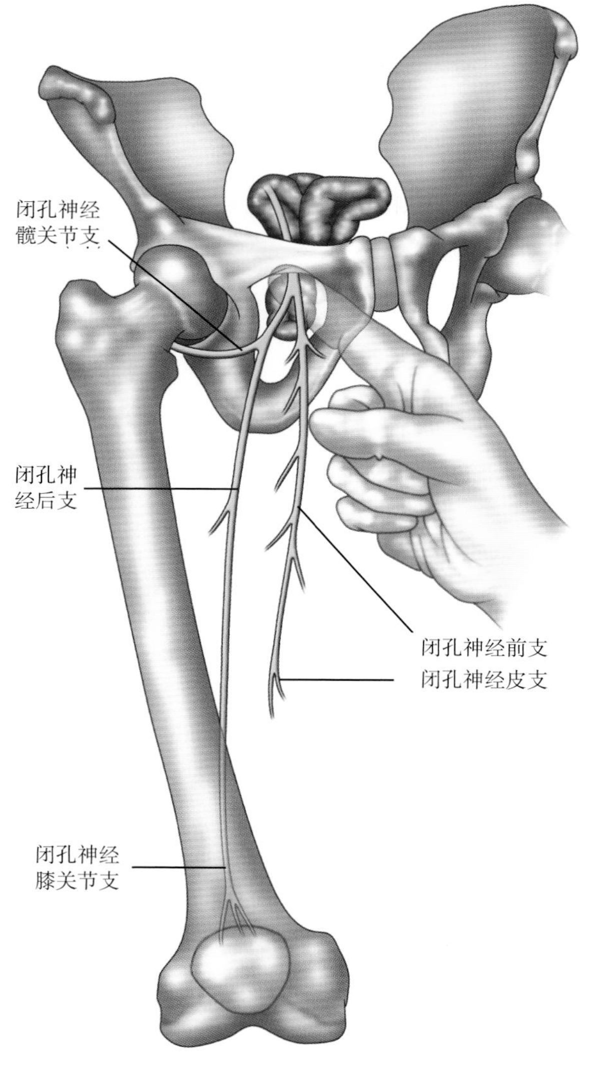
闭孔神经
髋关节支
闭孔神
经后支
闭孔神经前支
闭孔神经皮支
闭孔神经
膝关节支

图20-7 闭孔疝的Howship-Romberg征

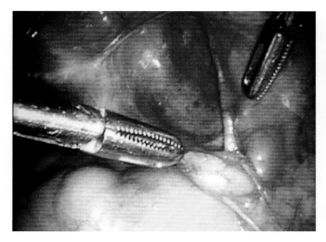

图20-8 闭孔凸出物

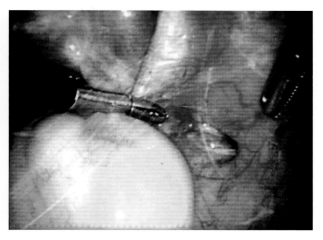

图20-9 切除闭孔疝

治疗

尽管影像学检查技术有进展,但闭孔疝的诊断和治疗仍主要依靠腹腔探查,可经剖腹探查或用腹腔镜方式进行。无论采用何种手术入路,必须全面检查和评估盆腔。如果发现双侧闭孔部位均有缺陷,则必须做双侧疝修补术。

一旦确诊闭孔疝,应先回纳疝内容物,打开腹膜前间隙以探查闭孔内口和闭膜管。此时,要用不可吸收单股线将闭孔内肌筋膜牢固地缝合于耻骨联合的骨膜上,从而关闭闭膜管内口。操作时必须小心,避免损伤闭孔血管和神经。另一种方法是采用永久的合成补片加固闭孔膜缺损,可采用聚丙烯、聚酯纤维或聚四氟乙烯补片修补。补片必须覆盖整个缺损,并超过缺损边缘2.5～3.0 cm,并充分固定。另外,除了覆盖闭孔,补片通常还需完全覆盖耻骨肌孔,即股管和腹股沟管的内口(图20-10)。

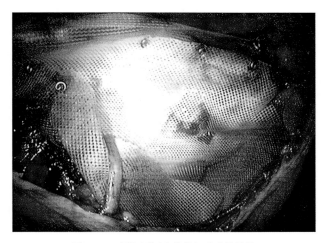

图20-10 用钉子固定修补闭孔疝的补片

固定补片之后,切开的区域要重新腹膜化。通常用2-0可吸收线行腔内连续缝合关闭腹膜切口,聚二噁烷酮或聚乳酸910线均为可选择的缝线(图20-11)。

会阴疝

会阴疝非常少见,由内容物穿越盆底肌肉和筋膜(盆膈)进入会阴部而形成(图20-12)。会阴疝又被称为坐骨直肠疝、耻骨下疝、阴部疝、后唇疝、

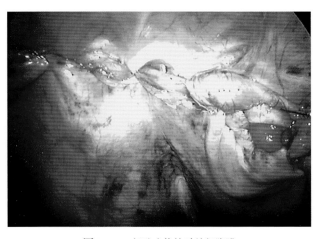

图20-11 闭孔疝修补时关闭腹膜

道格拉斯窝疝以及阴道疝。会阴疝常见于女性,是具有不同腹膜囊的真正的疝。

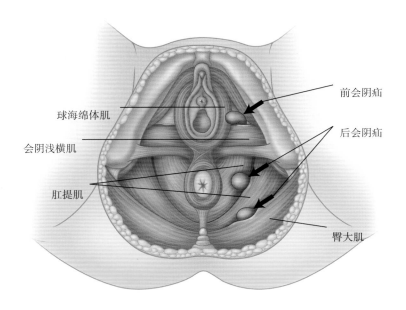

图20-12　会阴疝

　　与会阴疝发病相关的因素包括女性宽骨盆、分娩及伴随分娩产生的损伤、肥胖、盆腔肿瘤切除手术、经腹会阴联合切除术，以及男性的经会阴前列腺切除手术等。在会阴浅肌的前方或后方，会阴疝穿过肛提肌，或者在肛提肌和尾骨肌之间通过。

解剖

　　阴部疝是一种前会阴疝，仅发生于女性患者。该种疝亦被称为阴唇疝，能突入大阴唇形成明显的包块。在盆腔，阴部疝通过由球海绵体肌、坐骨海绵体肌和会阴横肌构成的三角区[20]。后会阴疝出现于肛提肌纤维之间，或者在肛提肌与尾骨肌之间[21,22]。

临床表现

　　由于受到具有弹性的肌肉和软组织的约束，会阴疝很少导致肠梗阻。不过，它可引起慢性盆腔痛。通常可在会阴疝患者会阴部触及柔软包块，患者平卧后包块会回纳或减小。如果会阴部包块不明显，那么通过在腹腔内滴入不透X线的造影剂进行疝造影术能进一步明确诊断（图20-13，20-14，20-15，20-16）。

治疗

　　会阴疝最终只能通过手术修补。会阴疝修补

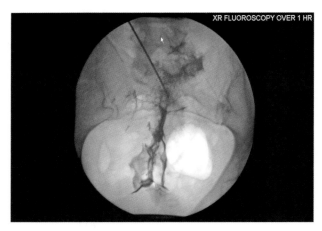

图20-13　会阴疝造影检查造影剂注射时（注：箭头所指处是X线标志，和目前的讨论不相干）

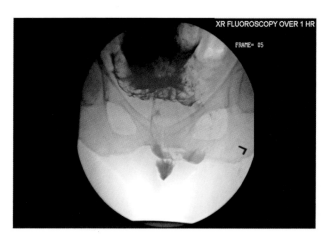

图20-14　会阴疝造影检查造影剂注射后

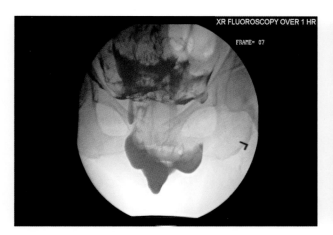

图20-15　会阴疝造影检查。假如会阴膨出不明显,可以用不透X线的造影剂在腹腔内滴注进行疝造影检查,以便于会阴疝的诊断

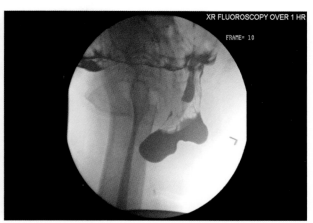

图20-16　会阴疝造影检查:1 h后的X线透视影像

的手术入路包括经会阴切口,或开放式或腹腔镜式经腹入路。按传统方法,此类疝修补术采用不可吸收线将自体组织缝合,关闭会阴部缺损。若用经典开放性外科原则考量,该方法利用薄弱的肌肉和筋膜进行修补,在安全性方面有不足之处。

另外一种受到推崇的评价腹壁和盆壁疝的方法是腹腔镜方法[11]。腹腔镜手术为腹、盆腔潜在疝的检查提供了创伤最小且视野最佳的途径。一旦发现会阴疝,先回纳疝内容物,打开腹膜前间隙以确定疝缺损的边缘。用不可吸收的合成补片全面覆盖疝缺损部位,补片边缘须超过缺损边缘3 cm以上。然后腹腔镜下缝合或用螺钉固定补片,最后用可吸收线缝合腹膜使手术部位重新腹膜化。

膀胱上疝

膀胱上疝是腹腔脏器经前腹壁的膀胱上窝凸出形成,可分为外膀胱上疝或内膀胱上疝两种类型[22]。外膀胱上疝从膀胱上窝向下凸出,医学上称之为腹股沟直疝或前下腹壁的腹壁内疝。内膀胱上疝则向下凸入耻骨后Retzius间隙(图20-17)。

那些经腹股沟后壁或股管凸出的膀胱上疝很容易诊断。而凸入耻骨后Retzius间隙的内膀胱上疝常难以诊断。尽管小肠系列检查、B超及CT对于病情检查有一定的帮助,但诊断往往在腹腔探查时才能确立。

膀胱上疝的治疗策略是手术修补。外膀胱上疝(诸如直疝)可采用传统的Bassini术或Shouldice术等疝修补方式,也可进行用补片的Lichtenstein前路疝修补术。而位于耻骨后Retzius间隙的疝,即内膀胱上疝,最好采用腹腔镜手术修补,这样能充分观察腹、盆腔。如同其他腹、盆壁疝一样,回纳疝内容物后切开腹膜,选择适宜的合成补片行疝修补术,并覆盖疝周边组织,随后是手术野再腹膜化。

结　论

以往医师总是在疝发生的部位看见或摸到包块时才会慎重做出疝的诊断。这种习惯容易忽视那些体检时看不到、摸不着却有症状的疝,而这些疝只有在它们发生的地方才能被观察到[23-26]。虽然摸不到,但临床上非常隐匿的疝的确存在,有报道称该类疝占全部疝修补手术的8%[23]。

通过先进的影像学检查或腹腔镜探查能在其原发部位发现有症状的隐匿性腹、盆壁疝。利用腹腔镜视野有益于常见或罕见的疝在其原发部位获得诊断和修补,而不是在看到肿块的部位进行修补。1956年Henri Fruchaud 在其有关腹股沟解剖的深刻讨论和腹壁肌耻骨孔的描述中首次明确阐述了疝修补术的原则[26]。

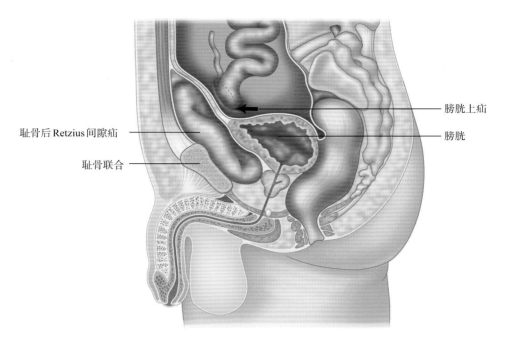

耻骨后Retzius间隙疝

耻骨联合

膀胱上疝

膀胱

图20-17 膀胱上耻骨后疝

◇ **参 ◇ 考 ◇ 文 ◇ 献** ◇

[1] Howard FM. The role of laparoscopy in chronic pelvic pain: promise and pitfalls. Obstet Gynecol Surg. 1993; 48(6): 357-387.

[2] Kloch SC. Psychosomatic issues in obstetrics and gynecology. In: Ryan KJ, Berkowitz R, Barberi RL, editors. Kistner's gynecology. Principles and practice. 6th ed. St. Louis: Mosby Yearbook Inc; 1995. p. 391-411.

[3] Carter JE. Surgical treatment for chronic pelvic pain. JSLS. 1998; 2(2): 129-139.

[4] Rapkin AJ, Mayer EA. Gastroenterologic causes of chronic pelvic pain. Obstet Gynecol Clin North Am. 1993; 20(4): 663-683.

[5] Black S. Sciatic hernia. In: Nyhus LM, Condon RE, editors. Hernia. 2nd ed. Philadelphia: JB Lippincott; 1978. p.443-452.

[6] Watson LF. Hernia: anatomy, etiology, symptoms, diagnosis, differential diagnosis, prognosis and treatment. 3rd ed. St Louis: CV Mosby; 1948.

[7] Miklos JR, O'Reilly MJ, Saye WB. Sciatic hernia: a cause of chronic pelvic pain in women. Obstet Gynecol. 1998; 91(6): 998-1001.

[8] Cali RL, Pitsch RM, Blatchford GJ, et al. Rare pelvic floor hernias: report of a case and review of the literature. Dis Colon Rectum. 1991; 25: 604-612.

[9] Gaffney LB, Schand J. Sciatic hernia: a case of congenital occurrence. Am J Surg. 1958; 95: 974.

[10] Losanoff J, Kjossen K. Sciatic hernia. Acta Chir Belg. 1995; 95(6): 269-270.

[11] Kavic MS. Laparoscopic hernia repair. Amsterdam: Harwood Academic Publishers; 1997. p. 33-40.

[12] Haraguchi M, Matsuo S, Kanetaka K, Tokai H, Azyma T, Yamaguchi S, Kanematsu T. Obturator Hernia in an Aging Society. Ann Acad Med Singapore. 2007; 36(6): 413-415.

[13] Nakayama T, Kobayashi S, Shiraishi K, Nishiumi T, Mori S, Isobe K, Furuta Y. Diagnosis and treatment of obturator

hernia. Keio J Med. 2002; 51(3): 129-132.

[14] Gray SW, Skandalakis JE. Strangulated obturator hernia. In: Nyhus LM, Condon RE, editors. Hernia. 2nd ed. Philadelphia: JB Lippincott; 1978. p. 427-442.

[15] Bjork KJ, Mucha P, Cahill DR. Obturator hernia. Surg Gynecol Obstet. 1988; 167(3): 217-222.

[16] Ritz TA, Deshmukh N. Obturator hernia. South Med J. 1990; 83: 709-712.

[17] Howship J. Practical remarks on the discrimination and appearances of surgical disease. London: John Churchill; 1840.

[18] Romberg MH. Die Operation des singeklemmten Bruches des eirunden Loches. Operatio hernia foraminis ovales incarceratae. In: Dieffenbach JF, editor. Die operative chirurgie, vol. 2. Leipzig: F. A. Brockhaus; 1848.

[19] Chung CC, Mok CO, Kwong KH, Ng EK, Lau WY, Li AK. Obturator hernia revisited: a review of 12 cases in 7 years. J R Coll Surg Edinb. 1997; 42: 82-84.

[20] Singer R, Leary PM, Hofmeyer NG. Obturator hernia. S Afr Med J. 1955; 29: 74.

[21] Koontz AR. Perineal hernia. In: Nyhus LM, Condon RE, editors. Hernia. 2nd ed. Philadelphia: J. B. Lippincott; 1978. p.453-462.

[22] Gray SW, Skandalakis JE, McClusky DA. Atlas of surgical anatomy. Baltimore: Williams & Wilkens; 1985. p. 326-327.

[23] Herrington JK. Occult inguinal hernia in the female. Ann Surg. 1995; 181: 481-483.

[24] Fodor PB, Webb WA. Indirect inguinal hernia in the female with no palpable sac. South Med J. 1974; 64: 15-16.

[25] Bascom JU. Pelvic pain. Perspect Colon Rectal Surg. 1999; 11(2): 21-40.

[26] Fruchaud H. The Surgical Anatomy of Hernias of the Groin (Translated and edited by Robert Bendavid, 2006). France: Gaston Doin & Cie; 1956. Printed in Canada by University of Toronto Press, First printing 2006.

第21章
切口疝:"开放"技术(不包括造口旁疝)

Incisional Hernia:The "Open" Techniques (Excluding Parastomal Hernia)

Andrew N. Kingsnorth

陈 革 译

历史回顾

切口疝是医源性导致的,其发生率随着腹部外科手术的增加而增长。切口疝是"关乎外科医师可变因素"的最好实例。持续性非卧床腹膜透析的引进造成了与其相关的独特切口疝的形成[1,2]。腹腔镜手术的发展也带来了一种新的疝:Trocar疝(参见第18章)[3]。虽然学者们希望后者的发生率会随着腹腔镜Trocar孔的变小而下降,但是在将腹腔镜手术与开放手术治疗结直肠癌对比的CLASICC试验中发现,腹腔镜手术造成腹壁疝的发生率与传统开放手术相比并没有下降(腹腔镜组9.2% vs.开腹组8.6%)[4]。

腹部外科手术在19世纪的发展表现在1809年McDowell的卵巢囊肿切除术[5]、1881年Billroth的胃部分切除术[6]及1882年Langenbuch的胆囊切除术[7]。由于腹部手术带来了切口疝并发症,相应地处理切口疝的外科手术也应运而生。Gerdy在1836年修复了一个切口疝。Maydl也在1886年修复了一个[8]。Judd在1912年[9]以及Gibson在1920年[10]都描述了基于对大量瘢痕和邻近组织解剖的疝修补技术。修补材料很早就被用于疝修补术:1910年Kirschner的阔筋膜自体移植术[11]以及1923年Gallie和Le Mesurier的筋膜带移植术[12]。肌腱、表皮以及全层皮肤移植,包括同种和异种移植,都曾被用于疝修补术,但后来发现都存在一些问题。过去曾使用过的非生物性补片包括不锈钢和钽网。最近聚丙烯(Marlex和Prolene补片)、聚酯(Mersilene网片)以及膨体聚四氟乙烯(DualMesh Plus补片)等材料被应用于疝修补术,并且成为许多外科医师的选择(参见第7章)。

理想的修补材料依然有待人们去发现。一个多世纪以前Theodor Billroth就曾有远见地指出,"如果我们能人工制造出与筋膜或肌腱密度与韧性相当的组织,根治疝将成为现实"[13]。目前在实施疝修补术时使用的产品通常都是机体组织的优秀替代物。

症状和体征

Pollock和他的同事们将切口疝定义为"当患者站立时可见并可触及的膨出,且时常需要支撑或修补"[14]。

60%的切口疝患者没有任何症状。促使患者就医的症状包括弯腰困难、形态畸形、疝的大小导致不适、持续性腹痛,以及偶发的亚急性肠梗阻。持续的嵌顿性疝引起急性肠梗阻及肠绞窄时必须进行急诊手术治疗。

切口疝的自发性破裂不太常见,但却是危及生命的并发症(图21-1)。该并发症较多见于脐下疝,可能因与衣服或紧身衣的摩擦而加重[15]。妇产科手术后形成的疝发生自发性破裂的风险最高[16]。

小切口疝的发现相当困难。很小的腹膜外脂肪凸出以及小腹膜囊凸出的患者会主诉腹部有柔

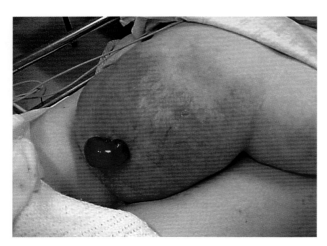

图21-1　切口疝的自发性破裂

软的肿块，但不是经常出现，而一旦出现则引起强烈的局部疼痛。让患者取仰卧位，全身放松，进行体格检查常常可以找到病因。超声检查是一种有帮助的诊断方法，通常会看见一个用手触摸不到的缺损，尤其在肥胖患者。但是腹壁的超声检查需要经验丰富的医师对结果进行解释。有时不十分容易区分疝与皮下脂肪，或区分疝内容物里的小肠和与薄弱的前筋膜靠得很近的小肠。大部分情况下，尤其对于巨大的复杂的切口疝，CT检查可更加有效和精确地判断缺损部位并可根据其结果进行术前准备及选择手术方式。CT检查对肥胖患者和腹部手术瘢痕较大的患者特别有帮助，因其可以判断疝囊的内容物，尤其是腹壁疝临床表现较隐匿时。另外，CT检查能将切口疝与其他疾病如血肿、脓肿以及肿瘤等鉴别[17]。

发病率

切口疝的总发病率较难估计。Homans在1887年报道10%的患者腹部手术后会发生切口疝[18]。最近几年所报道的切口疝发生率仍然没有下降，即使现在严重的脓血症减少了，单纤维丝、不可吸收线被用于手术缝合，以及伤口缝合技术已受重视。男性切口疝的发生率较女性稍高(55 ∶ 45)。

直到最近，进行开放手术后足够长时间的随访来确定切口疝真实发病率的研究仍然很少。Stanton在1916年报道了连续500例开放手术后随访5~7年的病例，在这期间一共发生了24例术后疝(4.8％)。其中，260例清洁伤口中只发生了3例切口疝，而在186例污染伤口中发生了18例切口疝[19]。

虽然由于高强度缝线的应用使得腹部伤口裂开的发生率已经下降，但是切口疝依然是一个严重的问题。腹壁的强度取决于腱膜层、白线以及腹直肌鞘。这些解剖层次愈合很慢，且只在伤后120日后才能恢复足够的强度[20]。理论上讲，大部分切口疝在这些层次愈合前就会变得明显。在教科书中关于切口疝发生的描述通常都是基于来自有症状的切口疝，且接受了修补手术的病例的信息。因此，书中可能过分强调了这些巨大的和早发的疝，例如，Akman估计97％的切口疝出现在5年内[21]。

直到20世纪80年代早期Hughes和Ellis分别提出了延迟伤口愈合失败的问题后才有了对开放手术伤口的长期前瞻性研究。威斯敏斯特医院的Ellis和他的同事们随访了363例病例，这些病例都接受了开放手术并且在术后1年检查时伤口愈合很好，没有发生切口疝。当在术后2.5~5.5年之间进行伤口评估时，21例病例(5.8％)发生了切口疝[22-26]。

卡迪夫的Mudge和Hughes发表了他们关于切口疝研究的续篇[26]。在1972~1973年间，他们收集了831例年龄超过40岁接受了腹部大型手术的病例进行了长期研究。第一年末有564例病例存活并且愿意入组实验，337例病例接受了进一步的9年随访。剩下的病例中，128例病例已死亡，99例病例由于各种原因没有完成随访。对所有的病例进行了关于症状和丧失行动能力方面的询问调查。

在564例病例中，按照Pollock的定义，有62例(11％)发生了切口疝。在这62例发生切口疝的病例中，52例关于原手术关腹技术的详细信息是清楚的。在没有发生切口疝的病例中，有408例是清楚的。用尼龙线缝合腹膜和白线的病例其切口疝发生率是143例中发生11例(7.7％)；用肠线缝合腹膜且用尼龙线缝合白线的病例中，196例中发生了24例切口疝(12％)；用肠线缝合这两层的病例中，100例发生了14例切口疝(14％)；4例完全用尼龙线张力缝合的病例中，2例发生了切口疝。对337

例病例随访10年后发现,37例(11%)发生了切口疝,且其中13例(35%)首次出现症状在5年或5年以后。这些切口疝病例中1/3有症状。

发生切口疝的病例中,有超过一半的病例首次出现症状在术后1年以后。这些10年的随访研究结果证实愈合的腹部手术切口会不断磨损变弱,直至10年或10年以后形成切口疝。当关注疝导致的病痛和伤残时,那些在术后3年内发生切口疝的患者症状最重;他们的疝一般也较大并且更需要修复治疗[24]。

这两项来自伦敦和卡迪夫的研究结果互相验证,提示腹部手术切口愈合的失败率从5年的6%上升至10年的11%。

Akman早期关于97%的切口疝在术后1年出现明显症状的说法未被这些长期的研究所证实。并且,未进行全面的前瞻性随访研究,切口疝的发生率会被低估。幸亏不是所有的切口疝都需要手术治疗。

目前认为,多达13%的开放手术会最终使患者形成切口疝。在一项系统回顾性研究中(参见第6章)[27],发现使用不可吸收线连续缝合腹部中线切口筋膜层与使用不可吸收线或间断缝合比较,其切口疝的发生率明显降低。

病因学

重要的致病因素包括脓血症(60%术后1年内发生切口疝的患者都曾有严重的切口感染),原切口放置引流管,6个月内经同一切口做过手术,最初手术采用单纯羊肠线缝合(不合适的缝合方法)[28,29],接受类固醇或其他免疫抑制剂治疗,以及炎症性肠病。肥胖对于切口疝的初发或修复后的再发都是重要的危险因素[22,30]。早期伤口裂开常会伴随切口疝的形成。针刺切口疝是一种主要切口愈合失败后周围的"卫星疝"或"扣眼"疝。这些疝可能与腱膜上不可吸收线的锯开效应有关[31]。次要的致病因素包括年龄和性别、贫血、营养不良、低蛋白血症、糖尿病、切口类型、术后肠梗阻[32],以及术后胸腔感染等。最近的两项回顾性研究使用多因素回归分析来评估切口疝的危险因素,如性别、年龄、吸烟、慢性肺病、肥胖、视力、外科医师的经验、关腹

方法,以及缝合材料等,发现疝的大小和肥胖是导致切口疝修复后再发的最主要因素[32,33]。这些疝中许多复发得很早,其初次手术和初次出现症状之间的时间在1年以内。其他经验丰富的医疗中心提出了另一些危险因素,包括年龄超过60岁、之前尝试过疝修补以及术后并发症等[34]。随着年龄的增长,侧腹壁会缩短,腹斜肌会萎缩,再加上腹直肌废用性萎缩导致的病理性纤维化,这些都会造成手术修补时负荷转移至中线,增加疝复发的风险[35]。55%的切口疝发生于男性。切口疝在年龄小于40岁的人群中较少见,并且其发病率会随着年龄增长而增加。切口疝的形成与血栓后综合征的发生有关联[36]。

伤口引流是一个尤为重要的致病因素。Ponka报道所有126例经肋下缘切口行胆道手术并发生切口疝的患者,在最初手术时都曾进行伤口引流[30]。

正中切口比旁正中切口发生疝的风险更高[37]。但是,不管做哪种类型的切口,缝合材料的选择很关键。Kirk比较了使用肠线双层缝合的旁正中切口和使用尼龙线缝合的正中切口,其主要的区别不在于切口的解剖位置,而在于缝线的选择,即尼龙线缝合的切口明显比肠线缝合的切口要好[38]。

低正中切口似乎比高正中切口发生疝的风险更高(但这可能是一个错误的发现,尚需评估不恰当的缝合技术以及生理因素)。许多低正中切口都用于妇产科手术,其导致的疝通常不被包含在纯粹的"外科"随访数据中,因此对这种切口疝真实的总发病率可能会被漏记录。切口疝的位置在最近几年随着新一代腹腔镜手术的开展而发生了变化[39]。

使用金属丝全层缝合是一种稳妥的方法,而且在使用金属丝间断缝合的病例中也没有晚期切口疝发生[40]。更新的可吸收高分子聚合物(Vicryl)和聚乙醇酸(Dexon)缝线已在试验中,并且报道用其缝合筋膜没有不可吸收线好。更长寿命的聚合物聚二噁烷酮(PDS)正在接受评估。在233例腹部大手术切口缝合的对照试验中,将PDS与聚酰胺(尼龙)进行对比,发现并无统计学差异。患者被随机分为以上两种材料中的任一种进行全层缝合,并随访6个月。在PDS组中有2例病例切口愈合失败,

且PDS组中病例并发脓血症更多。两组中病例均没有出现伤口窦道[41]。

使用可吸收聚合物缝线与不可吸收单丝缝线缝合的患者,其晚期切口疝发生的频率相当。目前仍然无法解释为何伤口愈合很久之后成熟的胶原还会变弱并形成疝。这些晚期疝的形成没有明确的致病因素[24,26],尽管其可能的解释包括胶原破坏、转移性肺气肿等(见第3章)。

最近有报道心外科的胸骨正中劈开切口并发症中出现了上腹部切口疝。已确定的危险因素包括男性、肥胖、切口感染、主动脉瓣置换以及左心室衰竭[42]。

在儿童中,使用聚乙醇酸缝线分层或全层缝合都有满意的结果,且不愈合率低。对儿童没有必要用不可吸收线[43]。接受幽门肌切开术(Ramstedt术)的肥厚性幽门狭窄儿童患者发生切口不愈合的风险最高,其原因尚不明确[44]。儿童的早期切口疝可能自然消失,晚期切口疝的发生在儿童中很少见[45]。

开放修补的原则

应当遵守以下原则:

(1)只要可能都应当在放置假体补片之前重建正常解剖结构。对于正中部位切口疝,这意味着必须重建腹白线;对于更侧边的切口疝应当尽量逐层缝合。单纯缝合修补切口疝的复发率高达43%[46]。

(2)只有肌腱、腱膜、筋膜等结构应缝合在一起。对于缺损只进行原位修补,而不充分地转移和并置腱膜的缺损,其再发率为100%[24]。

(3)缝线材料必须保持其有足够长时间的强度以维持组织并置,并允许组织发生良好的联合。因此必须使用不可吸收线或缓慢吸收的缝线。

(4)缝线材料的长度与伤口的几何结构及其愈合有关。进针间隔不超过0.5 cm,缝线长度与切口长度的比值应当是4∶1,且不超过5∶1[47,48]。

(5)修复切口疝不可避免地要将疝内容物推回腹腔,因此导致腹内压增高。重要的是要尽可能地减少这种因素带来的腹内压增高。术前降低体重是首要预防措施,但遗憾的是这通常都不太可能。

如果不能在无过度张力的情况下重建腹白线,则就必须松解切口,如腹外斜肌松解术(Ramirez方式,见下文)。这在巨大疝的修补中会经常用到。

(6)必须注意要防止因麻痹性肠梗阻导致的腹胀,这会使修补的缝合线受到额外的张力。因此,术中应尽可能少触碰内脏。

(7)术后咳嗽可使缝合线张力额外增高,因此应避免肺萎陷、肺部感染以及肺水肿。术前戒烟、胸部运动、减轻体重以及避免过量输血输液(其对心脏会产生的血流动力学效应)是成功修补切口疝的重要因素。

(8)修补手术必须无菌进行。细菌种植、组织创伤以及血肿不应在这些伤口上发生。

综合以上八点,术前恰当的准备工作应包括采取适当措施降低发生继发感染的风险:术前控制所有的皮肤损害和侵蚀,调整肺功能至最佳。应当为合适的患者制定详细的手术计划,使用假体补片加强修补[49]。

以下额外的两点应当注意:

(1)使用抗生素。关于补片修补切口疝中预防性应用和不应用抗生素的差别的随机对照试验从未有学者做过。然而,大部分外科医师认为最好在术前全身使用抗生素。当结合再次使用抗生素时,即使是无污染的清洁手术中伤口感染的发生也明显下降[50]。当存在其他危险因素如糖尿病、肥胖以及之前曾伤口感染时,预防性使用抗生素变得尤其必要。使用人工修复材料,特别是生物组织移植将在本书的其他章节中讨论(参见第7章)。

(2)使用人工合成或生物补片。在使用的众多生物组织移植物中,只对很少的几个做过试验研究,且临床资料有限,随访时间也短,尚需更多的临床研究来评估它们的效果[51]。人工合成的补片被设计成可以经受平均人体直径为32 cm的理论上的最大腹压为20 kPa。据此计算出用以维持腹壁闭合的材料的最大抗张强度为16 N/cm。所有用于切口疝修补的人工合成材料都基于这一标准设计,具体选择哪种材料取决于外科医师。对于污染或可能污染的切口,使用生物补片较好,并且有很多新产品可供选择[52]。

一项选择了 Jadad 评分大于 3 分的随机对照试验来进行回顾性 meta 分析,发现最低的切口疝发生率出现在使用不可吸收线缝合腹壁时,并且在缝合技术方面使用连续缝合较间断缝合更低[27]。最近,一项进一步的 meta 分析研究显示,正中切口疝发生率在使用不可吸收线和缓慢吸收线之间没有差别。这项研究还揭示连续和间断缝合技术有类似的结果[53]。连续缝合方法可能更有效是因为其只需一半的时间,且需要的缝合材料更少[54]。这些学者所做的 meta 分析研究还证实了之前的结果,即编织缝合线会增加伤口感染、切口窦道形成以及术后腹壁疼痛的概率。新近的两个研究小组挑战了传统的大针粗线缝合法。他们使用小针细线均匀缝合(离切缘 0.5 cm 进针,0.5 cm 针间距)技术,缝合长度/切口长度比值维持在 4∶1,同时在一个动物实验模型中使得切口的抗张强度从 534 N 增加到了 787 N。小针缝合时离切口缘 4~6 mm 进针,穿过腱膜并不穿过腹直肌[55]。临床上这种短针距缝合技术能将切口疝发生率从 18% 大幅度地降至 5.6%,且使创面感染概率降低一半,从 10.2% 到 5.2%[56]。

在上腹部切口疝修补中,应当注意上腹部的白线较宽(至少和剑突软骨一样宽),因此,试图将腹直肌拉到一起的做法是不符合解剖的,必定会造成切口裂开。上腹部白线的左右张力大部分是由腹直肌前鞘产生的,腹直肌前鞘由两层薄片构成,前层起至较低部位肋骨的腹外斜肌。这块肌肉跨度较短,使得这层组织相对缺乏弹性,且不能伸展至腹正中线来辅助修补[57]。因此,有时候即使松解了腹外斜肌,上腹部中线仍难以缝合,需要移植假体补片来修补。

阑尾切除术后切口疝

开放式阑尾切除术后切口疝在所有系列丛书中均有报道。致病因素包括严重的术后创面脓血症以及阑尾切除术后伤口放置引流。这类疝的发生往往通过肋部的红色肌肉凸出,难以充分修补。如果缺损周围有发达的纤维组织缘,就可作为 Mayo 重叠修补的基础,则该方法优先于补片修补

术。直接缝合这些疝,即缝合红色肌肉,往往会失败,并且倘若不能充分重叠,那就应当使用腹膜外补片(见下文)或普通补片增强腹外斜肌腱膜。

创伤性腹壁疝

腹壁损伤可能导致疝,且往往在受伤时不会被立即发现[58]。临床上明显的创伤性前腹壁疝大多伴随需要开放手术的腹内损伤。隐蔽的创伤性腹壁疝只能通过 CT 检查来确诊,且通常不需要进行急诊剖腹手术或疝修补术。在决定是否需要急诊剖腹手术时,应当考虑损伤机制。膈腰疝和胸外疝也是钝挫伤常见的并发症[59]。早期诊断这些疝具有难度,且延迟就诊很常见。对这些疝的外科治疗方法一直在演变,有各种治疗方法可供外科医师选择。一项综述研究对 18 个月内就诊于创伤中心的 1 549 例病例进行腹部和盆腔 CT 检查,发现 9% 病例有腹壁损伤,并据此设计了一份评级系统(表 21-1)。

这些等级的发生率为: Ⅰ (53%),Ⅱ (28%),Ⅲ (9%),Ⅳ (8%),Ⅴ (2%),Ⅵ (0.2%)。腹壁损伤与使用安全带或创伤严重度评分之间没有关联。这项大型研究的结论是腹壁损伤发生在 9% 的 CT 检查诊断为钝挫伤的患者,即刻发生疝的概率只有 0.2%,以后发生疝的概率为 1.5%[60]。

表 21-1 用于预测损伤处将来发生腹壁疝的可能性的腹壁损伤评级系统[60]

临床表现	分级
皮下组织挫伤	Ⅰ
腹壁肌肉血肿	Ⅱ
单个腹壁肌肉断裂	Ⅲ
完全腹壁肌肉断裂	Ⅳ
完全腹壁肌肉断裂伴含腹内容物的疝形成	Ⅴ
完全腹壁肌肉断裂伴内脏凸出	Ⅵ

气腹术在巨大切口疝外科治疗方面的应用

巨大切口疝的治疗常常受限于肥胖、疝内粘

连以及腹腔容积的收缩（疝内容物失去了其"领域权"）。长时间的手术分离粘连及粗暴地还纳疝内容物可能导致肠梗阻、肺部压迫以及心功能受损。经历了这些手术过程，如果患者能经受住循环和呼吸系统并发症这一关，持续的肠梗阻也会导致修补术失败。

在修补巨大疝之前尝试使用气腹术是由Moreno于1940年最先提出的[61]。这种方法的优点如下：

• 拉伸腹壁，创造一个更大的腹腔可使疝内容物还纳。

• 减轻疝囊内肠系膜、大网膜以及脏器的水肿，使将被还纳的肿物缩小。

• 拉伸疝囊使粘连被拉伸开，致解剖分离和还纳更容易[62]。

• 提升膈膜，使患者术前的呼吸和循环系统功能就能适应膈膜的升高[63]。

气腹术的技术方法很简单。在局部麻醉下将硬膜外导管、静脉留置针或输尿管的猪尾端插入腹腔。戳孔的部位应当远离疝或疝缘，以避免损伤粘连的内脏。最佳的部位应当通过腹白线。腹部戳孔成功的特点是进针时有压力落空感。然后导管被顺畅地送入腹腔，在注入少量造影剂后进行X线检查了解导管的位置[64]。将导管固定后注入约500 ml气体或通过一个微孔过滤器注入空气[65]。大量的气体或空气在连续几日内分次注入，一次500 ml，每日2或3次，直到每日容量达到约2.5 L。Caldironi及其同事在41例巨大切口疝患者中使用的是一氧化二氮。他们使用腹腔镜的吹入器隔日充满气腹，平均5.5日，共注入一氧化二氮23.2 L。每次注入的气体容量为1 000或1 500 ml，比之前的要多，这种方法除一例病例以外，所有的病例都能良好耐受。随后的良好修补结果（平均25个月的随访时间，40例修补术后病例只有2例复发）证实了这种方法的成功[66]。患者的腹部难免会被吹得像气球一样大，这时需要对患者做一些耐心的安慰工作。如果患者感到不适，有肩顶痛、心动过速或呼吸困难等表现时，注气的速度可以减慢；甚至，如果发生严重症状的话，气体或空气可被抽回。不要试图阻止疝囊扩张，扩张疝囊是有好处的，可以拉伸粘连，并使疝内容物在手术前自行还纳。腹膜囊的自由扩张可暴露附属的疝凸出物，使手术修补得到更充分的准备和实施。这种方法对外科医疗设备有一定的要求，但这种方法已在南美洲和欧洲部分地区被证实有明显益处，然而在美国的实际经验却较有限。

由于大部分临床医师都不采取气腹术，这项技术应用的进展尚不多[67]。但是，最近出现了一项更简单的技术：使用双腔腹内导管通过气腹针插入左季肋部，每日注入周围的空气[68]。在一段时期或平均9.3日内，根据患者的舒适度，1 000~4 000 ml的气体被注入腹腔，使腹内压达到最高15 mmHg（用血压计测量）。随后所有的病例都成功实施了疝修补术。

在实践中，患者一般在实施气腹术2周后就能准备手术了，最终的评价指标是腹壁的张力，腹壁应当紧得像一面鼓，特别是肋部[69]。患者应当在这个阶段进行手术，如果可能，大部分的解剖分离应当在疝囊未破裂和扩张的情况下进行。术中刺破疝囊可使疝内容物轻松还纳，且松弛的疝囊壁有利于修补。腹腔的空气只能被缓慢吸收，通常在最初的2或3日后空气的吸收会明显减少，以至于变得微不足道。

气腹术的禁忌证包括腹壁脓血症、之前的心肺失代偿以及疝内容物绞窄。并发症很少见，其中包括内脏穿孔、血肿以及注气前穿刺针刺及肝或脾造成实质器官栓塞。纵隔和腹膜手术后的肺气肿是很罕见的并发症。

手术适应证

切口疝会使人的外观受损，造成不适和疼痛，且如果发生亚急性梗阻，常常会发生反复发作的急腹痛。这些症状足以进行手术干预。不可还纳和颈部狭窄的切口疝是进一步外科治疗的适应证。梗阻和绞窄是绝对适应证。

选择性手术的禁忌证

极端肥胖是手术禁忌证之一。肥胖患者通常伴有心肺功能失代偿和糖尿病,使得术前减重非常重要[70]。皮下或腹内肥胖使开放手术更为困难,且更易发生术后并发症。在高风险患者中,使用有创血压监测如Swan-Ganz导管以及在重症监护病房进行监护会让这些患者在合理的风险下经受手术。

持续的创面深部脓血症也是修补手术的一个禁忌证。这样的患者通常有反复尝试修补的历史,并且其创面可能硬化,伴有许多窦道。如果脓血症持续已久,创面可能会出现钙化。通常持续感染的创面会含有严重感染的不可吸收物质,最好打开这些创面,清除所有异物,排净脓液,然后让创面生长肉芽。只有当创面持续6~9个月未发生深部脓血症后,才能实施修补手术。

大的切口疝部位皮肤感染和擦烂很常见,应当在术前进行积极的治疗。手术应被推迟直到皮肤恢复健康。

如果手术不能被推迟的话,在感染的情况下可以在感染部位得到充分治疗后使用生物补片。使用生物补片的远期疗效尚在调查研究中。

手术方式的选择

通常可取的做法是手术前对疝的解剖做一精确评估。缺损有多大?活动时缺损是增大还是缩小?疝内容物容易被还纳吗?如果疝内容物发生箝闭,则不太可能还纳。如果疝可被还纳,应当让患者先取仰卧放松位,然后取站立位检查疝囊和疝囊纤维缘。

最后让患者平躺,检查的医师尽量还纳疝囊并保持住。然后在医师继续顶住疝囊的同时要求患者坐起。有些疝,尤其是上腹白线疝,缺损的边缘在活动时会靠近,且收缩腹壁会使还纳的疝囊不再脱出(图21-1)。这些检查手法可提供给外科医师必要的信息,以决定应当进行何种手术,并提示是否可行腹腔镜手术修补(10~15 cm的缺损),而不用行开放手术。

假体补片手术

由于组织修复的结果不良,所有的切口疝修补都应当强制使用假体补片。即使筋膜缺损不到4 cm,仍然推荐使用补片。可供使用的假体补片材料在第7章中有介绍。

组织修复或Mayo方法修补腹部切口疝的结果让人难以接受,其5.7年的随访复发率高达84%[71]。把缝合修补与补片修补切口疝进行对照研究后发现,在具有长度不到6 cm的垂直正中切口病例中,36个月时切口疝的发生率从43%(缝合)降至24%(补片)[46]。但是,这项研究中患者的补片只重叠2 cm,这在现在看来是不够的。这种补片修补术的10年累积复发率为32%,目前这个数值是不能被接受的[72]。一项对照回顾性研究进一步探讨了补片带来的益处,有348例病例,421例切口疝,其中接受Mayo修补术241例,接受补片修补术180例,随访25年[73]。Mayo修补组的总复发率为37%,而补片修补组为15%。在补片修补组中,唯一显著影响预后的涉及生活质量和复发率的因素是植入补片的大小。在补片修补组中伤口相关并发症更多,且复发疝出现在补片的上缘和下缘,由于这些部位的重叠做得不够充分。

目前使用的补片材料通常在聚丙烯和聚酯假体之间做选择。补片存在许多不同的设计,包括编织结构、织物的厚度以及线束和网孔大小[74]。这些不同的编织方式、有机聚合物、旋转挤压的纱线以及转变成补片和最终产物的特点差异所带来的效果很复杂。有些材料会收缩,但另一些补片研究又显示其不会发生收缩。聚酯是在1939年被发明的,并在1946年被引入美国,然后在1950年由Ethicon推向市场,商品名为Mersilene,现在仍在使用,且在法国被广泛普及。聚丙烯产品源于高分子聚合物技术的进一步发展,并且在20世纪50年代被运用于疝修补术。取出补片,发现它们的外形仍然完整,只出现了一些小的破损和裂隙。在试验性研究中发现补片收缩导致面积减小,在术后3~6个月最多达30%~45%。在实际使用中一个10 cm×10 cm(100 cm²)大小的补片可缩小至8 cm×8 cm(64 cm²)大小或面积缩小36%。倘若以5 cm重叠(修补缺损的每边)为强制标准的话,补片的宽度从10 cm缩至8 cm,不能保证有足够的重叠来防止复发。因此,只要补片周围固定比较稳固,就不必一定要有大于 5 cm 的重叠[75,76]。这一收缩的比例被 Vega-Ruiz 在腹壁疝患者中得到证实[77]。在 23 例病例中,采用影像学检查手段对接受手术治疗的正中腹壁疝直径至少为 5 cm 的患者进行随访。聚丙烯补片最长横轴和纵轴的末端放置钛夹标记。在 1、3、6 和 12 个月时进行 X 线检查,测量钛夹之间的距离并计算补片的面积。在同时接受肌筋膜前修补术和肌后修补术的病例中,所测算的补片最大缩小面积发生在术后 6~12 个月,缩小范围为 29%~34%。

有一些学者尝试对用于腹壁疝手术的人工补片进行分类[78],但这对于外科医师来说并没有特别实际的意义。根据网孔大小(大于或小于 75 μm),补片曾被分为 4 种类型。网孔大的补片更易容纳巨噬细胞和纤维母细胞,促进新生血管形成和胶原合成;而网孔小于 10 μm 的补片有较多微孔,其抗粘连能力更强,且适用于腹膜内移植。虽然最初人们预测轻质补片能改善切口疝修补后腹壁的顺应性,但一项随机对照试验将轻质合成补片与聚酯或聚丙烯补片对比后发现[79],两组之间患者的腹壁顺应性没有差异,并且轻质补片边缘的切口疝复发率是其他材料的 2 倍,甚至还多[80]。

分　类

由于腹部手术切口的多样性,切口疝是一种多样化的且表现不一的疾病,因此不太容易做出一种全面的分类系统来覆盖所有的可能情况。尽管如此,将切口疝分类有助于比较新的修补方法的效果,使各种方法的比较能顺利进行。一些重要的因素应当被考虑,这包括之前切口的位置(垂直的、横向的、倾斜的或联合切口),缺损的大小(水平和横向分为 <5 cm、5~10 cm、>10 cm),疝复发的次数,可还纳性以及症状[81]。由于 98% 的垂直正中切口疝可以被首先缝合(分离或不分离内容物),因此腹壁缺损最重要的方面是,筋膜被完全缝合后,置入补片之前的垂直长度。

麻　醉

除非对全身麻醉严重禁忌,即使是没有组织缺损的小切口疝也应当在全身麻醉下进行修补术,这是因为术中可能发现意外的隐匿疝将会增加手术的复杂度。肌松剂有助于手术时还纳疝内容物,以及将缺损的边缘聚拢。在进行这一操作时,需要麻醉师的通力合作。在有些情况下可以考虑脊椎麻醉或硬膜外麻醉,但这取决于疝的位置以及外科医师对所选麻醉方法的熟悉程度。

开放手术

患者体位

如果疝位于中线或前腹壁的侧面,则患者在手术台上取仰卧位。

切口

做一宽的椭圆形切口以包绕皮肤的瘢痕。切口一般应向两端延伸,使得有足够的空间来处理缺损的边缘。最初切口的方向取决于疝所穿过的原瘢痕的形状。应当注意不要过多地切除皮肤,在这个阶段应最低限度地切除皮肤瘢痕组织(图 21-2)。

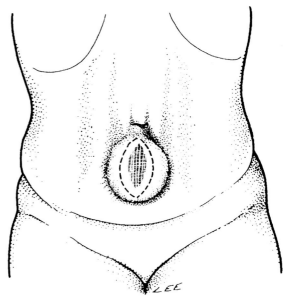

图 21-2　在疝瘢痕的两旁做椭圆形切口

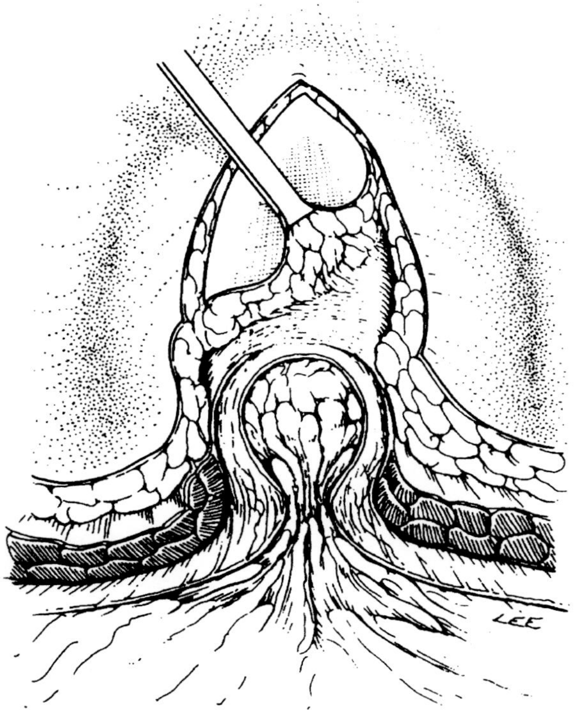

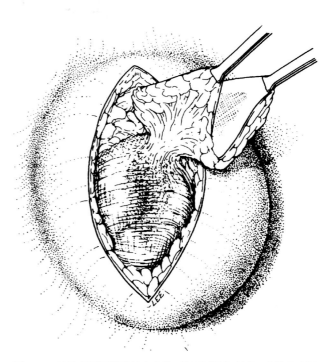

图21-3 清除多余的瘢痕

图21-4 要注意不要清除过多皮肤,且不要损伤疝囊。皮肤瘢痕通常紧密贴附在疝囊上

去除覆盖的多余组织

从疝囊上清除多余的皮肤和瘢痕,通常都只到皮下,特别是在邻近疝基底的部位。将多余的皮肤和瘢痕组织清除掉(图21-3)。这是开放手术相比于腹腔镜手术的一个显著优势,因为它能达到更好的美容效果。

如果疝很大,皮肤和下面的腹膜囊可能在疝凸出的基底附近几乎融合成了一层。当清除多余皮肤时,必须注意避免损伤可能已广泛粘连的疝内容物(图21-4)。

暴露

提起皮瓣,将疝从周围皮下脂肪中分离出来(图21-5)。外科医师可以选择使用解剖刀、剪刀、电凝笔和(或)超声刀来分离。疝外面的覆盖物为凸出口周围并入腹壁腱膜被拉伸的瘢痕组织,以及数量各异的腹膜外脂肪组织。

现在,开始沿着轮廓仔细彻底地分离疝囊直至疝囊颈部周围均被显露出来。分离较大的疝时需要提起大的皮瓣(图21-6)。这些被提起的大面积皮瓣应当在稍后通过水平赘膜切除术清除(见下文),以降低皮肤松散皱褶中血清肿的发生率。

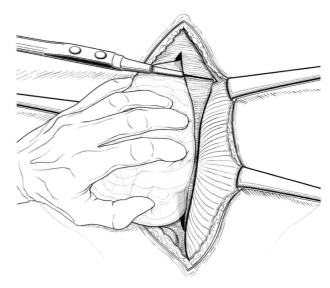

图21-5 提起皮瓣以完全分离疝囊并容许置入补片,有或无"组织结构分离"。每边需分离至暴露腹直肌前鞘4~5 cm范围,以进行筋膜前修补术。进行肌后修补术需要暴露的范围较小

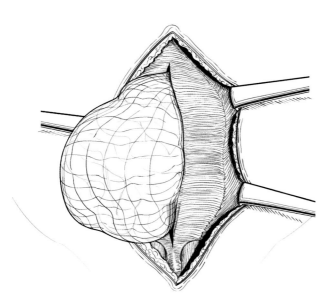

图21-6　疝囊颈部周围已暴露

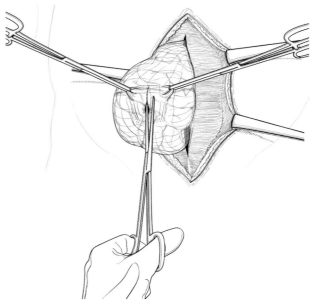

图21-7　在经判断其下无肠粘连的位置打开疝囊,通常在基底部

处理腹膜囊

现在开始小心地打开疝囊,避免损伤疝囊内的脏器。在疝囊基底部打开,或在疝囊颈部周围做一椭圆形切口打开,在这些地方疝囊与被拉伸的腱膜融合在一起(图21-7)。

在所有病例中都建议将疝囊完全切除,这是因为如果只是将疝囊倒转并推回腹腔的话,囊内粘连和分割将是肠梗阻的主要诱因。切口疝腹腔镜修补术的出现揭示至少1/3的疝囊内包含粘连在疝囊上的脏器。打开疝囊后,分离内容物的粘连(图21-8),将脏器还回腹腔,然后完整地切除疝囊直至两边腹直肌筋膜边缘(图21-9)。由于不能单独缝合腹膜层(腹膜太薄弱而挂不住缝线),完整地切除疝囊则可清楚地暴露腹直肌鞘的内侧筋膜缘,这样在缝合关腹时进针会更精确。

疝内容物

任何腹腔内脏器几乎都可被包含在疝囊中,但常见的是网膜、小肠以及横结肠等。

除非发生了绞窄性疝和小肠坏死,应分离任何粘连并将小肠推回腹腔。绞窄的小肠或网膜在这一步可被切除。接着要决定如何处理严重且频繁粘连的部分缺血的网膜。如果对网膜的活力有任

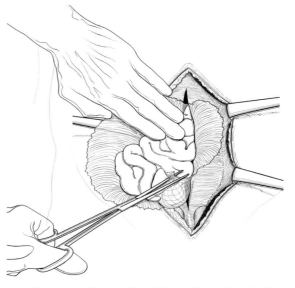

图21-8　分离肠和疝囊之间的粘连,将肠组织回纳至腹腔

何怀疑,最好将其切除,因为如果将可疑失去活性的网膜推回腹腔的话,会导致粘连。

在处理和分离疝囊内结肠时应当特别小心。严重粘连的疝囊应被修剪,并且不用处理肠粘连,只将其推回腹膜囊即可,这样就避免了分离时间过长可能导致肠穿孔的风险。最应当警惕的是要避免戳穿结肠。如果结肠被穿破了,小的破口通常可被缝合,大的破口则必须进行结肠造口术。在对患

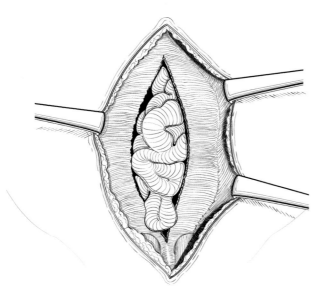

图21-9 疝囊被切除后,显露腹直肌鞘的内侧缘(白线),为关闭中线筋膜做准备

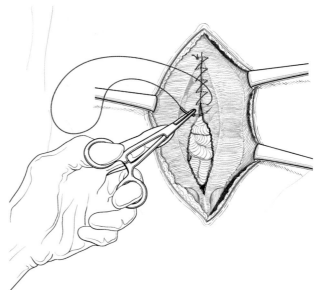

图21-10 将腹直肌鞘的内侧缘改建成新的白线。要完成这个过程,可使用不可吸收线或缓慢吸收线在几乎无张力的情况下连续缝合,使用1种规格的缝合材料使缝线长度/伤口长度比值达到4︰1(进针部位距切缘<10 mm,针间距<10 mm)。缝合时不应带上肌肉组织

者做全面评估和结肠给予抗生素准备后,再择期实施结肠再吻合和疝修补术。

缝合腱膜层

对于前置(筋膜前,Chevrel 术)方法,通过使用牢固的不可吸收线或缓慢吸收线连续缝合腹直肌前鞘(不缝在腹直肌上)来关闭筋膜,进针部位距切缘5~10 mm,针间距5 mm,使缝线长度/伤口长度的比值达到4︰1(图21-10)。作者使用不可吸收线缝合,开始于缺损的两端,然后在切口的中点汇合并打结。用这种方法修复腹壁大型缺损会导致中线筋膜处张力显著增高,并且使腹腔间隔室综合征发生的风险增加。如果可能发生这种情况的话,建议使用Ramirez "组织结构分离"技术(见下文)。进行大型疝修补术的外科医师都应当掌握这项技术。

对于后置(腹直肌后,Rives 术)方法,关闭腹直肌后鞘筋膜要先从双边内侧打开腹直肌筋膜,以暴露腹直肌内侧缘和肌后无血管区(见下文),置入补片后,用类似前置方法中的步骤关闭腹直

肌前鞘。

在这个阶段,如果需要,赘膜切除术可以在筋膜完全关闭后进行。根据当地习惯,可以不缝合皮下脂肪,或使用可吸收线分层缝合。然后将皮缘拉近,皮肤的缝合一定要在没有任何张力的情况下进行。这可以使用缝线和(或)皮肤钉合器来完成。

术后护理

术后早期积极的活动是快速恢复的关键。倘若术中未过多触碰肠组织,则术后不会出现麻痹性肠梗阻,也不需要保留鼻饲管或静脉滴注等处理。鼓励患者深呼吸,做呼吸运动,必要时可以做胸部叩击。尽快让患者起床并行走。术后第一日可以输液,然后开始进食易消化的食物。这些患者可能会有剧烈的疼痛,需要静脉输注药物镇痛,口服止痛药也可以控制疼痛,如果患者没有明显的肠梗阻表现,则住院时间可以很短。一般来说,住院时间为3~5日,这取决于疝的大小、需要分离探查的程度及患者合并疾病的多少。

开放式补片修补术的选择

手术方法可以选择前置（筋膜前，Chevrel术）法和后置（腹直肌后，Rives术）法。在开放手术中使用无保护的腹膜内补片被认为是不恰当的，因为这会导致补片和肠组织粘连及瘘管形成的危险。瑞典的一份调查表明，在切口疝补片修补术中，54%的外科医师选择前置（筋膜前）方法，而44%的医师选择后置（腹直肌后）方法。这两种方法的复发率无显著差异[82]。前置法在技术上较容易执行，对腹壁所有象限的切口疝都适用，且没有肠组织接触补片的风险。而这会发生在后置法手术中，尤其当补片被置于低正中线时。此处若弓状线下面的腹膜被撕裂会造成补片和肠组织接触的风险。此外，腹直肌后鞘通常是一层薄弱的组织，在很小的张力下就能被撕裂。

对于非常复杂的腹壁重建，可以采用组织扩张、封闭负压引流装置、腹部组织结构分离、局部或远侧肌瓣和自由组织转移等方法[83]。然而，普外科医师要运用这些先进的外科技术来修补切口疝的话，应当与整形外科医师合作进行，除非其非常熟悉这些技术。一般来说，对于直径<10 cm的小型疝，虽说开放手术能较好地修补，但推荐经腹腔镜手术修补（见第16章），并且对前腹壁皮肤有美容效果；对于直径为10~15 cm的疝，最好进行开放手术修补，虽然有经验的腹腔镜外科医师也能取得较好的效果；对于直径>15 cm的疝，通常需要通过Ramirez"组织结构分离"技术修复，这是由于腹壁结构功能已失常[84]。

2008年Cochrane数据库系统回顾性研究了切口疝的开放手术方法，将针对切口疝不同开放手术方法的随机对照试验纳入分析。收集了8个试验，其中一个被排除，一共有1 141例病例被纳入研究。其中3个试验对照研究了直接缝合法和补片修补法（前置或后置），显示直接缝合法的复发率和伤口并发症更多。2个试验对照研究了前置法（筋膜前）和后置法（腹直肌后），发现结果没有差异。认为前置法的手术时间更短，提示其使用更方便。最后将轻质和标准重量补片进行对照研究，发现轻质补片

组的复发率更高。一个试验对照研究了前置法和腹膜内补片放置，发现除了腹膜内补片组患者疼痛加剧之外其他均没有差异[85]。这个回顾性研究得出的结论是开放补片修补术在复发率和减少伤口感染方面要优于直接缝合，但是尚没有足够的证据证明应当使用哪种补片或哪种补片放置法（前置或后置）。另外，这项研究还没有足够的证据来提倡使用"组织结构分离"技术，很显然这还需要进一步的研究。一项准随机研究将腹壁疝患者交替分为两组，用后置法和前置法进行补片成形术，缺损>10 cm的患者被排除。他们发现前置法的效果更好，后置法的并发症率为22.5%，而前置法类似的伤口并发症率为15%[86]。两组患者的住院时间没有差异，两组都没有复发病例。

开放式补片修补术的前置（筋膜前，Chevrel术）技术

Chevrel在30多年前普及了前置（onlay）、筋膜前修补技术[87]。在257例补片修补中，Chevrel报道了10.5%的并发症率，包括6.3%的血清肿、2例伤口感染和4.9%的复发率，以及认为使用聚丙烯补片的效果较好。另外，Chevrel在他一半的患者中都主张使用纤维蛋白胶和松解切口。松解切口做在腹直肌前鞘，在引进"组织结构分离"技术之前它是一种常用的技术，而"组织结构分离"技术将松解切口做在腹外斜肌腱膜上。一项小样本研究曾报道类似的结果，即主张关闭中线筋膜后补片放置要大幅重叠，要将补片广泛缝合至前腹壁，以防止补片移位、卷曲或活动等导致复发的因素[88-90]。在这些系列研究中复发率从3%至16%不等，这对于大型切口疝来说是不错的结果。

赘膜切除术是前腹壁手术重要的辅助技术。一旦大型疝囊被切除并还纳后，赘膜切除术可将多余的大块皮瓣切除[91]。如果不切除大的赘膜或皮瓣的话，会导致棘手的慢性血清肿，需要多重吸引术。若形成了腹壁假囊肿，则还需要手术治疗。

前置技术结合"组织结构分离"技术是治疗巨大切口疝伴腹壁功能不全的理想手术方式[92]。在

两年间治疗的一系列116例大型疝病例中，21例需要通过"组织结构分离"技术来关闭筋膜以避免腹腔间隔室综合征。只有9.5%的病例发生血清肿，1.7%的病例有伤口深部感染但无需去除补片，4例病例出现复发疝。在2年的电话随访中，82%的病例未诉疼痛，9%的病例偶尔疼痛，8%的病例出现一些限制日常活动的疼痛，显示这种治疗方法不仅有良好的解剖结果，也得到了很好的腹壁肌肉生理功能的恢复。

补片的宽度应大约为10 cm，这样可以每边5 cm用于中线筋膜关闭。如果中线筋膜不能在无张力的条件下关闭，则可能需要"组织结构分离"技术。在补片周围使用不可吸收线或缓慢吸收材料连续缝合来固定补片，另外再沿着中线缝合加固，使补片固定至筋膜闭合切口上（图21-11）。

切开和分离

采用椭圆形切口切除之前的瘢痕。为了进行赘膜切除术，应把中线瘢痕下端的三角楔形皮肤和皮下脂肪清除，最终形成一个倒立的"T"形切口，这个切口需要进行细致和准确的缝合。从疝囊基底开始仔细地分离整个疝囊直至其颈部，使疝囊在

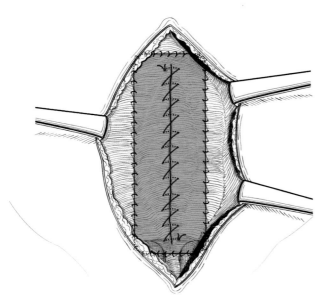

图21-11　前置（筋膜前）技术。构造新的白线后，置入一条宽8~10 cm，比腹壁切口长3~4 cm的假体补片，使用不可吸收线连续缝合周围以固定补片，并沿中线连续缝合使补片固定在中线闭合切口上

不打开的情况下完全暴露。在这个阶段只能最低限度地分离皮瓣，使疝囊能活动，并在不超出腹直肌边缘5 cm的范围内清出一块区域。然后打开疝囊，完全分离肠组织、腹膜和疝囊之间的粘连，将腹内容物还纳入腹腔。在所有情况下疝囊都应当被完全切除。

任何情况下，外科医师都应当在无张力条件下完全关闭中线。在腹直肌间隙相对狭窄处，腹直肌前鞘的每边都应当使用不可吸收线或缓慢吸收线连续缝合坚固。在这之前要将腹直肌前鞘从皮下脂肪中分离出5~7 cm的空间以置入前置补片。然后将补片剪为宽10 cm并确保上下各有3~4 cm重叠的大小。如果聚丙烯或聚酯补片直接接触肠组织，则会有形成粘连和瘘管的危险。这些类型的补片还会有侵蚀入肠道的危险。在开放式补片修补术中，不能使用融入抗黏附剂的更新的补片越过肠组织，运用类似腹壁缺损间放置补片的方法那样不关闭中线筋膜。双层补片专门用于腹腔镜手术时从腹腔里面将补片放在缺损处，且不可避免地会接触到脏器。虽然没有长期的研究来证实置入这种补片多年之后不发生并发症，但这种产品使用已经超过15年。

后置（腹直肌后，Rives术）修补法

后置（sublay）修补法将补片放置在腹直肌后。Rives在30多年前最先叙述了这种方法[93]。将假体补片放置在肌后区域，需要在白线附近打开腹直肌鞘以获得从两边进入这一空间的途径。关闭腹直肌后鞘之后，将补片在腹直肌后置于其上，缝合中线的腹直肌前鞘从而关闭腹壁。如果腹直肌前鞘或后鞘的缝合有缺口的话，将会导致不良后果和高复发率。还需运用"组织结构分离"技术进行腹外斜肌的松解切口，以完整地关闭中线。补片重叠的方式和前置技术类似，即各个方向都重叠5~6 cm，效果较好[94,95]。这种修补方式对大型疝伴有腹壁功能严重不全的患者也有较好的疗效[96]。

应沿着其腹直肌鞘内侧缘切开，并在中线打开以暴露腹直肌的前后两面（图21-12）。钝性分离，

使腹直肌后鞘表面整个肌肉宽度的下表面被暴露出来(图21-13)。然后使用不可吸收线或缓慢吸收线连续缝合腹直肌后鞘,并将补片放置在腹直肌后方,使其在两边都占据腹直肌的宽度(图21-14)。将一宽约10 cm且长度足够形成上下各3~4 cm重叠的假体补片放置于这个腹直肌后的空间里(图21-15)。为防止补片移位或活动,应用可吸收缝线将补片和腹直肌后鞘或腹膜之间缝合几针。最好在关闭腹直肌前鞘之前,在肌后位置放入引流管,使用不可吸收或缓慢吸收的单丝材料缝线连续缝合即可(图21-16)。

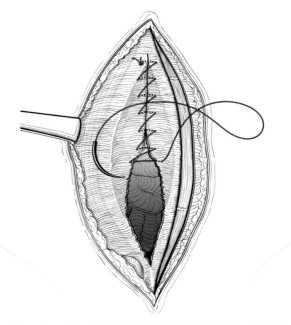

图21-14 在极小张力条件下用不可吸收线缝合腹直肌后鞘

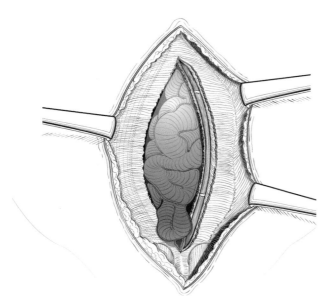

图21-12 沿着筋膜缺损的长轴切开两边腹直肌鞘的内侧缘

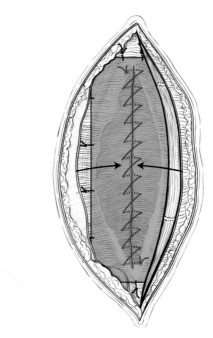

图21-15 置入一宽度足够覆盖两个腹直肌后空间 (8~10 cm),长度比中线切口长3~4 cm的假体补片,用可吸收线间断缝合周围加以固定

开放式腹膜内假体补片修补术

这项可选技术已在一两个法国中心得到了普及[97,98]。这个手术的初始步骤和前置或后置技术

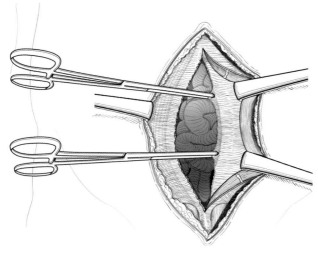

图21-13 分离腹直肌后面和腹直肌后鞘前面的无血管区至腹直肌侧边线

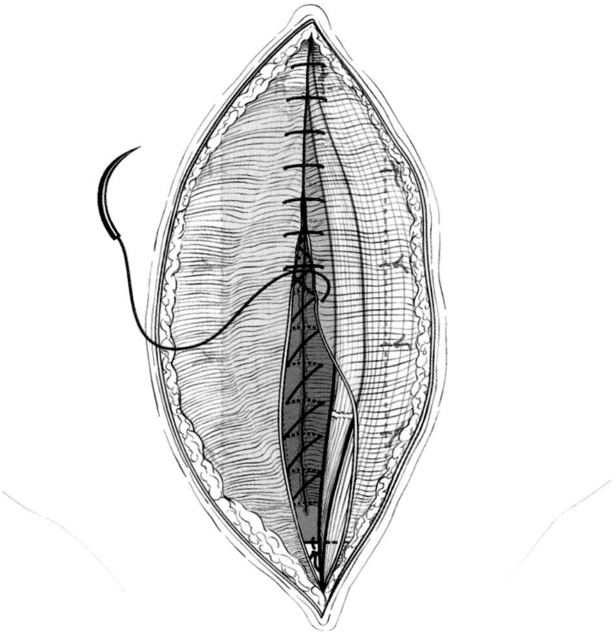

图21-16　用不可吸收线或缓慢吸收线连续缝合关闭腹直肌前鞘，使用1种规格的缝合材料使缝线长度/伤口长度比值为4∶1（进针部位距切缘＜10 mm，针间距＜10 mm）。缝合时不要穿过肌肉

相同，要完整切除腹膜囊至腹直肌内侧缘。补片放置在腹腔内，有5~6 cm的重叠，并用不可吸收线间隔2 cm且离补片边缘1 cm完全缝合固定。缝合要横贯整个腹壁肌肉筋膜的宽度和皮下层，每次打结都通过皮肤的一个小切口。这项技术的提倡者认为假体补片可作为腹壁的替代物，可避免在张力下缝合缺损的两个相反的筋膜缘。在中线处尽可能关闭肌肉腱膜缘，使假体补片被隔离，从而避免可能的术中皮肤污染。主张这项技术的学者们还未曾遇到肠外瘘问题。如果使用这种方法，选择生物补片可能需要保存疝囊作为血管蒂来使用，以容许胶原产物的适当再吸收。

完全关闭腹壁缺损的组织结构分离技术

　　腹壁疝手术修补领域的这一重大进步是由Ramirez在1990年描述的[99]。这种方法的关键是在腹直肌外侧1 cm处纵向切开腹外斜肌腱膜，使其每边能向中线移动10 cm。Ramirez最初是在尸体上做的解剖操作，然后对11例病例实施了这种手术

操作以实现他们的理论目标。这种手术方法的另一个步骤是松解腹直肌后鞘，使腹直肌能向中线额外移动2~3 cm。这种方法需要广泛分离皮下组织直至腋中线，以暴露腹外斜肌腱膜。这样分离大型的皮瓣容易产生血清肿，重要的是要进行充分的赘膜切除术（见上文）以最大限度地限制这种并发症的发生。这种方法还被称为滑动门技术，其先决条件为腹直肌必须完好无损[100]。比如，之前有造口的患者做穿过腹直肌的腹壁横切口可能会使腹壁受损、纤维化或发生术后感染，以至于一侧腹壁不能行组织结构分离术，这样的情况并不少见。较新的关于组织结构分离技术的说明省略了分离腹直肌后鞘部分，但却报道了复发率高达30%[101]。大部分复发疝或腹壁缺损都发生在腹外斜肌腱膜的薄弱区域。因此，使用人工合成或生物材料假体补片对这一区域进行加固似乎是对组织结构分离技术的一种有益辅助[80, 102]。由于这项技术对前腹壁进行了广泛分离，因此1/3的病例都有创伤相关性并发症，如轻微伤口裂开、血肿或感染等。其中10% ~15%的病例可能需要额外的轻微处理[103]。重建得越晚，处理起来就越困难，其原因有腹直肌侧移、腹外斜肌顺应性降低、次佳状态的皮肤质量、需进行肠粘连松解术、可能的造瘘术反转以及肺功能储备不良等。因此这些处理应当在有显著腹壁重建、结构分离以及熟练使用假体补片专长的医疗中心进行。这种分期治疗各种问题的方法已在其他医疗中心被证实有较低的患病率和较低技术相关的死亡率[104]。

　　在急性情况下处理这种患者的一个重要辅助方法是真空包装暂时腹壁关闭法[105]。该方法给腹内脏器提供空间；保护其不受到机械损伤、干燥以及创伤，以及控制腹腔液外流；适合于多种用途。当应用于腹壁造口术时，多达50%的病例一期缝合率较高，剩下的少部分病例则需要分期修补，这就难免会造成心理负担。然而一旦能获得完整关闭筋膜的重建之后，这些患者的心理状态就会恢复到正常水平[106]。超过80%的患者可以重返他们伤前的工作岗位，没有长期明显的生理或心理健康的并发症。因此，尽量缩短腹壁造口术和完全关闭腹壁

之间的时间间隔尤为重要。

一两次吸引术。慢性血清肿（假囊肿）的形成比较罕见[109]。

感染的切口疝

感染切口疝的治疗很困难。治疗方法的选择在很大程度上取决于是否存在瘘管、是否用假体生物材料修补过、筋膜缺损的大小以及能够用来覆盖修补部位皮肤的多少。

为了达到最好的效果，之前置入的补片应被移除。不应当再次在感染区域使用人工合成假体补片，在这种情况下推荐使用生物补片（见第7章）。尽管如此，术后的并发症率还是较高，其中包括表皮伤口感染、肠外瘘的复发、脓肿形成以及再次手术等[107]。外科医师应当使用全部医疗手段中的所有辅助技术，包括实施赘膜切除术以避免血清肿形成、放置引流管、避免皮瓣缺血以及术后长期使用抗生素。

慢性血清肿（腹壁假囊肿）

得不到充分治疗的慢性血清肿会由于慢性肉芽组织生成而造成组织液封存，以至于在腹壁长期存在圆形团块，可能会被诊断为复发疝（图21-17）。这种假囊肿的治疗是，做一横切口进行简单的广泛切除术，然后重新缝合腹壁[108]。小的血清肿会自行消散，只有大约1/4的患者需要

结 果

组织修复和缝合修补术没有使用假体补片修补术的治疗效果好。使用人工假体材料后的两三个优势使得复发率得到一致的改善。和腹腔镜切口疝修补术相比，开放手术有其独特的优势，这包括可以使用组织结构分离技术治疗腹壁功能不全、恢复腹部解剖结构和功能等。最简单和最常用的技术是肌肉筋膜前放置修补法[110]。

结 论

• 有经验的专科医师修补切口疝的效果明显好于非专科医师。

• 重要的预测复发因素有伤口感染、肥胖以及之前做过修补等。

• 选择手术方式很关键。最重要的是关闭筋膜，同时补片的重叠不需超过5 cm。

• 补片的固定应当是全方位的，前置技术使用的是连续周边缝合，后置技术使用的是间断缝合。

• 如果关闭中线筋膜层后有发生腹腔间隔室综合征的危险，采取组织结构分离技术是有效且简单的预防方法。

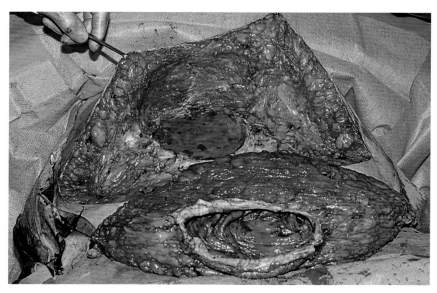

图21-17 腹壁慢性血清肿（假囊肿）

◇ 参 ◇ 考 ◇ 文 ◇ 献 ◇

[1] Chan MK, Baillod RA, Tanner RA, et al. Abdominal hernias inpatients receiving continuous ambulatory peritoneal dialysis. Br Med J. 1981; 283: 826.

[2] Engeset J. Youngson GG. Ambulatory peritonal dialysis and hernial complications. Surg Clin North Am. 1984; 64: 385−392.

[3] Fear RE. Laparoscopic: a valuable aid in gynecologic diagnosis. Obstet Gynecol. 1968; 31: 297−304.

[4] Taylor GW, Jayne DG, Brown SR, Thorpe H, Brown JM, Dewberry SC, et al. Adhesions and incisional hernias following laparoscopic versus open surgery for colorectal cancer in the CLASICC trial. Br J Surg. 2010; 97: 70−78.

[5] McDowell E. Quoted in Scharchner, A. Ephraim McDowell: Father of ovariotomy and father of abdominal surgery. Philadelphia: Lippincott; 1921.

[6] Billroth T. Clinical surgery. Extracts from reports of surgical practice between the years 1860−1876. Translated from the original by C. T. Dent. London: New Sydenham Society; 1891.

[7] Langenbuch. Quoted in Ponka (1980).

[8] Iason AH. Hernia. Philadelphia: Blakiston; 1941.

[9] Judd ES. The prevention and treatment of ventral hernia. Surg Gynecol Obstet. 1912; 14: 175−182.

[10] Gibson CL. Operation for cure of large ventral hernia. Ann Surg. 1920; 72: 214−217.

[11] Kirschner M. Die praktischen Ergebnisse der freien Fascien-Transplantation. Arch Klin Chir. 1910; 92: 889−912.

[12] Gallie WE, Le Mesurier AB. The transplantation of the fibrous tissues in the repair of anatomical defects. Br J Surg. 1924; 12: 289−320.

[13] Rutledge RH. Theodor Billroth: a century later. Surgery. 1995; 118: 36−43.

[14] Leaper DJ, Pollock AV, Evans M. Abdominal wound closure: a trial of nylon, polyglycolic acid and steel sutures. Br J Surg. 1977; 64: 603−606.

[15] Hartley RC. Spontaneous rupture of incisional herniae. Br J Surg. 1962; 49: 617−618.

[16] Senapati A. Spontaneous dehiscence of an incisional hernia. Br J Surg. 1982; 69: 313.

[17] Ianora AA, Midiri M, Vinci R, Rotondo A, Angelelli G. Abdominal wall hernias: imaging with spiral CT. Eur Radiol. 2000; 10: 914−919.

[18] Homans J. Three hundred and eighty-four laparotomies for various diseases. Boston: Nathan Sawyer; 1887.

[19] Stanton E, Mac D. Post-operative ventral hernia. New York J Med. 1916; 16: 511−515.

[20] Douglas DM, Forrester JC, Ogilvie RR. Physical characteristics of collagen in the later stages of wound healing. Br J Surg. 1969; 56: 219−222.

[21] Akman PC. A study of 500 incisional hernias. J Int Coll Surg. 1962; 37: 125−142.

[22] Bucknall TE, Cox PJ, Ellis H. Burst abdomen and incisional hernia: a prospective study of 1129 major laparotomies. Br Med J. 1982; 284: 931−933.

[23] Ellis H, Gajraj H, George CD. Incisional hernias, when do they occur? Br J Surg. 1983; 70: 290−321.

[24] Harding KG, Mudge M, Leinster SJ, Hughes LE. Late development of incisional hernia: an unrecognised problem. Br Med J. 1983; 286: 519−520.

[25] Mudge M, Hughes LE. Incisional hernia: a ten year prospective study of incidence and attitudes. Br J Surg. 1985; 72: 70−71.

[26] Mudge M, Harding KG, Hughes LE. Incisional hernia. Br J Surg. 1986; 73: 82.

[27] Hodgson NCF, Malthaner RA, Ostbye T. The search for an ideal method of abdominal fascial closure: a meta-analysis. Ann Surg. 2000; 231: 436−442.

[28] Maingot R. A further report on the 'keel' operation for large diffuse incisional hernias. Med Press. 1958; 240: 989−993.

[29] Tagart REB. The suturing of abdominal incisions. A comparison of monofilament nylon and catgut. Br J Surg. 1967; 54: 952−957.

[30] Ponka JL. Hernias of the abdominal wall. Philadelphia: WB Saunders; 1980.

[31] Hurst JW. Measuring the benefits and costs of medical care — the contribution of health status measurement. Health Trends. 1984; 16: 16−19.

[32] Manninen MJ, Lavonius M, Perhoniemi VJ. Results of incisional hernia repair. A retrospective study of 172 unselected hernioplasties. Eur J Surg. 1991; 157: 29−31.

[33] Hesselink VJ, Luijendijk RW, de Wilt JHW, Heide R, Jeekel J. An evaluation of risk factors in incisional hernia recurrence. Surg Gynecol Obstet. 1993; 176: 228−234.

[34] Rios A, Rodriguez JM, Munitz V, Alcaraz P, Perez D, Parrilla P. Factors that affect recurrence after incisional herniorrhaphy with prosthetic material. Eur J Surg. 2001; 167: 855−859.

[35] DuBay DA, Choi W, Urbanchek MG, Wang X, Adamson B, Dennis RG, et al. Incisional herniation induces decreased abdominal wall compliance via oblique muscle atrophy and fibrosis. Ann Surg. 2007; 245: 140−146.

[36] Mudge M, Hughes LE. Incisional hernia and post-thrombotic syndrome — an observed association. Ann R Coll Surg Engl. 1984; 66: 351−352.

[37] Ausobsky JR, Evans M, Pollock AV. Does mass closure of midline laparotomies stand the test of time? A random controlled clinical trial. Ann R Coll Surg Engl. 1985; 67: 159−161.

[38] Kirk RM. The incidence of burst abdomen: comparison of layered opening and closing with straight through one layered closure. Proc R Soc Med. 1973; 66: 1092.

[39] LeBlanc KA, Booth WV, Whitaker JA, Bellanger DE. Laparoscopic incisional and ventral herniorrhaphy: our initial 100 patients. Am J Surg. 2000; 180: 193−197.

[40] Goligher JC, Irvin TT, Johnston D, De Dombal FT, Hill GL, Horrocks JC. A controlled clinical trial of three methods of closure of laparotomy wounds. Br J Surg. 1975; 62: 823−827.

[41] Gilbert AI. Inguinal hernia repair: biomaterials and sutureless repair. Perspect Gen Surg. 1991; 2: 113−119.

[42] Davidson BR, Bailey JS. Incisional herniae following median sternotomy incisions — their incidence and aetiology. Br J Surg. 1986; 73: 995−997.

[43] Knapp RW, Mullen JT. Clinical evaluation of the use of local anaesthesia for the repair of inguinal hernia. Am Surg. 1976; 42: 908−910.

[44] Bristol JB, Bolton RA. The results of Ramstedt's operation in a district general hospital. Br J Surg. 1981; 68: 590−592.

[45] Kiely EM, Spitz L. Layered versus mass closure of abdominal wounds in infants and children. Br J Surg. 1985; 72: 739−740.

[46] Luijendijk RW, Hop WCJ, van den Tol P, et al. A comparison of suture repair with mesh repair for incisional hernia. N Engl J Med. 2000; 343(6): 393−398.

[47] Jenkins TPN. Incisional hernia repair: a mechanical approach. Br J Surg. 1980; 67: 335−336.

[48] Israelsson LA. The surgeon as a risk factor for complications of midline incisions. Eur J Surg. 1998; 164: 353−359.

[49] Santora TA, Roslyn JJ. Incisional hernia. Surg Clin North Am. 1993; 73: 557–570.

[50] Rios A, Rodriguez JM, Munitz V, Alcaraz P, Perez FD, Parrilla P. Antibiotic prophylaxis in incisional hernia repair using a prosthesis. Hernia. 2001; 5: 148–152.

[51] Bellows CF, Alder A, Helton WS. Abdominal wall reconstruction using biological tissue grafts: present status and future opportunities. Expert Rev Med Devices. 2006; 3: 657–675.

[52] Grevious MA, Cohen M, Jean-Pierre F, Herrmann GE. The use of prosthetics in abdominal wall reconstruction. Clin Plast Surg. 2006; 33: 181–197.

[53] Van't Riet M, Steyerberg EW, Nellensteyn J, Bonjer HJ, Jeekel J. Meta-analysis of techniques for closure of midline abdominal incisions. Br J Surg. 2002; 89: 1350–1356.

[54] Rucinski J, Magolis M, Panagopoulos G, Wise L. Closure of the abdominal midline fascia: meta-analysis delineates the optimal technique. Am J Surg. 2001; 67: 421–426.

[55] Harlaar JJ, van Ramshorst GH, Niewenhuizen J, ten Brinke JG, Hop WCJ, Kleinrensink G-J, et al. Small stitches with small suture distances increase laparotomy closure strength. Am J Surg. 2009; 198: 392–395.

[56] Millbourn D, Cengiz Y, Israelsson LA. Effect of stitch length on wound complications after closure of midline incisions: a randomized controlled trial. Arch Surg. 2009; 144: 1056–1059.

[57] Askar O. A new concept of the aetiology and surgical repair of para-umbilical and epigastric hernias. Ann R Coll Surg Engl. 1978; 60: 42–48.

[58] Spencer Netto FAC, Hamilton P, Rizoli SB, Nascimento B, Brenneman FD, Tien H, et al. Traumatic abdominal wall hernia: epidemiology and clinical implications. J Trauma. 2006; 61: 158–161.

[59] Crandall M, Popowich D, Shapiro M, West M. Post traumatic hernias: historical overview and review of the literature. Am Surg. 2009; 73: 845–850.

[60] Dennis RW, Marshall A, Deshmukh H, Bender JS, Kulvatunyou N, Lees JS, et al. Abdominal wall injuries occurring after blunt trauma: incidence and grading. Am J Surg. 2009; 197: 413–417.

[61] Moreno IG. Chronic eventuation and large hernias. Surgery. 1947; 22: 945–953.

[62] Hamer DB, Duthie HL. Pneumoperitoneum in the management of abdominal incisional hernia. Br J Surg. 1972; 59: 372–375.

[63] Forrest J. Repair of massive inguinal hernia with pneumoperitoneum and without mesh replacement. Arch Surg. 1979; 114: 1087–1088.

[64] Ravitch MM. Ventral hernia. Surg Clin North Am. 1971; 51: 1341–1346.

[65] Astudillo R, Merrell R, Sanchez J, Olmedo S. Ventral herniorrhaphy aided by pneumoperitoneum. Arch Surg. 1986; 121: 935–936.

[66] Caldironi MW, Romano M, Bozza F, Pluchinotta AM, Pelizzo MR, Toniato A, et al. Progressive pneumoperitoneum in the management of giant incisional hernias: a study of 41 patients. Br J Surg. 1990; 77: 306–308.

[67] Van Geffen HJAA, Simmermacher RKJ. Incisional hernia repair: abdominoplasty, tissue expansion, and methods of augmentation. World J Surg. 2005; 29: 1080–1085.

[68] Mayagoitia JC, Suarez D, Arenas JC, Diazdeleon V. Preoperative progressive pneumoperitoneum in patients with abdominal-wall hernias. Hernia. 2006; 10: 213–217.

[69] Barst HH. Pneumoperitoneum as an aid in the surgical treatment of giant hernia. Br J Surg. 1972; 59: 360–364.

[70] Shouldice EE. The treatment of hernia. Ont Med Rev. 1953; 1–14.

[71] Paul A, Korenkov M, Peters S, Kohler L, Fischer S, Troidl H. Unacceptable results of the May procedure for repair of abdominal incisional hernias. Eur J Surg. 1998; 164: 361–367.

[72] Burger JWA, Luijendijk RW, Hop WCJ, Halm JA, Verdaasdonk EGG, Jeekel J. Long-term follow-up of a randomized controlled trial of suture versus mesh repair of incisional hernia. Ann Surg. 2004; 240: 578–585.

[73] Langer C, Schaper A, Liersch T, Kulle B, Flosman M, Fuzesi L, et al. Prognosis factors in incisional hernia surgery: 25 years of experience. Hernia. 2005; 9: 16–21.

[74] Coda A, Bendavid R, Botto-Micca F, Bossotti M, Bona A. Structural alterations of prosthetic meshes in humans. Hernia. 2003; 7: 29–34.

[75] Klinge U, Klosterhalfen B, Muller M, Ottinger AP, Schumpelick V. Shrinking of polypropylene mesh in vivo: an experimental study in dogs. Eur J Surg. 1998; 164: 965–969.

[76] Garcia-Urena MA, Ruiz VV, Godoy AD, Perca JMB, Gomez LMM, Hernandez FJC, et al. Differences in polypropylene shrinkage depending on mesh positions in an experimental study. Am J Surg. 2007; 193: 538–542.

[77] Vega-Ruiz V, Garcia-urena MA, Diaz-Godog A, Carnero FJ, Moriano AE, Garcia MV. Surveillance of shrinkage of polypropylene mesh used in repair of ventral hernias. Ciru Esp. 2006; 80: 38–42.

[78] Amid PK. Classification of biomaterials and their related complications in abdominal wall hernia surgery. Hernia. 1997; 1: 15–21.

[79] Conze J, Kingsnorth AN, Flament J-B. Randomized clinical trial comparing lightweight composite mesh with polyester or polypropylene mesh for incisional hernia repair. Br J Surg. 2005; 92: 1488–1493.

[80] Kingsnorth A. The management of incisional hernia. Ann R Coll Surg Engl. 2006; 88: 252–260.

[81] Korenkov M, Paul A, Sauerland S. Classification and surgical treatment of incisional hernia. Results of an experts meeting. Langenbecks Arch Surg. 2001; 368: 65–73.

[82] Israelsson LA, Smedberg S, Montgomery A, Nordin P, Spangen L. Incisional hernia repair in Sweden 2002. Hernia. 2006; 10: 258–261.

[83] Rohrich RJ, Lowe JB, Hockney FL, Bowman JL, Hobar PC. An algorithm for abdominal wall reconstruction. Plast Reconstr Surg. 2000; 105: 202–216.

[84] Dumanian GA, Denham W. Comparison of repair techniques for major incisional hernias. Am J Surg. 2003; 185: 61–65.

[85] Den Hartog D, Dur AHM, Tuinebreijer WE, Kreis RW. Open surgical procedures for incisional hernias. Cochrane Database Syst Rev. 2008(3): CD006438.

[86] Godara R, Pardeep G, Raj H, Singla SL. Comparative evaluation of "sublay" versus "onlay" meshplasty in ventral hernias. Indian J Gastroenterol. 2006; 25: 222–223.

[87] Chevrel JP, Rath AM. Polyester mesh for incisional hernia repair. In: Schumpelick V, Kingsnorth AN, editors. Incisional hernia (Chap 29). New York: Springer; 2000. p. 327–333.

[88] San Pio JR, Dormsgaard TE, Momgen O, Villadsen I, Larsen J. Repair of giant incisional hernias with polypropylene mesh: a retrospective study. Scand J Plast Reconstr Surg Hand Surg. 2003; 37: 102–106.

[89] Licheri S, Erdas E, Pisano G, Garau A, Ghinami E, Pomata M. Chevrel technique for midline incisional hernia: still an effective procedure. Hernia. 2008; 12: 121–126.

[90] Andersen LPH, Klein M, Gogenur I, Rosenberg J. Long-term recurrence and complication rates after incisional hernia repair with the open onlay technique. BMC Surg. 2009; 9: 6–10.

[91] Downey SE, Morales C, Kelso RL, Anthone G. Review of

technique for combined closed incisional hernia repair and panniculectomy status post-open bariatric surgery. Surg Obes Relat Dis. 2005; 1: 458−461.

[92] Kingsnorth AN, Shahid MK, Valliattu AJ, Hadden RA, Porter CS. Open onlay mesh repair for major abdominal wall hernias with selective us of components separation and fibrin sealant. World J Surg. 2008; 32: 26−30.

[93] Rives J, Lardennois B, Pire JC, Hibon J. Les grandes eventrations: importance due "volet abdominal" et des troubles respiratories qui lui sont secondaires. Chirurgie. 1973; 99: 547−563.

[94] Schumpelick V, Klinge U, Junge K, Stumpf M. Incisional abdominal hernia: the open mesh repair. Langenbecks Arch Surg. 2004; 389: 313−317.

[95] Klinge U, Conze J, Krones CJ, Schumpelick V. Incisional hernia: open techniques. World J Surg. 2005; 29: 1066−1072.

[96] Kingsnorth AN, Sivarajasingham N, Wong S, Butler M. Open mesh repair of incisional hernias with significant loss of domain. Ann R Coll Surg Engl. 2004; 86: 363−366.

[97] Hamy A, Pessaux P, Mucci-Hennekinne S, Radriamananjo S, Regenet N, Arnaud JP. Surgical treatment of large incisional hernias by an intraperitoneal Dacron mesh and an aponeurotic graft. J Am Coll Surg. 2003; 196: 531−534.

[98] Bernard C, Polliand C, Mutelica L, Champault G. Repair of giant incisional abdominal wall hernias using open intraperitoneal mesh. Hernia. 2007; 11: 315−320.

[99] Ramirez OM, Ruas E, Dellon AL. "Component separation" method for closure of abdominal-wall defects: an anatomic and clinical study. Plast Reconstr Surg. 1990; 86: 519−526.

[100] Kuzbari R, Worseg AP, Tairych G, Deutinger M, Kuderna C, Metz V, et al. Sliding door technique for the repair of midline incisional hernias. Plast Reconstr Surg. 1998; 101: 1235−1244.

[101] De Vries Reilingh TS, Van Goer H, Rosman C, Bemelmans MHA, De Jong D, Van Nieuwenhoben EJ, et al. "Components separation technique" for the repair of large abdominal wall hernias. J Am Coll Surg. 2003; 196: 32−37.

[102] Nasajpour H, LeBlanc KA, Steele MH. Complex hernia repair using component separation technique paired with intraperitoneal acellular porcine dermis and synthetic mesh overlay. Ann Plast Surg. 2011; 66: 280−284.

[103] Shabatian H, Lee D-J, Abbas MA. Components separation: a solution to complex abdominal wall defects. Am Surg. 2008; 74: 912−916.

[104] Jernigan TW, Fabian TC, Croce MA, Moore N, Pritchard FE, Minard G, et al. Staged management of giant abdominal wall defects: acute and long-term results. Ann Surg. 2003; 238: 349−357.

[105] Barker DE, Kaufman HJ, Smith LA, Ciraulo DL, Richart CL, Burns RP. Vacuum pack technique of temporary abdominal closure: a 7-year experience with 112 patients. J Trauma. 2000; 48: 201−207.

[106] Cheatham ML, Safcsak K, Llerena LE, Morrow CE, Block EFJ. Long-term physical, mental, and functional consequences of abdominal decompression. J Trauma. 2004; 56: 237−242.

[107] Van Geffen HJAA, Simmermacher RKJ, Van Vroonhoven TJMV, Van der Werken C. Surgical treatment of large contaminated abdominal wall defects. J Am Coll Surg. 2005; 201: 206−212.

[108] Gaybor S-T, Tamas H, Csaba V, Tibor O. Late complication after mesh repair of incisional hernias: pseudocyst formation. Magy Seb. 2007; 60: 293−296.

[109] Kaafarani HMA, Hur K, Hirter A, Kim LT, Thomas A, Berger DH, et al. Seroma in ventral incisional herniorrhaphy: incidence, predictors and outcome. Am J Surg. 2009; 198: 639−644.

[110] Kingsnorth AN, Banerjea A, Bhargava A. Incisional hernia repair — laparoscopic or open surgery? Ann R Coll Surg Engl. 2009; 91: 631−636.

第22章
腹腔镜腹壁切口疝修补术

Laparoscopic Incisional and Ventral Hernia Repair

Patrice R. Carter and Karl A. LeBlanc

李健文　译

引 言

美国每年约有20万例腹壁疝手术[1]。这种常见疾病有很多种治疗方法,每种方法又包含许多对修复成败起重要作用的关键技术。LeBlanc于1993年率先报道的腹腔镜腹壁切口疝修补术(laparoscopic incisional and ventral hernia repair, LIVH)[2]正是在这些不断优化以改善整体预后的技术上建立起来的。Rives和Stoppa首次报道的肌后腹膜前无张力修补结合经筋膜固定补片的方法在技术上与LIVH相似。

虽然腹壁疝单纯缝合修补术仍在应用,但是它已被证明有54%~63%的复发率[5,6]。与单纯缝合修补术相比,开放式无张力修补术的复发率为32%[6]。虽然有报道指出开放式无张力修补术和LIVH的复发率相同[5,7],但是其他多项研究表明,在降低复发率上LIVH更具有优势[8,9]。三个比较腹腔镜和开放式腹壁疝无张力修补术的前瞻性研究提示,前者的复发率为2%~3.3%,后者的复发率为1.1%~10%[7,9,10]。在术后切口并发症、住院天数和发现隐匿疝等方面,LIVH已被证实要优于开放式修补术[7-12]。

LIVH应该由具有丰富腹腔镜经验的外科医师进行。这些医师不仅能进行较常见的腹腔镜手术,而且可以完成更复杂的腹腔镜手术。在大多数情况下,手术过程中有一个好的助手是很有帮助的。本章将介绍目前LIVH的概念、技术方法和疗效。

很多不同的技术都将在本章中被提及,这些技术是所有外科手术所共有的。手术方法在不断变化着,而且无疑会随着未来材料学和器械设备的发展而变化。用腹腔镜技术来完成组织结构分离就是一个很好的例子,已有多项研究表明,这种技术可通过最少的皮瓣分离来关闭肌筋膜缺损,同时又降低了切口的并发症[13,14]。

术前评估

一般情况下,如果一个患者是开放式疝修补术的适当人选,那么对其可以考虑使用腹腔镜技术。心功能显著失代偿的患者在术中可能会出现生理上的异常,这是因为气腹会导致静脉回流减少,降低气腹压力可减少这种血流动力学的波动[15]。

一般来说,几乎所有的腹壁疝都可选用LIVH,甚至缺损较小的肥胖患者也可以用这种方法修复。肥胖患者相对于其他患者有更高的复发率[16-18]。然而,LIVH因其切口并发症少、可发现开放手术容易忽略的隐匿疝等优势而成为肥胖患者可选择的手术方式。较瘦小的患者如果缺损小于3 cm也可以选择开放式修补的方法[16]。

一个几乎涉及整个前腹壁的巨大缺损如果使用开放手术可能会很棘手。此时腹腔镜是个不错的选择。决定是否尝试腹腔镜手术取决于外科医师的经验、之前手术的次数、是否使用过补片、补片的类型以及疝缺损的位置等。然而，有关此问题目前还没有"硬性"的规定。对于这些巨大缺损的患者，腹腔镜探查后如果发现采用开放式修补更好的话，那么中转开放手术是合理的。大多数情况下，腹腔镜手术无需中转为开放手术，一个例外即"巨大腹壁疝伴腹壁功能不全"。在这些患者中，由于腹壁肌层组织已经向两侧横向位移，因此往往无法真正进入肌层组织后方的腹腔，此时，及早中转为开放手术更好。尽管如此，更安全的方法应该是一开始就采用开放手术，而不是试图尝试腹腔镜方法。

外科急腹症是腹腔镜修补术的绝对禁忌证，任何来源的腹腔感染是腹腔镜修补术的相对禁忌证。在潜在感染的部位可能不适合使用生物合成材料，尽管如此，在这种情况下，应用腹腔镜缝线穿引器关闭疝环和使用生物补片还是可行的，当然对于污染较严重的缺损还是应采用开放手术。同样，嵌顿性疝并不是腹腔镜手术的禁忌证，但绞窄性疝应选择开放手术。

由于外科手术最常用的是正中切口，因此最常见的切口疝也位于中线。外科医师开始进行LIVH时，建议先从中线缺损病例开始逐渐积累腹腔镜修补手术经验。然后再逐步转向边缘性缺损或彼此不相邻的多发性缺损病例。大多数情况下，患者的合适体位以及套管的正确位置有益于整个手术的操作。

有无腹腔内手术史是评估患者是否选用腹腔镜手术的主要因素。手术史的次数和类型将影响患者体位、进腹方法、套管置入和显示器位置的选择。根据对患者的术前评估，外科医师可以确定合理的手术方式和方法。任何开放手术与腹腔镜手术相比，其潜在形成腹腔粘连的概率一定会更高。此外，某些腹壁切口疝患者的腹腔内曾植入"未受保护的"聚丙烯补片（见开放式腹壁疝修补术），这些材料接触到腹腔内容物显而易见会产生致密的瘢痕粘连。这种情况不要阻止有经验的外科医师尝试腹腔镜方法，因为三分之一的患者可能没有任何粘连。但需要注意的是，补片与肠管和（或）网膜会形成顽固性粘连，手术难度明显增大，这种情况

下肠管损伤的风险也大大增加。

患者如果同时需要做其他手术，比如胆囊切除术、胃底折叠术、腹股沟疝修补术或腹腔内或腹膜后组织活检，需慎重选择手术方式。这些病例的疝修补将在本章的后半部分讨论。

对腹水患者进行腹腔镜疝修补术时应因人而异，因为具有挑战的是手术中要维持一个密闭的空间，避免出现腹水渗漏。此外，这些患者通常有一个代谢的问题（例如，慢性肾功能衰竭或肝疾病），可能会导致愈合不良和套管位置出现Trocar疝。不过使用直径5 mm套管可减少这个问题的发生，因此有时也可考虑采用腹腔镜手术。对于这些患者应使用钻入式而非切割式的特制套管进入腹腔。套管取出后，Trocar孔比套管实际直径要小，从而减少了腹水渗漏和后续Trocar疝的发生。尽管几乎没有在大量腹水患者中使用补片修补的报道，但LIVH已成功应用于一些可控腹水的患者[20]。

LIVH患者可收入医院的日间病房，他们通常可当日出院。患者合并症的数量和种类、疝的类型和位置、有无嵌顿以及粘连范围都会影响出院时间。现在许多患者在门诊手术中心接受LIVH。术前应行适当的实验室检查。术前常规注射第一代头孢菌素类或氟喹诺酮类抗生素。如果患者有耐甲氧西林金黄色葡萄球菌（MRSA）的病史，可术前使用万古霉素预防感染。

术中注意事项

患者的准备和体位

LIVH需要全身麻醉以达到必要的放松和镇静作用。在大多数情况下，术前无需插口或鼻饲管，除非手术部位邻近胃。如果手术时间短，无需插导尿管。如果手术部位邻近膀胱（如非常低的中线疝或合并腹股沟疝的修补）或者手术时间预计较长，建议插导尿管；如果需要注水辨别膀胱，可选择三通导尿管。术中如需广泛分离肠管，插鼻饲管有助于减少术后肠梗阻的发生，但是很少有术后继续放置鼻饲管的必要。

大多数患者取仰卧位。侧腹部缺损，如肋缘下

或腰部切口疝,取半卧位或全卧位手术更方便。此时使用"枕垫"可帮助固定患者体位。手术台的倾斜功能有助于减少分离过程中肠管的影响。头低位或头高位可使腹腔内容物移动,更好地看清疝和腹腔内脏器。患者的手臂应该收起并紧贴身体两侧,这样在周围就可留出足够的空间,尤其是下腹部缺损患者更应如此。除非患者体型较大难以执行,一般情况下,都应优先选择这种体位。建议使用防护透明贴膜。

腹腔的进入

进入腹腔的方法始终应该选择最安全的方法。很多医师因为熟悉而使用开放式的 Hassan 入路。这种开放入路可能会引起套管周围密闭不佳,难以维持充气压力,影响手术视野。这种入路还需使用较粗的套管,即使术后很好地缝合关闭,仍有发生 Trocar 疝的可能。

对于原发性或单一小缺损的腹壁疝患者,可在置入第一个套管前利用气腹针充气。气腹针的"安全"穿刺部位通常在右上腹,因为该区域一般不会发生肠管和网膜粘连。有时为了不干扰疝的修补而需在远离疝的部位穿刺,当然也可使用上腹部中线位置。

另一种进入腹腔的方法是使用"可视"套管。这些无切割功能套管的设计是为了在置入套管时可观察每一层腹壁结构。这种观察是通过在套管中插入腹腔摄像头来实现的,随着套管的置入就能观察到这些结构。应用非常普及(图22-1、图22-2和图22-3)。

绝大多数切口疝患者的腹腔内视野至少部分会被粘连干扰。为了看清腹腔和留出足够的空间置入辅助套管,必须分离粘连。置入辅助套管的首要目的是为了确定最终所需的套管数目。辅助套管置入后,可将腹腔摄像头通过不同的套管来探查腹腔,这样获得的视图将能够确定其他套管的最佳位置。此外,收集这些不同角度的视图对于分离粘连时辨认肠管是非常重要的。这极为重要,因为有时候无论是术者还是助手,仅从单个套管位置获取的视图是无法认清肠管走向的。

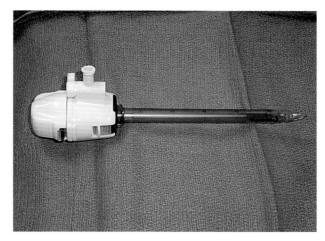

图22-1 一种头部非切割型的可视套管

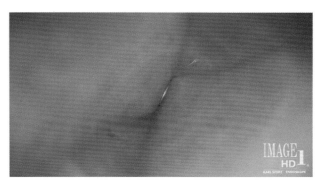

图22-2 透过可视套管观察到的皮下层

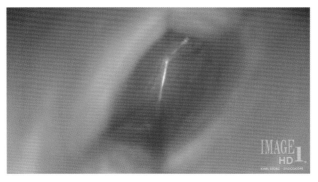

图22-3 可视套管进入腹腔时观察到的肌肉层

在选择套管最佳位置时,应避免在腹腔摄像头正对面进行器械操作所形成的"镜面图像"问题,这会产生一个从操作反方向端口看到的操作图像。也就是说,腹腔摄像头向左移动会被看成是向右移动,反之亦然。在腹部中线处安置摄像头可避免这个问题(图22-4、图22-5)。还有一种方法是,在摄像头的同侧置入一个辅助套管。然而,通过不断实践很多医师都能克服这一技术问题,不使用辅助套

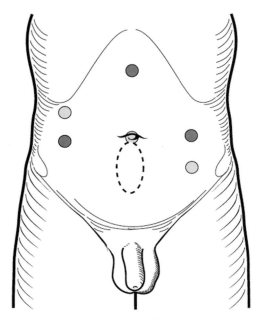

图22-4 下腹部正中腹壁疝手术中套管的经典位置。黑圆圈代表最初的套管。上腹部中线处套管用于腹腔摄像头。其他圆圈代表术中可能需要增加的辅助套管

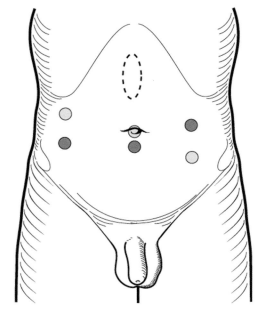

图22-5 上腹部正中腹壁疝手术中套管的经典位置。套管位置的表示与图22-4相同

管。如果助手能从其所在的那一侧进行操作的话，很多难题都解决了。如果不能轻易地纠正这一问题，为了确保手术安全，应毫不犹豫地置入辅助套管。

器械

切口疝修补术中腹腔摄像头(0°，30°，或45°)的选择取决于手术组对器械的熟悉程度、计划中的套管位置和患者的体质。虽然0°摄像头是作者之一(KAL)的首选，但大多数医师使用的是30°摄像头，因为能更好地观察到腹腔下方。此外，在不改变摄像头位置的情况下，也有可能看到手术视野的左右两侧，特别适合于较瘦的肌张力好的患者。45°摄像头很少用于该手术。如果光学摄像头和系统都是最佳的，可使用直径5 mm腹腔摄像头，效果与直径10 mm摄像头相同。摄像头小的好处在于可使用更细的套管，这样就能降低术后疼痛，最大限度降低Torcar疝的风险。这类手术不需要使用新型的头端可弯曲的腹腔摄像头，为了弯曲必须放置到一定的距离之外，比较难使用。

LIVH过程中，最严重且可能致命的并发症是肠管损伤，常发生在分离粘连时。为了最大限度降低肠管损伤的风险，分离方法显得相当重要。如果粘连较少、较轻，可用带有电凝的剪刀分离。只有确定电灼伤横向传导的区域内没有肠管受影响时才可使用电凝。镰状韧带的横断就属于这种情况。对于大部分患者，都需分离腹壁与网膜和(或)肠管的粘连，可以使用限制高热横向传导的复合设备。这些超声分离设备包括Harmonic®超声刀(Ethicon-Endosurgery®, Inc. Cincinnati, Ohio)、the EnSeal®(Elhicon-Endosurgery®, Inc. Cincinnati, Ohio)或Ultrashears®(Covidien, Dublin, Ireland)。虽然这些设备可用于粘连分离，但不能在患者腹腔内使用时毫无顾忌。任何类型的能源，如果使用不当都会造成肠管损伤。如果肠管与腹壁或之前修补失败的聚丙烯补片形成了致密粘连时，建议采用非电灼式的剪刀进行分离。有时感觉开放手术与腹腔镜手术相比，肠管损伤的风险会低一些，但近期的一项荟萃分析显示这种感觉是不正确的[21]。肠管损伤的概率总体来说约为1.78%，不可完全避免。需要确保的是应采用一种安全可行的手术方式来完成粘连的分离。

术前发现疝内容物嵌顿，但术中无法通过分离和牵拉回纳的情况并不罕见，这种情况下，必须切开、扩大疝环以回纳嵌顿的脏器。如果疝环处的筋膜较厚可使用带电凝的剪刀，超声刀足以切开筋膜但并不常用。通常，切开 2 cm 或 3 cm 的筋膜就够了，切开多少并不重要，因为所造成的缺损会被补片所覆盖。

生物合成材料

目前，有很多产品可用于切口疝的修补。没有保护层的聚丙烯和聚酯合成材料易导致粘连形成，明显增加肠瘘的风险。大部分医师会选择一些避免肠管与聚丙烯或聚酯材料直接接触的方法制成的生物合成材料，也有选择膨聚四氟乙烯产品或其他复合材料。关于此类产品的详细介绍见第 7 章。

粘连松解和筋膜缺损的测量

置入补片前，必须显露整个筋膜缺损（图 22-6）。通常需要松解腹腔内，尤其是前腹壁上所有的粘连（图 22-7）。分离所有可能干扰补片覆盖的粘连非常重要，同样重要的还需确保补片的壁层面要直接接触筋膜，中间不能有任何脂肪组织或网膜。若腹壁筋膜与补片之间存在任何脂肪组织，都会抑制组织向内生长以及随后与补片的整合。如果无法完全松解补片覆盖范围内的所有粘连，会产生一个技术问题：如果确认粘连最终会影响补片的覆盖，则应暂时延迟手术，以便再次实施粘连松解术。一旦补片被部分覆盖到腹壁上，就会影响视野和进一步的分离，再进行粘连分离就显得特别困难。鉴于此，应该注意到无论是分离镰状韧带还是分离下腹部腹膜前脂肪，对于充分暴露筋膜缺损都尤其重要。

疝囊的剥离较困难，可引起出血，而且不会产生任何有益于患者的结果，因此不需要去除疝囊。有医师应用电凝或氩气束烧灼疝囊处的腹膜，试图减少血清肿的形成，现在还不知道这是否能达到预期效果。尽管一些医师主张 LIVH 中应常规关闭筋膜缺损[19]，但并没有得到常规实施。越来越多的意见认为虽然关闭筋膜缺损会受到缺损大小的限

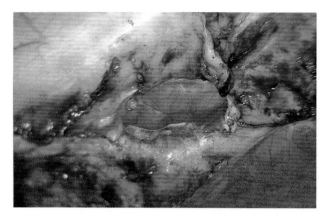

图 22-6 切口疝完全分离后的腹腔镜视图（注意腹膜前脂肪已经去除，筋膜显露）

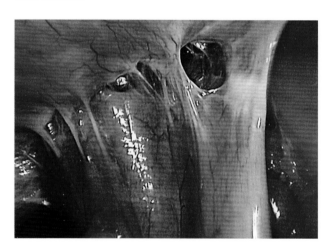

图 22-7 需要与腹壁分离的典型的肠管粘连

制，但如果可行就应该关闭。疝修补术的安全性取决于补片对缺损筋膜的足够覆盖和合理固定。

准确测量疝缺损是必不可少的。缺损大小决定了补片的尺寸。如果测量是在满气腹状态下进行的，得到的尺寸会人为地大于正确的尺寸。必须将气腹从 14~16 mmHg 的工作压力降低至接近 0 时才能进行测量。降低气腹压力以防止人为造成的膨胀，因为测量是在腹壁外而非腹腔内完成的。释放气体后，用一支皮肤笔在腹部上描出缺损的轮廓（图 22-8）。如果补片尺寸是依据气腹状态下的测量结果而定的，则补片的大小可能比实际所需的尺寸大得多。补片太大时操作非常困难，因为它可能会覆盖住某些套管。补片应修剪后再置入腹腔内，有时这一过程比较麻烦。应测量缺损的各边周长，以确定补片的最大尺寸。为了确保足够的覆盖，补

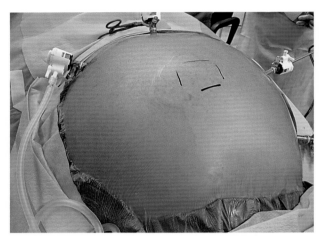

图22-8 筋膜缺损边缘的皮肤标记

片在各个方向至少应超过测量值6 cm。换句话说，如果缺损为7 cm×12 cm，补片的最小尺寸应为13 cm×18 cm。然而，目前的观点认为，重叠覆盖5 cm是比较理想的。

根据测量的结果选择合适尺寸的补片，大多数情况下，补片需提供超过缺损边缘5 cm的覆盖，这样做是有好处的。如果患者属于病态肥胖，建议大范围的覆盖，可以将腹腔内压力分散于大面积的补片，降低复发的风险。我们还认为即使目前只有切口的一部分发生切口疝，补片还是应该覆盖住整个切口为好，这样可以避免切口其他部位将来再发生疝。置入补片前，可使用几种方法确保补片导向正确，完全覆盖缺损部位。比较常用的一种方法，是在补片中轴中点的任一侧用ePTEF缝线缝合(CV-0)，并在置入腹腔前用记号笔在其短轴中点的两侧标记[22]。在补片中点两侧进行标记是非常重要的(图22-9、图22-10)，能用笔标记最好，某些材料不能用笔标记，则可用缝线标记。补片一旦置入腹腔，需辨别其两个面，同时确定沿腹壁正确的轴向。有些医师会用各种颜色的不可吸收线对短轴进行标记，如Prolene® 或 Ethibond®，另一些医师会在置入之前先在补片的四角或四周缝上4种或更多种缝线。补片置入前缝线越多，越可能造成因缝线难以分开而造成一团乱麻，而且还不容易经腹壁被拉动。这种修补过程中使用缝线的方法存在争议，有些医师认为经筋膜缝合是不必要的[23]，另一些医师却觉得绝对有必要[22,24,25]。有关补片大小的数

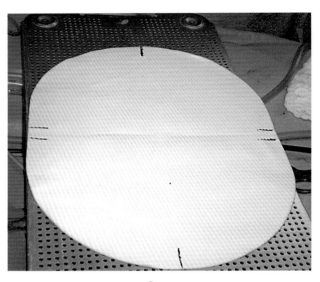

图22-9 辨别DualMesh® Plus补片壁层面中点的标记

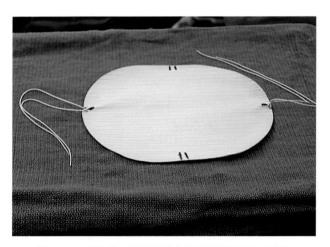

图22-10 最初缝于补片长轴中点处的两根ePTFE缝线

据以及是否使用缝线的最终决定尚未形成指南[26]。如果补片有超过缺损5 cm的覆盖重叠，似乎可以省去缝线的使用。尽管如此，许多医师，包括作者自己，依然认为缝线的好处超过了少数患者可能发生术后疼痛的风险。

将含有缝线的补片卷曲或折叠后再置入腹腔。按顺序对半折叠补片的方法是最简单的[22]，如图22-10、图22-11、图22-12、图22-13和图22-14所示。第一次折叠将缝线折入补片中，后几次折叠使补片越来越小。早期经验提示需使用直径10 mm或12 mm套管来置入补片；随着经验的积累，发现仅用直径5 mm套管就行。现在使用的某些补片如聚丙烯或聚酯材料在置入腹腔时需要使用较大直径的套

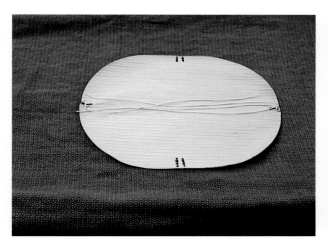

图22-11　补片卷曲之前缝于壁层面的缝线

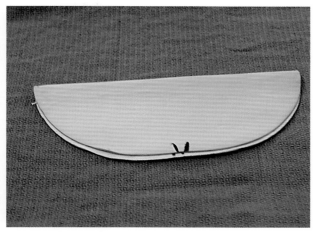

图22-12　缝上缝线后补片的第一次折叠 (注意补片折叠的边缘，便于在腹腔内钳抓)

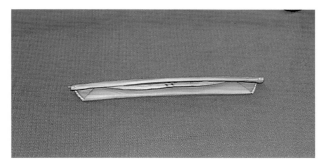

图22-13　补片的第二次折叠

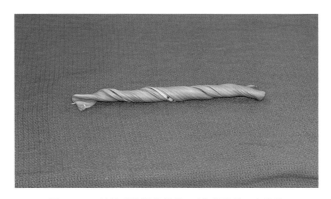

图22-14　折叠后卷紧的补片，可容易地被置入腹腔

管，而另一些产品可以被充分压缩，如 DualMesh®Plus 材料(可压缩50%)，可通过直径5 mm套管被拖入腹腔。这种情况下，补片进入腹腔处的皮肤切口大小应该略大于置放套管所需的切口(通常7～8 mm)。一般情况下，尤其是对于较大的补片，先将一把抓钳从腹部对侧的套管穿入，然后再从另一侧套管穿出，拔除被穿出的套管(图22-15)，用抓钳抓住卷紧和(或)扭紧的补片，拖入腹腔(图22-16、图22-17)。拖拉过程中，助手要扭紧补片协助完成这一操作。腹壁肌层组织非常柔韧，即使置入最大型号的ePTFE补片(24 cm×36 cm)也可通过。这样的操作当然可以通过直径更大的套管完成。如果使用直径较大的套管，小的补片可直接穿过套管，而不需要用上述方法。

补片的放置

补片置入腹腔后需恢复其原始的扁平形状。手术者和助手相互协助操纵使补片尽可能完全展平，有助于将补片平铺固定在腹壁上。也可将预先缝在补片上的缝线拉出腹腔以帮助展平，但只在困难时这样做，因为补片一旦开始固定再要移动就不那么容易了。

在皮肤上做一小切口，用锋利的缝线穿引器穿入腹腔，将预缝在补片上的两根缝线拉出，这种俗称"钩线针"的缝线穿引器目前市场上已有多种同类产品(图22-18)。缝线的位置应该在缺损长轴的两端。注意缺损是否恰好被覆盖于补片的中央，必要时可将腹腔摄像头移到另一个套管观察，以确认补片是否居中，并且与周边正常组织至少有5 cm的重叠。如果重叠只有3 cm，则必须使用经筋膜全层缝合。如果做不到这两点，必须重新定位两根缝线中的一根或两根。一旦准确定位就可打结。即使是肥胖患者，打结也可至筋膜水

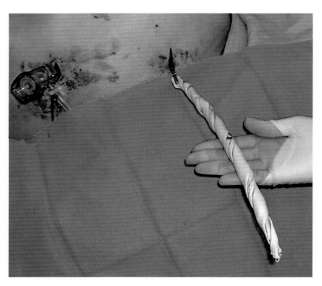

图22-15 穿过套管的抓钳,随后拔除套管。用抓钳抓住补片,将补片拖入腹腔

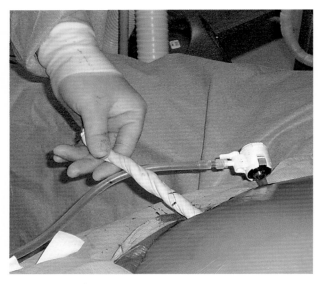

图22-16 补片被拖入腹腔后的外观

平。确保所有的打结都足够紧,且至筋膜水平是非常重要的,有时需要稍微扩大皮肤切口使医师有足够的空间将缝线打结至筋膜水平。另一个确认的方法是在腹腔镜下检查每处缝合是否收紧或在整个手术完成后进行检查,缝合出现松动必须更换。

　　接着确认沿补片短轴的定位是否正确。手术者和助手抓住先前在补片任何一边所做的中点标记,然后用疝固定器将该点固定在相应位置。一般钉一至两枚疝钉,然后由另一位医师用同样的方式固定补片的另一个中点标记。在用疝钉和经筋膜缝合对补片的其余部位进行永久性固定之前,再次确认补片的位置是否正确,通常将腹腔摄像头移至其他套管中的一个,从不同角度观察补片的位置。检查完毕,用疝钉在距离补片边缘2~4 mm处固定补片,间距1~1.5 cm(图22-19)[22]。现有多种疝钉可供使用:钛钉、ProTack™(Covidien, Norwalk, CT)和可吸收钉,如SorbaFix™(Bard Davol, Warwick, RI)和AbsorbaTack™(Covidien, Norwalk, CT)。可吸收钉的钉合力可持续1年以上,应用日益广泛。

　　一些学者已明确使用经筋膜缝合固定补片的重要性[22,24,27,28]。通常使用疝钉固定只是一个初始步骤,主要是为了让补片和腹壁接触以确保组织

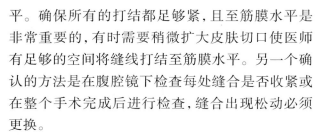

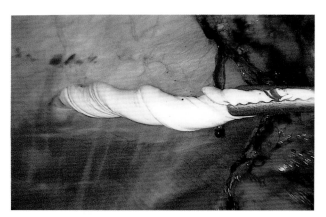

图22-17 补片被拖入腹腔内的腹腔镜下视图

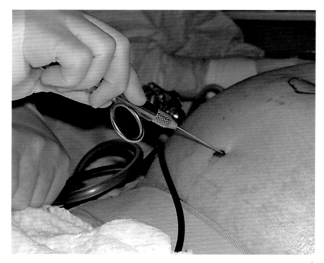

图22-18 导入缝线穿引器以抓取两根缝线中的一根

长入。在一项研究中发现,不使用经筋膜缝合固定患者的复发率达13%,而使用的患者没有复发[27]。最近的一项荟萃分析提示是否需要经筋膜缝合固定与补片覆盖重叠范围的大小有关,一般情况下,某些疝修补术中如果补片有超过缺损部位5 cm的重叠,可不需要经筋膜缝合固定[26]。否则可使用0号不可吸收线(如ePTFE),全层穿过肌筋膜层,用上述方法在筋膜上打结。在穿入缝线的过程中,应避免钳夹缝线的任何部分,否则缝线易受损,牢度降低,可能引起缝合失败和复发。

使用腹腔镜观察,预计缝合点的间隔为5 cm,用皮肤记号笔对这些点进行标记,然后在每个点位处用11号刀片切开1 ~ 2 mm的皮肤,选择任意一款合适的筋膜关闭器或缝线穿引器(钩线针),通过皮肤小切口将缝线穿入腹腔(图22-20),并在相应的位置穿过补片。助手(位于对侧)用抓钳抓住缝线(图22-21),手术者松开缝线穿引器,退回至皮下层,从之前穿刺点旁1 cm处再次穿入补片,钩住助手抓住的那根缝线,拉出腹腔(图22-22)。用血管钳夹住缝线的两个尾端,剪短但需留出足够的长度来打结。沿着补片的边缘重复进行上述操作(图22-23)。一旦打结,补片应展平并完全覆盖筋膜缺损。最后探查,确保补片所有的边缘已被固定,所有的缝线已被收紧(图22-24)。对任何松动的结都要重新打,以保证有效的固定。

打结后,切口处的皮肤有时会形成一个褶皱,这可能是打结时将皮下组织一起打入的缘故。在切口内撑一把蚊式血管钳将皮肤挑离打结处就能预防(图22-25)。重要的是在缝线固定完成后通过给腹腔充气来检查腹壁,这样可去除所有的褶皱,否则会影响美容效果。

与其额外使用缝线固定,一些医学中心更愿意在缺损的边缘再增加一圈疝钉固定,这样就形成了两圈同心圆的疝钉。这种"双皇冠"技术在一些医学中心应用得很广泛[23]。目前的随访数据似乎提示有益,但需要更长期的随访来证明其有效性。

拔除套管和闭合皮肤切口后,在手术区域常需使用腹带至少72 h,持续使用4 ~ 6周效果更佳。腹带能预防缺损部位在术后发生血清肿,能帮助减轻

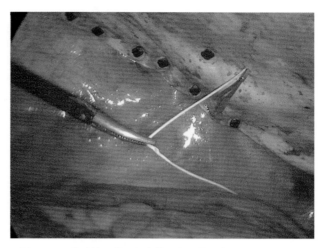

图22-19 腹腔镜器械已钳夹住一根从缝线穿引器导入的缝线

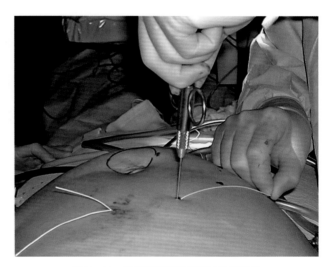

图22-20 用缝线穿引器从腹腔钩出缝线

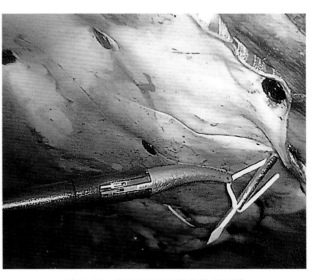

图22-21 腹腔镜下显示缝线的"传递"

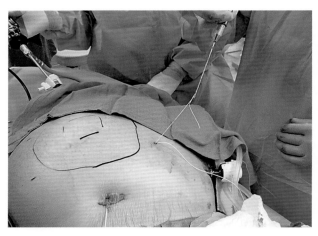

图22-22 缝线已钩出

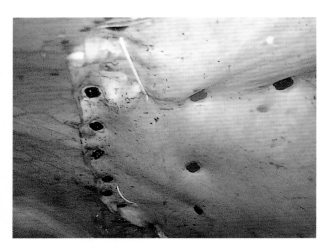

图22-24 腹腔镜下显示缝线和疝钉已固定补片

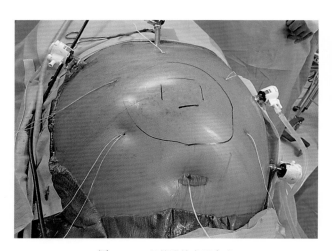

图22-23 经筋膜缝合已完成

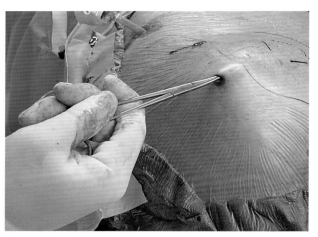

图22-25 用血管钳将皮下组织挑离打结处可去除皮肤褶皱

术后疼痛而不影响呼吸。

术后早期注意事项

近50%的患者可在术后当日出院。通常是一些单个缺损、疝小于25 cm[2]、粘连少、无嵌顿的患者。平均住院日期为1~2日[7,8,12]。手术当日可进流质，可恢复定期服用的药物，必要时可口服或注射镇静剂。许多患者术后会有一定程度的腹胀，可能与术中粘连分离以及肠道受干扰的程度有关。大多数患者术后第一日都能恢复正常饮食，偶尔有些患者的肠道功能恢复得较慢，可用常规方法进行治疗，包括必要时留置鼻饲管。

疼痛可以作为一个判断患者是否可以恢复正常活动的指标。手术后第一日可以淋浴。只要不感到明显疼痛，就可以尽快地恢复包括工作在内的日常活动。多数患者一周内能够开车，7~14日可恢复与工作有关的活动。大多数医师不限制患者的活动，但会根据疼痛程度来决定活动强度。

去除腹带后，许多患者会发现在原有疝的部位会出现质地较硬的膨出。最初几周内的膨出可能为血清肿，随后的膨出可能和瘢痕愈合有关，大多数患者都会有这种情况。LIVH中血清肿较常见，但很少有吸引的必要，因为通常血清肿可自行吸收。吸引会增加血清肿感染的风险。

术后远期注意事项

大多数瘢痕性"膨出"和(或)血清肿可在2个月内吸收,具体取决于疝缺损和内容物的大小。缺损上方的皮肤在术后4～6日偶尔会出现红斑,表面通常会明显变硬,但无压痛感,也无发热、畏寒或血白细胞计数增多的现象(图22-26)。5%～7%的患者会出现这种情况,且持续数周,令人困惑。这是脂肪组织吸收或疝囊残留的结果。这种情况似乎在某些皮肤与疝囊之间软组织极少和(或)嵌顿组织较多患者的疝修补术后特别常见。除非高度怀疑感染,否则无需治疗。

腹壁一般在术后2~3个月内完全恢复(图22-27、22-28),此时血清肿已很少见。如果怀疑复发,可进行超声或CT检查进行评估。

不到2%的患者在经筋膜缝合处会出现慢性疼痛(>3个月)[29]。通常给予服用非类固醇类抗炎药物或直接注射利多卡因或局部麻醉等治疗有效[30]。尽管如此,慢性疼痛依然存在,医师有时会考虑进行腹腔镜探查来检查补片、疝钉和缝线。很少但偶尔也需要切断引起疼痛的缝线,以永久缓解疼痛症状。

罕见疝修补手术

大部分腹壁切口疝位于腹部中线,而有些疝则在开放式还是腹腔镜手术的选择上特别具有挑战性。比如有一种疝位于中线很高的位置,可能是心胸手术后纵隔引流管出口的位置,对于这类疝缺损的修补需要将补片覆盖到膈上。要准确计算钉入疝钉时所需的反向压力数据是不可能的。对于位于心包区的缺损,建议用缝线而不是用疝钉来固定补片,因为疝钉可能穿入心肌或引起心包炎,必须取出疝钉。未按上述建议而钉破心脏的事件已有

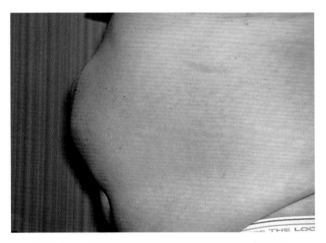

图22-27 创伤开腹手术后形成的巨大切口疝的术前外观

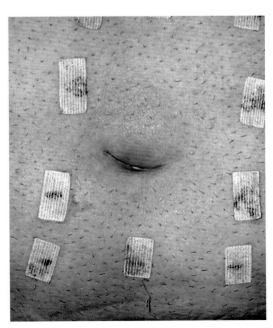

图22-26 正常的非感染性的红斑

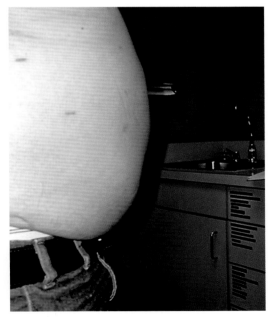

图22-28 图22-27患者在LIVH术后3个月的外观

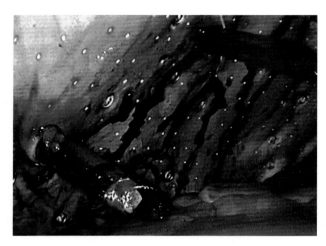

图22-29 从套管中穿入补片,从修补的中央放入固定器

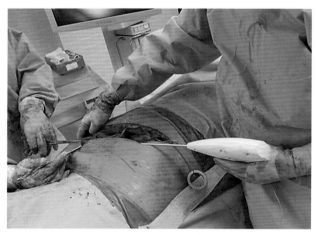

图22-30 复合手术开放过程中使用腹腔镜疝固定器

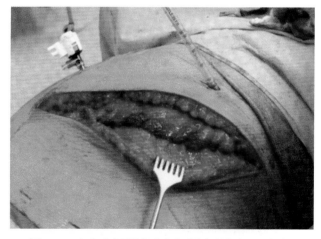

图22-31 复合手术开放部分完成后腹部留有腹腔镜套管

发生,有的尚未报道,有的已非正式报道。在这种情况下,应该采用不可吸收线缝合,同时建议选用比平时所需更大的补片(8 cm或者更大),以更好地覆盖缺损。

治疗延伸到耻骨联合或合并腹股沟疝的缺损同样是一种挑战。修补这样的缺损,需要将补片下缘与耻骨疏韧带固定。要做到这一点,必须像进行腹腔镜经腹膜前腹股沟疝修补术那样切开腹膜,进入并分离腹膜前间隙。这是必不可少的步骤,可以增加补片与下腹部肌肉和耻骨骨膜的固定强度,因为此处无法使用经筋膜缝合固定。此外,补片和肌层组织之间的腹膜外脂肪和腹膜会影响随后的组织黏附。补片固定后,要最大限度地将打开的腹膜瓣进行固定复位。

肾切除手术或经前入路脊柱手术引起的"疝"通常不是真正意义上的疝,因为它并不表现为边界清楚的筋膜缺损。这种缺损的修补方法目前还没有成文的文献报道。尝试修补这类缺损的医师应该更多关注患者的体位,让患者取侧卧位,用"枕垫"固定。有些沿腰部上方的缺损除了筋膜受损之外更主要的是神经肌肉损伤,需要一块非常大的补片,用更多巧妙的缝合技术来固定,以获得良好的美观效果。对于松弛的肌肉组织往往需要将补片缝合在肋缘上,此外,还需要与膈缝合以加强固定。有时需要放置辅助套管,并将补片穿过,以正确完成所有的固定程序(图22-29)。在少数接受此类手术的患者中,只有作者(KAL)的结果是令人鼓舞的,但有必要进行长期随访。

对于上述复杂疝或粘连致密的患者,可采用复合技术。开放式和腹腔镜联合使用的复合技术可以做到准确的补片覆盖和安全的粘连分离。对于继发于腰部手术的无神经支配的疝缺损,最初肌层组织的分离可以通过腰部手术的切口进行,粘连松解后可以置放补片。经筋膜缝合或疝钉固定(比如膈的固定)可以在开放手术中完成。然后在直视下放置套管,适当固定补片后,缝合肌层组织,关闭皮肤。随后腹腔充气,在腹腔镜下用缝合和钉合的方法固定补片,使补片紧贴腹壁(图22-30、图22-31)。据复合技术手术后随访1年的小宗病例报道,随访期内未见复发[31]。

许多接受腹腔镜切口疝修补术的患者可能还合并其他疾病需要外科治疗,最常见的包括胆石症、腹股沟疝、胃食管反流性疾病、腹腔内或腹膜后组织活检等[27,32]。通常情况下，先手术的是合并的疾病而不是疝修补，如果没有发生污染，才可进行疝手术。如果发生污染，应根据污染的程度和感染的风险决定是否继续使用补片修补。也可考虑不使用补片的单纯缝合修补，但应该根据患者的危险因素、之前的手术史和（或）之前疝修补的个体化因素决定。术前谈话应该考虑到这些可能性。对于那些完成其他手术后继续疝修补的患者，置放辅助套管有时是必要的。医师可在手术最初就置放辅助套管，并借机使用，但不能因位置勉强而影响初期手术。一旦决定行疝修补术，任何必要的辅助套管都应置放在最合适的位置。为了安全有效地完成疝修补手术，不应犹豫使用更多的套管。

结　果

在过去的 10 年里，有大量的文献比较开放手术和 LIVH 的疗效。10 年中有 4 项前瞻性试验，3 项回顾性试验，多项荟萃分析和综述报道（表 22-1），然而文献却没有提供开放式无张力修补术的技术标准。Rives-Stoppa 修补术已知有 0 ～ 14% 的复发率[1]，然而 Burger 报道开放式无张力修补术的复发率高达 32%[6]。大多数腹腔镜修补在对照试验中[7,9,10,12,33-35]都遵循了 LIVH 的基本原则，包括 LeBlanc 等推崇的 3 cm 或者更大范围的补片重叠覆盖、经筋膜缝合结合疝钉双重固定等[36]。而开放式无张力修补术由于方法不一致，在复发率方面难以和 LIVH 进行真正的比较。

Pring 等在开放式和腹腔镜手术中均使用 ePTFE 补片平铺、经筋膜缝合固定的方法，并尝试将此技术标准化。其结果显示开放式手术的复发率为 4.2%，而腹腔镜手术为 3.3%，差异无统计学意义[7]。Forbes 等进行了一项含有 8 个随机对照试验的荟萃分析预算研究[11]，Sajid 等进行了含有 5 个随机对照试验的类似研究，Sains 等对 5 个对照试验进行了综述分析[37,38]。所有的这些大宗荟萃分析都报道开放式无张力修补术和 LIVH 在复发率方面的差异无统计学意义。但其中有一项 Pierce 等在华盛顿大学所做的荟萃分析，含有 45 项研究，其中 14 项为配对试验，其结果显示 LIVH 的复发率为 3.1% ～ 4.3%，而开放手术的复发率为 12.1%[8]。

最近有篇综述报道，LIVH 和开放手术的平均累计手术时间分别为 87 min 和 91.5 min，该研究支持了许多对照试验报道的在手术时间上两者差异无统计学意义的结论[9,34,37,39]，但仍有一些研究表明两者的差异有统计学意义。一篇荟萃分析报道，与开放手术相比，LIVH 的手术时间平均要延长 12 min[35,38]。这种不一致很可能与开放手术缺乏技术标准以及早期报道中 LIVH 的学习曲线较长有关。

LIVH 已显示具有术后住院时间短、切口和补片感染率低等优势[8,11,12,37,39,40]（表 22-2）。Pierce 等发现，与 LIVH 相比，开放手术的切口感染率高 4.6~8 倍[8]。国家外科质量提升项目（NSQIP）数据库的一篇综述显示，开放手术的切口感染率是 LIVH 的两倍[39]。LIVH 常见的并发症是血清肿，因不需要特殊处理、临床意义不大而常被忽略。血清肿需要手术干预的报道极少。

LIVH 中常常需要分离粘连，大范围的粘连松解会产生一个可怕的并发症，即肠管损伤。损伤可以是继发于锐性或钝性分离所致的直接撕裂，也可以是需要高度警惕的因牵拉所引起的损伤和轻微的浆膜损伤，这样的损伤往往容易被忽视。LeBlanc 等在一篇综述中报道，3 925 例 LIVH 术中肠管损伤的比例为 1.78%，其中约 18% 的损伤在术中未被发现，死亡率增至 7.7%[21]。术中如果发现肠管损伤，当然需要修补，接着就是要决定是否继续进行疝修补术。传统的观念是不能使用补片修补，但是越来越多的建议是在这种情况下，可以考虑使用似乎可耐受感染的轻量型补片。肠管损伤后一期缝合修补有很高的复发率[41]，许多专家建议不进行一期修补，而于数日后再次手术进行补片修补。生物补片可用于污染区域疝的修复，在这种情况下也可使用。虽然尚未报道，但临床上已有应用。

LIVH 和开放式无张力修补术的总费用相同。一个单一的医疗中心的前瞻性研究报道了 884 例切口疝手术，LIVH 与开放手术在总住院费用上的

表22-1 复发率、术后住院日期、手术时间的比较

学者	研究类型	发表年份（年）	复发率（%）		术后住院天数（日）		手术时间（min）		随访时间	
			开放式	腹腔镜	开放式	腹腔镜	开放式	腹腔镜	开放式	腹腔镜
Ballem[33]	回顾性	2008	28	29	—	—	—	—	7.5年[a]	7.5年[a]
Bencini[34]	回顾性	2003	6	0	8[b]	5[b]	112	108	18个月	17个月[b]
Bencini[35]	回顾性	2009	11	14	2[a]	3[a]	35	70	60个月[a]	56个月[a]
Olmi[10]	前瞻性	2007	1.10	2.30	9.9[b]	2.7[b]	151	61	24个月[a]	25个月[a]
Pring[7]	前瞻性	2008	4.20	3.30	1[a]	1[a]	43	44	27.5个月[a]	27.5个月[a]
Lomanto[9]	前瞻性	2006	10	2	4.7[b]	2.7[b]	93	91	20.8[b]	20.8[b]
Mcgreevy[12]	前瞻性	2003	—	—	1.5[b]	1.1[b]	102	132	30天[c]	30天[c]
Forbes[11]	荟萃分析	2009	3.60	3.40					6-40.8个月	6-40.8个月
Pierce[8]	荟萃分析	2007	12.10	3.1~4.3	4.3[b]	2.4[b]	104.5	103	20.2[d]	25.5[d]

注：[a]中位数；[b]均数；[c]已完成的随访时间；[d]不确定。

表22-2 术后并发症

并发症	Ballem[33]		Bencini[34] 2003年		Bencini[35] 2009年		Olmi[10]		Pring[7]		Lomanto[9]		McGreevy[12]		Forbes[11]		Pierce[8]	
	开放式	腹腔镜	开放式	腹腔镜	开放式	腹腔镜	开放式	腹腔镜	开放式	腹腔镜	开放式	腹腔镜	开放式	腹腔镜	开放式	腹腔镜	开放式	腹腔镜
肠管损伤	—	—	2%	5%	0%	4%							0%	1.5[a]%	0.9%	2.6%	1.2%	2.9%
粪石梗阻	—	—					1.1%	1.1%										
肠梗阻	—	—	10%	2%	10%	2%					10%	2%	4.25%	0%				
补片感染/取出	—	—													3.5%	0.7%	3.2%	0.9%
神经痛							0%	4.7%										
肺栓塞							1.1%	0%	0%	6.6[b]%								
血清肿	9%	16%	10%	14%	3%	11%	1.1%	7%	33%	17%	6%	10%	4.2%		15.5%	11.7%	12%	12.1%
尿潴留							0%	6.6%										
切口感染	9%	7.50%	12%	0%	8%	0%	8.2%	1.1%	16.7%	3.3%	6%	4%	8.4%		10.1%	1.5%	10.4%	1.3%

注：[a]未发现；[b]凝血功能障碍史。

差异无统计学意义。LIVH患者的住院时间短，但手术时间长，设备费用高。在总住院费用和术后费用上，LIVH约需6 725美元，而开放手术约需7 445美元[42]。

肥胖和LIVH

肥胖是疝复发的主要因素。在一项含160例患者的研究中，和其他因素相比，如吸烟、糖尿病、类固醇激素、肺部疾病等，肥胖是疝复发的首要高危因素。体重指数（BMI）为38的患者疝的复发率是BMI为23患者的4.2倍[18]，这一结果被5个学术单位的多中心研究所证实。该回顾性研究还发现病态肥胖患者的复发率明显升高，概率比为4.3[17]。

虽然肥胖疝患者具有高复发率的报道很多，但LIVH对于这一群体还是安全有效的。LIVH已被证明切口感染的风险更低、发现隐蔽疝的能力更高、补片覆盖的范围更广。在一项含168例患者的单一中心研究中，LIVH的术中并发率在肥胖与非肥胖患者中的差异无统计学意义[43]。与肥胖相比，缺损大小和补片尺寸与复发的关系更为密切。腹腔镜减重手术中常发现患者合并

腹壁疝,如果只行腹腔镜胃旁路手术而未对腹壁疝进行治疗,则将来发生肠内容物嵌顿的风险很高[44]。

结 论

LIVH已被证明是腹壁切口疝患者安全、有效

和合理的选择。某些前瞻性研究显示LIVH具有更低的复发率,目前普遍认为即使LIVH没有像这些报道所说的那么好,但其复发率至少不会高于开放手术,而且切口并发症率和补片感染率都很低,住院日期日益缩短。开放手术后有10%～20%的患者会发生切口疝,LIVH正成为这部分人群的首选,甚至是唯一的选择[1,5,19,45]。

◇ 参 ◇ 考 ◇ 文 ◇ 献 ◇

[1] Jin J, Rosen M. Laparoscopic versus open ventral hernia repair. Surg Clin North Am. 2008; 88: 1083–1100.
[2] LeBlanc K, Booth W. Laparoscopic Repair of Incisional Abdominal Hernias using expanded polytetrafluoroethylene: preliminary findings. Surg Laparosc Endosc. 1993; 3(1): 39–41.
[3] Stoppa R, Louis D, Verhaeghe P, et al. Current surgical treatment of post-operative eventrations. Int Surg. 1987; 72(1): 42–44.
[4] Bauer J, Harris M, Gorfine S, et al. Rives-Stoppa procedure for repair of large incisional hernias: experience with 57 patients. Hernia. 2002; 6: 120–123.
[5] den Hartog D, Dur A, Tuinebreijer W, et al. (2008) Open surgical procedure for incisional hernias. The Cochrane Collaboration.
[6] Burger J, Luijendijk R, Hop W, et al. Long-term follow-up of a randomized controlled trial of suture versus mesh repair of incisional hernia. Ann Surg. 2004; 240(4): 578–585.
[7] Pring C, Tran V, O'Rourke N, et al. Laparoscopic versus open ventral hernia repair: a randomized controlled trial. ANZ J Surg. 2008; 78: 903–906.
[8] Pierce R, Spitler J, Frisella M, et al. Pooled data analysis of laparoscopic vs. open ventral hernia repair: 14 years of patient data accrual. Surg Endosc. 2007; 21: 378–386.
[9] Lomanto D, Iyer S, Shabbir A, et al. Laparoscopic versus open ventral hernia mesh repair: a prospective study. Surg Endosc. 2006; 20: 1030–1035.
[10] Olmi S, Scaini A, Cesana G, et al. Laparoscopic versus open incisional hernia repair; an open randomized controlled trial. Surg Endosc. 2007; 21: 555–559.
[11] Forbes S, Eskicioglu C, McLeod R, et al. Meta-analysis of randomized controlled trials comparing open and laparoscopic ventral and incisional hernia repair with mesh. Br J Surg. 2009; 96: 851–858.
[12] McGreevy J, Goodney P, Birkmeyer C, et al. A prospective study comparing the complication rates between laparoscopic and open ventral hernia repairs. Surg Endosc. 2003; 17: 1778–1780.
[13] Rosen M, Williams C, Jin J, et al. Laparoscopic versus open-component separation: a comparative analysis in a porcine model. Am J Surg. 2007; 194: 383–389.
[14] Bachman S, Ramaswamy A, Ramshaw B. Early results of midline hernia repair using a minimally invasive component separation technique. Am Surg. 2009; 75(7): 572–577.
[15] O'Malley C, Cunningham A. Physiologic changes during laparoscopy. Anesthesiol Clin North America. 2001; 19(1): 1–19.
[16] Hesselink VJ, Luijendijk RW, de Wilt JH, et al. An evaluation of risk factors in incisional hernia recurrence. Surg

Gynecol Obstet. 1993; 176(3): 228–234.
[17] Tsereteli Z, Pryor B, Heniford B, et al. Laparoscopic ventral hernia repair (LIVH) in morbidly obese patients. Hernia. 2008; 12: 233–238.
[18] Sauerland S, Korenkov M, Kleinen T, et al. Obesity is a risk factor for recurrence after incisional hernia repair. Hernia. 2004; 8: 42–46.
[19] Franklin M, Gonzalez J, Glass J, et al. Laparoscopic ventral and incisional hernia repair: an 11 year experience. Hernia. 2004; 8: 23–27.
[20] Sarit C, Eliezer A, Mizrahi S. Minimally Invasive Repair of recurrent strangulated umbilical hernia in cirrhotic patient with refractory ascites. Liver Transpl. 2003; 9: 621–622.
[21] LeBlanc K, Elieson M, III Corder J. Enterotomy and mortality rates of laparoscopic incisional and ventral hernia repair: a review of the literature. JSLS. 2007; 11: 408–414.
[22] LeBlanc K. Current considerations in laparoscopic incisional and ventral herniorrhaphy. JSLS. 2004; 4: 131–139.
[23] Carbajo M, Martin del Olmo J, Blanco J, et al. Laparoscopic treatment of ventral abdominal wall hernias: preliminary results in 100 Patients. JSLS. 2000; 4: 141–145.
[24] Ramshaw BJ, Escartia P, Schwab J, et al. Comparison of laparoscopic and open ventral herniorrhaphy. Am Surg. 1999; 65: 827–832.
[25] Park A, Birch DW, Lovrics P. Laparoscopic and open incisional hernia repair: a comparison study. Surgery. 1998; 124: 816–822.
[26] LeBlanc K. Laparoscopic incisional hernia repair: are Transfascial sutures necessary? A review of the literature. Surg Endosc. 2007; 21: 508–513.
[27] LeBlanc K, Booth W, Whitaker J, et al. Laparoscopic incisional and ventral herniorrhaphy in 100 patients. Am J Surg. 2000; 180(3): 193–197.
[28] DeMaria EJ, Moss JM, Sugerman HJ. Laparoscopic intraperitoneal polytetrafluoroethylene (PTFE) prosthesic patch repair of ventral hernia. Prospective comparison to open prefascial polypropylene mesh repair. Surg Endosc. 2000; 14(4): 326–329.
[29] Heniford B, Park A, Ramshaw B, et al. Laparoscopic repair of ventral hernias. Nine years' experience with 850 consecutive hernias. Ann Surg. 2003; 238: 391–400.
[30] Carbonell A, Harold K, Mahmutovic A, et al. Local injection for the treatment of suture site pain after laparoscopic ventral hernia repair. Am Surg. 2003; 69: 688–692.
[31] Griniatsos J, Eugenia Y, Anastasios T, et al. A hybrid technique for recurrent incisional hernia repair. Surg Laparosc Endosc Percutan Tech. 2009; 19: 177–180.
[32] Heniford B, Park A, Ramshaw B, et al. Laparoscopic ventral and incisional hernia repair in 407 patients. J Am Coll Surg.

2000; 190: 645−650.

[33] Ballem N, Parikh R, Berber E. Laparoscopic versus open ventral hernia repairs: 5 year recurrence rates. Surg Endosc. 2008; 22: 1935−1940.

[34] Bencini L, Sanchez L, BoffiB, et al. Incisional hernia repair. Surg Endosc. 2003; 17: 1546−1551.

[35] Bencini L, Sanchez L, Boffi B, et al. Comparison of laparoscopic and open repair for primary ventral hernias. Surg Laparosc Endosc Percutan Tech. 2009; 19: 341−344.

[36] LeBlanc K, Whitaker J, Bellanger D, et al. Laparoscopic incisional and ventral hernioplasty: lessons learned from 200 patients. Hernia. 2003; 7: 118−124.

[37] Sajid M, Bokhari S, Mallick A, et al. Laparoscopic versus open repair of incisional/ventral hernia: a meta-analysis. Am J Surg. 2009; 197: 64−72.

[38] Sains P, Tilney H, Purkayastha S, et al. Outcomes following laparoscopic versus open repair of incisional hernia. World J Surg. 2006; 30: 2056−2064.

[39] Hwang C, Wichterman K, Alfrey E. Laparoscopic ventral hernia repair is safer than open repair: analysis of the NSQIP data. J Surg Res. 2009; 156: 213−216.

[40] Misiakos E, Machairas A, Patapis P, et al. Laparoscopic ventral hernia repair: pros and cons compared with open hernia repair. JSLS. 2008; 12: 117−125.

[41] LeBlanc K. The Critical Technical Aspects of Laparoscopic Repair of Ventral and Incisional Hernias. Am Surg. 2001; 67(8): 809−812.

[42] Earle D, Seymour N, Fellinger E, et al. Laparoscopic versus open incisional hernia repair. A single institution analysis of hospital resource utilization for 884 consecutive cases. Surg Endosc. 2006; 20: 71−75.

[43] Ching S, Sarela A, Dexter S, et al. Comparison of early outcomes for laparoscopic ventral hernia repair between nonobese and morbidly obese patient populations. Surg Endosc. 2008; 22: 2244−2250.

[44] Eid G, Mattat S, Hamad G, et al. Repair of ventral hernias in morbidly obese patients undergoing laparoscopic gastric bypass should not be deferred. Surg Endosc. 2004; 18: 207−210.

[45] Perrone J, Soper N, Eagon C, et al. Perioperative outcomes and complications of laparoscopic ventral hernia repair. Surgery. 2005; 138: 708−716.

第23章
造口旁疝
Parastomal Hernia

Leif A. Israelsson

唐健雄 译

很久以前就有关于应用造口术治疗嵌顿性疝和腹壁创伤后并发肠瘘的报道。1710年，Littre首先提议将结肠造口术作为一种有效的治疗方法。1793年，Duret首次成功地为一例肛门闭锁合并肠梗阻的患儿施行了结肠造口术。时至今日，不论是择期手术还是急诊手术，或者是开放手术还是腹腔镜手术，肠造口术已成为一种常规的外科手术方法。

目前，随着造口袋的改进，使造口更容易得到可靠的护理。造口袋的改进也促进了肠造口术的进一步发展。但遗憾的是，肠造口术后有一个非常常见的并发症——造口旁疝。Goligher甚至认为，就某种程度上来说，肠造口术后造口旁疝的发生几乎是不可避免的[1]。造口旁疝可引起造口护理问题，使造口装置（如造口袋）的应用或灌洗非常困难，严重影响美观，甚至直接并发肠梗阻或绞窄性疝。不管其他副作用如何，一个巨大突出的包块本身也必须进行修复（图23-1）。

30%～50%曾接受结肠造口术的患者会发生造口旁疝，其中1/3需要手术修补。单纯的缝合修补或造口移位后，其复发率仍高得难以接受。目前有报道指出，开放式或腹腔镜补片修补术可以显著降低术后复发率。不过，对于这些采用不同技术修补造口旁疝的结果，尚缺乏随机或长期随访的研究。

某些随机研究显示，在腹膜前（sublay position）预防性放置补片可以减少造口旁疝发生。在另一些非随机对照研究中同样显示，预防性地在肌鞘前（onlay）、腹膜前（sublay）或腹腔内放置补片（intraperitoneal onlay mesh，IPOM）后，可以降低疝的发生率。

造口旁疝的定义

Pearl将造口旁疝定义为与腹壁造口相关的切口疝[2]。2004年之前，此定义实际上仅见于一篇病例随访报道。那时，造口旁疝被定义为咳嗽时造口部位一种可以触到的冲击感[3]。2004年后，许多

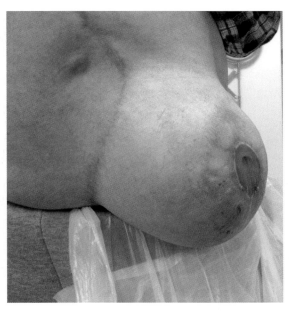

图23-1 一个巨大的造口旁疝，使得造口护理甚为困难，患者机体的顺应性差，外观难看

研究者报道了这一以往使用的定义，并提出在造口周围突出的任何结构都应被认为是造口旁疝[4-11]。根据这个定义来确定的造口旁疝，患者的生活质量要比相应的对照组更差。因此，这个定义似乎更具有临床意义[11]。

在一些研究中，有学者已应用CT进行临床随访检查，其影像学的定义为：沿结肠造口方向突出的任何腹腔内容物[4,7,8]。然而，在这些研究中，临床和CT检查所发现的疝之间并无强烈的相关性。因此，临床检查中发现的疝并不一定能反映在CT检查上，反之亦然。在过去未使用定义的若干报道中，已经区分了造口旁疝和造口脱垂之间的不同[12-18]。有一项循证医学报道指出，造口旁疝被定义为造口旁形成的疝，而造口脱垂则被定义为造口经过腹壁的外翻[19]。在临床体格检查中，我们并不清楚如何将造口旁疝和造口脱垂区分，也不清楚如何对一个已明确造口脱垂的患者排除并发了造口旁疝。许多研究者可能在随访中将这两者都视作造口旁疝。这看上去不无道理，因为不管它们如何定义，可以确定的是，它们都是造口术后外科医师们不希望看到的并发症。

疝形成的解剖学机制各种各样。Kingsnorth将造口旁疝分为如下4种亚型[20]（图23-2）：

1. 间隙型　疝囊位于腹部肌肉和（或）腱膜层。
2. 皮下型　疝囊位于皮下。
3. 内吻合口型　回肠造口术者，疝囊位于小肠肠壁和外翻的小肠之间。
4. 造口周围型或造口脱垂型　环周型疝囊致肠管脱垂，封闭了肠造口。

这个分型是根据疝囊不同的位置所定的。位于造口内的环周型疝囊因此被认为是造口周围型的造口旁疝或者造口脱垂。这个分型还没有被应用于临床研究，因为通过目前的体格检查手段，很难区分造口旁疝的这些不同类型[5]。

由于造口旁疝的诊断标准尚没有统一的规定，因此很难比较不同临床报道之间的疝发生率。况且，随着时间的推移，造口旁疝的发生率还不断增加，因此也不能对不同随访时间得到的疝发生率进行比较。尽管造口术后5～10年内仍然可能发生造口旁疝，但随访体检应该在术后12个月内进行[21]。

在目前的诊疗过程中，需让患者取仰卧位，下肢屈曲，或嘱患者咳嗽，或让其抬起上身绷紧腹肌，如果在邻近造口部位可见任何突起或膨出，则为造口旁疝。CT检查对造口旁疝的诊断要点为：沿着造口方向，显示有腹腔内容物膨出。

造口旁疝的发生率

对造口旁疝的发生率文献报道不一，为5%～81%不等[3,12,15-18,21-28]。发生率差别如此之大的原因可能与使用不同的定义作为判断标准，以及患者接受的手术方法和随访时间的不同有关。由于造口旁疝缺少统一的定义，以及不同报道中的随访时间不同，造口旁疝的发生率只能是个估算的结果。随着近10年来概念相对规范的统一，文献报道的术后12个月内造口旁疝的发生率接近于50%。因此，有关资料表明，普通外科肠造口术后1年内造口旁疝的发生率至少是30%，可能接近50%。这一发生率在随后的5～10年间继续增加。因此，造口旁疝是一个非常值得重视的临床问题。

回肠造口术后造口旁疝的发生率似乎比结肠造口术后的发生率低，这种差异很值得思考，然而在很多研究中并没有发现这种差异[3,12,29]。一部分应用Bricker术式进行小肠造口术的患者术后造口旁疝的发生率与报道的使用其他造口方法的发生率大致相近，为5%～65%不等[30-36]。

襻式回肠造口术和襻式结肠造口术术后造口旁疝的发生率相差无几[19,37,38]。襻式造口术后造口旁疝的发生率不能简单地和末端造口术术后的发生率比较，因为前者的随访时间往往更短。襻式造口通常是临时性造口，而且肠道的完整性得以保留。襻式造口作为一种姑息性的手段应用于恶性肿瘤晚期患者，以维持相对较短的生存时间。

以前，肠造口有时候可经剖腹手术的切口引出，但这会导致灾难性后果，如伤口感染、切口裂开

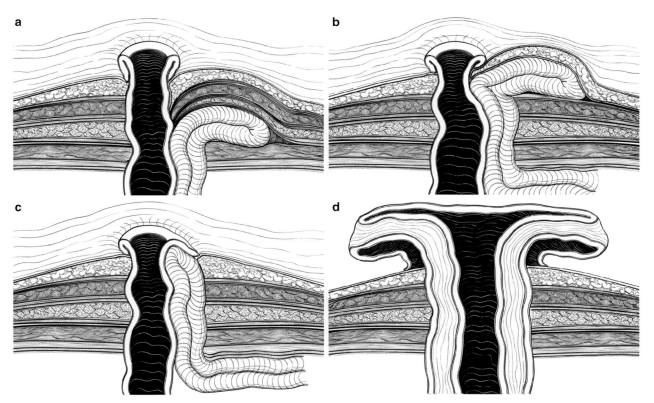

图 23-2 造口旁疝的 4 种类型。(a) 间隙型：疝囊位于腹部肌肉和（或）腱膜层,疝内容物包括腹膜、小肠或结肠。这种类型的造口是不对称的,如果血供受累将会导致造口水肿和血运障碍。(b) 皮下型：沿着造口周围,疝囊位于皮下,包括腹膜或肠管。这是最普通的造口旁疝类型,很少发现邻近造口的结肠进入疝囊。(c) 口内型：仅见于回肠造口患者,成襻的小肠沿着造口突出形成疝,疝囊位于小肠肠壁和外翻的小肠之间。(d) 造口周围型或造口脱垂：脱垂的造口包括疝囊本身、其他脏器,尤其是小肠,可以进入疝囊,甚至引起绞窄

及疝形成[1,39-41]。为了降低术后造口旁疝的发生率,于是开始尝试经腹膜外肠造口方法[1,27]。在两项回顾性研究中,发现这种方法使造口旁疝的发生率比传统手术低,然而这些结论仍有争议,并且这项技术并没有得到广泛使用[20,42]。

有两项回顾性研究发现,经过对腹直肌造口和腹直肌外侧造口的比较,前者术后造口旁疝的发生率要低[25,43]。但在另外的 4 项回顾性研究并没有证实这一点[3,26,27,44]。目前并没有随机对照的研究来解决这个问题,但是不管怎样,经腹直肌的造口可能更为明智。显而易见,将造口的位置靠近中线并无任何不利之处,反而更助于患者的造口护理。

腹壁造口的直径过大常常被认为是造口旁疝形成的主要原因,实际上并没有足够的临床证据来支持这种假说。但无论怎样,将造口直径控制在刚好能通过肠管的大小最合适。外科医师有时可能并非有意将造口直径不成比例地扩大,或许是由于肠管本身直径较大而不得不采取较大的造口,因此导致了造口旁疝的发生率更增高。外科医师试图采取肠系膜固定或将肠管与腱膜固定的办法来降低造口旁疝发生率,但是这些措施在预防造口旁疝的形成方面可能并无多大作用[12,27,28,45]。

造口旁疝发生的其他危险因素包括切口感染、高龄、肥胖、长期使用糖皮质激素、慢性呼吸系统疾患和营养不良等[1,20,44,46,47]。

造口旁疝的预防

最有应用前景的预防造口旁疝形成的办法是在造口部位预防性放置人工修补网片。有两项随机对照研究将 108 例病例随机分为两组,一组是传

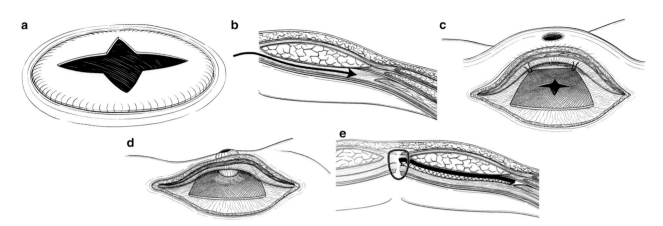

图23-3 在肠造口部位预防性放置网片的步骤。(a)皮肤环形切开,分离皮下组织至腹直肌鞘前层,在腹直肌中间上方"十"字切开腱膜。(b)与拟造口的位置相对应,将腹膜、腹直肌后鞘沿中线位置分开10 cm以上。沿着腹直肌背侧的无血管区继续分离,直达腹直肌外侧缘。(c)将网片修剪成10 cm×10 cm大小,中间"十"字剪开,用单股缝线将网片的外侧角固定于腹直肌鞘背侧。(d)肠管依次通过腹直肌鞘背侧开口、网片的"十"字切口、分离开的腹直肌、腹直肌前鞘的"十"字切口,到达皮肤开口。(e)网片中间通过连续缝合固定于腹直肌前鞘,同时分别固定腹膜和网片。沿着网片的其他筋膜包括腹膜需一起缝合,以避免肠管直接和网片接触

统的经腹直肌造口,另一组在传统手术的基础上在腹直肌后方预防性放置补片[8,23]。结果显示,随访12个月后,放置网片组造口旁疝的发生率为10%,而未放置网片组为45%。其中的一项研究报道指出,随访5年后,放置网片组造口旁疝的发生率为13%,而未放置网片组为81%。更令人鼓舞的结果是,在放置网片组,不仅有效地降低了造口旁疝的发生率,并且不会增加感染的发生率或其他任何与放置网片相关的并发症,特别是没有发生网片感染的病例。

切口疝和肠造口在某种程度上具有相似之处,因此在肠造口时预防性使用网片应是合理的。切口疝是指腹腔内容物通过腹壁缺损凸出至皮下。在解剖结构上,肠造口是外科医师在腹壁上开一个缺口以利于肠管通过。实际上,根据定义他们创建了一个疝。因此,如果未预防性地放置网片,造成造口旁疝的高发病率就不为怪了。如果将肠造口视为有意创造的疝,逻辑上就可以应用和修补切口疝同样的方式来预防造口旁疝的发生,例如,使用网片。

在随机临床研究中,通过开放手术将网片预防性放置于腹壁腔隙的中间(图23-3)。钳夹起造口定位点的皮肤,环周切开,分离皮下组织,在腹直肌前鞘位置"十"字切开。

与拟造口的位置相对应,将腹膜、腹直肌后鞘沿中线位置分开至可容纳网片大小,约为10 cm×10 cm。沿着腹直肌背侧的无血管区继续分离,直至腹直肌外侧缘。

将可部分吸收、重量轻、孔大的网片修剪成10 cm×10 cm大小,中间剪开一个"十"字,大小仅容造口肠管通过。网片放置在分离出来的肌肉和后鞘间隙,上缘与下缘分别用单股可吸收线与腹直肌鞘背侧缝合固定。

腹膜与腹直肌鞘背侧在预先肠造口的部位行"十"字切开,钉合好的肠管盲端首先通过腹直肌鞘背侧开口,再通过网片开口。肠管的长度和网片开口的大小可以通过检查并调整。最后,肠管通过切开的腹直肌中央和预先做好的腹直肌前鞘开口到达皮肤。然后,开放肠管并用连续单股可吸收线固定皮肤与肠管浆肌层,缝线距离皮肤边缘2~3 mm为宜。

将预防性网片固定于腹膜、后鞘与肌层之间,以及采取措施避免网片与腹腔内容物不必要的接触。在关闭中线切口的时候,使用单股慢吸收或不可吸收线连续缝合关闭腹直肌前鞘。然后将网片和腹膜连续缝合固定于腱膜;而修补网片的上下缘

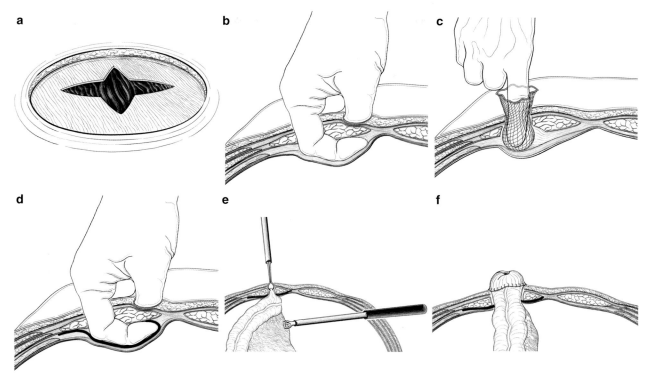

图23-4　在腹腔镜肠造口位置预防性放置网片的步骤。(a)皮肤环形切开,分离开皮下组织至腹直肌鞘前层,在腹直肌中间上方"十"字切开腱膜。(b)用示指钝性分开腹直肌,在腹直肌背侧沿着无血管区游离出一个间隙。(c)裁剪10 cm×10 cm大小的网片,通过皮肤切口插入。(d)用示指铺平网片,并将其放置于刚才腹直肌鞘后方的间隙中。(e)腹腔镜下将乙状结肠游离至可拖拉到拟造口位置附近,打开腹膜排气,通过皮肤切口插入肠钳将肠管拖出,然后将乙状结肠轻柔地通过网片及腹壁各层。(f)用可吸收线连续单股将肠管与皮肤固定

需同样连续缝合固定于腱膜。沿着网片的长边,每缝合腱膜2～3针,需同时带上腹膜一起缝合,以此预防肠管直接和网片接触。

在两项随机临床研究中,在第一次手术时,将重量轻、孔径大,具有较少聚丙烯材料和较多可吸收材料的网片固定于肌下层位置(sublay position)可减少造口旁疝的发生。Jänes报道了在临床中常规预防性使用网片的经验。他们在93例连续的肠造口手术中,在肌肉后部预防性放置网片。有不到10%的患者因前次手术导致腹膜及腹壁严重瘢痕而无法放置补片。因腹腔严重污染而急诊行肠造口的患者可能特别容易发生术后造口旁疝。在19例粪源性腹膜炎伤口污染的患者中预防性放置了补片,结果术后没有1例发生感染。实际上放置补片手术组比未放置补片手术组手术部位感染的发生率要低。未放置补片组患者伤口感染发生率较高的原因,可能与患者选择的偏差或者其他原因造

成的偏差有关。不过,可以由此得出结论:在严重污染的环境下,预防性放置重量轻、孔径大的网片材料似乎是安全的。

有时也会采取腹腔镜造口的方法。一般采取在腹腔镜下分离和切除肠管,而将肠管脱出腹壁造口则通过开放手术完成。没有理由来推测腹腔镜手术比开放手术术后造口旁疝的发生率要低。因此,预防性放置补片同样是腹腔镜手术造口的适应证。

腹腔镜下首先将肠管游离出合适的长度,然后用直线切割闭合器将其断开(图23-4)。采用开放手术在皮肤造口位置钳夹起皮肤并剪出圆形切口。游离皮下组织、腹直肌前鞘,进行"十"字切开,自中间钝性分开腹直肌肌腹。用示指沿着这个开放性的孔道在腹直肌后方沿着无血管区游离出一个间隙。将重量轻、孔径大的网片裁剪成10 cm×10 cm大小,用示指将其放置于刚才游离出的腹直

肌后方的间隙中，然后"十"字切开网片及腹膜。由于切开腹膜会导致气腹消失，故在这之前需要在腹腔镜下将肠管盲端靠近腹膜切口，然后由外面皮肤切口插入肠钳将肠管小心拖出，并通过网片。在20例连续随访的患者中，采用这种方法预防性放置补片者和开放手术者相比，其造口旁疝的发生率接近（10%）。

另有许多预防性使用网片的非随机临床研究报道。Bayer于1986年首次在腹直肌后方预防性放置网片，并且对43例患者进行了长达4年的随访，结果无一例复发[48]。Marimuthu也报道了18例病例，随访了6～28个月的，结果也没有一例复发。Gögenur报道了在腹直肌鞘前层放置网片的方法，24例病例随访2～26个月后仅有2例发生了造口旁疝[49]。有一种专门为腹腔内补片修补术（IPOM）设计的网片，包括一个平片和一个漏斗状的部分，有利于肠管通过。Berger报道了对22例肠造口病例预防性应用这种网片行腹腔内补片修补术，术后随访2～19个月，没有发生造口旁疝以及其他并发症[50]。

外科手术治疗造口旁疝的原则

据目前报道，大约有30%（11%～70%）的造口旁疝患者需要外科手术修复[5]。准确的诊断和对疝的解剖结构进行详细评估是必需的。因此，患者必须在下列几种情况下接受检查：① 侧卧放松位。② 侧卧肌肉紧张时（抬腿动作很容易实现）。③ 直立位。④ 直立位肌肉紧张时。CT检查可以得到详细的影像学解剖结构，它对显示较大的造口旁缺损和与之相关的任何伴发的切口疝是有帮助的。CT检查也可以用于发现回肠造口周围较小的、临床检查不能被发现的缺损，这些缺损往往都伴随功能缺陷的状况[51]。

疝的解剖结构应该得到精确的评估。如果考虑到移动造口的需要，应该有备选的造口定位。做出移动造口的决定必须非常谨慎，需得到造口护理师（肠造口治疗师）的帮助，此点甚为重要。

对曾接受癌症手术的患者在做出手术决定前，必须筛选可能复发的因素。同样，尽管在溃疡性结肠炎和Crohn病患者中接受肠造口手术后发生造口旁疝的概率并没有增加，在接受回肠造口手术前，排除炎性肠病等复发相关因素仍是明智之举。另外，还有一个老生常谈的但必须考虑的因素就是患者的预期寿命。现在，经常碰到许多高龄且合并多种内科疾病的老年患者，他们使基础麻醉的风险大为增加。如果这些疾病严重缩短患者的寿命（如生存期2～3年）或者这些疾病导致其不能耐受麻醉，倘若没有需要急诊外科干预的手术指征，则不应进行这类手术。

对于各种和造口旁疝相关的肠梗阻或者肠绞窄患者来说，手术是必需的。在对造口旁疝患者行结肠灌洗时，如果发生肠穿孔，则是急诊手术的绝对指征。

当造口旁疝引起腹壁畸形，并导致患者难以适应腹腔内容物凸出，或者造口行结肠灌洗困难时，可以考虑外科手术干预。当肠造口位置不在患者的视线范围内，或者造口位置的巨大疝导致老年患者特别是有关节炎的患者不能自行控制排便时，也可以考虑外科手术治疗。另外，凸出的造口旁疝如果影响美观，也可以作为手术的适应证。在特殊情况下，可能需要通过腹部整形来达到美观的要求。某些情况下，造口部位局部吸脂也可降低造口护理的难度。

外科手术的禁忌证包括一些常见的手术禁忌证如心肺功能不全、难治性Crohn病、过度肥胖、恶性肿瘤转移，或者任何导致预期寿命缩短的疾病。

对于造口旁疝的修复来说，术前的清洁灌肠或许不是必要的。随机对照研究显示，在结肠手术中，大量充分的结肠灌洗并没有使患者获益[52]。对于造口旁疝修补手术来说，没有专门的临床随机对照研究来证实这种观点。不过根据前面的研究结论，由此推广的类似肠道手术前的准备似乎是合理的。同样，在预防性使用抗生素方面，也没有可供参考的研究结果。不过遵循普通肠道手术常规合理地术前应用预防性抗生素可能是明智的，并且对患者也有益。

造口旁疝的修补

有几篇报道尝试采用局部手术的方法修补造口旁疝。首先将造口局部游离，找到疝囊，还纳疝内容物，然后关闭腹膜。再用不吸收线缝合肌肉腱膜的缺损来缩小造口肠管周围的孔隙。但结果非常令人失望，这种方法现在已经弃用。目前认为，不应该采取局部腱膜修复技术，因为据报道这种手术有惊人的复发率，高达50%～76%[42,47,53-56]。

也有研究者曾经尝试采取正规的剖腹手术或者局部经腹转移肠造口的方法来治疗造口旁疝。然而，将造口转移到对侧下1/4象限腹部的手术方法仍然有在新的造口位置形成造口旁疝的概率，而且几乎和原发部位的发生率一样高，有文献报道可高达24%～86%[47,53,55,57,58]。如果造口需要二次迁移，则复发率会进一步增加[47]。当考虑将造口迁移到腹部同一1/4象限时，需要格外谨慎，因为这种情况下造口旁疝的复发率更高[55]。

当施行造口移位手术后，必须注意造口旁疝部位的腹壁缺损往往非常大。施行该部位缺损修补术后，其切口疝发生率会很高。Cingi报道在23例病例中，有6例通过体格检查发现了切口疝，11例由超声检查发现[22]。因此，原造口旁疝部位的腹壁缺损如同其他原因造成的巨大腹壁缺损一样，必须通过网片技术来修补。

在新的造口位置肌后方预防性放置网片，并将造口迁移到另外1/4象限或许是更好的选择。并且可以于肌后放置网片，与原发造口旁疝的腹壁缺损部位进行联合手术。有一项非随机的系列研究采取了这种手术方法，13例病例随访12个月后，无1例复发[59]。

网片技术修补造口旁疝

毫无疑问，使用网片修复切口疝的技术已获得公认，目前已经延伸到作为造口旁疝修补术的一种治疗选择。网片可以放置于肌鞘前、肌鞘间、肌后方或者是腹腔内（图23-5）。网片的放置必须考虑到与正常腹壁组织有充分的重叠，各个方向至少应超出腹壁缺损部位5 cm。虽然临床报道一直强调网片修补要比单纯缝合修补或者造口移位有更好的结果，但目前仍然缺乏关于使用网片技术和其他技术修补造口旁疝的随机对照研究结果，因为这需要进行长期的随访研究。

目前已经有关于使用网片技术修补各种类型造口旁疝的报道。这些研究包括使用了不可吸收材料、可吸收材料、部分可吸收材料以及无细胞的胶原基质材料。聚丙烯网片和较轻的、大网孔补片可以在污染切口使用，并且不会导致严重的并发症[6,60,61]。如果放置的网片与肠管直接接触，可能有

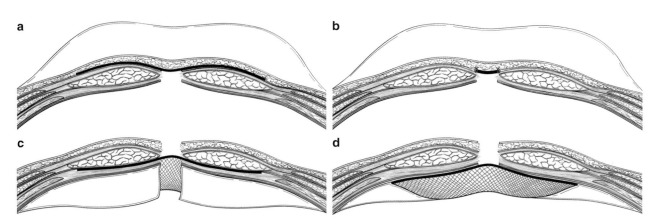

图23-5 修补造口旁疝，网片可以放置于肌鞘前、肌鞘间、肌鞘后方或者腹膜内。(a) 肌鞘前网片放置于腹直肌前鞘前部，网片的重叠部分必须足够宽(5～10 cm)，网片必须牢牢固定于腱膜上。(b) 嵌入式网片适合修补腹壁缺损，缝合于伤口周围。这种方法效果较差。(c) 肌后网片放置于腹直肌后方及腹直肌后鞘前方，网片必须重叠至少5 cm。(d) 腹腔内修补网片 (IPOM) 从腹腔内放置于腹膜内，网片重叠部分需超过5 cm，面向腹腔的网片表面不能形成粘连

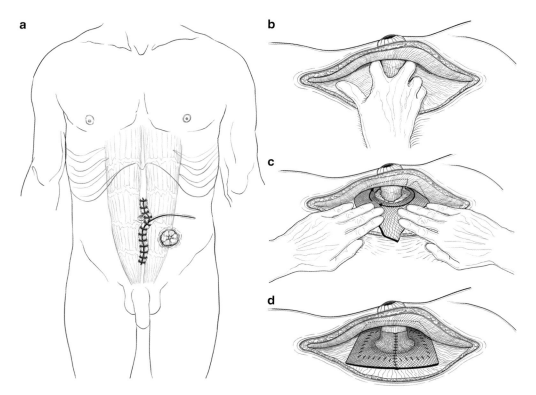

图23-6 经皮修补造口旁疝的方法。(a) 打开原正中切口，在造口水平以上将切口沿向外侧。(b) 使造口接近皮下层。(c) 打开疝囊，置入网片。(d) 造口周围用不可吸收线缝合固定于下方的腹外斜肌腱膜之上

引起严重组织炎症反应的风险，并导致肠瘘、肠粘连甚至败血症等并发症的发生。此时，可以应用带有双层结构网片的IPOM技术。面向腹腔内容物的网面由无排异反应的材料制成，这样便不会形成粘连。在采用ePTFE作为此种不粘连材料时，可能导致污染切口的感染率增高，而一旦发生感染，网片必须取出。

将网片放置于肌鞘前层(onlay)的方法是，游离造口，固定网片于腹外斜肌，然后引导造口通过网片上的开口。肌鞘前放置网片的优点是不需要进入腹腔，缺点是和其他局部手术一样，在造口需要闭合和重新定位时，有产生污染的风险。尽管造口是闭合的，但是仍然可能导致污染，并由此引起脓血症。一旦发生脓血症，麻烦就会接踵而至，最终需要手术取出网片。不过，现代聚丙烯材料的网片可弥补这一缺陷，它可以耐受脓血症，局部感染时可以暂时保留网片，并不要取出。

腹直肌鞘后修补法(sublay technique)是将网片放置于造口周围的腹直肌后鞘或腹膜与壁层肌之间。

IPOM修补法可以采取开放或腹腔镜手术的方式。面对腹腔内容物一面的补片材料必须是无排异反应的材料，以防粘连形成。ePTFE网片在以前常被普遍使用，尽管它非常容易发生感染，且感染一旦发生，就必须取出。目前有几种网片可供选择，它们面对肠管的一侧不会发生粘连。

腹腔镜技术的发展使外科医师能够很清楚地看清整个腹腔内结构，这样任何切口疝都可在手术时一同修补。这项技术需要将人工合成的生物补片放置于腹腔内。有关腹腔镜手术的详细介绍，请参阅第24章。

肌鞘前人工材料修补技术

切口粘合剂被用于闭合造口和减少污染。选择中线切口，以造口为中心向头侧延长10 cm，同样在造口周围横向切开，以便游离疝周围的组织结构（图23-6）。切口需深达腱膜层，找到疝囊，打开疝囊，还纳疝内容物，再关闭腹膜。准备一张带孔的

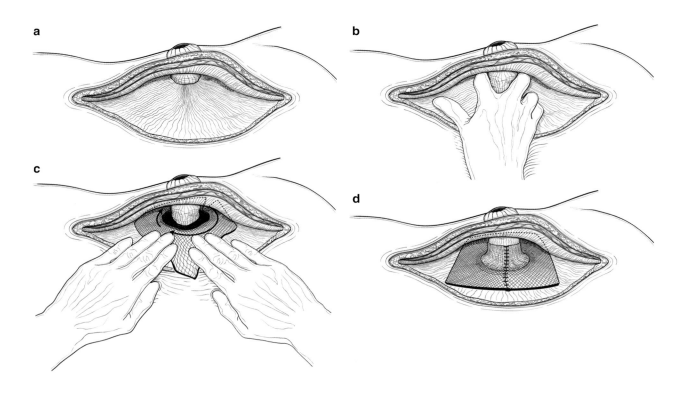

图 23-7　腹膜外人工材料修补方法。(a) 重新打开手术切口。(b) 分离腹膜外组织至造口位置。(c) 准备网片修补。(d) 将聚丙烯网片置入肌层和腹膜表面之间,如同夹入"三明治中的火腿"

聚丙烯网片使其可以通过造口肠管,修剪网片并固定网片。网片固定于造口周围,并缝合于腱膜之上。修剪网片以使其固定于造口周围,并用不可吸收单股尼龙缝线固定。网片各边缘的宽度至少应超过腱膜缺损边缘 5 cm,并通过缝合固定于腹外斜肌腱膜上。如有可能,网片的袖口应环绕于造口。同时放置引流管。

腹膜外人工材料修补技术

进行患者准备,用黏附的塑料薄膜封闭造口。沿着原开放手术切口瘢痕进腹,游离紧邻造口部位的腹直肌后鞘或腹膜与壁层肌之间的间隙。在分离的过程中还纳疝内容物,尽可能不要打开疝囊。这或许不容易做到,但如果腹膜被打开,则需沿着造口小心关闭腹膜,以便使网片能够嵌入腹膜前间隙(图 23-7)。

准备一张聚丙烯网片修补缺损,中间预置一小口以便将造口拖出。裁剪网片至合适大小以方便安置网片。聚丙烯网片应该紧密地贴近外露肠管。

与腹壁缺损周围的重叠部分至少要大于 5 cm。将聚丙烯网片嵌入腹膜前间隙,并根据情况放置引流管。如果原切口有任何缺损,网片的边缘应向中间延伸以覆盖和修补这个缺损。

开放 IPOM 的 Sugarbaker 修复技术

这个手术方式由 Sugarbaker 报道,系利用传统的开放手术切口逐层进入腹腔[62,63]。Berger 后来在利用腹腔镜技术修补造口旁疝时,对这一方法进行了改良[64,65],在造口部位覆盖黏附性塑料薄膜,以尽量减少潜在的污染机会。进腹后将疝内容物从腹壁缺损部位游离,并还纳入腹腔。在分离过程中必须小心注意保留肠管的血供,没有必要分离或者切除疝囊本身。精确测量缺损大小并选择尺寸合适的材料网片,重叠部分必须至少 5 cm(图 23-8)。

人工修补材料可以通过许多方法固定于腹壁。如果是永久的结肠造口,可将此段肠管用可吸收线缝合固定于侧腹壁上,这往往是有利于修补的。

网片固定后应保留足够的重叠面积,这样小肠

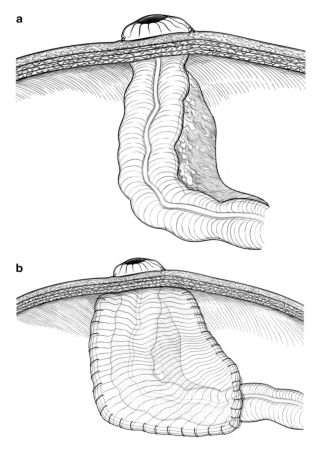

图23-8 开放IPOM的Sugarbaker修复方法。(a) 先将结肠的一侧固定于侧腹壁,再固定网片,必须通过缝合固定来保持这个位置。(b) 完整地修补造口旁疝。生物材料网片必须覆盖疝的缺损,阻挡内侧小肠

相对于肠造口远端来说,就处于补片"内侧"的位置。通过使用钉合器很容易固定生物网片,应用时为保险起见,一般需要额外缝合几针以使生物网片持久固定。这种方法是将网片固定于腹膜内,以避免开放性肠造口的内容物污染手术区。

研究结果表明,在7例患者中应用如上所述的开放性修补技术,结果是可以接受的[63],随访4~7年没有复发或出现并发症的病例。这项技术对于最近发展起来的腹腔镜修补技术影响巨大。

造口移位技术

选择新的造口位置必须精确而谨慎,尽量选择对侧下腹部腹直肌处,并远离原切口。通常情况下,新造口应该定位于和原造口对称的位置。术前必须和肠造口护理师商讨理想的造口位置,并立即做好体表定位标志。

一个意料中的问题是手术后即刻出现的腹壁畸形。麻醉中由于肌肉麻痹而出现肌肉松弛,患者在手术台上的体位也可导致患者腹部形态的严重改变,加上手术中对皮肤及肌肉的操作导致组织潜在反应,最终形成一个并不雅观的造口结构。

肠造口术首先要求在造口部位覆盖黏附性塑料薄膜来尽量减少潜在的污染机会。通过中线切口进腹,可以使手术操作更为方便。将造口提出腹腔,然后关闭。最简单的关闭肠管的办法就是使用直线切割闭合器。这样既可以避免污染,也便于闭合肠管。从理论上讲,末端暴露的吻合钉可能是一个感染源。如果必要的话,可以将末端的吻合钉用纱布包裹起来。钉合线远端的肠管需保留至手术完成后再切断,随后关闭切口并覆盖敷料。这样就能很容易地在不污染的情况下开放体外造口了。由于瘢痕形成和畸形,这段原有的肠管是没有价值的,在进行新的造口时也毫无意义。造口术后环状皮肤的缺损可以通过在皮下采用可吸收单股缝线荷包缝合关闭。尽管这样的处理仍将留下直径达2 cm的皮肤缺损,但以后数日内,活化的皮肤肌原纤维将会收缩并显著缩小缺损直径,产生较好的美容效果。皮肤开放有利于伤口引流,故伤口感染非常罕见。

建立一个新的造口,必须遵循以下原则。

(1)造口肠管有充足的长度,即回肠造口术中的回肠,结肠造口术中的结肠,必须游离出充分的长度,使它能很容易地从新的造口中拖出,没有任何张力。

(2)没有必要关闭造口周围的"横向间隙"。造口应置于接近腹直肌鞘的中间;任何一侧"间隙"都需要有足够的宽度,并完全敞开。宽大的间隙使术后发生肠绞窄的可能性大为减少。

(3)根据之前讲述的原则,需在肌后方预防性放置网片。未预防性放置网片者,术后造口旁疝的发生率非常高。

若原造口处腹壁缺损直径超过2 cm,通常不能直接通过简单缝合来关闭,这样会增高切口疝的发生率。由于原造口旁疝处的腹壁缺损往往大于2 cm,这就需要通过置入网片来进行修补。在新的

造口位置预防性放置一个网片以及嵌置一个覆盖正中线切口和原发造口缺损部位的大网片是合理的,因该处往往合并切口疝。假如中线切口可被缝合,而且原发造口位置的缺损不是很大,就可以使用一个大而轻、大孔径的网片覆盖这些部位。如果缺损很大导致腱膜边缘必须与网片缝合,则应该在中线位置和切口旁疝部位使用强度更大的网片来修补这些缺损(图 23-9)。

选用单股不吸收或慢吸收线连续缝合关闭腹壁正中切口,同时保证缝线的长度必须大于切口长度至少 4 倍或更多。为了降低切口感染和切口疝的发生,需保证有更大的缝线长度和切口长度之比,同时也需保持伤口边缘的针距为 5 ~ 8 mm[66]。可采用单股可吸收线皮内缝合皮肤。

术后应学会正确的造口护理方法。腹部手术后使之快速恢复的基本原则是强调早期进食和早期下床活动,并应用足够的非吗啡类镇痛剂[67]。尽管采取了这些措施,患者仍有可能出现某种程度的术后麻痹性肠梗阻,继之肠造口处活动极度异常,此时必须进行术后静脉输液。

结 论

肠造口术无论是择期手术还是急诊手术,都是一种非常常见的手术。随着当今造口绷带制造工艺的进步,使造口的患者更加容易进行可靠的造口护理,这项技术也促进了肠造口技术的进一步发展。

在接受肠造口的患者中,有 30% ~ 50% 的患者发生造口旁疝,其中 1/3 需要手术修复。

在几项随机对照研究中,在肌后预防性放置补片可以降低造口旁疝的发生率。在另几项非随机对照研究中,预防性肌鞘前修补(Onlay 技术)、肌后修补(Sublay 技术)、腹腔内修补(IPOM 技术)这 3 种修补方式也降低了疝的发生率。

单纯的缝合修补术的术后复发率高得惊人。造口移位后,新造口处和原造口部位疝的发生率仍然很高。目前报道的开放性或腹腔镜补片修补术可以相当程度地降低术后复发率。不过,对于采用这些不同技术修补造口旁疝的疗效,仍然缺乏随机对照或长期随访的研究。

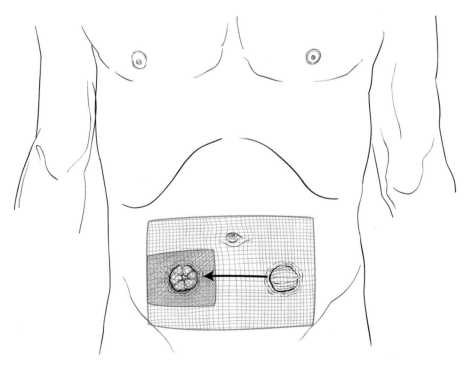

图 23-9 造口旁疝修补术的造口移位,从原左下 1/4 象限处迁移到右侧。在新的造口部位预防性放置一轻质、大孔,尺寸为 10 cm×10 cm 的网片。在腹正中线的任何缺损部位以及原造口旁疝缺损部位覆盖一个强度更大的网片

◇ 参 ◇ 考 ◇ 文 ◇ 献 ◇

[1] Goligher JC. Surgery of the anus, colon and rectum. London: Baillière Tindall; 1984. p. 703−704.

[2] Pearl RK. Parastomal hernias. World J Surg. 1989; 13: 569−572.

[3] Williams JG, Etherington R, Hayward MW, Hughes LE. Parailleostomy hernia: a clinical and radiological study. Br J Surg. 1990; 77: 1355−1357.

[4] Moreno-Matias J, Serra-Aracil X, Darnell-Martin A, Bombardo-Junca J, Mora-Lopez L, Alcantara-Moral M, et al. The prevalence of parastomal hernia after formation of an end colostomy. A new clinico-radiological classification. Colorectal Dis. 2009; 11: 173−177.

[5] Israelsson LA. Parastomal hernias. Surg Clin North Am. 2008; 88: 113−125.

[6] Janes A, Cengiz Y, Israelsson LA. Randomized clinical trial of the use of a prosthetic mesh to prevent parastomal hernia. Br J Surg. 2004; 91: 280−282.

[7] Cingi A, Cakir T, Sever A, Aktan AO. Enterostomy site hernias: a clinical and computerized tomographic evaluation. Dis Colon Rectum. 2006; 49: 1559−1563.

[8] Serra-Aracil X, Bombardo-Junca J, Moreno-Matias J, Darnell A, Mora-Lopez L, Alcantara-Moral M, et al. Randomized, controlled, prospective trial of the use of a mesh to prevent parastomal hernia. Ann Surg. 2009; 249: 583−587.

[9] Marimuthu K, Vijayasekar C, Ghosh D, Mathew G. Prevention of parastomal hernia using preperitoneal mesh: a prospective observational study. Colorectal Dis. 2006; 8: 672−675.

[10] Helgstrand F, Gogenur I, Rosenberg J. Prevention of parastomal hernia by the placement of a mesh at the primary operation. Hernia. 2008; 12: 577−582.

[11] Kald A, Juul KN, Hjortsvang H, Sjodahl RI. Quality of life is impaired in patients with peristomal bulging of a sigmoid colostomy. Scand J Gastroenterol. 2008; 43: 627−633.

[12] Makela JT, Turko PH, Laitenen ST. Analysis of late stomal complications following ostomy surgery. Ann Chir Gynaecol. 1997; 86: 305−310.

[13] Hasegawa H, Yoshioka K, Keighley MR. Randomized trial of fecal diversion for sphincter repair. Dis Colon Rectum. 2000; 43: 961−4; discussion 4−5.

[14] Steele SR, Lee P, Martin MJ, Mullenix PS, Sullivan ES. Is parastomal hernia repair with polypropylene mesh safe? Am J Surg. 2003; 185: 436−440.

[15] Arumugam PJ, Bevan L, Macdonald L, Watkins AJ, Morgan AR, Beynon J, et al. A prospective audit of stomas — analysis of risk factors and complications and their management. Colorectal Dis. 2003; 5: 49−52.

[16] Kronborg O, Kramhohft J, Backer O, Sprechler M. Late complications following operations for cancer of the rectum and anus. Dis Colon Rectum. 1974; 17: 750−753.

[17] Burns FJ. Complications of colostomy. Dis Colon Rectum. 1970; 13: 448−450.

[18] Abrams BL, Alsikafi FH, Waterman NG. Colostomy: a new look at morbidity and mortality. Am Surg. 1979; 45: 462−464.

[19] Guenaga KF, Lustosa SA, Saad SS, Saconato H, Matos D. Ileostomy or colostomy for temporary decompression of colorectal anastomosis. Cochrane Database Syst Rev. 2007: CD004647.

[20] Devlin HB, Kingsnorth AN. Parastomal hernia. In: Devlin HB, Kingsnoth A, editors. Management of abdominal hernias. 2nd ed. London: Butterworths; 1998. p. 257−266.

[21] Janes A, Cengiz Y, Israelsson LA. Preventing parastomal hernia with a prosthetic mesh: a 5-year follow-up of a randomized study. World J Surg. 2009; 33: 118−121.

[22] Cingi A, Solmaz A, Attaallah W, Aslan A, Aktan AO. Enterostomy closure site hernias: a clinical and ultrasonographic evaluation. Hernia. 2008; 12: 401−405.

[23] Janes A, Cengiz Y, Israelsson LA. Preventing parastomal hernia with a prosthetic mesh. Arch Surg. 2004; 139: 1356−1358.

[24] Burgess P, Matthew VV, Devlin HB. A review of terminal colostomy complications following abdominoperineal resection for carcinoma. Br J Surg. 1984; 71: 1004.

[25] Eldrup J, Wied U, Bishoff N, Moller-Pedersen V. Parakolostomihernier. Incidens og relation till stomiens placering. Ugeskr Laeger. 1982; 144: 3742−3743.

[26] Ortiz H, Sara MJ, Armendariz P, de Miguel M, Marti J, Chocarro C. Does the frequency of paracolostomy hernias depend on the position of the colostomy in the abdominal wall? Int J Colorectal Dis. 1994; 9: 65−67.

[27] Londono-Schimmer EE, Leong AP, Phillips RK. Life table analysis of stomal complications following colostomy. Dis Colon Rectum. 1994; 37: 916−920.

[28] Leong AP, Londono-Schimmer EE, Phillips RK. Life-table analysis of stomal complications following ileostomy. Br J Surg. 1994; 81: 727−729.

[29] Cheung MT. Complications of an abdominal stoma: an analysis of 322 stomas. Aust N Z J Surg. 1995; 65: 808−811.

[30] Singh G, Wilkinson JM, Thomas DG. Supravesical diversion for incontinence: a long-term follow-up. Br J Urol. 1997; 79: 348−353.

[31] Ho KM, Fawcett DP. Parastomal hernia repair using the lateral approach. BJU Int. 2004; 94: 598−602.

[32] Marshall FF, Leadbetter WF, Dretler SP. Ileal conduit parastomal hernias. J Urol. 1975; 114: 40−42.

[33] Bloom DA, Grossman HB, Konnak JW. Stomal construction and reconstruction. Urol Clin North Am. 1986; 13: 275−283.

[34] Fontaine E, Barthelemy Y, Houlgatte A, Chartier E, Beurton D. Twenty-year experience with jejunal conduits. Urology. 1997; 50: 207−213.

[35] Farnham SB, Cookson MS. Surgical complications of urinary diversion. World J Urol. 2004; 22: 157−167.

[36] Wood DN, Allen SE, Hussain M, Greenwell TJ, Shah PJ. Stomal complications of ileal conduits are significantly higher when formed in women with intractable urinary incontinence. J Urol. 2004; 172: 2300−2303.

[37] Edwards DP, Leppington-Clarke A, Sexton R, Heald RJ, Moran BJ. Stoma-related complications are more frequent after transverse colostomy than loop ileostomy: a prospective randomized clinical trial. Br J Surg. 2001; 88: 360−363.

[38] Tilney HS, Sains PS, Lovegrove RE, Reese GE, Heriot AG, Tekkis PP. Comparison of outcomes following ileostomy versus colostomy for defunctioning colorectal anastomoses. World J Surg. 2007; 31: 1142−1151.

[39] Hulten L, Kewenter J, Kock NG. [Complications of ileostomy and colostomy and their treatment]. Chirurg. 1976; 47: 16−21.

[40] Pearl RK, Prasad ML, Orsay CP, Abcarian H, Tan AB. A survey of technical considerations in the construction of intestinal stomas. Ann Surg. 1988; 51: 462−465.

[41] Todd IP. Intestinal stomas. London: Heinemann Medical Books; 1978.

[42] Martin L, Foster G. Parastomal hernia. Ann R Coll Surg Engl. 1996; 78: 81−84.

[43] Sjodahl R, Anderberg B, Bolin T. Parastomal hernia in relation to site of the abdominal stoma. Br J Surg. 1988; 75:

339−341.

[44] Marks CG, Ritchie JK. The complications of synchronous combined excision for adenocarcinoma of the rectum at St Mark's Hospital. Br J Surg. 1975; 62: 901−905.

[45] Carne PW, Robertson GM, Frizelle FA. Parastomal hernia. Br J Surg. 2003; 90: 784−793.

[46] Leslie D. The parastomal hernia. Surg Clin North Am. 1984; 64: 407−415.

[47] Rubin MS, Schoetz DJ Jr, Matthews JB. Parastomal hernia. Is stoma relocation superior to fascial repair? Arch Surg. 1994; 129: 413−418; discussion 8−9.

[48] Bayer I, Kyzer S, Chaimoff C. A new approach to primary strengthening of colostomy with Marlex mesh to prevent paracolostomy hernia. Surg Gynecol Obstet. 1986; 163: 579−580.

[49] Gogenur I, Mortensen J, Harvald T, Rosenberg J, Fischer A. Prevention of parastomal hernia by placement of a polypropylene mesh at the primary operation. Dis Colon Rectum. 2006; 49: 1131−1135.

[50] Berger D. Prevention of parastomal hernias by prophylactic use of a specially designed intraperitoneal onlay mesh (Dynamesh IPST). Hernia. 2008; 12: 243−246.

[51] Toms AP, Dixon AK, Murphy JM, Jamieson NV. Illustrated review of new imaging techniques in the diagnosis of abdominal wall hernias. Br J Surg. 1999; 86: 1243−1249.

[52] Jung B, Pahlman L, Nystrom PO, Nilsson E. Multicentre randomized clinical trial of mechanical bowel preparation in elective colonic resection. Br J Surg. 2007; 94: 689−695.

[53] Rieger N, Moore J, Hewett P, Lee S, Stephens J. Parastomal hernia repair. Colorectal Dis. 2004; 6: 203−205.

[54] Cheung MT, Chia NH, Chiu WY. Surgical treatment of parastomal hernia complicating sigmoid colostomies. Dis Colon Rectum. 2001; 44: 266−270.

[55] Allen-Mersh TG, Thomson JP. Surgical treatment of colostomy complications. Br J Surg. 1988; 75: 416−418.

[56] Horgan K, Hughes LE. Para-ileostomy hernia: failure of a local repair technique. Br J Surg. 1986; 73: 439−440.

[57] Baig MK, Larach JA, Chang S, Long C, Weiss EG, Nogueras JJ, et al. Outcome of parastomal hernia repair with and without midline laparotomy. Tech Coloproctol. 2006; 10: 282−286.

[58] Pearl RK, Sone JH. Management of peristomal hernia: techniques of repair. In: Fitzgibbons RJ, Greenburg AG, editors. Nyhus and condon's hernia. 5th ed. Philadelphia: Lippincott Williams & Wilkins; 2002. p. 415−422.

[59] Israelsson LA. Preventing and treating parastomal hernia. World J Surg. 2005; 29: 1086−1089.

[60] Vijayasekar C, Marimuthu K, Jadhav V, Mathew G. Parastomal hernia: is prevention better than cure? Use of preperitoneal polypropylene mesh at the time of stoma formation. Tech Coloproctol. 2008; 12: 309−313.

[61] Kelly ME, Behrman SW. The safety and efficacy of prosthetic hernia repair in clean-contaminated and contaminated wounds. Am Surg 2002; 68: 524−528; discussion 8−9.

[62] Sugarbaker PH. Prosthetic mesh repair of large hernias at the site of colonic stomas. Surg Gynecol Obstet. 1980; 150: 576−578.

[63] Sugarbaker PH. Peritoneal approach to prosthetic mesh repair of paraostomy hernias. Ann Surg. 1985; 201: 344−346.

[64] Berger D, Bientzle M. Laparoscopic repair of parastomal hernias: a single surgeon's experience in 66 patients. Dis Colon Rectum. 2007; 50: 1668−1673.

[65] Berger D. Parastomal hernia — persistent frustration? Hernia. 2009; 13: 34.

[66] Millbourn D, Cengiz Y, Israelsson LA. Effect of stitch length on wound complications after closure of midline incisions: a randomized controlled trial. Arch Surg. 2009; 144: 1056−1059.

[67] Kehlet H. Fast-track colorectal surgery. Lancet. 2008; 371: 791−793.

第24章
腹腔镜造口旁疝修补术
The Laparoscopic Repair of Parastomal Hernias

Dieter Berger

姚琪远　何　凯　译

引　言

造口旁疝是各类造口手术后最常见的并发症之一[1]。尽管造口旁疝患者的症状都比较轻微,但是从文献报道来看却不是这样[2],超过80%的患者都可以在造口区域扪及一个可复性肿块,而且日常活动会因此受到限制。目前,关于造口旁疝的手术治疗都建议采用人工合成的不可吸收补片来进行修补,但是随访结果却不甚理想,主要原因在于术后复发率比较高,为10%~50%,同时还伴有伤口污染等并发症问题[3]。而且,大部分的临床报道所含的病例数有限,无法得出确切的结论。

腹腔镜技术现在越来越多地被应用于腹壁疝修补领域,包括切口疝修补术和造口旁疝修补术。腹腔镜修补术与传统开放修补术相比其优势之一是伤口并发症的发生率明显降低[4]。腹腔镜造口旁疝修补术主要运用IPOM方式放置补片,包括Keyhole、Sugarbaker[5]和Sandwich 3种术式。

Keyhole技术

这项技术最早由来自荷兰的一个团队于2007年报道[6],具体是运用含ePTFE材质的补片,适当剪裁后围绕造口肠管一圈,并覆盖造口周围缺损进行修补,最后将补片缝合固定于腹壁。术后早期6周的随访结果非常理想,但是术后30个月的随访结果显示复发率非常高,约37%[7]。另一个队列研

究报道,发现11例患者接受Keyhole修补手术后有8例复发[8]。LeBlanc医师因为担心手术会复发、失败等原因,现已放弃了该术式[9]。Safadi医师根据自己的随访结果认为Keyhole方式修补造口旁疝可能只存在理论上的优势[10]。Mclemore医师随访了自己的19例Keyhole修补术后患者,发现有2例复发[11]。综上所述,虽然有些小样本的临床病例研究支持Keyhole修补技术的效果,但是仍然缺乏大样本临床病例的随访结果,而且有些随访结果还不甚理想。此外,样本量的大小、术后随访的准确性以及失访率,都会影响最后的结论。

Sugarbaker技术

Sugarbaker医师于1985年首先报道了这种术式[5]。他在7位造口旁疝患者中,运用腹腔内置入补片的方法一并覆盖一段造口肠管以及造口旁缺损区域,取得成功。Sugarbaker修补术的关键点在于将一段5 cm以上的造口肠管固定于造口外侧的补片与腹壁之间。术后随访结果显示没有复发,而且没有出现其他任何并发症。腹腔镜Sugarbaker修补术相比开放手术更为简便易行。目前已经有相关的数个队列研究报道了随访结果,复发率为0~33%[8,9,11,12],但是这些研究的样本量通常不足20例。作者从1999年11月起至2004年4月,运用腹腔镜Sugarbaker修补术共计治疗了41例造口旁疝病例,并于2007年发表了随访结果。尽管已

经运用了尺寸足够大的补片来修补缺损,但是术后平均2年的随访结果显示复发率仍接近约20%,而且复发的位置与原来造口旁疝发生的位置相似,缺损都发生在造口的外侧区域。

综上所述,如果运用腹腔镜Sugarbaker修补术治疗造口旁疝,如果缺损在造口的内侧,治疗往往是有效的,但如果缺损发生在造口的外侧,则需要格外注意,因为疗效往往不佳。目前临床报道和Sugarbaker修补术相关的文献也存在样本量较小以及随访不到位等问题。只有一个样本量较大的文献提出和作者一样的观点,认为Sugarbaker修补术和Keyhole修补术一样,随访结果不甚理想。

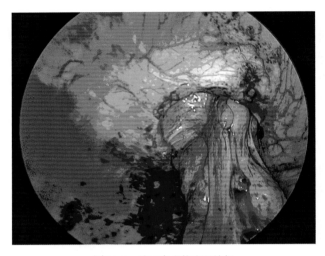

图24-1　造口旁疝的疝环缺损

Sandwich技术

当意识到造口旁疝Sugarbaker修补术后复发都在造口外侧区域时,决定在Sugarbaker术的基础上对造口旁疝的整个腹壁外侧区域再进行加强修补。所以,作者将Keyhole技术与Sugarbaker技术相结合,设计了Sandwich修补技术。运用Keyhole修补技术来加强造口外侧的薄弱区域,同时使用另一张更大的补片来覆盖加强造口的内侧及正中线区域。

Sandwich修补技术严格遵循了腹腔镜切口疝修补术的治疗原则。首先在造口对侧腹壁的腋前线肋缘下通过开放入路的方式置入第一个穿刺套管,并建立气腹。然后,根据造口所处位置,分别在其对侧的下腹部、腋前线平脐水平,以及同侧的上腹部等3处,依次置入相应的腹腔镜穿刺套管。我们通常采用30°腹腔镜来进行手术操作。接着,我们会依据图示介绍的具体手术步骤操作。第一步,分离粘连,探查腹腔,明确有无隐匿的切口疝。图24-1显示的是造口旁的缺损。图24-2显示的是打开的Retzius间隙。在所有的手术过程中,为了放置补片修补原切口下方的薄弱区域,都需要游离腹膜前间隙。截至目前,作者文献报道的几乎所有的造口旁疝病例都同时合并切口疝[13,14]。图24-3所示,肝圆韧带必须被游离一部分,以保证补片上缘的放置。第二步,图24-4和图24-5所示,先采用1张15 cm×15 cm的补片,进行裁剪,

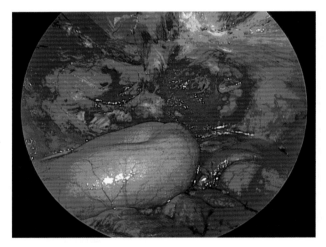

图24-2　打开腹膜前间隙,暴露耻骨联合和耻骨梳

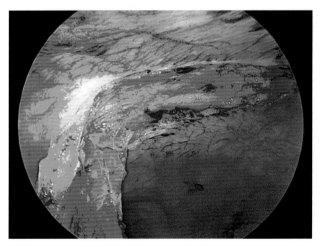

图24-3　游离肝缘韧带

预留中央孔,直径 1~1.5 cm 大小以容纳造口肠管通过,然后采用类似 Keyhole 技术围绕造口肠管进行修补。补片剪开的部分需两边互相重叠,并缝合固定于腹壁层。第三步,图 24-6 和图 24-7 所示的是采用 Sugarbaker 技术于腹部正中处覆盖另一张补片,上至肝圆韧带,下至腹膜前间隙,并予以螺旋钉固定,第二张补片外侧的一部分与第一张补片重叠,内外两层补片夹合一段造口肠管至一个恰当的角度。

因为 Sandwich 修补术中的两张补片重叠,所以要求补片的孔径不能太小,不然不利于组织长入,所以修补缺损不能选用含 ePTFE 材质的补片。根据作者的经验,采用两张补片重叠的方法来进行手术修补,还没有查阅到相关的文献报道,同时也没有有效的方法来检测两张补片之间的肠管以及可能出现的问题。

所以,最终作者选中了 Dynamesh 公司含 PVDF 材质的补片,运用于 Sandwich 修补术中,因为这个材质的补片可以直接置入腹腔,具备防粘连的作用,同时又具有开放式疝修补术中材料的结构,有利于组织长入。作者通过对 25 例术后病例平均约 12 个月的随访,并报道了第一篇与 Sandwich 修补术相关的文献,结果显示均没有复发[13]。随后又报道了第二篇相关文献,对 47 例术后病例进行了长达 20 个月的随访,结果显示仅有 1 例复发[14]。当然值得注意的是,有 2 例病例术后并发造口肠管狭窄,主要原因可能是术前就有一部分造口肠管脱垂盘曲于皮下疝囊内,所以术后由于腱膜和 Keyhole 修补采用的补片之间形成夹角的原因而引起狭窄。作者采用开放手术的方法,去除了原来堆积于皮下疝囊内冗长的造口肠管,并重建造口,解决了患者术后造口狭窄的问题。需要指出的是,在腹腔镜下确实很难把原来堆积于皮下疝囊内冗长的造口肠管进行满意的处理。

此外,有一例病例术后并发疝囊脓肿,通过穿刺引流后痊愈。一例术后造口肠管狭窄的病例因再次手术,术后并发伤口深部感染。所有手术相关并发症的原始数据都可以通过已经发表的文献查阅到。综合来看,造口旁疝手术的相关并发症率明

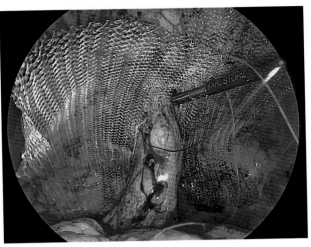

图 24-4　第一张补片按 Keyhole 方式围绕造口肠管放置

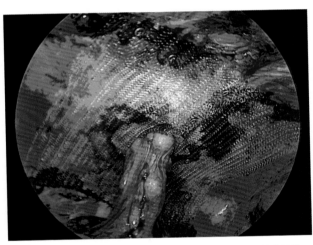

图 24-5　第一张补片剪开处重新进行缝合固定,恢复其连续性

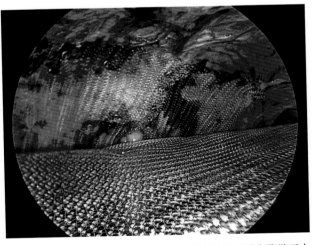

图 24-6　第二张补片按 Sugarbaker 方式覆盖造口区域和腹壁正中原切口区域

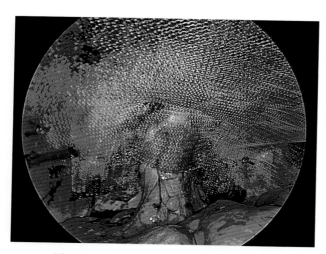

图24-7 腹腔镜下Sandwich方式修补的效果图

显高于切口疝,但是鉴于造口旁疝本身治疗的复杂性和难治性,总体的并发症率还是可以接受的。

在2009年6月之前,总计有60例病例接受Sandwich修补术治疗,经平均30个月的随访至今,结果发现并发症率非常低,而且没有新增的复发病例。其中有两例病例中转开放手术,另有一例新增病例并发术后造口肠管狭窄,也采用了上述相同的开放手术治疗。

讨 论

造口旁疝是各类造口手术后常见并发症之一。大部分造口旁疝患者都可被扪及明确的疝环,并且合并一些与造口相关的不适症状,但是其中仅有一小部分患者会选择手术治疗。当然这主要应归咎于既往报道的各类手术疗效的不理想、并发症率较高等原因。随访至今,所有与腹腔镜造口旁疝修补术相关的文献得出的结论类似。首先,Keyhole术式的术后复发率非常高。其次,Sugarbaker术式的术后复发率也高达20%左右,根据作者积累的经验显示,Sugarbaker术式对造口外侧的腹壁薄弱区域加强不够。第三,还存在其他很多不足之处,例如,累积的病例数都不多,而且术后随访内容和随访时间不确定等问题。

作者报道的66例造口旁疝病例中有62例术中探查发现合并切口疝[13]。所以,作者结合Keyhole

术式和Sugarbaker术式,创新出Sandwich术式,不仅可以加强造口外侧腹壁薄弱区域,而且可以加强腹白线正中区域。作者积累了一定数量的病例数,而且经过术后长期的随访,结果显示Sandwich术式修补的效果较好,复发率和并发症率都很低[13,14]。

Sandwich修补术的前提条件是有合适的修补材料。这一类修补材料必须具备即使在补片重叠的情况下组织也能互相长入的特点。所以,既往小孔径的防粘连修补材料就不能被使用,同时孔径大的聚酯材料或聚丙烯材料因会引起腹腔内严重粘连甚至肠瘘,也不能被直接置入腹腔内修补[15]。作者自2004年起就开始使用一种含PVDF材质的防粘连修补材料,在对经治的600多例腹壁疝和造口旁疝病例的随访后,结果显示该类补片安全性很好,并未发生任何与其相关的并发症。当然,腹腔镜下如何处理冗长脱垂于皮下疝囊的造口肠管仍是手术技术的难点,如果处理不好就会造成术后腹壁外观不对称等问题。

最新的meta分析论文对造口旁疝预防性补片治疗的效果进行了总结[16],结果显示无论选用Onlay、Sublay或IPOM的方式进行造口旁疝预防性补片置入,都能显著降低造口旁疝的发生率。如果今后预防性置入补片治疗造口旁疝的理念能被广大临床医师以及患者接受,作者相信Sandwich修补术将是一种非常合适的补片固定方法,这样就能最终避免造口旁疝的发生。

结 论

接受造口手术的患者,术后造口旁疝的发生率约为70%。通常大部分患者都会伴有临床不适等症状。外科手术治疗造口旁疝必须要遵循无张力腹壁疝修补手术的原则。目前报道的腹腔镜造口旁疝补片修补术包括Sugarbaker术式、Keyhole术式以及将两种术式结合的Sandwich术式,其中Sandwich术式是目前所有报道的术式中效果最好的。根据随访结果显示,复发率比较理想,仅仅约3%;Keyhole术式据文献报道,术后复发率较高;Sugarbaker术式根据作者的经验,随访结果显示手术效果不理想，特别是复发率也不理想。所以，虽然腹腔镜造口旁疝 Sandwich 修补术的手术难度较高，却是目前所有已报道的造口旁疝治疗方法中疗效最可靠的一类修补手术。

◇ 参 ◇ 考 ◇ 文 ◇ 献 ◇

[1] Cingi A, Cakir T, Sever A, Aktan AO. Enterostomy site hernias: a clinical and computerized tomographic evaluation. Dis Colon Rectum. 2006; 49: 1559−1563.

[2] Moreno-Matias J, Serra-Aracil X, Darnell-Martin A, Bombardo-Junca J, Mora-Lopez L, Alcantara-Moral M, et al. The prevalence of parastomal hernia after formation of an end colostomy. A new clinico-radiological classification. Colorectal Dis. 2009; 11: 173−177.

[3] Israelsson LA. Parastomal hernias. Surg Clin North Am. 2008; 88: 113−125.

[4] Pierce RA, Spitler JA, Frisella MM, Matthews BD, Brunt LM. Pooled data analysis of laparoscopic vs. open ventral hernia repair: 14 years of patient data accrual. Surg Endosc. 2007; 21: 378−386.

[5] Sugarbaker PH. Peritoneal approach to prosthetic mesh repair of paraostomy hernias. Ann Surg. 1985; 201: 344−346.

[6] Hansson BM, Bleichrodt RP, de Hingh IH. Laparoscopic parastomal hernia repair using a keyhole technique results in a high recurrence rate. Surg Endosc. 2009; 23: 1456−1459.

[7] Hansson BM, de Hingh IH, Bleichrodt RP. Laparoscopic parastomal hernia repair is feasible and safe: early results of a prospective clinical study including 55 consecutive patients. Surg Endosc. 2007; 21: 989−993.

[8] Muysoms EE, Hauters PJ, Van Nieuwenhove Y, Huten N, Claeys DA. Laparoscopic repair of parastomal hernias: a multi-centre retrospective review and shift in technique. Acta Chir Belg. 2008; 108: 400−404.

[9] LeBlanc KA, Bellanger DE, Whitaker JM, Hausmann MG. Laparoscopic parastomal hernia repair. Hernia. 2005; 9: 140−144.

[10] Safadi B. Laparoscopic repair of parastomal hernias: early results. Surg Endosc. 2004; 18: 676−680.

[11] McLemore EC, Harold KL, Efron JE, Laxa BU, Young-Fadok TM, Heppell JP. Parastomal hernia: short-term outcome after laparoscopic and conventional repairs. Surg Innov. 2007; 14: 199−204.

[12] Pastor DM, Pauli EM, Koltun WA, Haluck RS, Shope TR, Poritz LS. Parastomal hernia repair: a single center experience. JSLS. 2009; 13: 170−175.

[13] Berger D, Bientzle M. Laparoscopic repair of parastomal hernias: A single surgeon's experience in 66 patients. Dis Colon Rectum. 2007; 50: 1668−1673.

[14] Berger D, Bientzle M. Polyvinylidene fluoride: a suitable mesh material for laparoscopic incisional and parastomal hernia repair! A prospective, observational study with 344 patients. Hernia. 2009; 13: 167−172.

[15] Leber GE, Garb JL, Alexander AI, Reed WP. Long-term complications associated with prosthetic repair of incisional hernias. Arch Surg. 1998; 133: 378−382.

[16] Tam KW, Wei PL, Kuo LJ, Wu CH. Systematic review of the use of a mesh to prevent parastomal hernia. World J Surg. 2010; 34: 2723−2729.

第25章
腹腔镜切口疝和腹壁疝修补术后并发症

Complications of Laparoscopic Incisional and Ventral Hernia Repair

V.B. Tsirline, I. Belyansky, and B. Todd Heniford
吴卫东　译

引　言

　　腹壁疝修补术是全世界普外科医师最常实施的手术之一。美国每年有 10.5 万余例腹壁疝修补术[1-3]。通常 3%～20% 的剖腹手术术后可形成切口疝。导致患者初次形成腹壁疝的因素包括肥胖、高龄、糖尿病、激素应用、肺部疾病，以及伤口感染等并发症。腹壁疝修补的手术方法是多年来许多研究争论的主题。对于大多数腹壁疝和各种大小的疝缺损，现有证据推荐使用修补材料实施无张力疝修补术[4]。腹壁疝术后复发率低于 20% 是对现行使用修补材料的 Rives、Stoppa、Wanz 手术的基本要求。这一手术的基本原则是腹膜前放置大张修补材料、广泛筋膜重叠以及无张力修补[5,6]。这一方法的致命缺陷在于潜在的补片感染和频繁的伤口并发症，其发生率为 12%～20%[2]。微创方法具有显露充分、可以放置修补材料而不需要大的切口、不需要广泛的皮下游离和组织皮瓣、不需要引流的优点，最终降低了伤口并发症的发生率[7]。从 15 年前报道第一例腹腔镜腹壁疝修补术至今，已有大样本资料和随机研究文章发表。

　　本章聚焦于腹壁疝和切口疝的术后并发症，尤其是微创手术的并发症。手术相关并发症范围非常广泛，包括心血管意外（应激）、麻醉不良反应、出血、深静脉血栓形成、代谢异常、肠梗阻、内脏损伤、浅部或深部组织感染、长期不适或肌肉骨骼症状，甚至死亡。随着手术方法、材料学、健康经济学的进展，外科医师面临的挑战从最初的降低复发率转移到避免感染，最大限度地满足患者以及促进患者康复。随着腹壁疝和切口疝修复领域的进一步发展，新的方法可能会改变并发症的严重程度。

复　发

　　判断疝修补术是否成功最根本的是低复发率。1948 年 Cecil Wakely 说："外科医师为患者实施低复发率的疝手术比实施恶性疾病手术更能造福社会。"多项研究中证实，使用修补材料修补直径 ＞4 cm 的缺损降低了复发率[8,9]。在一项评估传统组织修补的前瞻性研究中，Luijendijk 和其同事报道了难以接受的 5 年复发率情况：缺损直径 3～6 cm 复发率为 44%，缺损直径 6～12 cm 复发率为 73%[10]。Hesselink 及其同事报道采用传统组织修补方式修补直径 ＞4 cm 缺损的复发率为 41%，修复直径 ＜4 cm 缺损的复发率为 25%[11]。使用补片修补显著降低了复发率。20 世纪 80 年代早期，Stoppa 注意到不使用补片修补时，会出现异常高的失败率[5]。在 2000 年，Luijendijk 等在一篇前哨文献中报道了一项随机前瞻性多中心研究，提示采用缝合修补方式 3 年累计的复发率为 46%，采用网片修补为 23%，缺损面积 ＜10 cm² 的复发率为 6%[4]。进一步提高技术、强化修补材料、固定装置或选择适宜的患者可以进一步降低复发率。最近的一项 505 例腹腔镜疝修补术的研究报道显示其复发率为 1.8%[12]。

在腹腔镜和开放式修补术均被广泛接受的年代，有关腹腔镜疝修补术的文献不可避免地存在偏差。一群训练有素和技术远远超过一般普外科医师水平的微创专家报道了大宗腹腔镜病例数据。在一项源于 16 家 VA 医学中心的 NSQIP 数据库的回顾性分析中发现 104 例腹腔镜修补术的复发率为 21.6%，该些病例的中位随访期为 73 个月（随访 1 年复发率为 9.1%，随访 5 年复发率为 18.4%）[13]。他们注意到 16 家单位中仅 3 家实施了超过 10 例的腹腔镜修补术。这些是高选择性的患者，也许不能反映广大切口疝修补人群的结果。

另一项结果偏差的原因是开放手术常作为腹腔镜医师在面对复杂或多次复发病例时的补救措施，同时也是针对急诊病例的常规手段。在对照研究开放式和腹腔镜修补术时，为了消除这一偏差，一些学者将他们的患者分为开放组和腹腔镜组，当计算各组的并发症和复发率时要报道后组确切的中转开放手术率。由于患者伴随疾病、疝的特性不明，或其他不确定因素，即使是最好的医师也可能无法在腹腔镜下完成手术，患者需要事先了解这点。例如，在一个随机研究中，Itani 等比较腹腔镜和开放式疝修补术后发现，腹腔镜组的复发率为 12.5%（8/72），其中包括 10 例中转手术，2 例复发[14]。因此，完成腹腔镜修补术的复发率仅 9.7%（6/62）。Carlson 和同事分析了文献报道的超过 6 000 例腹腔镜腹壁疝修补术，发现修正过的复发率为 3.6%，未修正的复发率为 4.3%[15]。在各项研究中当逆转变量修正后，中位复发率为 2.7%（95% CI 2.25~3.10）。复发疝通常适合于腹腔镜疝修补术[16]。

复发危险因素

由于复发率是个位数，因此进一步研究的焦点从修补方法学转移到预测特定患者复发和并发症的风险因素识别[17-19]。大量的潜在风险因素被提及[11,20-23]，然而汇集分析并非必然支持这些发现，提示它们在手术中存在明显的多样性。Carlson 等对有关腹腔镜疝修补术文献分析后发现随访时长、性别、体重指数（BMI）、补片类型、固定方法或

重叠程度与文献中报道的复发率之间没有相关性（P=0.12~0.87，n=24~55 项研究）[15]。缺乏相关性可能因为经验不足的外科医师担心可能增加并发症和复发而避免对有这些风险因素的患者实施腹腔镜手术。只有随机的前瞻性研究能够消除这种选择偏倚。外科医师的专业素养（通过总病例数衡量）与降低复发率有关[24]，虽然这种相关性并不完全，因此或许是多因素的[15]。同样，缺损大小、补片大小、手术时间、并发症等都彼此相关，并共同反映修补术的复杂性，但在某些系列样本中不增加复发危险性[12,25,26]。大多数外科医师同意导致复发的高危因素包括伤口感染（单独讨论）、前次复发史、力学因素如肥胖、疝大小、固定方法、补片材料等复杂的相互作用。

Bencini 等在他们的 146 例回顾性研究中发现以下人群的复发率明显升高：前次复发的患者（67% vs. 16%），吸烟者（58% vs. 23%）。但是后者不是独立的预测因素[27]。Wassenaar 等在他们对 505 例腹腔镜疝修补术 9 例复发的分析中，发现其中的 8 例之前有切口疝，而他们在年龄、性别、ASA 评分、手术时间、补片尺寸、住院时间方面与其他患者无差异；9 例中 7 例复发，没有其他术后并发症；大约半数复发病例曾行全层筋膜缝合固定，其余的只用钉合器固定[16]。

补片选择、放置、固定在腹腔镜疝修补术术后复发中扮演了重要的角色。腹腔内补片放置手术中最流行和经典的技术是全层筋膜贯穿缝合继之以钉合器环绕补片固定[28,29]。这一技术的演变以及补片、缝合、钉合器的选择在文献里有详细的描述。Berger 和同事采用缝线定位补片，然后仅使用钉合器固定方法，结果中位随访期 15 个月，复发率为 2.7%（4/147）[30]。部分单位报道不采用固定缝合，仅使用钉合器"双皇冠"固定（两圈环形固定），结果随访 44 个月的复发率为 4.4%（12/270）[32]，随访 22.5 个月的复发率为 3.5%（7/200）[33]。Bageacu 等报道中位随访期 49 个月有 15% 病例（19/121）复发，并把高复发归因于仅仅使用金属钉对补片不恰当的固定[18]。实际上，将缝合固定的补片从腹壁剥离所需要的力量高于钉合器固定后所需[34,35]。

我们相信在腹腔镜腹壁疝修补术中缝合固定补片是有益的，尤其在补片和腹壁融合的早期[36]。当合理排列的枪钉或锚状钉在术中为静态腹壁提供了恰当的固定，其抓持力量与缝合固定相比大约为1：2.5。这也与影像学检查发现钉合比缝合固定补片更容易皱缩一致[37,38]。虽然大量的枪钉在固定点间提供张力，但贯穿筋膜缝合固定在巨大疝修补中非常重要。

腹腔镜修补腹壁缺损的机制在于利用腹腔内压力使补片紧贴腹壁（同样的力量在之前的位置形成了疝）。力量平衡，无论大小，使补片在其位并避免疝复发[39]。为了维持平衡，补片必须在各个方向与筋膜充分重叠。需重叠的确切范围未知，但大多数专家建议至少4~5 cm[20,22]。当使用重质聚丙烯补片（会更容易收缩，与新的轻质材料不同[37,41]）时尤其关键[40]。一项系统性回顾研究提示，大多数（57%）外科医师报道采用3 cm的重叠，1/3（30%）医师采用4~5 cm的重叠。

腹腔镜技术可以更易充分地重叠补片。在开放手术中为了使补片重叠3~5 cm，要求广泛地游离组织，结果增加了伤口的并发症如血清肿、伤口感染。最近的证据提示这些并发症可以通过在皮下组织应用滑石粉而降低50%甚至更多[42]。疝大的缺损需要更多重叠，多发的小的"瑞士奶酪"样缺损理论上认为需要重叠得少些。多项回顾性研究提示"瑞士奶酪"样缺损和低复发率相关[43]。另外，对于复发风险高的患者推荐更大范围的重叠[20,28]。补片融合入腹壁在补片固定中是关键[44]。当我们讨论生物补片时，特殊的性能使它们具有吸引力，但它们的易伸展性不太适用于腹腔镜手术[45]。近来，多交联异种移植物出现，并受到很高的期待，然而它们缺乏原有产品组织长入的优点。基于现有的文献和生物材料的高价格[（4~31）美元/cm²]，生物材料主要用于清洁伤口病例[46]，试验性研究正在讨论其适应证问题。

病态肥胖

肥胖是近年来大家关注的问题，病态肥胖患者腹壁疝和切口疝修补数量明显增加。BMI > 35 kg/cm²是术后出现伤口并发症的强烈预测因素，BMI > 40 kg/cm²提示复发风险增加近4倍[28]。造成这一情况的病理生理学因素很复杂，但腹腔内压增加、内分泌紊乱导致组织松弛、大量皮下组织均可导致疝修补失败[47,48]。更高的腹腔压力使补片承受更高的张力，这些或许会造成切口疝的发生和修补术后复发率增加。由于小切口在理论上减少了伤口并发症，所以腹腔镜对于肥胖患者是理想的方法[49]。为了应对高复发率，一些学者提倡围绕补片每间隔4~6 cm进行全层贯穿腹壁缝合[43]。广泛的补片筋膜重叠也是明智的。

你所看不到的会导致复发

另一个公认的腹壁疝修补术后复发的原因是遗漏疝。腹腔镜方法可使外科医师清晰和完整地识别疝缺损边缘，并发现术前或许没有临床表现的其他缺损，而且从腹腔内视角可以识别在开放手术时可能被遗漏的小缺损[50]，如Sharma等注意到的，远离主要疝的筋膜缺损是常见的。46.6%的患者不止一个缺损，16.3%有3 cm以外的卫星缺损（部分包含另外的疝），其仅能被腹腔镜发现[51]。Saber等发现，在146例腹腔镜腹壁疝修补中有48%病例存在术前未发现的隐匿疝[52]。腹腔镜发现隐匿疝或许是腹腔镜疝修补术后复发率低的原因之一。这一结果在文献中被低估是因为外科医师未必报道术后发生在不同于原修补位置的疝为复发疝，这或许是有道理的。推荐采用大的补片给予筋膜重叠是因为或许可以同时覆盖形成中的微小筋膜薄弱或缺损。薄弱如果出现在补片边缘会导致固定不牢而影响修补效果。一些腹腔镜外科医师会努力整体覆盖切口全长，以避免这些类型的"复发疝形成"。

修补隐匿"瑞士奶酪"样缺损不仅是腹腔镜疝修补术的主要优点，而且腹腔内视野可以更好地识别所有的缺损并达到更好的补片覆盖。腹腔镜手术是针对前次修补失败的复发疝的最佳方法，与此形成对照的是常见的由于可能粘连而反对在再次手术的腹腔中使用腹腔镜的偏见。腹腔镜进入腹膜腔时应避免在前次手术的位置分离。这项技术对腹膜前修补或肌前修补失败的患者是理想的，因为此种分离手段可以避免干扰已经固化或曾经感染的补片,同时避免增加再感染的机会。然而面对之前多次修补失败的复杂腹腔镜重建病例,外科医师要充分评估他们的经验和专业水平。因为如果手术不太完美,腹腔镜的优点会被再次复发的高风险所抵消。

Torcar孔疝是不常见的并发症,报道其发生率<1%。使用大号穿刺套管(直径≥10 mm)的位置更易发生,需要在术后实施筋膜关闭,但直径5 mm Torcar孔疝也有报道。Torcar孔疝主要发生在筋膜融合的中线。虽然近年来认为腹壁各层移行交叉可以关闭Torcar孔处缺损,然而依旧推荐缝合关闭腹壁筋膜。

假性复发

腹壁膨出和前次腹壁疝修补位置疼痛有时会受患者关注。这些症状可由于血清肿、血肿、疝内容物残余、真性复发、补片膨出进入之前疝囊占据的位置而产生。近年来称之为假性复发,可能由于具有类似真性复发的症状但没有嵌顿和绞窄的风险。它在某种程度上类似于组织分离(中线筋膜薄弱,腹直肌向外侧移位)。虽然对内脏膨出进行手术纠正的必要性受到质疑,但Wassenaar等报道了对505例病例中4例膨出(0.8%)的患者通过在原修补部位放置第二张更大、展开良好的补片获得治愈[12]。总体而言,假性复发可能因为前次修补没有拉合邻近组织或固定不充分,这可以通过适当的技术来预防。

中转手术

当外科医师认为腹腔镜不适合、不安全时,中转开放手术是一种安全获得更好显露的方法而不应是并发症。中转手术成功与否很大程度上取决于手术技术和外科医师实施腹腔镜手术粘连松解时的难易程度、出血情况、器官修补以及最终显露。同样中转率在文献报道中的变化很大,取决于研究设置、患者选择、手术方式选择。中转率在对照研究腹腔镜与开放手术术后预期和彼此相对优势以及患者咨询方面很重要。Carlson等在他们的回顾文献中发现5 411例手术中有180例中转手术(3.3%)。157例报道了中转理由,其中广泛粘连(48%)、术中并发症(29%)是最常见的原因。中转开放手术是否影响疝修补的结果不可能被评估,因为决定因素也许是中转原因本身。在手术转归的研究中,腹腔镜中转开放手术也许需要单独分析而不应归入开放组或腹腔镜组。

腹腔镜进腹技术

腹壁疝或切口疝通常是前次剖腹手术的结果,于是外科医师常需面临打开一个有手术史腹腔。这一步骤的首要目标是建立气腹,获得视野,避免内脏损伤。我们倾向于保守的开放气腹法。仔细识别腹壁结构,然后逐层切开腹壁。远离上次切口进入腹腔是谨慎的选择。但即使足够小心,仍难以完全避免肠管损伤。开放气腹法的优点是损伤只是可能性。

另一种进入手术过腹腔的可行方法是Veress针法(远离前次手术区域或上腹部区域细针穿刺)。可视穿刺套管提供了在腹腔镜视野下进入腹腔的机会,该方法在手术中正被逐渐普及。

血清肿

在腹腔镜手术中血清肿形成并不罕见。采用超声检查可发现血清肿形成于补片表面和残余疝囊,发生率为100%[30]。大多数血清肿于术后大约3个月可以自行缓解,无需处理。文献中报道的血清肿形成率通常低至5%~25%,反映了仅有部分有症状患者获得了进一步检查或随访调查。在最大宗腹腔镜病例报道中,血清肿的发生率在使用术后加压包扎之前为31%,常规使用术后加压包扎之后为20.4%。只有5%的患者有超过3个月的持续血清肿,少于0.5%的患者有明显症状,或需要多次引流,或再次手术但不涉及补片。血清肿很少遗留长期问题,但外科医师应在术前告诉患者可能形成血清肿和没有其他并发症时的处理方案。

幸运的是,巨大、持续的血清肿在腹腔镜手术中虽可发生但不常见。血清肿在开放式疝修补术后也很常见,尤其在大量皮下组织分离时。大的皮下血清肿可增加皮肤张力导致皮肤坏死和伤口裂开，并与高伤口感染率和其他并发症相关。引流和腹壁包扎略有效果。近来有证据提示在广泛皮下组织分离的开放式腹壁疝修补术后皮下使用滑石粉可以显著地减少血清肿形成和降低术后伤口并发症[54]。相对而言，腹腔镜疝修补术后血清肿易在空的疝囊内形成[55]。有学者建议烧灼疝囊内壁，通过促进空腔萎陷、与周围组织粘连来消除血清肿的潜在空间，可能会减少术后血清肿的发生率，但这一建议未被其他文献证实[56]。

补片感染

微创方法治疗腹壁疝的主要优势之一就是显著地降低了切口和补片感染的并发症率[14,57]。长期以来，开放式腹壁疝修补术都伴随着蜂窝织炎和补片感染的高发生率。在 Dr. Stoppa 的标志性论著中，他报道"伤口败血症"高达12%[5]。引起感染的原因是多种多样的，但是引起感染的局部因素包括广泛的组织损伤、血供阻断、手术区域皮下或肌肉间大的死腔以至于术后积液、术中对于潜在的沾染组织的长时间暴露、组织低温等。通过穿刺套管在腹腔内放置补片可以减少组织分离和补片与腹壁表面的接触，另外穿刺套管的放置位置通常都远离疝的位置，所有这些因素都减少了浅表伤口感染延伸至补片的机会[51]。应该注意避免补片与切口周围皮肤接触，使用含碘的黏性手术巾可以简单地解决这个问题[58]。虽然腹腔镜疝修补术后补片感染的发生率很低，但一旦发生后果很严重。

聚丙烯补片感染，可以通过外科引流、切除裸露的和游离的补片等局部措施处理。含有膨体聚四氟乙烯（ePTFE）的补片一旦发生感染，虽然也有保守治疗成功的零星报道[60-62]，但几乎所有的病例都需要取出植入物[59]。补片取出术是破坏性的手术，术后不可避免地会导致疝复发，需要二期手术修补腹壁缺损。后续修补手术区域感染的风险会因为前次感染部位的细菌定植而显著增加。

综合文献分析发现补片感染的发生率为0.6%～0.8%[15,51]。在大样本组中感染的发生率会更低一些，可能和总体的低发生率有关。与开放式植入补片修补术组所报道的12%～18%的切口并发症发生率相比，这个百分比是令人满意的[63,64]。使用腹腔镜进行切口疝修补术的最强有力依据在于最小化的组织分离、减少切口并发症和降低植入补片感染的潜在危险。

植入物相关切口感染的机制是复杂的。金黄色葡萄球菌是最常见的病原体，它会在植入物表面形成一层生物膜，避免被宿主的抵抗机制和全身使用的抗生素杀灭。因为这个原因术中使用抗生素的抗菌效果会低于外科医师的期望。但是来自骨科的文献强烈支持对植入人工假体的手术患者预防性使用抗生素[65]。其他的一些基于外科观点的操作方法或许可以降低感染的风险，包括使用含抗菌成分的薄膜粘贴在术区皮肤，避免补片接触皮肤残留的细菌，避免接触补片前更换手套，避免使用被抗生素浸泡过的补片。对抗菌补片外膜的阐述超出了本章讨论的范围，但是有证据提示抗菌补片可能成为防止伤口感染形成的有效方法。近期的动物实验数据显示了这些策略可以显著降低补片感染率，保护生物补片完整性，并可能在感染切口中成功放置合成补片[66]。

肠道损伤或脏器损伤

肠道损伤是腹壁疝和切口疝手术的严重并发症，如果未能发现可能导致严重的后果。腹腔镜手术不增加肠道损伤的风险与严重程度，但在腹腔镜疝修补术中导致脏器损伤的可能性确实存在，多种策略被推荐来减少这些并发症。Sharma 报道了有2.2%的肠管损伤率，并归因于采用锐性方法松解肠粘连[51]，同时很少采用电烧灼[28]。

术中发现肠管受损后是通过开放式还是腹腔镜方式进行修补取决于外科医师对手术的信心[67]。流畅的内镜下缝合技术是腹腔镜下修补受损肠管的基本要求。局部剖腹术是指做一个小的腹壁切口来控制肠管损伤，其余手术部分在腹腔镜下完成。当有疑问时，外科医师可以中转开腹手术，因为任何遗漏的损伤可能导致腹膜炎和败血症[14]或慢性补片感染,伴或不伴肠瘘。

相对而言,及时地发现并修补肠管损伤,在没有造成严重污染的情况下可能并不影响补片放置,但是需要经过谨慎的风险获益评估。在上述情况下需要考虑的因素之一是补片的材质。膨体聚四氟乙烯补片或许对感染更敏感,而聚丙烯材质的补片放置在相对污染环境下后期感染率很低[68,69]。随着轻质聚丙烯复合补片的逐渐发展,有证据提示这种材料能够抵抗相当数量的细菌污染,促进了这种材料的流行趋势[70]。在面临严重污染的情况下,延迟择期修补手术是明智之举。虽然生物补片的长期力学稳定性,尤其是感染情况下的稳定性还受质疑,但手术时可以考虑使用。根据VA全国外科质量改进计划(NSQIP)数据进行的一个大样本回顾性研究证实,肠管损伤显著地增加了疝修补术后并发症的总体发生率[71]。

肠管粘连和补片侵蚀

粘连是由于组织分离、机械切割和相应的植入物材料引起的炎症反应的结果。虽然腹腔镜手术最小化了直接的组织处理,并减少了组织粘连[72],但腹腔内放置补片总可能引起粘连。补片的材质是决定粘连程度的首要因素,近20年来经过广泛深入的研究,研发出了数十种不同材质的补片。传统的聚丙烯补片革命性地发展了疝修补术,它通过引起组织的炎症反应刺激筋膜长入,起到长期持久的腹壁强化作用。不幸的是,聚丙烯材料会引起腹腔内粘连。在很多病例中用大网膜提供自然屏障,保护肠管免于粘连[51];然而大量报道很快提示聚丙烯补片对肠管的不良反应会导致肠梗阻、侵蚀和肠瘘[73,74]。聚丙烯补片被禁用于腹腔内,而统一应用于腹膜外修补,获得良好的效果。随着腹腔镜技术的发展,需要一种安全有效的腹腔内补片材料。膨体聚四氟乙烯补片因为很少引起腹腔内粘连而受到青睐,但是,膨体聚四氟乙烯对感染比聚丙烯更敏感。

轻质聚丙烯补片可使筋膜充分长入而很少引起腹腔内粘连的特点,提供了一种权衡后的选择[75]。很多影像学和临床研究深入地报道了腹腔内植入聚丙烯补片后可发生粘连,大多数外科医师认为这是一个不可接受的风险。然而,大多数胃肠道并发症和补片侵蚀进入肠管在报道中被描述为使用重质聚丙烯和聚酯材料修补后出现腹腔炎性包块和肠管损伤[15]。为了这些病例,生物补片应运而生,但是它的优点仅在减少伤口污染(使用其他材料则感染不可避免)中获得证实。在清洁情况下使用的多种复合补片也先后出现,包括防粘连层覆盖补片、部分可吸收补片,以及一面膨化聚四氟乙烯一面聚丙烯的复合补片。现在没有充分的证据说明哪种补片优于另一种,它们和轻质聚丙烯补片一样,显示了相对的安全性和有效性。

一些个案报道,使用聚酯材料会导致补片侵蚀[76,77],然而腹腔内使用防粘连材料覆盖的衍生产品是安全的[78]。使用聚丙烯补片进行疝修补术后肠瘘是严重但比较罕见的并发症。有植入补片1~15年后出现肠瘘的零星报道[74,79,80],但是大样本报道的学者认为他们的肠瘘并发症是隐匿性肠管损伤的结果[15,51]。

疼痛和生活质量

随着疝修补技术和材料的进展,注意力逐渐集中到疝修补术后的功能恢复、生活质量的改善和美学要求。过去10年的多个研究证明了腹腔镜疝修补术较开放手术有更佳的患者满意度[31,81,82]。偶尔有腹腔镜疝修补术后患者会出现腹壁全层固定点的持续疼痛,有报道发生率高于3%。但大宗不采用贯穿筋膜固定的病例报道术后持续疼痛的发生率可达7.4%[32]。对贯穿筋膜固定后引起疼痛的机制了解还很少,可能的原因有肋间神经受累、局部肌肉缺血、补片皱缩可能。另一些定位不明的疼痛可能由于松弛固定的补片引起高敏感性的壁层腹膜形成微小脓肿所致。

贯穿腹壁固定位置的术后不适通常在术后6~8周缓解[31]。治疗术后持续性疼痛的首选方法就是治疗无菌性炎症的方法。对顽固性疼痛病例在疼痛部位注射局部麻醉药可以达到90%的成功率[83]。注射时应采用钝头针,使外科医师感受到针头穿过筋膜时的突破感。文献中典型的报道是术后1个月疼痛,缝合固定患者无临床表现,但统计学有显著差异,术后6个月以后则没有差异[16,37,82,84,85]。一项随机研究提示,使用可吸收线、双圈钉合、不可吸收线在术后疼痛、生活质量指数方面没有差异[16]。

多种方法被用来评估疝修补术后患者满意度、疼痛和术后活动状况。最广泛应用于评价外科疼痛和非外科疼痛的方法是视觉模拟评分法(VAS)。另一个更综合的指数是健康状况调查问卷简表-36(SF-36),它综合考量了患者的心理感觉、情感、态度和机体能力。这是一个被广泛采用的指数。但是一个更敏感、更特定针对疝修补术后转归的指数——卡洛连(Carolinas)舒适评分(CCS),在过去10年来被普遍应用[81,86]。本方法对患者在疼痛,补片感觉,日常活动如躺、坐、走等的行动限制共8个类别给予1～5分的评分。分析我们的评分经验,显示各个类别有相同趋势,在6个月随访后症状完全消失。

再入院率、再手术率和死亡率

30日再入院率可以被看作是一个反映严重术后并发症的综合指标。再次住院增加了支付者的经济负担,估计每年在此医疗项目上的费用超过150亿美元。再入院率也和患者死亡率密切相关,还与外科操作和患者人群高度相关。Blatnik 等发现他们医疗中心腹腔镜腹壁疝修补术后30日内有5%的再入院率[87]。他们认识到许多危险因素与再次入院有关,包括腹部感染、缺损的大小和患者的合并症。再次入院的首要原因是切口相关并发症,故开放式疝修补术后高达20%(优势比35：1)的再入院率并不让人感到意外。虽然Blatnik等认识到许多影响预后的因素,但是他们没有报道哪些因素是腹腔镜疝修补术组独有的。很显然通过大幅度地减少术后切口并发症,腹腔镜疝修补术组即可去除术后30日再入院的大部分直接原因。吸烟是伤口并发症的强烈预测因素和可纠正危险因

素[88],故许多外科医师对仍在吸烟的患者推迟进行疝修补手术。

Carlson等在对腹腔镜腹壁疝修补术文献的回顾性研究中发现有3%(162/5,163)的再手术率,其中40%是因为疝复发。不过,他们指出对疝复发的原因和复发的时间窗还没有一致的认识。因为疝复发,有文献报道再手术率超过25%[43],而大多数的研究显示30日再手术率为0～3%[89],远期再手术率为8%～10%[90,91]。

择期的腹壁疝修补术后死亡不常见,一般情况下术后死亡率为0.2%～0.7%[92-94]。在已发表的文献中我们总结了16例术后死亡病例的死因:10例肠穿孔,3例心肌梗死,肺栓塞、肠系膜栓塞和终末期肝病各1例。死亡病例绝大多数都发生在术后3日内。超过86%的关于腹腔镜疝修补术的研究中没有术后死亡的报道[15]。

总　结

腹腔镜腹壁疝和切口疝修补术是在世界范围内广泛开展的常规手术。随着补片的广泛使用,2%～3%的术后复发率是正常的,在更长期的研究中复发率会更高一些。复发的危险因素包括吸烟、肥胖、缺损的大小、前次复发、不恰当的补片固定和补片感染。修补技术关键应包括3～5 cm的补片筋膜重叠、采用贯穿筋膜固定缝合、细致的无菌技术。幸运的是,腹腔镜疝修补术后切口感染的发生率远低于开放式疝修补术,但是补片感染仍是不断出现的并发症的主要因素。按照传统观念,一旦感染需取出补片,但是越来越多的证据显示,可以使用抗生素来补救补片,尤其在使用了新型轻质聚丙烯补片时。肠管损伤是最严重的并发症,外科医师一定要保持高度的警惕。补片侵蚀肠管有所报道,但是生物材料的重大进步几乎消除了这种风险。早期补片相关的不适和疼痛的发生率可以高达20%,其中部分是由于血清肿形成,但是这些症状通常在术后6个月得到缓解。随着生物材料补片和腹腔镜技术的提升,快速康复和良好的术后生活质量成为腹腔镜腹壁疝修补术的主要追求。

◇ 参 ◇ 考 ◇ 文 ◇ 献 ◇

[1] Carlson MA, Ludwig KA, Condon RE. Ventral hernia and other complications of 1, 000 midline incisions. South Med J. 1995; 88(4): 450−453.

[2] Mudge M, Hughes LE. Incisional hernia: a 10 year prospective study of incidence and attitudes. Br J Surg. 1985; 72(1): 70−71.

[3] Read RC, Yoder G. Recent trends in the management of incisional herniation. Arch Surg. 1989; 124(4): 485−488.

[4] Luijendijk RW, et al. A comparison of suture repair with mesh repair for incisional hernia. N Engl J Med. 2000; 343(6): 392−398.

[5] Stoppa RE. The treatment of complicated groin and incisional hernias. World J Surg. 1989; 13(5): 545−554.

[6] Rives J, et al. Treatment of large eventrations. New therapeutic indications apropos of 322 cases. Chirurgie. 1985; 111(3): 215−225.

[7] Sains PS, et al. Outcomes following laparoscopic versus open repair of incisional hernia. World J Surg. 2006; 30(11): 2056−2064.

[8] Arroyo A, et al. Randomized clinical trial comparing suture and mesh repair of umbilical hernia in adults. Br J Surg. 2001; 88(10): 1321−1323.

[9] Korenkov M, et al. Randomized clinical trial of suture repair, polypropylene mesh or autodermal hernioplasty for incisional hernia. Br J Surg. 2002; 89(1): 50−56.

[10] Luijendijk RW, et al. Incisional hernia recurrence following "vestover-pants" or vertical Mayo repair of primary hernias of the midline. World J Surg. 1997; 21(1): 62−65. discussion 66.

[11] Hesselink VJ, et al. An evaluation of risk factors in incisional hernia recurrence. Surg Gynecol Obstet. 1993; 176(3): 228−234.

[12] Wassenaar EB, et al. Recurrences after laparoscopic repair of ventral and incisional hernia: lessons learned from 505 repairs. Surg Endosc. 2009; 23(4): 825−832.

[13] Hawn MT, et al. Long-term follow-up of technical outcomes for incisional hernia repair. J Am Coll Surg. 2010; 210(5): 648−55. 655−657.

[14] Itani KM, et al. Comparison of laparoscopic and open repair with mesh for the treatment of ventral incisional hernia: a randomized trial. Arch Surg. 2010; 145(4): 322−328. discussion 328.

[15] Carlson MA, et al. Minimally invasive ventral herniorrhaphy: an analysis of 6, 266 published cases. Hernia. 2008; 12(1): 9−22.

[16] Wassenaar E, et al. Mesh-fixation method and pain and quality of life after laparoscopic ventral or incisional hernia repair: a randomized trial of three fixation techniques. Surg Endosc. 2010; 24(6): 1296−1302.

[17] Koehler RH, Voeller G. Recurrences in laparoscopic incisional hernia repairs: a personal series and review of the literature. JSLS. 1999; 3(4): 293−304.

[18] Bageacu S, et al. Laparoscopic repair of incisional hernia: a retrospective study of 159 patients. Surg Endosc. 2002; 16(2): 345−348.

[19] Burger JW, et al. Long-term follow-up of a randomized controlled trial of suture versus mesh repair of incisional hernia. Ann Surg. 2004; 240(4): 578−83. discussion 583−385.

[20] Anthony T, et al. Factors affecting recurrence following incisional herniorrhaphy. World J Surg. 2000; 24(1): 95−100. discussion 101.

[21] Sauerland S, et al. Obesity is a risk factor for recurrence after incisional hernia repair. Hernia. 2004; 8(1): 42−46.

[22] Vidovic D, et al. Factors affecting recurrence after incisional hernia repair. Hernia. 2006; 10(4): 322−325.

[23] Llaguna OH, et al. Incidence and risk factors for the development of incisional hernia following elective laparoscopic versus open colon resections. Am J Surg. 2010; 200(2): 265−269.

[24] Salameh JR, et al. Laparoscopic ventral hernia repair during the learning curve. Hernia. 2002; 6(4): 182−187.

[25] Perrone JM, et al. Perioperative outcomes and complications of laparoscopic ventral hernia repair. Surgery. 2005; 138(4): 708−15. discussion 715−716.

[26] Parker 3rd HH, et al. Laparoscopic repair of large incisional hernias. Am Surg. 2002; 68(6): 530−3. discussion 533−534.

[27] Bencini L, et al. Predictors of recurrence after laparoscopic ventral hernia repair. Surg Laparosc Endosc Percutan Tech. 2009; 19(2): 128−132.

[28] Heniford BT, et al. Laparoscopic repair of ventral hernias: nine years' experience with 850 consecutive hernias. Ann Surg. 2003; 238(3): 391−399. discussion 399−400.

[29] Asencio F, et al. Open randomized clinical trial of laparoscopic versus open incisional hernia repair. Surg Endosc. 2009; 23(7): 1441−1448.

[30] Berger D, Bientzle M, Muller A. Postoperative complications after laparoscopic incisional hernia repair. Incidence and treatment. Surg Endosc. 2002; 16(12): 1720−1723.

[31] Eriksen JR, et al. Pain, quality of life and recovery after laparoscopic ventral hernia repair. Hernia. 2009; 13(1): 13−21.

[32] Carbajo MA, et al. Laparoscopic approach to incisional hernia. Surg Endosc. 2003; 17(1): 118−122.

[33] Baccari P, et al. Laparoscopic incisional and ventral hernia repair without sutures: a single-center experience with 200 cases. J Laparoendosc Adv Surg Tech A. 2009; 19(2): 175−179.

[34] van't Riet M, et al. Tensile strength of mesh fixation methods in laparoscopic incisional hernia repair. Surg Endosc. 2002; 16(12): 1713−1716.

[35] Hollinsky C, et al. Tensile strength and adhesion formation of mesh fixation systems used in laparoscopic incisional hernia repair. Surg Endosc. 2010; 24(6): 1318−1324.

[36] LeBlanc KA. Laparoscopic incisional hernia repair: are transfascial sutures necessary? A review of the literature. Surg Endosc. 2007; 21(4): 508−513.

[37] Beldi G, et al. Mesh shrinkage and pain in laparoscopic ventral hernia repair: a randomized clinical trial comparing suture versus tack mesh fixation. Surg Endosc. 2011; 25(3): 749−755.

[38] Jonas J. The problem of mesh shrinkage in laparoscopic incisional hernia repair. Zentralbl Chir. 2009; 134(3): 209−213.

[39] Cobb WS, Kercher KW, Heniford BT. Laparoscopic repair of incisional hernias. Surg Clin North Am. 2005; 85(1): 91−103. ix.

[40] Schoenmaeckers EJ, et al. Computed tomographic measurements of mesh shrinkage after laparoscopic ventral incisional hernia repair with an expanded polytetrafluoroethylene mesh. Surg Endosc. 2009; 23(7): 1620−1623.

[41] Khan RN, et al. Does mesh shrinkage in any way depend upon the method of mesh fixation in laparoscopic incisional hernia repair? Surg Endosc. 2011; 25(5): 1690.

[42] Klima DA, et al. Application of subcutaneous talc in hernia repair and wide subcutaneous dissection dramatically reduces seroma formation and post-operative wound complications. Am Surg. 2011; 77(7): 888−894.

[43] Kurmann A, et al. Long-term follow-up of open and laparoscopic repair of large incisional hernias. World J Surg.

2011; 35(2): 297−301.

[44] McGinty JJ, et al. A comparative study of adhesion formation and abdominal wall ingrowth after laparoscopic ventral hernia repair in a porcine model using multiple types of mesh. Surg Endosc. 2005; 19(6): 786−790.

[45] Ko JH, et al. Soft polypropylene mesh, but not cadaveric dermis, significantly improves outcomes in midline hernia repairs using the components separation technique. Plast Reconstr Surg. 2009; 124(3): 836−847.

[46] Bellows CF, et al. The design of an industry-sponsored randomized controlled trial to compare synthetic mesh versus biologic mesh for inguinal hernia repair. Hernia. 2011; 15(3): 325−332.

[47] Raftopoulos I, et al. Outcome of laparoscopic ventral hernia repair in correlation with obesity, type of hernia, and hernia size. J Laparoendosc Adv Surg Tech A. 2002; 12(6): 425−429.

[48] Birgisson G, et al. Obesity and laparoscopic repair of ventral hernias. Surg Endosc. 2001; 15(12): 1419−1422.

[49] Newcomb WL, et al. Staged hernia repair preceded by gastric bypass for the treatment of morbidly obese patients with complex ventral hernias. Hernia. 2008; 12(5): 465−469.

[50] Park A, Birch DW, Lovrics P. Laparoscopic and open incisional hernia repair: a comparison study. Surgery. 1998; 124(4): 816−21. discussion 821−822.

[51] Sharma A, et al. Laparoscopic ventral/incisional hernia repair: a single centre experience of 1, 242 patients over a period of 13 years. Hernia. 2011; 15(2): 131−139.

[52] Saber AA, et al. Occult ventral hernia defects: a common finding during laparoscopic ventral hernia repair. Am J Surg. 2008; 195(4): 471−473.

[53] Bellows CF, Alder A, Helton WS. Abdominal wall reconstruction using biological tissue grafts: present status and future opportunities. Expert Rev Med Devices. 2006; 3(5): 657−675.

[54] Brintzenhoff RA, et al. Subcutaneous talc decreases seroma rates and drain duration after open ventral hernia repair with skin and subcutaneous reconstruction. Chicago, IL: American College of Surgeons; 2010.

[55] Sodergren MH, Swift I. Seroma formation and method of mesh fixation in laparoscopic ventral hernia repair-highlights of a case series. Scand J Surg. 2010; 99(1): 24−27.

[56] Tsimoyiannis EC, et al. Laparoscopic intraperitoneal onlay mesh repair of incisional hernia. Surg Laparosc Endosc. 1998; 8(5): 360−362.

[57] Forbes SS, et al. Meta-analysis of randomized controlled trials comparing open and laparoscopic ventral and incisional hernia repair with mesh. Br J Surg. 2009; 96(8): 851−858.

[58] Swenson BR, et al. Antimicrobial-impregnated surgical incise drapes in the prevention of mesh infection after ventral hernia repair. Surg Infect (Larchmt). 2008; 9(1): 23−32.

[59] Paton BL, et al. Management of infections of polytetra-fluoroethylene-based mesh. Surg Infect (Larchmt). 2007; 8(3): 337−341.

[60] Aguilar B, et al. Conservative management of mesh-site infection in hernia repair. J Laparoendosc Adv Surg Tech A. 2010; 20(3): 249−252.

[61] Kercher KW, et al. Successful salvage of infected PTFE mesh after ventral hernia repair. Ostomy Wound Manage. 2002; 48(10): 40−42. 44−45.

[62] Trunzo JA, et al. A novel approach for salvaging infected prosthetic mesh after ventral hernia repair. Hernia. 2009; 13(5): 545−549.

[63] McLanahan D, et al. Retrorectus prosthetic mesh repair of midline abdominal hernia. Am J Surg. 1997; 173(5): 445−449.

[64] Stoppa R. Long-term complications of prosthetic incisional hernioplasty. Arch Surg. 1998; 133(11): 1254−1255.

[65] van Kasteren ME, et al. Antibiotic prophylaxis and the risk of surgical site infections following total hip arthroplasty: timely administration is the most important factor. Clin Infect Dis. 2007; 44(7): 921−927.

[66] Belyansky I, et al. Lysostaphin prevents mortality, preserves biologic mesh, and improves mesh integration in an infected abdomen. San Francisco, CA: American Hernia Society; 2011.

[67] LeBlanc KA, Elieson MJ, Corder 3rd JM. Enterotomy and mortality rates of laparoscopic incisional and ventral hernia repair: a review of the literature. JSLS. 2007; 11(4): 408−414.

[68] Carbonell AM, et al. The susceptibility of prosthetic biomaterials to infection. Surg Endosc. 2005; 19(3): 430−435.

[69] Losanoff JE, Millis JM. Susceptibility of prosthetic biomaterials to infection. Surg Endosc. 2006; 20(1): 174−175.

[70] Schug-Pass C, et al. A lightweight, partially absorbable mesh (Ultrapro) for endoscopic hernia repair: experimental biocompatibility results obtained with a porcine model. Surg Endosc. 2008; 22(4): 1100−1106.

[71] Gray SH, et al. Risk of complications from enterotomy or unplanned bowel resection during elective hernia repair. Arch Surg. 2008; 143(6): 582−586.

[72] Garrard CL, et al. Adhesion formation is reduced after laparoscopic surgery. Surg Endosc. 1999; 13(1): 10−13.

[73] DeGuzman LJ, et al. Colocutaneous fistula formation following polypropylene mesh placement for repair of a ventral hernia: diagnosis by colonoscopy. Endoscopy. 1995; 27(6): 459−461.

[74] Seelig MH, et al. Enterocutaneous fistula after Marlex net implantation. A rare complication after incisional hernia repair. Chirurg. 1995; 66(7): 739−741.

[75] LeBlanc KA. Incisional hernia repair: laparoscopic techniques. World J Surg. 2005; 29(8): 1073−1079.

[76] Ott V, Groebli Y, Schneider R. Late intestinal fistula formation after incisional hernia using intraperitoneal mesh. Hernia. 2005; 9(1): 103−104.

[77] Moussi A, et al. Gas gangrene of the abdominal wall due to lateonset enteric fistula after polyester mesh repair of an incisional hernia. Hernia. 2012; 16(2): 215−217.

[78] Rosen MJ. Polyester-based mesh for ventral hernia repair: is it safe? Am J Surg. 2009; 197(3): 353−359.

[79] Losanoff JE, Richman BW, Jones JW. Entero-colocutaneous fistula: a late consequence of polypropylene mesh abdominal wall repair: case report and review of the literature. Hernia. 2002; 6(3): 144−147.

[80] Chew DK, Choi LH, Rogers AM. Enterocutaneous fistula 14 years after prosthetic mesh repair of a ventral incisional hernia: a lifelong risk? Surgery. 2000; 127(3): 352−353.

[81] Hope WW, et al. Comparing quality-of-life outcomes in symptomatic patients undergoing laparoscopic or open ventral hernia repair. J Laparoendosc Adv Surg Tech A. 2008; 18(4): 567−571.

[82] Snyder CW, et al. Patient satisfaction, chronic pain, and quality of life after elective incisional hernia repair: effects of recurrence and repair technique. Hernia. 2011; 15(2): 123−129.

[83] Carbonell AM, et al. Local injection for the treatment of suture site pain after laparoscopic ventral hernia repair. Am Surg. 2003; 69(8): 688−91. discussion 691−692.

[84] LeBlanc KA, Whitaker JM. Management of chronic postoperative pain following incisional hernia repair with Composix mesh: a report of two cases. Hernia. 2002; 6(4): 194−197.

[85] Nguyen SQ, et al. Postoperative pain after laparoscopic ventral hernia repair: a prospective comparison of sutures versus tacks. JSLS. 2008; 12(2): 113−116.

[86] Heniford BT, et al. Comparison of generic versus specific qualityof-life scales for mesh hernia repairs. J Am Coll Surg. 2008; 206(4): 638−644.

[87] Blatnik JA, et al. Thirty-day readmission after ventral hernia repair: predictable or preventable? Surg Endosc. 2011; 25(5): 1446−1451.

[88] Sorensen LT, Karlsmark T, Gottrup F. Abstinence from smoking reduces incisional wound infection: a randomized controlled trial. Ann Surg. 2003; 238(1): 1−5.

[89] Heniford BT, et al. Laparoscopic ventral and incisional hernia repair in 407 patients. J Am Coll Surg. 2000; 190(6): 645−650.

[90] Barbaros U, et al. The comparison of laparoscopic and open ventral hernia repairs: a prospective randomized study. Hernia. 2007; 11(1): 51−56.

[91] Olmi S, et al. Laparoscopic versus open incisional hernia repair: an open randomized controlled study. Surg Endosc. 2007; 21(4): 555−559.

[92] Egea DA, et al. Mortality following laparoscopic ventral hernia repair: lessons from 90 consecutive cases and bibliographical analysis. Hernia. 2004; 8(3): 208−212.

[93] Bisgaard T, et al. Nationwide study of early outcomes after incisional hernia repair. Br J Surg. 2009; 96(12): 1452−1457.

[94] Elieson MJ, LeBlanc KA. Enterotomy and mortality rates of laparoscopic incisional and ventral hernia repair: A review of the literature. JSLS. 2007; 11: 408−414.

第26章
运动疝和腹股沟运动损伤
Sports Hernias and Athletic Pubalgia

L.Michael Brunt

程志俭 于 愿 译

在运动中,腹股沟区损伤是常见的情况,特别好发于职业运动员。多数损伤是肌肉拉伤,可用规范的保守治疗治愈。然而,有些腹股沟损伤可耽误赛事,并由于持续性疼痛而影响比赛表现。过去15年间,运动员的一类慢性持续性腹股沟疼痛被认为是运动疝,并逐渐被认知。这类损伤宽泛的诊断可能性、细微的体检发现和下腹部及腹股沟区解剖的复杂性,向运动教练和医师们提出了诊断和治疗的挑战。本章将针对运动疝进行临床表现、诊断评价和治疗选择的综述。由于对这些运动员治疗时,外科医师还必须了解其他一系列的损伤,以便做出精确诊断,因此还将讨论运动员腹股沟疼痛的鉴别诊断。

背景及流行病学

从事足球、曲棍球、橄榄球、棒球等运动的运动员,由于进行快速加减速运动、重复扭曲和旋转动作,更易发生腹股沟损伤。据报道,橄榄球运动员腹股沟运动损伤的发生率为5%~28%[1-3],冰球运动员为6%~15%[4,5]。研究发现,在斯堪纳维亚联盟的职业曲棍球运动员中,腹股沟损伤占所有肌肉损伤的10%~43%[6,7]。不同于其他多数的运动性损伤,腹股沟运动损伤的实质是非直接身体接触造成的软组织损伤。

多个小组研究了腹股沟损伤的危险因素。Emery和同事们[8]分析了北美冰球联盟(NHL)6个赛季的损伤病例,包括1991~1992年赛季至

1996~1997年赛季的7 050名运动员,并对1995~1996年和1996~1997年赛季的运动员进行了亚群分析。在617例损伤病例中,腹部和腹股沟损伤的发生率为13.3%~19%。损伤更常发生在集训基地和赛季初期。1/4的损伤为腹部肌肉拉伤,56%的损伤发生在同一赛季。中位赛事耽误时间为7个练习或比赛段(范围为0~180赛段)。腹部损伤的赛事耽误时间(中位数为10.6赛段)大于内收肌损伤(中位数为6.6赛段)。随后,该小组进行了一项针对1998~1999年NHL运动员在集训基地和常规赛季的前瞻性研究,发现增加损伤风险的危险因素为:① 在非赛季,小于18个特殊运动训练时段(例如,在冰上)(RR 3.4)。② 腹股沟或腹部损伤史(RR 2.9)。③ 经验丰富的运动员(老手>新手)(RR 5.7)[9]。

一项关于NHL运动员的研究发现,相较于外展肌力,内收肌力减弱与腹股沟损伤的相关性更高[10]。Tyler等对NHL的一支球队进行了髋部力量和灵活性的研究,发现赛季前运动员的内收肌力小于外展肌力的80%则发生内收肌损伤的概率可增加17倍。或许,更重要的是,他们发现一种内收肌力加强练习将使运动员在比赛中腹股沟损伤的发生率从3.2‰降至0.7‰。

鉴别诊断

运动员腹股沟疼痛的原因多样,最常见的包

括内收肌群、下腹部和髋部屈肌群肌肉损伤。除运动疝外,其他可以造成腹股沟疼痛的情况是耻骨骨炎、应力骨折、髋部及骨盆损伤、腹股沟疝和多种包括腹腔内病变在内的与骨骼肌肉无关的情况。关于鉴别诊断,这些不同疾病相关的临床表现和处理在近期的综述中有详细讨论[11-15]。

应力骨折

骨盆和髋部的应力骨折一般与极度持续性活动有关,如长跑运动员和新兵。其发生机制可能是骨骼分解速度大于骨骼重塑速度,是过度使用性损伤。骨质疏松症高风险女性更易发生应力骨折,相关因素可能包括训练持续性和强度的改变以及鞋和训练场地的改变。腹股沟区应力骨折最常见的部位是耻骨下支和股骨颈。未被发现的髋部应力骨折可造成缺血坏死,因此需要早期诊断和治疗。常规X线检查可能不能发现骨折,因此疑似应力骨折的病例是MRI检查的指征。耻骨支骨折需休息和其他保守疗法,一般4~6周内康复。 股骨颈骨折常需要骨科手术固定。

耻骨骨炎

耻骨骨炎的病因未明,可能为耻骨过度使用、重复损伤和生物力学异常。耻骨骨炎在长跑运动员、橄榄球运动员中常见,也见于游泳、足球和曲棍球运动员。其临床表现包括耻骨联合疼痛并牵涉至包括内收肌区域的附近区域疼痛。一项研究显示,80%病例表现为内收肌疼痛,30%为腹痛,12%为髋部疼痛[16]。耻骨骨炎的影像学表现为MRI检查所示的耻骨联合变宽和沿耻骨支的硬化、水肿。骨扫描往往提示耻骨两侧摄取核素增高(图26-1)。耻骨骨炎的治疗包括减少活动、骨盆牵引(尤其是内收肌群)、抗炎药物治疗,并且对急性或难治性病例可进行耻骨联合甾体药物注射。重返运动场的时间难以预测,但对于某些病例可能需要数月。

内收肌群拉伤

内收肌群在运动性腹股沟损伤中最常见,并且常常涉及内收长肌。在一项研究中,内收长肌损伤

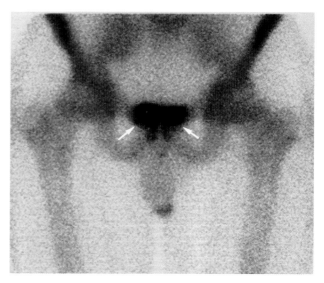

图26-1 一位患耻骨骨炎运动员的骨扫描提示两侧耻骨支摄取核素增加(箭头所示)

占运动性腹股沟损伤的62%[1]。腹股沟区突然损伤和发出爆开声的病史并不常见。其发生机制为肌肉反常力(如肌肉收缩状态时的突然伸展)。临床症状和表现为与被动内收或抗内收活动相关的大腿内侧或腹股沟疼痛。急性完全性撕脱伤病例可有大腿内侧瘀斑甚至可触及病变。多数内收肌拉伤是牵拉伤而非肌腱在耻骨附着处撕脱(图26-2)。在慢性病例,这些损伤可与运动疝和耻骨骨炎的临床表现重合或并存。MRI检查适用于对严重的或保守治疗无效的病例进行损伤程度的评估。根据损伤部位和损伤时间的长短治疗方法各不相同,但初始治疗应包括休息、冰敷、加压。一旦症状缓解,治疗措施应包括渐进的活动锻炼,继而开始平衡训练或渐进的肌力训练,最后进行特定运动的功能活动。返回比赛的时间因损伤程度的不同而不同,可以是数天至数周。但是有些运动员即使发生内收长肌完全撕脱,亦可以在5~6周后重返比赛[17]。

髂腰肌拉伤

髂腰肌拉伤表现为随髋部弯曲加重的腹股沟深部疼痛或髋部疼痛,常见于大腿处于伸展状态时受到持续冲击后,多发生于橄榄球运动员。其症状包括抗屈髋疼痛(15°)、被动伸髋疼痛和髋部感觉过敏。治疗包括非甾体抗炎药物治疗、休息、牵引

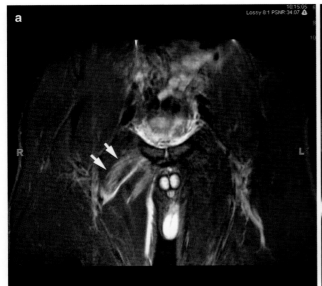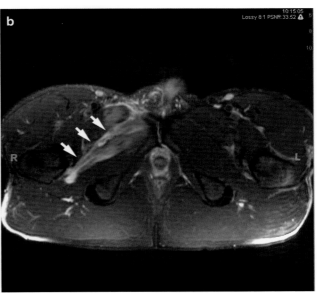

图26-2 MR图像显示右侧内收肌群被严重撞伤。全肌腹水肿（高亮度表现），羽毛状表现提示出血进入肌平面。(a)STIR(短T1相)冠状序列。(b)T2相抑脂序列

和肌力训练。对顽固性病例可进行耻骨联合部位的甾体类药物注射。

髋部损伤

运动员中，髋部损伤是腹股沟疼痛更常见的原因。髋部损伤包括臼唇撕脱、股骨髋臼冲击伤和股骨颈骨折。其症状可与运动疝重叠或并存。臼唇撕脱表现为髋部或腹股沟疼痛，力学症状为交锁感。治疗往往采用关节镜下清创处理。股骨髋臼冲击伤是由股骨头和髋臼的异常摩擦造成的，而且强力的摩擦可导致软骨损伤、肌腱撕脱和早期髋关节炎。鉴别诊断应考虑股骨颈应力骨折，若漏诊则可能造成股骨头缺血坏死。排除髋部病变首先要求经验丰富的骨科医师进行体格检查。常规髋部X线检查是有效的，但确认是否有肌腱撕脱需行髋部MRI检查。

运动员腹股沟区损伤需从损伤伊始就应用标准的保守治疗方法。大多数此类损伤可治愈并且不会演变成运动疝或慢性腹股沟运动损伤。然而，持续3个月以上无改善的损伤需要外科干预的可能性增加。Ekstrand[18]对腹股沟疼痛大于3个月的橄榄球运动员进行了一项前瞻性随机研究。他将运动员随机分为4组：无干预组、采用不同物理治疗的两组和手术治疗组。手术方式为腹股沟修补术 ±

髂腹下神经切除术。在持续6个多月的研究中，只有手术组获得了实质性改善，且有统计学差异。

诊断评估

许多专有名词或术语被用于可引起下腹部或腹股沟区慢性持续性疼痛的运动性损伤。这些词中包括"运动疝"、腹股沟运动损伤[19]、腹壁后缺损[20,21]、Gilmore腹股沟[22,23]和曲棍球腹股沟综合征[24]。"运动疝"可能会被误解，因为它可能暗示一种传统疝，而事实并非如此，正如下面所讨论，其病理生理改变较简单的疝复杂得多。因此术语"运动腹股沟损伤或腹股沟运动损伤"可能更优。尽管如此，"运动疝"仍根深蒂固地应用于运动团体、体育媒体，并将继续应用于日常训练。

临床表现

腹股沟运动损伤的典型症状是位于下腹部或腹股沟区的疼痛，且发生于极度用力时，例如，起跑、滑冰的推进动作、突然停止、开始或切削动作。冰球运动员击球、橄榄球运动员踢球时可发生疼痛。它起病隐匿，无突发事件，并且可伴有内收肌

症状,可累及一侧或两侧腹股沟。

对运动员腹股沟疼痛进行评估和治疗的挑战是其临床表现多样,并不局限于腹直肌末端和腹股沟区病变。Meyers[25]描述了17种不同的临床症候群,其中包括可主要引发运动性腹股沟疼痛的非髋部软组织结构损伤。这些损伤最常见的包括腹直肌、内收肌群损伤,或其复合损伤等;较少见的为严重骨炎、存在内收肌及肌腹撕裂的棒球投手或曲棍球守门员综合征、髂腰肌和腹直肌损伤。因可能并存多部位损伤及与髋部和其他部位病变重叠,故在就诊于疝外科医师之前需经运动骨科医师进行详细的体格检查以排除髋部及其他部位病变引起的疼痛非常重要。另外,绝大多数病例应首先尝试保守治疗和物理疗法。

慢性腹股沟疼痛的评估应包括详细询问损伤史。需询问精确的疼痛部位、持续时间、起病情况,还包括大腿和(或)髋部、何种动作加重疼痛、是否随咳嗽或喷嚏出现、疼痛发生于运动时或静息状态。应当确定运动的活动等级和参与的剧烈程度,因为许多腹股沟损伤与过度运动有关,尤其多见于非大学生或专业运动员。并且在评估前,需要求患者回忆已采用了何种保守疗法,如冰敷、抗炎药物和物理疗法。

体格检查是评估的重要组成部分,必须包括腹股沟、耻骨、腹直肌、内收肌及髋屈肌和髋部,并且应当包括特定肌肉抗阻力的操作,以确定疼痛及压痛部位。对典型运动疝或腹股沟损伤综合征体格检查时最一致的发现是腹股沟管中部或沿腹直肌下部的压痛,其他发现包括腹股沟管外环口扩张、可能触及的腹外斜肌腱膜,或腹股沟缺损及仰卧起坐和躯干旋转引起的疼痛(图26-3)。还可能会出现抗内收肌疼痛和内收肌紧张,尤其常见于内收肌损伤时。真正的腹股沟疝少见,并且临床往往无明显的疝凸出的证据。在作者诊断为运动疝的运动员中,术前体格检查最常见的发现是薄弱的腹股沟后壁(90.7%)、腹股沟区中部或腹直肌侧下方压痛(80.2%)、仰卧起坐痛(63.85%)或躯体旋转痛(73.3%)和抗内收肌疼痛(56.7%)[26]。

影像学检查

影像学检查对排除其他病变并进一步明确诊断很重要。常规X线检查往往提示正常,但是X线检查在怀疑髋部疾病或应力骨折时是必需的。在实验中,骨盆MRI检查是最有效的方式,因为该检查提供了骨性骨盆、相关肌肉撕脱和拉伤的详细信息。在作者的治疗中心就诊的运动疝患者中最常见的MRI图像显示是水肿或应激反应和在邻近耻骨上继发的裂缝征(图26-4)。远端腹直肌或腹直肌、内收肌复合撕脱也可见于某些病例(图26-5)。内收肌病变包括撕脱和(或)水肿,提示有慢性肌腱末端病(图26-6)。Zoga和同事们[27]近期报道了临床诊断为腹股沟运动损伤141例病例的MRI检查结果。最常见的图像显示为腹直肌损伤、腹直肌及内收肌复合伤、耻骨联合骨髓水肿和继发裂缝征。继发裂缝征起因于内收长肌腱和股薄肌肌腱的轻微撕裂[28],是耻骨体前下缘、耻骨联合中心裂隙的异常增宽。

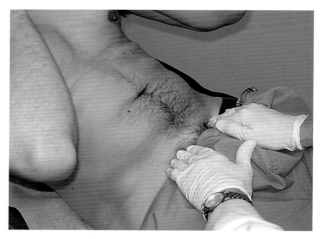

图26-3 仰卧起坐时,触诊双侧腹股沟判断腹股沟运动损伤

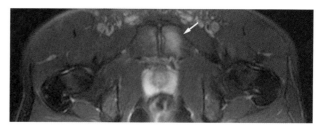

图26-4 一名腹股沟运动损伤患者T2抑脂MRI序列图像显示耻骨骨髓水肿(箭头所示)

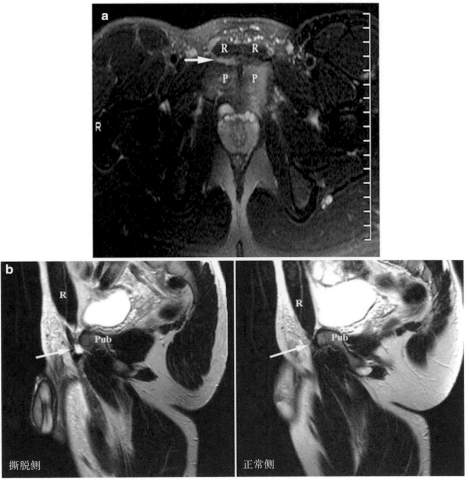

图26-5　(a) 右侧腹直肌远端撕脱的T2抑脂MRI序列图像 (箭头指向腹直肌撕脱处裂缝的高亮液体)。 (b) 矢状位抑脂序列图像显示远端腹直肌撕脱的不连续性 (左) 和正常的对照 (右)。左侧箭头指向撕脱处 (序列中显示高亮度); 右侧箭头指向正常腹直肌在右侧的结合处。R: 腹直肌; P: 耻骨; R: 腹直肌; Pub: 耻骨

MRI 显像技术的发展使近年患者的阳性发现率增加。Zoga[27] 报道MRI检查对腹直肌腱损伤的敏感性为68%, 特异性为100%; 对内收肌腱损伤的敏感性和特异性分别为86% 和89%。诊断腹股沟运动损伤的MRI技术需将图像容积集中于骨盆, 这是通过采用骨盆表面线圈相位阵列而实现的[28]。应获取T1加权抑脂序列和抑脂水成像序列, 并应获取三维正交面图像 (冠状位、轴位、矢状位)。另外, 轴位序列对内收肌起点显示得较好[28]。

超声检查虽然在北美并不常用, 但有些小组应用超声检查对运动性腹股沟疼痛进行评估[29,30]。超声检查的优势是可对腹股沟、腹壁进行实时、动态评估, 并可以结合患者Valsalva动作操作; 缺点是结果依赖于操作者, 并且不容易显示耻骨周围和骨盆其他骨骼和肌肉组织。Muschawek 和 Berger[30] 对于腹股沟疼痛的运动员优先应用超声检查作为初次获得影像的方式。应用高频探头 (5～13 MHz), 在患者仰卧做Valsalva动作时, 可观察腹股沟管和底壁的运动。如果患者在Valsalva试验中腹股沟后壁向前膨出则试验为阳性。

病理生理学

研究者提出了多种机制来解释腹股沟运动损伤综合征的疼痛症状。正如前所述, Meyers提出

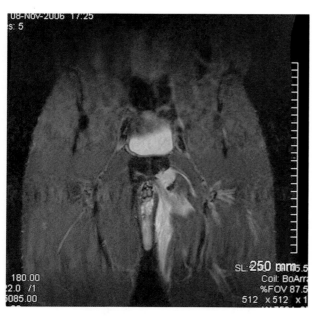

图26-6　MRI显示左侧内收肌腱严重撕脱

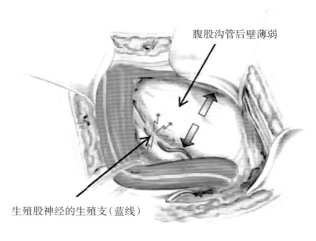

图26-7　腹股沟管后壁的孤立性膨出压迫生殖股神经的生殖支示意图（引自：Muschawek 和 Berger[35]）

了"耻骨关节"概念，他认为，耻骨是强有力的腹肌和大腿肌肉的中心支点[31,32]，正常情况下是对称平衡分布的。运动员，尤其从事高难度运动者易产生横跨骨盆的极度扭转力。如果这些力的作用不平衡，如一组或一组以上的肌肉力量相对减弱，可进一步发展而导致跨耻骨的应力增加和慢性腹股沟损伤疼痛。疼痛可能由于腹直肌耻骨附着处薄弱，从而导致内收长肌不受制衡的活动[31]和内收肌腔室内压力增加。尸体解剖显示耻骨下支前缘有细小的齿样凸起连接内收肌群及其肌腱，这可能促发内收肌疼痛。故下文所述的修补方式就是基于这一生物力学考虑的。

第二种可能的机制为腹股沟管后壁薄弱。薄弱的后壁可源于相对强壮的髋部肌群和相对薄弱的下腹部肌群的力量不平衡[33,34]。薄弱的腹股沟管后壁可导致腹股沟管增宽，相应地，腹直肌收缩移向内侧和上方[35]。耻骨受力增加导致耻骨联合或双侧耻骨疼痛。Muschawek 提出的理论是：在 Valsalva 动作中由于腹股沟管后壁孤立的局部膨出，诱发或压迫生殖股神经的生殖支，是某些运动员疼痛的原因（图26-7）。在这一理论指导下，她的部分患者采用选择性生殖神经

支切除术。

最后，Montreal 小组[24,36]提出假说：腹外斜肌腱膜撕裂和髂腹股沟神经及髂腹下神经分支嵌压是腹股沟运动损伤疼痛发生的核心病理生理机制。腹外斜肌腱膜撕裂可发生于内侧、中间或外侧，并且可以是单发的也可以是多发的。撕裂源于 Valsalva 动作引起的腹腔内压力升高，往往发生于运动过程中突然改变或剧烈的腹部收缩，如发

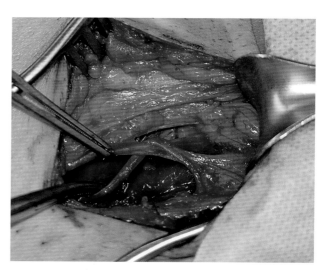

图26-8　髂腹股沟神经自腹外斜肌腱膜中间撕裂处穿出至外环。注意神经穿出腱膜时呈锐角，这可能是张力的来源，并导致疼痛

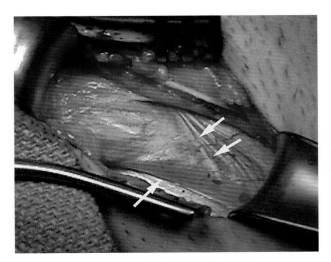

图26-9 腹外斜肌腱膜薄弱（箭头所示）

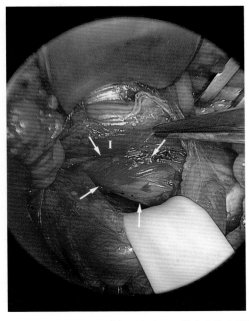

图26-10 腹股沟后壁缺陷（箭头所示）。器械指向腹内斜肌（标记为I）。引流管环绕精索结构并将其牵拉向侧方

生于推动对手时。肥大的腹内斜肌腱膜也是常见的术中发现，这可能会限制腹股沟管空间，从而对腹外斜肌腱膜施加向外的压力，最终可能导致腹外斜肌腱膜撕裂。术中有时可观察到一条或一条以上的神经在穿出腹外斜肌腱膜处存在张力（图26-8）。

　　大量的术中描述反映了上述机制。这些机制包括腹外斜肌腱膜变薄、腹股沟后壁薄弱或破裂、腹直肌止端薄弱或撕脱，并且重要一点是无腹股沟疝。其他已报道的发现包括腹内斜肌撕脱或肥厚[24]、腹股沟后壁正常而破裂的腹外斜肌腱膜嵌压髂腹股沟神经或髂腹下神经[11,24]及腹股沟后壁局限性膨出压迫生殖神经。作者的患者中最常见的术中发现为薄弱的腹外斜肌腱膜（96.7%）（图26-9）、薄弱或破裂的腹股沟后壁（100%）（图26-10）、破裂或受损的腹内斜肌（63.9%）以及腹直肌下端异常（80.3%）（止点松动、肌肉撕裂）[26]。只有一例被确诊为腹股沟斜疝（1.6%）。其中，切除的临床上不明显的精索脂肪瘤占18%。

　　不考虑腹股沟区疼痛的具体病理生理学机制，这些损伤最核心的变化为横跨下腹壁的力导致腹股沟管后壁和（或）腹直肌远端薄弱或撕裂。神经嵌压是否是发病机制的一个重要组成尚无定论，因为一些研究小组报道了不切除神经只进行外科修补的一些成功病例。促使损伤概率增加的因素包括体重增加和肌力训练加强、全年训练无休、自幼集中训练一项特定运动以及腹部和（或）躯干与下肢活动度和肌力欠平衡。

外科治疗

　　腹股沟运动损伤的外科治疗用于处理具有相应病史和体检发现，有影像学（MRI或超声）检查确定证据和（或）排除其他重要混杂病变情况，并且保守治疗失败的患者或运动员。总之，只有经过8周或更久的休息、物理治疗和其他局部治疗后，才考虑手术治疗。对于业余运动员，休息和治疗尤其重要，因为他们往往不能接触到像大学生运动员和职业运动员团体一样的经验丰富的教练和其他资源。在作者的患者中，自损伤发生、产生症状到外科治疗的时间平均为9.7个月。

　　修补运动疝或治疗腹股沟运动损伤的首选外科技术尚未达成共识，这也侧面反映了损伤病理机制认识的分歧。总之，目前应用的三大类手术径路是：开放式原位组织修补术、开放式无张力修补术和下文详述的腹腔镜无张力修补术。尽管修补方法不同，其共同目的是加强对腹股沟管壁和跨耻骨腹直肌远端的支持和稳定性。

手术方式

原位盆壁修补术

两种主要的原位修补方式是——Meyers术式[19]和Muschaewek描述的微修补术式[30]。这两种方式均不用补片。

Meyers术式详细而精确的细节尚未公布，但该方式包括折叠缝合术或使腹直肌筋膜的下缘重新附着于耻骨和腹股沟韧带[19]。某种程度上，这种修补方式与Bassini疝修补术式相似，但是他们使用的缝合方式不同。该手术的目的是使前腹壁重新附着或加强于耻骨和毗邻的韧带上。为此，腹直肌腱膜远端被贴近耻骨和前方并采用近似垂直缝合的方式直接附着于耻骨和腹股沟韧带，从而使其对骨盆前壁的支持最大化。第二行缝合在腹直肌腱膜后壁以增加作为主要支持线的铅笔缝合的稳定性（W Meyers，个人资讯）。

在某些运动员，实施盆壁修补术的同时也进行内收肌松解术。内收肌部分的手术是切除自内收长肌耻骨附着处前方外膜纤维2～3 cm，同时保持内收肌不受损。他提出相关腔室综合征的概念。该症候群出现可由于存在一条或多条内收肌，并且"松解术"可使其免于被嵌压造成的水肿。重要的是，需认识到该术式并非完全把内收肌腱自耻骨上松解开，而是对内收肌腔室的相对松解。还应留意到，有时会把一条或多条内收肌的松解术作为独立手术，而不进行盆壁修补。

2003年，Muschaewek针对慢性腹股沟运动损伤提出"微修补"术式[30]。手术的目的是用一种几乎无张力的缝合方法来稳定腹股沟后壁。手术在镇静和局部麻醉下进行，其方式与shouldice修补术有一定程度的相似性，不同之处在于只有缺损部位被切开和修补而非整个腹股沟管壁。某些病例由于腹股沟管后壁膨出的压力造成了神经纤维化，而被实施生殖神经支切除术。先将髂耻束的边缘连续缝合于自身，然后覆盖缝合于腹股沟韧带。第二行缝合使腹直肌筋膜转向侧方。这正基于她的假设：腹直肌筋膜由于后壁薄弱而被牵拉向中心和头侧（图26-11）。这些缝合旨在抵消腹直肌移位对耻骨造成的拉

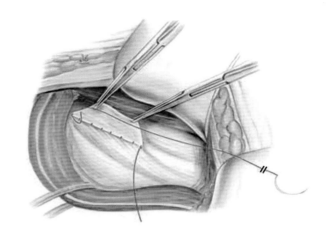

图26-11 Muschawek微小修补术示意图。两行双层连续缝合修补缺损（引自：Muschawek和Berger[35]）

力。最后，由腹内斜肌侧边形成的肌肉环被置于内环深部以保护精索结构。理论上，避免应用补片，以便保留腹股沟区的滑动轴承功能和弹性。

开放式无张力修补术

自从传统腹股沟疝修补术被无张力修补术取代后（因后者更少复发，使患者更早恢复活动），逻辑上，无张力修补方式可以达到上述稳定和支持腹股沟后壁和耻骨关节的目的。因此，几个研究小组优先使用补片来修补腹股沟运动损伤。这些术式用轻型聚丙烯补片或聚四氟乙烯（PTFE）补片放置于后壁并缝合于腹横筋膜和（或）腹直肌鞘和腹股沟韧带上，与Lichtenstein修补术相似或置于前侧以支持腹外斜肌腱膜。

作者采用的术式往往在镇静和局部麻醉下进行。正如标准的腹股沟疝修补术一样，沿纤维方向切开变薄弱的腹外斜肌腱膜；仔细寻找髂腹股沟神经，若其嵌顿于腹外斜肌腱膜裂隙或易黏附于补片或干扰修补则切除之；寻找腹股沟斜疝疝囊和精索脂肪瘤，并切除之；术中发现受损薄弱的腹内斜肌纤维，并重建之；然后将补片缝合于腹横筋膜和腹股沟韧带中部（图26-12）。在这些病例中，未做内环的处理，像Lichtenstein术式一样补片被分开，两翼被一并缝合于腹股沟韧带，以便使补片与腹股沟后壁整合起来。另外，间断缝合1～2针以锚定补片和腹直肌远端，进一步在前方固定腹直肌和耻骨。

然后以粗的可吸收线（2-0聚乳酸羟基乙酸）缝合切开的腹外斜肌腱膜以消除薄弱区域。

Montreal小组应用PTFE补片，并偏好将补片放置于前方，以支持腹外斜肌层[24,36]。在全身麻醉下广泛切开腹外斜肌，将补片用2-0聚丙烯缝线缝合于腹外斜肌的适当位置，消除撕裂边缘（图26-

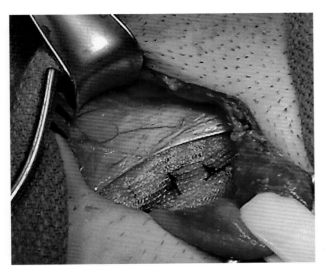

图26-12 开放式无张力修补术中采用补片加固腹股沟管后壁和远端腹直肌

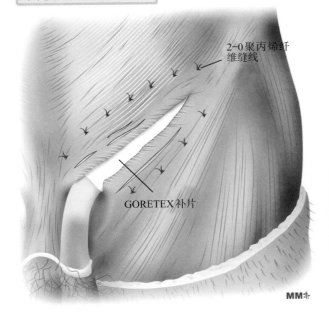

图26-13 PTFE补片Montreal修补术示意图。手术修补围绕腹外斜肌腱膜处的撕裂处（引自：Brown 等[36]）

13）。常规切除髂腹股沟神经和（或）髂腹下神经。

腹腔镜（后壁）补片修补术

对于有腹股沟疼痛的运动员，腹腔镜下修补是第三种可能的选择，并为某些治疗小组所偏好。然而，其在腹股沟运动损伤修补中的角色未明。虽然在有些患者，经腹膜方式更适于探查排除疼痛的腹腔内原因（如炎性肠病）或女性的妇科病变，但是全腹膜外（TEP）方式却被广泛应用。该术式与标准的TEP腹股沟疝修补术相似（图26-14）。

经报道的手术治疗结果按修补方式分类描述于表26-1。结果显示绝大多数病例重返比赛的比例为90%或以上。然而，随访时间差异很大或有些病例未报道随访时间。重返比赛的时间间隔从4周到3~4个月不等。作者所在中心超过100例的修补术病例中，多数运动员在伤后8周内重返比赛，遇到某些赛季患者提早至5~6周就重返比赛。因多数运动员选择在赛季末手术，这样他们重返比赛的时间更宽裕，修养期常延长至8~12周。

Meyers报道了对8 490名运动员中5 218名（占61.4%）的观察研究，评估其发生运动疝或腹股沟运动损伤的可能性[25]。在手术病例中，实施的手术方式为26种，合并其他手术121种。手术过程细节并未披露，但似乎主要包括盆壁修补术和各种合并的松解手术。最常见的运动为足球、橄榄球和曲棍球，占总病例数的73%。并发症为需再次手术的出血（0.3%）、切口感染（0.4%）、感觉迟钝（0.3%）和阴茎血管血栓形成（0.1%）。目前的问题是，在机构外进行标准腹股沟前壁修补术（开放式或腹腔镜下）的

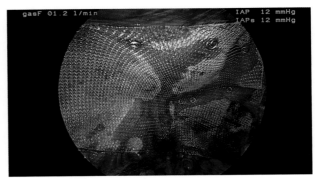

图26-14 腹腔镜下放置腹膜外补片修补腹股沟管后壁缺损

表26-1 运动疝手术治疗结果

学者	中心	病例数	随访时间	重返赛场时间	返回比赛（%）
开放式原位修补术					
Dolglase[41]	澳大利亚	64	8个月	—	63
Gilmore[22]	英国	300	—	—	97
Steel[21]	澳大利亚	47	—	4个月	77
Meyers[25]	费城	5 218	24个月	小于3个月	95.3
Muschawek[30]	慕尼黑	129	—	4周	—
开放式补片修补术					
Joesting[42]	明尼苏达	45	12个月	—	90
Brown[36]	蒙特利尔	98	—	—	97
Brunt[26]	圣路易斯	57	13.6个月	8周	92
腹腔镜下修补术					
Paajanen[37]	赫尔辛基	41	50个月	1个月	95
Van Veen[38]	鹿特丹	55	24周	3个月	91
Ziprin[39]	伦敦	17	—	42天	94
Evans[43]	英国	287	3个月至4年	4周	90

241例病例中有16例因复发实施了二次手术，而这些病例手术失败后症状分类的详细信息并未报道。

Muschawek报道了一项2008～2009年治疗的129例病例的回顾性队列研究[30]结果，修补术后4周，96.1%的运动员恢复训练，75.8%的运动员完全投入到受伤前运动中。在随访中未发现复发。

Brown和同事们[36]报道了对98名曲棍球运动员实施PTFE补片修补术的结果。总之，98名运动员中的97名得以回归比赛。在首次修补术后4～6年间有3例复发，均进行了再次修补，然后重返赛场。

在华盛顿大学医学中心，132名运动员接受了修补术。最常见的运动为曲棍球、足球和橄榄球。职业或大学生运动员占63%，高中生运动员占7%，业余运动员占29%。单侧修补术占87%，双侧修补术占13%。中位间隔时间14.1个月后有6位运动员（4.5%）进行了随后的对侧修补术。90%的修补术在局部麻醉下作为门诊手术进行。修补术后中位间隔时间13.6个月后根据症状评估结果，91%的运动员成功重返赛场，只有一名因下腹部症状复发而再次行腹壁修补术。然而，有5名运动员

因持续的或复发的内收肌症状影响比赛而陆续接受内收肌手术。因此，对于某些运动员，主要以内收肌症状和病变为主者，Meyers所述的内收肌松解术可与腹股沟修补手术同时实施。

腹腔镜修补术

某些小组报道了对橄榄球运动员运动疝进行腹腔镜下修补的成功结果[37-39]。一项针对55名患有慢性腹股沟区疼痛的运动员的研究中，36人被诊断为初发疝（65%），其中9人为双侧疝，20人为真性腹股沟疝（36%）[38]。值得注意的是，本组病例不同于以往报道的多组开放手术病例，其真性腹股沟疝的发生率较高。这一结果是否取决于手术的选择性偏倚或腹腔镜技术视角的不同还不清楚。

一项小规模前瞻性随机研究对腹腔镜修补术和开放手术进行了对比。该研究主要针对英式橄榄球运动员[40]。开放手术中Bassini术式为3例，Lichtenstein术式为11例。传统手术术后4周内恢复训练者为9/14，腹腔镜手术为13/14。腹腔镜手术和开放手术的术后复发性疼痛分别为1例。尽管腹腔镜修补术后运动员恢复训练似乎更早，但应当

注意该研究中腹腔镜修补术的结果存在争议。实际上，一些小组观察到该组的某些运动员可能具有更高的修补失败率，并且需要再次手术干预[32]。

康 复

无论采用何种方式修补，术后康复治疗对运动员重返赛场都很重要。作者所在研究小组制定了一种阶梯式锻炼程序（表26-2），以协助和引导运动员和教练员回归高水平竞技，并适用于各种运动[26]。我们认为集中训练中心腹部力量和稳定性锻炼并特别关注有内收肌异常者的下肢力量、灵活性、平衡性对康复是必需的。基于对10位治疗师和运动员教练的调查，对该康复程序进行价值评价。他们对21位运动员进行术后康复锻炼后，对该程序指导治疗的评价很高（平均分为4.5±0.7）。虽然该程序最初是基于冰球运动制订的，但是被认

为适用于多种运动而不仅仅局限于特定运动（平均分4.3±0.7）。康复活动和回归运动的时间评分为2.9±0.9（分值范围1：太慢；3：恰好；5：太快）。

治疗该类运动员患者伊始，并没有正式发表的康复治疗指南，因此作者开发了该康复治疗程序。该康复程序是针对逐步恢复全量活动的阶段序列和康复的时间范围而制订的。该程序既具有适用于多种运动的普遍性，又反映了最初治疗冰球运动员的特殊活动。该程序在术后早期交给运动员，以便他们提供给他们的私人教练和理疗师。

其他小组[24,38]也大致划分了修补术后回归运动的时间表，但是在细节方面不如作者的程序详细。Muschawek[35]对微修补术后的运动员应用了一种加速回归运动的方式：术后14日患者即被允许提起20 kg重物；患者疼痛消失后即可恢复骑自行车和跑步运动；8日后运动量可在耐受范围内增加。经该疗法康复训练后，83%的运动员回归比赛。

表26-2 术后康复程序

分期	时间	治疗措施	套数	重复	抗阻训练	备注
1	0～1周	步行	1	50～60 min	4.8～9.6 km/h	当患者能够连续步行20 min，开始轻度拉伸腘绳肌腱、股四头肌、腓肠肌、腰背部和腹股沟区
2	2～4周	增加髋部活动度(腿部摆动)，跑步机上倾斜行走，墙上平衡球练习，股四头肌稳定性训练，腘绳肌腱/腓肠肌/腰背部强化锻炼，2周开始自行车锻炼	1	每次训练重复8次	能够耐受	3～4周初进行手术部位瘢痕松动活动(周围肌群抗阻力训练)，4周开始受损腰肌抗阻力训练。避免躯干过度伸展
3	3～4周	逐渐进行髋屈肌抗阻力伸展，慢跑，开始腹横肌和腹斜肌锻炼，控制旋转运动锻炼，"拱桥动作"(平卧、撑臂、抬臀动作)锻炼，中心稳定性锻炼	1	每次训练重复8次	能够耐受	继续进行瘢痕松动锻炼
4	4～5周	增加自行车和跑步机速度和缩短间歇，弓步训练，轻度特定运动项目活动，单腿滑板/弹力训练带锻炼，下腹部锻炼，继续中心稳定性锻炼	1	每次训练重复8次	能够耐受	继续进行瘢痕松动锻炼
5	6～8周	速度/功能/运动量和强度增至最大，末期的四方位/稳定性训练，肌肉长度恢复/双侧内收肌力训练，并列争球训练，医师同意患者出院				通过计时训练/双侧肌肉训练建立信心，术前阳性发现消失，继续强调肌肉拉长训练并通过严格的稳定性训练程序进行腹部肌肉对称性训练

这些发现提示：对于此类患者可以根据症状和缓解程度制订更快速灵活的康复时间轴，而不是呆板的按照时间顺序。特别对于在赛季中进行手术的运动员来说，这可缩短康复时间和尽量少错过比赛。

总　结

综上所述，腹股沟区疼痛是运动员的一种重要疾患，需要教练员、骨科医师、治疗师的多学科团队合作，但最关键的是普外科医师的精确诊断、治疗，并合理选择性地进行手术干预。对运动员"运动疝"进行评估的普外科医师必须认识相关腹股沟损伤的临床表现和诊断评估。对有适应证的患者来说，外科修补后，经过侧重于平衡力和灵活性的腹部和大腿部肌肉结构性康复程序的锻炼，应能够在几周内重返赛场。

◇ 参 ◇ 考 ◇ 文 ◇ 献 ◇

[1] Renstrom P, Peterson L. Groin injuries in athletes. Br J Sports Med. 1980; 14: 30−36.

[2] Ekstrand J, Hilding J. The incidence and differential diagnosis of acute groin injuries in male soccer players. Scand J Med Sci Sports. 1999; 9: 98−103.

[3] Smodlaka VN. Groin pain in soccer players. Phys Sportsmed. 1980; 8: 57−61.

[4] Pettersson R, Lorenzton R. Ice hockey injuries: a 4 year prosepctive study of a Swedish elite ice hockey team. Br J Sports Med. 1993; 27: 251−254.

[5] Stuart MJ, Smith A. Injuries in Junior A ice hockey: a 3 year prospective study. Am J Sports Med. 1995; 23: 458−461.

[6] Lorentzen R, Wedren H, Pietila T. Incidences, nature, and causes of ice hockey injuries: a three year prospective study of a Swedish elite ice hockey team. Am J Sports Med. 1988; 16: 392−396.

[7] Molsa J, Airaksinen O, Nasman O, et al. Ice hockey injuries in Finland: a prospective epidemiologic study. Clin J Sport Med. 1997; 9: 151−156.

[8] Emery CA, Meeuwisse WH, Powell J. Groin and abdominal injuries in the National Hockey League. Clin J Sport Med. 1999; 9: 151−156.

[9] Emery CA, Meeuwisse WH. Risk factors for groin injuries in hockey. Med Sci Sports Exerc. 2001; 33: 1423−1433.

[10] Tyler TF, Nicholas SJ, Campbell RJ, McHugh MP. The association of hip strength and flexibility with the incidence of adductor muscle strains in professional ice hockey players. Am J Sports Med. 2001; 29: 124−128.

[11] Lacroix VJ. A complete approach to groin pain. Phys Sportsmed. 2000; 28: 66−86.

[12] Anderson K, Strickland AM, Warren R. Hip and groin injuries in athletes. Am J Sports Med. 2001; 29: 521−533.

[13] Swan KGJ, Wolcott M. The athletic hernia. Clin Orthop Relat Res. 2006; 455: 78−87.

[14] Nam A, Brody F. Management and therapy for sports hernia. J Am Coll Surg. 2008; 206: 154−164.

[15] Caudill P, Nyland J, Smith C, Yerasimides J, Lach J. Sports hernias: a systematic literature review. Br J Sports Med. 2008; 42(12): 954−964.

[16] Fricker PA, Taunton JE, Ammann W. Osteitis pubis in athletes: infection, inflammation, or injury. Sports Med. 1991; 12: 266−279.

[17] Schlegel TF, Bushnell BD, Godfrey J, Boublik M. Success of nonoperative management of adductor longus tendon ruptures in National Football League athletes. Am J Sports Med. 2009; 37: 1394−1399.

[18] Ekstrand J, Ringbog S. Surgery versus conservative treatment in soccer players with chronic groin pain: a prospective, randomized study in soccer players. Eur J Sports Traumatol Relat Res. 2001; 23: 141−145.

[19] Meyers W, Foley D, Garrett W, Lohnes J, Mandelbaum B. Management of severe lower abdominal or inguinal pain in highperformance athletes. Am J Sports Med. 2000; 28: 2−8.

[20] Hemingway AE, Herrington L, Blower AL. Changes in muscle strength and pain in response to surgical repair of posterior abdominal wall disruption followed by rehabilitation. Br J Sports Med. 2003; 37: 54−58.

[21] Steele P, Annear P, Grove JR. Surgery for posterior inguinal wall deficiency in athletes. J Sci Med Sport. 2004; 7: 415−421.

[22] Gilmore OJA. Gilmore's groin: ten years experience of groin disruption — a previously unsolved problem in sportsmen. Sports Med Soft Tissue Trauma. 1991; 3: 12−14.

[23] Gilmore OJA. Gilmore's groin. Sports Med Soft Tissue Trauma. 1992; 3: 3.

[24] Irshad K, Feldman L, Lavoie C, Lacroix V, Mulder D, Brown R. Operative management of "hockey groin syndrome": 12 years experience in National Hockey League players. Surgery. 2001; 130: 759−766.

[25] Meyers WC, McKechnie A, Philippon MJ, Horner MA, Zoga AC, Devon ON. Experience with "sports hernia" spanning two decades. Ann Surg. 2008; 248: 656−665.

[26] Brunt LM, Quasebarth MA, Bradshaw J, Barile R. Outcomes of a standardized approach to surgical repair and postoperative rehabilitation of athletic hernia. AOSSM Annual Meeting 2007: Calgary.

[27] Zoga AC, Kavanagh EC, Meyers WC, et al. MRI findings in athletic pubalgia and the "sports hernia". Radiology. 2008; 247: 797−807.

[28] Omar IM, Zoga A, Kavanagh EC, et al. Athletic pubalgia and "sports hernia": optimal MR imaging technique and findings. Radiographics. 2008; 28: 1415−1438.

[29] Orchard JW, Read JW, Neophyton J, Garlick D. Groin pain associated with ultrasound finding of inguinal canal posterior wall deficiency in Australian Rules footballers. Br J Sports Med. 1998; 32: 134−139.

[30] Muschawek U, Berger L. Minimal repair technique of sportsmen's groin: an innovative open-suture repair to treat chronic groin pain. Hernia. 2010; 14: 27−33.

[31] Meyers WC, Greenleaf R, Saad A. Anatomic basis for evaluation of abdominal and groin pain in athletes. Oper Tech Sports Med. 2005; 13: 55−61.

[32] Meyers WC, Yoo E, Devon ON, et al. Understanding "sports

hernia" (athletic pubalgia): The anatomic and pathophysiologic basis for abdominal and groin pain in athletes. Oper Tech Sports Med. 2007; 15: 165-177.

[33] Biedert RM, Warnke K, Meyer S. Symphysis syndrome in athletes: surgical treatment for chronic lower abdominal, groin, and adductor pain in athletes. Clin J Sport Med. 2003; 13: 278-284.

[34] Farber AJ, Wilckens JH. Sports hernia: diagnosis and therapeutic approach. J Am Acad Orthop Surg. 2007; 15: 507-514.

[35] Muschawek U, Berger LM. Sportsmen's groin — diagnostic approach and treatment with the minimal repair technique. Sports Health. 2010; 2: 216-221.

[36] Brown R, Mascia A, Kinnear DG, Lacroix VJ, Feldman L, Mulder DS. An 18 year review of sports groin injuries in the elite hockey player: clinical presentation, new diagnostic imaging, treatment, and results. Clin J Sport Med. 2008; 2008: 221-226.

[37] Paajanen H, Syvahuoko I, Airo I. Totally extreparitoneal endoscopic (TEP) treatment of sportsman's hernia. Surg Laparosc Endosc Percutan Tech. 2004; 14: 215-218.

[38] van Veen RN, de Baat P, Heijboer MP, et al. Successful endoscopic treatment of chronic groin pain in athletes. Surg Endosc. 2007; 21: 189-193.

[39] Ziprin P, Prabhudesai SG, Abrahams S, Chadwick SJ. Transabdominal preperitoneal laparoscopic approach for the treatment of sportsman's hernia. J Laparoendosc Adv Surg Tech A. 2008; 18: 669-672.

[40] Ingoldby C. Laparoscopic and conventional repair of groin disruption in sportsmen. Br J Surg. 1997; 84: 213-215.

[41] Polglase AL, Frydman GM, Farmer KC. Inguinal surgery for debilitating chronic groin pain in athletes. Med J Aust. 1991; 155: 674-677.

[42] Joesting DR. Diagnosis and treatment of sportsman's hernia. Curr Sports Med Rep. 2002; 1: 121-124.

[43] Evans DS. Laparoscopic transabdominal pre-peritoneal (TAPP) repair for groin hernia: one surgeon's experience of a developing technique. Ann R Coll Surg Engl. 2002; 84: 393-398.